Adolf Faller:
Der Körper des Menschen
Einführung in Bau und Funktion

9., überarbeitete Auflage
228 meist zweifarbige Abbildungen
von G. Spitzer

Deutscher
Taschenbuch
Verlag

Georg Thieme
Verlag
Stuttgart · New York

Prof. Dr. Adolf Faller
Universität Fribourg, Schweiz

G. Spitzer, Frankfurt am Main

CIP-Kurztitelaufnahme der Deutschen Bibliothek

Faller, Adolf:
Der Körper des Menschen : Einf. in Bau u.
Funktion / Adolf Faller. 228 meist zweifarb.
Abb. von G. Spitzer. – 9., überarb. Aufl. –
Stuttgart, New York : Thieme, 1980.

1. Auflage 1966
2. Auflage 1967
2. Auflage,
1. unveränderter Nachdruck 1968
2. Auflage,
2. unveränderter Nachdruck 1968
1. spanische Auflage 1968
3. Auflage 1969
3. Auflage,
1. unveränderter Nachdruck 1970
1. französische Auflage 1970
1. niederländische Auflage 1970
4. Auflage 1970
4. Auflage,
1. unveränderter Nachdruck 1971
4. Auflage,
2. unveränderter Nachdruck 1971
5. Auflage 1972
1. italienische Auflage 1973
2. niederländische Auflage 1974
6. Auflage 1974
6. Auflage, 1. Nachdruck 1975
7. Auflage 1976
8. Auflage 1978
3. niederländische Auflage 1978

Satz: Satztechnik Maier, Hechingen – Gesetzt auf Linotype System 2/10
Druck: R. Oldenbourg Graphische Betriebe GmbH, München

ISBN 3 13 329709 0 (Thieme)
ISBN 3 423 03014 3 (dtv)

5 4 3 2 1 0

Vorwort

Lange Erfahrung mit Krankenschwestern, Krankenpflegern und Heilpädagogen führte zu einer Gliederung der Kapitel, welche *vom Einfachen zum Komplizierten* fortschreitet. Die beiden Grundaspekte des Lebendigen, *Form und Funktion*, werden möglichst eng verknüpft und immer wieder mit der *klinischen Anwendung* in Beziehung gesetzt. Die Zellenlehre wird auf den neuen Erkenntnissen der *Elektronenmikroskopie* aufgebaut. In Entwicklungsgeschichte und Gewebelehre werden die *Grundbegriffe* betont. An die Stelle der systematischen Beschreibung von Knochen, Gelenken und Muskeln tritt eine Übersicht über den *Bewegungsapparat*, wobei zahlreiche *Röntgenskizzen* die Bindung an die Klinik suchen. Auch bei den inneren Organen greifen wir immer wieder auf typische Röntgenbilder zurück. Beim Nervensystem geht unser Bemühen vor allem um die großen *funktionellen Zusammenhänge.*

Stichworte sind durch Kursivschrift hervorgehoben. Besonders Wichtiges trägt einen *schwarzen Punkt als Marke.* Die meisten der einfach gehaltenen Abbildungen wurden nach *Originalpräparaten* im Anatomischen Institut Fribourg angefertigt. Dem *Schema* wird immer dann der Vorzug gegeben, wenn seine Aussagekraft mehr als bei einer Abbildung verspricht. Die Bebilderung wurde von Herrn GERHARD SPITZER in vorbildlicher Klarheit und Einheitlichkeit geschaffen. Die *Abbildungslegenden* tragen *fettgedruckte Titel,* damit das Wesentliche rasch erfaßt werden kann. Die *ausführlich gehaltenen Legenden* ermöglichen es, im Bedarfsfall auch Einzelheiten zu finden. Die *stark vereinfachte Fremdworterklärung* erleichtert dem Leser, der weder über naturwissenschaftliche noch humanistische Ausbildung verfügt, den Zugang zum Verständnis. Neu wurde eine *Übersichtstabelle der Vielfachen und Teile der Maßeinheiten,* die so oft Verwirrung stiften, angefügt.

Das vorliegende Taschenbuch hat nicht nur bei Krankenschwestern, Krankenpflegern, Angehörigen paramedizinischer Berufe, Heilpädagogen und Psychologen, sondern auch bei Lehrern und Oberschülern, gute Aufnahme gefunden; es wird auch häufig von *Medizinstudenten* als Einführung in Anatomie und Physiologie benützt und zur raschen Orientierung von Ärzten aller Fachrichtungen zu Rate gezogen.

Die 2. Auflage widmete ich meinem lieben Kollegen und Freund Prof. Dr. Eduard Montalta, Direktor des Heilpädagogischen Instituts Fribourg, zum 60. Geburtstag als Ausdruck meiner persönlichen Verbundenheit und als sichtbares Zeichen einer mehr als 25jährigen guten Zusammenarbeit zwischen Anatomischem und Heilpädagogischem Institut.

Ich danke allen, die mir durch Anregungen oder Kritik geholfen haben, das Taschenbuch zu verbessern. Jedes Buch gleicht etwas Lebendigem: Es muß sich dauernd neuen Situationen anpassen. Mein besonderer Dank gilt dem Thieme Verlag für die vorbildliche Betreuung der blauen Taschenbuchreihe.

Fribourg, 1980

Adolf Faller

Inhaltsverzeichnis

Einleitung

Zum eingehenderen Studium des menschlichen Körpers laden uns der Trieb nach Selbsterkenntnis, die Bedürfnisse der täglichen Hygiene, die sportliche Betätigung, die Pflege von Säuglingen, Kleinkindern, alten Menschen, Gebrechlichen und Kranken ein. Vorbeugen ist besser als heilen. Für beides muß man nicht nur den Körper kennen, sondern auch seine Funktion in den Grundzügen verstehen.

Gestalt und Funktion sind die beiden grundlegenden Aspekte des Lebens, die sich nicht voneinander trennen lassen. Die menschliche Gestalt entfaltet sich *sinnvoll* in Stoffwechsel und Wachstum. Ihre *innere Einheit* ermöglicht bewußtes Erkennen und Handeln. Die Grundlage der Medizin sind die *Naturwissenschaften.* Der Arzt verwendet die Vielfalt physikalischer, chemischer und biologischer Methoden. Sein Ziel aber weist darüber hinaus auf *Hilfe.* Aus dem Doppelcharakter naturwissenschaftlichen Forschens und des Willens zu helfen erwächst die Heilkunst.

Die *Anatomie* beschäftigt sich mit den Gliedern des Leibes als Werkzeugen des Lebens, mit ihrer Gestalt und ihrer gegenseitigen Lage. Die *Histologie* oder mikroskopische Anatomie untersucht den Aufbau mit dem Mikroskop oder mit dem Elektronenmikroskop, während die Entwicklungsgeschichte oder *Embryologie* sich mit der ersten Entfaltung unserer Seinsgestalt abgibt. Die *Physiologie* und die *Biochemie* bedienen sich physikalischer und chemischer Methoden, um die Funktionsabläufe abzuklären. Die Grundzüge der Anatomie und der Histologie kann man auch ohne besondere naturwissenschaftliche Ausbildung verstehen. Viel schwieriger wird dies bei den grundlegenden Tatsachen der Physiologie und der Biochemie. Sie werden notwendigerweise stark vereinfacht werden müssen.

Alles Leben ist ein stets neu zu erwerbendes, dauernd bedrohtes *Gleichgewicht,* das sich ständig neuen Umständen anzupassen hat. Das Lebendige bleibt ein Geheimnis, auch wenn wir ständig neue Aspekte seiner staunenswerten *Organisation* und seiner ungeahnten *Regulationsfähigkeit* entdecken.

Zelle

- *Jeder Organismus ist aus Zellen aufgebaut.*

Um klare Erkenntnisse gewinnen zu können, müssen wir die Gestalt in möglichst *einfache Bausteine* auflösen. Wenn wir die Zelle als lebendige Struktureinheit unseres Körpers untersuchen, so wollen wir dabei nicht vergessen, daß unser Leib mehr ist als nur eine Summe von Bausteinen. Er ist ein *Ganzes* mit eigener *Planung* und eigenen *Aufgaben*.

Definition

- *Die Zellen sind die kleinsten Bausteine unseres Körpers mit Lebenseigenschaften, welche eine innere Einheit gewährleisten.*

Zu den grundlegenden Eigentümlichkeiten rechnen wir:

- *Stoffwechsel und Wachstum:* Einen Teil der aufgenommenen Stoffe benützt die Zelle zum Aufbau ihrer eigenen Substanz. Den größeren Teil der Nährstoffe verbrennt sie mit Hilfe von Sauerstoff, um einerseits Wärme, andererseits freie Energie zu gewinnen. Die unbrauchbaren Schlackenstoffe werden ausgeschieden.
- *Empfindlichkeit und Bewegung:* Die Zelle nimmt Eindrücke der Umwelt auf, vermag diese Reize auszuwerten und mit innerer und äußerer Bewegung darauf zu antworten.
- *Fortpflanzung:* Leben hat nicht nur das Ziel, die eigene Gestalt zu entfalten, sondern neue Entfaltungsmöglichkeiten für diese Gestalt zu schaffen. Die Zelle vermag sich zu teilen und zwei gleichwertige Tochterzellen zu bilden.

Durch *Differenzierung* von Gestalt und Struktur wird die *Zelle* zum Bauelement verschiedener *Gewebe,* die ihrerseits in mannigfacher Mischung zu *Organen* zusammentreten; diese sind durch die Einheitlichkeit ihrer Form und ihrer Funktionen charakterisiert. Gewebe und Organe können auch zu *Systemen* vereinigt sein, wobei das Moment der einheitlichen Funktionen das Verbindende ist.

Bau der Zelle

- *Jede Zelle baut sich aus Zytoplasma und Kern auf* (Abb. 1). Nur wenige Zellen, wie etwa die reifen Erythrozyten, haben keinen Kern.

Zytoplasma

- *Das Zytoplasma ist der Lebensstoff. Die in ihm enthaltenen chemischen Elemente sind Kohlenstoff (C), Stickstoff (N), Sauerstoff (O) und Wasserstoff (H).* In besonderen Fällen können andere Elemente dazutreten, wie zum Beispiel Eisen (Fe) in den Atmungsfermenten der Zellen und im Hämoglobin, dem Blutfarbstoff der roten Blutkörperchen, oder Schwefel (S) in manchen Eiweißen.
- *Das Zytoplasma ist weder eine echte Lösung noch eine Suspension von Teilchen, sondern ein Kolloid von gelartiger Beschaffenheit.* Drei Viertel sind *Wasser.* Das restliche Viertel besteht aus *Eiweißen, Lipoiden und Kohlenhydraten* sowie aus *Salzen.* Das mikroskopische Bild des Lebensstoffes ist verhältnismäßig einfach. Seine Kompliziertheit liegt im *makromolekularen Bereich.* Das Elektronenmikroskop zeigt manche Eigenheiten des Aufbaus deutlicher (Abb. 1). Wir können eine Reihe hochspezialisierter Strukturen erkennen.

Als **Zellorganellen** bezeichnen wir:

- *endoplasmatisches Reticulum,*
- *Ribosomen,*
- *Golgi-Feld,*
- *Zentrosomen,*
- *Mitochondrien,*
- *Lysosomen.*

Endoplasmatisches Reticulum: Unter dem endoplasmatischen Reticulum versteht man ein vielfach verzweigtes System von Spalten (Abb. 1), die sich gelegentlich zu größeren Hohlräumen oder Zisternen erweitern können. In den Spalten zirkuliert Flüssigkeit, wodurch ein rascher Transport gelöster Stoffe im Innern des Zytoplamas gewährleistet wird.

Ribosomen: An der Außenfläche der Lamellen des endoplasmatischen Reticulum sitzen meist kleine Ribonukleoproteine enthaltende Körnchen *(= Ribosomen),* die auch vereinzelt oder gruppiert im Zytoplasma liegen können. Die Ribosomen sind die Orte der Eiweißbildung. Als Zellorganellen setzen sie sich aus 3 Molekülen Ribonukleinsäure und verschiedenen Proteinmolekülen zusammen. Mit Ribosomen besetztes endoplasmatisches Reticulum wird als *Ergastoplasma* bezeichnet.

Golgi-Feld: Das Golgi-Feld oder die Golgi-Zone wird von besonderen Lamellensystemen gebildet, denen keine Ribosomen aufgelagert sind (Abb. 1). Das Golgi-Feld wird als Zellorganelle der *Sekretbildung* betrachtet.

Zentrosomen: Es handelt sich um eigenartige Strukturen, die aus 9 zylindrischen, der Länge nach dreigeteilten Röhrchen aufgebaut sind

(Abb. 1). Die Zentralkörperchen spielen bei der Zellteilung sowie bei der Bildung von Flimmerhaaren eine Rolle. Sie haben als Zellorganellen mit den *Bewegungsvorgängen* im Zytoplasma zu tun.

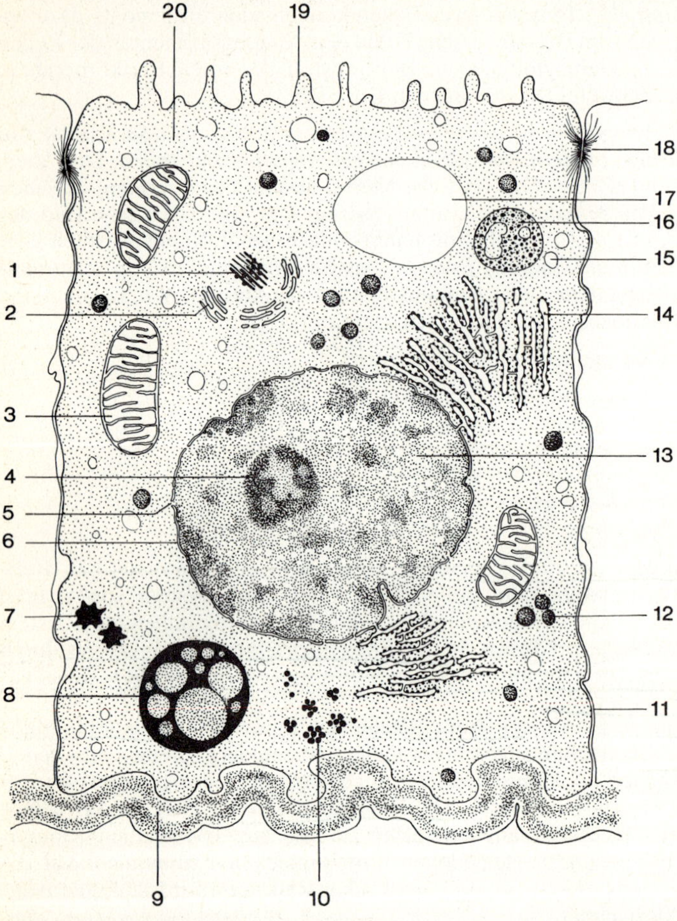

Abb. 1 **Vereinfachte Darstellung einer Zelle nach elektronenmikroskopischen Befunden.** 1 Zentrosom. 2 Lamellensysteme des Golgi-Feldes. 3 Mitochondrium mit doppelt konturierter Hüllmembran und Cristae. 4 Kernkörperchen (Nucleolus). 5 Kernpore. 6 Doppelt konturierte Kernmembran. 7 Lipoidtröpfchen. 8 Pigmentkorn. 9 Basalmembran. 10 Glykogenkörnchen. 11 Zellmembran. 12 Granula. 13 Zellkern (Nucleus). 14 Räume des endoplasmatischen Reticulum, mit Ribosomen besetzt. 15 Kleine Vakuole. 16 Lysosom. 17 Große Vakuole. 18 Haftpunkte benachbarter Zellen (Desmosomen). 19 Ausstülpungen der Zelloberfläche (Microvilli). 20 Zytoplasma.

Mitochondrien: Die Mitochondrien sind längliche, von einer Doppelmembran umgebene Gebilde, die in stark wechselnder Zahl und Größe im Zytoplasma zu finden sind. Je größer die Aktivität einer Zelle ist, um so zahlreicher sind die Mitochondrien. Die Einstülpungen der inneren Membran bilden meistens eine Art Leisten (Cristae). Die Mitochondrien sind die Träger der Atmungsenzyme und die *energetischen Zentren* des Zellhaushaltes. In ihnen werden Traubenzucker, Fette und Aminosäuren durch Sauerstoff oxydiert und so Energie gewonnen. Diese Energie wird in Form eines phosphorhaltigen Stoffes, *Adenosin-tri-phosphat (ATP)*, gespeichert und weitergegeben. ATP ist der Energielieferant für Stofftransporte, chemische Synthesen, Muskelkontraktionen und Nervenreize. Die ATP-Moleküle werden an die Orte gebracht, wo Energie verbraucht wird. Sie werden unter Abgabe von Energie in Adenosin-di-phosphat-Moleküle (ADP) umgewandelt und in den Mitochondrien erneut zu ATP aufgeladen (Abb. 2)

Lyosomen: Die Lyosomen haben sehr unterschiedliches Aussehen. Sie enthalten Enzyme für den *Abbau großer Moleküle*, die sie mit Hilfe besonderer Verdauungsvakuolen in sich aufnehmen können.

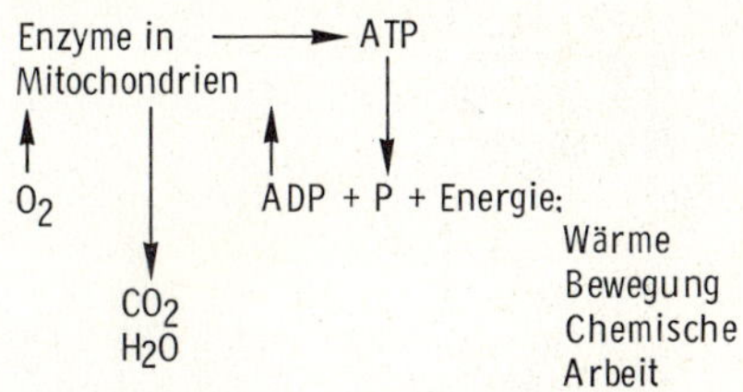

Abb. 2 **Schema der Energieumwandlung innerhalb der Zelle.**

Adenosin-tri-phosphat	= ATP	Sauerstoff	= O_2
Adenosin-di-phosphat	= ADP	Kohlendioxyd	= CO_2
Phosphat	= P	Wasser	= H_2O

Zellmembran *(Plasmalemm):* Die Zellmembran ist nicht nur eine *Grenzschicht* zwischen innen und außen. Sie ist ständig tätig, indem sie die für die Zellarbeit wichtigen *Rohstoffe* aussucht und die *Fertigprodukte*, wie Eiweiße, Enzyme, Hormone und Antikörper an die Umgebung abgibt. Sie besteht aus einer inneren und äußeren Eiweißschicht und einer dazwischenliegenden Lipoidschicht, deren fettähnliche Stoffe mit höheren Zuckern Lipopolysaccharide bilden. Diese Lipoproteinmembran (Elementarmembran) regelt den Austausch der Flüssigkeit zwischen Zelle und zwischenzelligem Raum. Im Zellinnern überwiegen Kalium-, Magnesium- und Phosphationen. Die zwischenzellige Flüssigkeit ist reich an Natrium-, Kalzium- und Chloridionen.

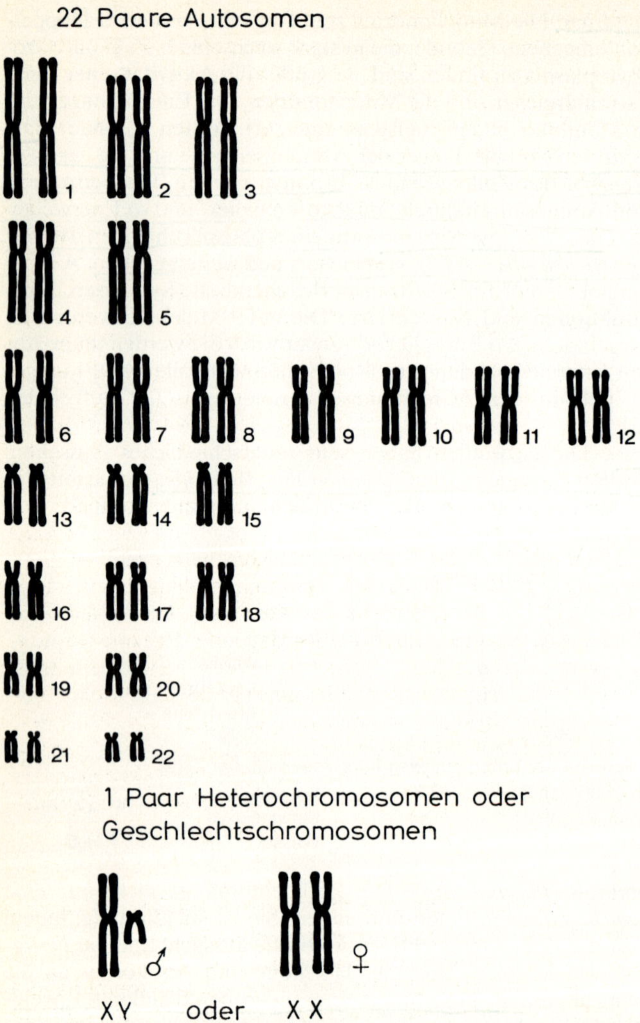

Abb. 3 **Vereinfachte Darstellung des Chromosomensatzes des Menschen.** Die 46 Kernschleifen bestehen aus 22 Autosomenpaaren und einem Paar Heterochromosomen oder Geschlechtschromosomen. In männlich bestimmten Zellen werden die Geschlechtschromosomen mit X und Y bezeichnet. Weiblich bestimmte Zellen enthalten als Geschlechtschromosomen zwei X-Chromosomen. Die Konvention von Denver (1960) numeriert die 22 Autosomenpaare nach abnehmender Größe und unterscheidet 7 Gruppen, die auch mit den Buchstaben A–G bezeichnet werden.

Außen ist die Zellmembran von einer Schicht *elektronegativ* geladener Kohlenhydrate in Form von *Sialsäure* umgeben. Nur die von der Zelle ausgeschiedenen oder ihr angelagerten *Eiweißmoleküle* haben *positive* Ladung. Es ergibt sich als Normalzustand der Zelloberfläche eine *negative Restladung,* welche für das Arbeiten der Zellmembran notwendig ist (Membranpotential).
Mit Hilfe energiereicher Stoffe (ATP) werden in der Zelle Kaliumionen angereichert und entsprechend Natriumionen ausgeschieden. Das Zellinnere weist rund 40mal mehr Kaliumionen auf als die Flüssigkeit zwischen den Zellen. Diese ,,*Ionenpumpe*" macht die Zelle zu einer mit Kaliumionen geladenen Batterie. Bei Erregung verschwindet diese Ladung vorübergehend oder kann sich sogar umkehren („Overshoot"). Die Zellmembran läßt plötzlich Natriumionen ins Zellinnere einströmen, während eine entsprechende Anzahl Kaliumionen aus der Zelle austritt. Anschließend sorgt die „Ionenpumpe" für die Anreicherung mit Kaliumionen und die Ausscheidung von Natriumionen. Bei Fortleitung der Erregung nimmt dieser Austausch erhebliche Ausmaße an.
Die Zelloberfläche verfügt über besondere Empfänger, welche der Zelle die Unterscheidung von *körpereigen* („self") und *körperfremd* („not-self") gestatten. Aller Wahrscheinlichkeit nach bestehen diese Rezeptoren aus großen Molekülen von Immunoglobulinen (siehe IgM im Kapitel „Die Abwehrkräfte des Körpers"). Mit Hilfe auflösender Enzyme (Lysozyme) und eiweißverdauender Enzyme (Proteasen), die von der Zellmembran abgegeben werden, zerstört die Zelle fremde Substanzen oder fremde Zellen. Sie kann kleine Partikel umfließen und sie durch *Phagozytose* in sich aufnehmen. Die Einverleibung kleiner Tröpfchen wird als *Pinozytose* bezeichnet. Im Zytoplasma können Substanzen eingelagert werden wie etwa Glykogen in den Leberzellen oder Pigmentkörnchen in der Basalschicht von Epithelzellen.

Zellkern

Der Zellkern (Nucleus) kann sehr verschiedene Größe und Gestalt haben. Er wird von einer *Doppelmembran* umgeben, deren Spalt mit dem endoplasmatischen Reticulum zusammenhängt (Abb. 1). Besondere Kernporen gestatten einen Austausch zwischen Zytoplasma und Kerninhalt. Der lebende Kern ist netzartig strukturiert und läßt ein oder mehrere *Kernkörperchen (Nukleolen)* erkennen.

● *Die wichtigsten chemischen Substanzen im Kern sind die Kernsäuren. Sie kommen im Kernkörperchen als Ribonukleinsäuren (RNS), im übrigen Kernraum als Desoxyribonukleinsäuren (DNS) vor. Verbunden mit Eiweißen bilden sie Nukleoproteide,* welche für den Aufbau der spezifischen Eiweiße verantwortlich sind.

- *Der Kern ist das Steuerzentrum für die Stoffwechselvorgänge der ganzen Zelle.* Die DNS-haltigen Teilchen des Kernes lassen sich mit Kernfarbstoffen kräftig anfärben. Man bezeichnet sie deshalb als *Chromatin.* Aus der Chromatinsubstanz gehen bei der Zellteilung die *Erbträger (Chromosomen)* hervor.
- *Die Körperzellen des Menschen enthalten 46 Kernschleifen:* Ein solcher **Chromosomensatz** (Abb. 3) besteht aus *44 Autosomen* und *zwei Heterchromosomen,* die das Geschlecht bestimmen. Im männlichen Geschlecht werden die Heterchromosomen als X- und Y-Chromosom bezeichnet. Im weiblichen Geschlecht enthalten die Zellen zwei X-Chromosomen. In weiblich bestimmten Zellen bilden die beiden X-Chromosomen häufig ein besonderes, der Kernwand innen anliegendes kleines Körperchen *(Sex-Chromatin: Barr-Körper).* Auf einem Eiweißfaden sind in bestimmter Reihenfolge stark DNS-haltige Anschwellungen (Chromomeren) spiralig angeordnet, welche die *Träger der Erbanlagen (Gene)* darstellen (Abb. 4).

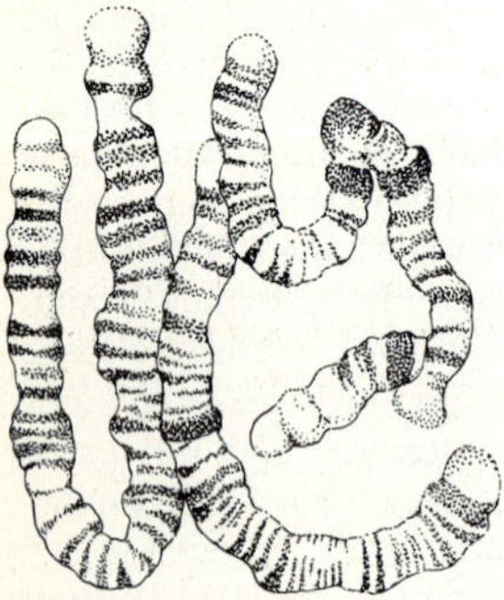

Abb. 4 **Riesenchromosomen aus einer Speicheldrüse der Fruchtfliege (Drosophila).** Durch histochemische Reaktion sind die Chromomeren hervorgehoben.

Bau der Erbsubstanz: Unter *Makromolekularbiologie* versteht man die Anwendung der Gesetze der Chemie und der Physik auf die im Zellplasma und im Zellkern vorkommenden *„großen" Moleküle,* denen allerdings in der Regel nur eine Trägerrolle für die wirksamen Mikromoleküle zukommt.
Damit die Erbsubstanz ihre Aufgabe, die Lebensvorgänge zu steuern, erfüllen kann, muß sie *stabil* sein, aber gleichzeitig große *Variationsmöglichkeiten* bieten und in der Lage sein, sich *selbst* zu *erneuern* (Autoreproduktion). All diesen Forderungen wird die Desoxyribonukleinsäure gerecht. Ein *DNS-Molekül* kann man mit einer spiralig um eine Säule herumgelegten Strickleiter vergleichen (Doppelhelix von J. WATSON und Fr. CRICK). Jeder der beiden Längsstränge der Strickleiter besteht aus einer Abfolge von *Zucker* (Desoxyribose) und *Phosphorsäure.* Die Sprossen der Leiter liegen zwischen den Zuckern und bestehen aus zwei durch eine Wasserstoffbrücke (H) miteinander verbundenen stickstoffhaltigen Basen. Dabei kommen im ganzen nur zwei Paare für den Bau der Sprossen vor: *Adenin* (A) und *Thymin* (T), *Cytosin* (C) und *Gua-*

nin (G). Es ergeben sich so folgende 4 Möglichkeiten: A-H-T, T-H-A, C-H-G und G-H-C. Die Reihenfolge dieser vier Sprossen kann beliebig kombiniert werden. Diese vier möglichen Kombinationen stellen die „Buchstaben des genetischen Kodes“ dar. Für ein Gen, welches aus einer einzigen Base bestehen würde, müßten sich 4 Ausdrucksmöglichkeiten anbieten. Ein Gen mit zwei Basen ermöglicht bereits $4^2 = 16$ Kombinationen. Ein Gen, welches drei Basen enthält, ergibt $4^3 = 64$ *Möglichkeiten des Ausdrucks. Bedenkt man, daß in einem normalen Gen 500 bis 1000 Basen eingebaut sind, so ergibt das die ungeheure Zahl von* 4^{500} *bzw.* 4^{1000} *Kombinationsmöglichkeiten. Jedes „Wort“ der Erbanweisung besteht stets nur aus drei „Buchstaben“ (Triplet). Die Abfolge der „Worte“ bezeichnet die Abfolge der Aminosäuren, welche bei der Herstellung der Eiweiße in den Ribosomen aneinandergereiht werden.*

Wird ein DNS-Molekül der *Länge nach gespalten,* so ist für jede Hälfte die Ergänzung der Sprossen bereits vorbestimmt. Es muß aus jeder Hälfte wieder ein dem ursprünglichen DNS-Molekül entsprechendes neues, ganzes Molekül entstehen (identische Selbstverdoppelung).
An den DNS-Molekülen im Kern bilden sich entsprechende *RNS-Moleküle,* die aber nur einen Längsstrang haben und an Stelle von Thymin das ähnliche *Urazil* aufweisen. Das RNS-Molekül übernimmt vom DNS-Molekül die *Information der Abfolge von etwa 20 Aminosäuren* wie ein Abklatsch oder eine *Matrize.* Dann wandert das RNS-Molekül aus dem Kern aus und zieht als Bote (Messenger) – deshalb der Name „m-RNS“ – zu den *Ribosomen* des Plasmas, wo in der vom m-RNS angegebenen Reihenfolge die entsprechenden Aminosäuren aneinandergeknüpft werden (Eiweißsynthese!).
Das Ergebnis der genetischen Information zeigt sich in der Produktion von Enzymen, Stoffwechselprodukten und Hormonen, die in das weitere Stoffwechselgeschehen eingreifen. Die DNS einer befruchteten menschlichen Eizelle enthält ungefähr gleichviel Informationen wie eine Bibliothek von 1500 Bänden zu je 500 Seiten à 500 Worte!
Genmutationen sind *Genveränderungen in den Keimzellen* und bedingen die Bildung neuer Formen, die weiter vererbt werden.

Somatische Mutationen führen zur Bildung *„falscher“ Nukleotide* und entsprechend zu *„falschen“ Eiweißen,* was zu *Selbstimmunisierung, Funktionsverlust von Enzymen* und *Gewebedegeneration* führt. So lassen sich manche Erscheinungen des *Alterns* sowie des *rheumatischen Formenkreises* erklären. Bei massiver Bildung „falscher“ Eiweiße entgleist die Kontrolle der Zelle, was zu *unkontrolliertem Wachstum (Krebs)* führt.

Zellteilung (Mitose)

- *Jede Zelle entsteht durch Teilung schon bestehender Zellen.* Dabei muß der Genbestand auf die Tochterzellen gleichmäßig verteilt werden. In diesem komplizierten Geschehen können verschiedene Phasen unterschieden werden:

  - *Knäuel (Prophase),*
  - *Mutterstern (Metaphase),*
  - *Tochterstern (Anaphase),*

- *Abschluß (Telophase),*
- *Wiederaufbau (Rekonstruktionsphase).*

Die Dauer des Mitoseablaufs wechselt zwischen einer halben Stunde und zwei Stunden.

Knäuelstadium: Der Kern schwillt durch Wasseraufnahme an. Das Chromatin des Kernes bildet feine verschlungene Fäden. Das Zentralkörperchen teilt sich. Die Kernmembran löst sich auf. Die Kernkörperchen verschwinden (Abb. 5 A).

Muttersternstadium: Die Chromatinfäden rollen sich spiralig und werden kurz und dick. Die Diplosomen gehen in Polstellung. Es bildet sich ein Spindelapparat aus, dessen Zugfasern die nun längs gespaltenen Chromosomen in eine Äquatorialplatte anordnen (Abb. 5 B und C).

Tochtersternstadium: Die längsgespaltenen Chromosomen wandern mit je einer Hälfte gegen die Pole (Abb. 5 D).

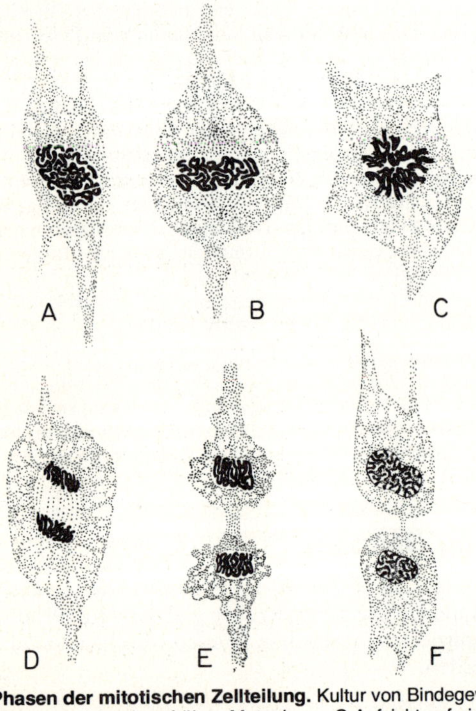

Abb. 5 **Die Phasen der mitotischen Zellteilung.** Kultur von Bindegewebszellen. A Prophase. B Kantenansicht einer frühen Metaphase. C Aufsicht auf eine Äquatorialplatte mit längsgespaltenen Chromosomen. D Anaphase. E Telophase. F Rekonstruktionsphase.

Abschlußstadium: Die Polwanderung der Kernschleifen kommt zum Abschluß. Der Spindelapparat verschwindet. Das Zytoplasma beginnt sich durchzuschnüren (Abb. 5 E).
Wiederaufbaustadium: Es bilden sich in den beiden Tochterzellen wiederum Arbeitskerne, in welchen wir keine Kernschleifen mehr unterscheiden können (Abb. 5 F).
Die *Reduktionsteilung (Meiosis)* oder *Reifeteilung* der Samenfäden und Eizellen setzt den normalen Chromosomensatz (*diploider* Chromosomensatz) auf die Hälfte (*haploider* Chromosomensatz) herab. Bei der Befruchtung entsteht durch Verschmelzung zweier haploider Chromosomensätze erneut ein diploider Satz.

Bei der *Amitose* schnürt sich der Kern ohne Bildung von Kernschleifen und ohne Auflösung der Kernmembran durch. Die Zelle wird zweikernig und kann sich in zwei Zellen teilen. Die Amitose stellt die seltene Ausnahme dar.

Austausch mit dem zwischenzelligen Milieu

Das zwischenzellige Milieu: Die Umgebung der Zellen zeichnet sich durch *Wasserreichtum* aus. *Unser Körper besteht zu 50 bis 60% aus Wasser (H_2O).* ● *Ein Viertel davon liegt außerhalb der Zellen und bildet das Plasma des Blutes und die zwischenzellige Flüssigkeit.* Die meisten chemischen Reaktionen des menschlichen Körpers laufen in wäßriger Lösung ab. Der größte Teil des Stoffaustausches in den Geweben ist vom Wasser abhängig.
Die im Wasser gelösten Salze, Säuren und Basen sind in Form elektrisch geladener Teilchen (Ionen) vorhanden und werden als *Elektrolyte* bezeichnet. Die Ionen tragen elektrische Ladungen und wandern deshalb in einem elektrischen Feld.
Das chemische Verhalten (Reaktion) einer wässerigen Lösung kann *neutral, sauer oder basisch* (alkalisch) sein.

Es hängt dies von der Menge freier Wasserstoffionen (H^+) ab, welche das Potential von Hydrogenium (pH) bestimmen: pH 7 entspricht neutraler Reaktion, pH 6–1 zunehmenden Säuregraden, pH 8–14 zunehmender Basizität. Das normale Blut hat ein pH von 7,4 und ist somit leicht alkalisch.

Stoffaustausch: Werden kleinste Teilchen, gelöst in einem Lösungsmittel, durch eine Membran mit entsprechender Porengröße unter Druck durchgepreßt, so spricht man von *Filtration*. Ein solches Verhalten finden wir in den Haargefäßen oder Kapillaren. Der Filtrationsdruck spielt bei der Bereitung des Primärharnes in den Nieren eine Rolle.
Verteilen sich Gase entsprechend ihrem Druck oder gelöste Stoffe entsprechend ihrer Konzentration, so spricht man von *Diffusion*. Das Durchtreten von Sauerstoff und Kohlensäure durch die Wände der

Lungenbläschen erfolgt nach den Gesetzen der Diffusion. Diffusion durch eine *halbdurchlässige (semipermeable) Membran* bezeichnet man als *Osmose*. Die höher konzentrierte Lösung zieht Wasser an. Es entsteht ein Druckunterschied, den man in Millimetern Quecksilbersäule mißt und osmotischen Druck nennt. Der *osmotische Druck* der Gewebeflüssigkeit hängt von deren Eiweiß- und Salzgehalt ab und entspricht etwa einer Salzlösung von 0,9 % Kochsalz (NaCl). Eine solche „physiologische“ Kochsalzlösung ist *isotonisch*. In *hypertonischen Lösungen* geben die Zellen Wasser ab und schrumpfen. In *hypotonischen* Lösungen nehmen sie Wasser auf und quellen.
Stofftransport kann aber auch als *aktive Ein- oder Ausschleusung* in das Zytoplasma vorkommen (s. Phagozytose und Pinozytose, S. 7).
Das Volumen aller Körperzellen beträgt rund 30 l, die zwischenzellige Flüssigkeit etwa 10 l. Um den Zellen günstige Lebensbedingungen zu bieten, muß der Stoffgehalt der Umgebung möglichst gleichmäßig sein. Es darf zu keiner Verarmung an Sauerstoff und Nährstoffen sowie Mineralsalzen kommen. Die Schlackenstoffe müssen ständig weggeschafft werden. Um das zu erreichen, müssen zahlreiche Regulationen harmonisch ineinandergreifen.

Bildung des menschlichen Körpers

- *Menschliche Entwicklung (Ontogenese) ist die Entstehung unserer eigenen Seinsgestalt durch Ausformung, ausgehend von der befruchteten Eizelle.* Die damit einsetzende Entwicklung führt zu *Zellvermehrung, Zellverschiebungen* und *verschiedenartiger Ausbildung (Differenzierung) der Zellen.*

Befruchtung

- *In der Befruchtung verschmelzen Ei- und Samenzelle.* Dadurch wird das väterliche und mütterliche Erbgut gemischt. Zugleich stellt die Befruchtung den normalen Anreiz zur weiteren Entwicklung dar. Gleichzeitig mit dem Eindringen eines Samenfadens (Abb. 6 A) schließt die Eizelle die Reifeteilungen ab, wobei die Zahl der Kernschleifen (Chromosomensatz) der Eizelle halbiert wird (Reduktionsteilung) (Abb. 6 B). Es bildet sich der weibliche Vorkern. Der Schwanz des eingedrungenen Samenfadens wird aufgelöst. Aus dem Mittelstück bildet sich das für die Zellteilung wichtige Zentralkörperchen (Centrosom). Aus dem Spiralfaden des Verbindungsstückes entstehen Mitochondrien. Der angeschwollene Kopf wird zum männlichen Vorkern, der ebenfalls nur die *halbe (haploide) Chromosomenzahl* enthält. Beide Vorkerne (Abb. 6 C) bilden nun Kernschleifen, deren Gesamtzahl wiederum 46 ist: *vollständiger (diploider) Chromosomensatz.* Die Chromosomen ordnen sich in einer Platte am Äquator der Zelle an. Die befruchtete Eizelle teilt sich in zwei Tochterzellen (Abb. 6 D), womit die Embryonalentwicklung ihren Anfang genommen hat (Abb. 6 E und F). Väterliche und mütterliche Keimzelle haben für die Übertragung der Erbeigenschaften dieselbe Bedeutung. Die Eizelle ist an der Bildung des Embryos insofern stärker beteiligt, als sie fast alles Zellplasma beizusteuern hat.

Die *Samenflüssigkeit* gelangt beim Samenerguß in das hintere Scheidengewölbe. Die Samenzellen dringen durch den im Halskanal der Gebärmutter befindlichen Schleimpfropf und wandern durch die Gebärmutter in die Eileiter. Wenn sie dort keine lebende Eizelle antreffen, werden sie schließlich von weißen Blutkörperchen phagozytiert. Bei normaler Körpertemperatur bleiben die Samenfäden ca. 1–2 Tage im Innern der weiblichen Geschlechtsorgane bewegungsfähig. Die aus dem Eierstock entlassene Eizelle ist nur kurze Zeit lebensfähig. Die Möglichkeit einer Befruchtung ist deshalb innerhalb jedes Monatszyklus verhältnismäßig beschränkt. Sie betrifft die Zeit unmittelbar um den Eisprung. Ein in der Ampulle des Eileiters befruchtetes Ei braucht ungefähr 3–4 Tage, um in die Gebärmutterhöhle zu gelangen. Während dieser Zeit läuft die erste Entwicklung ab.

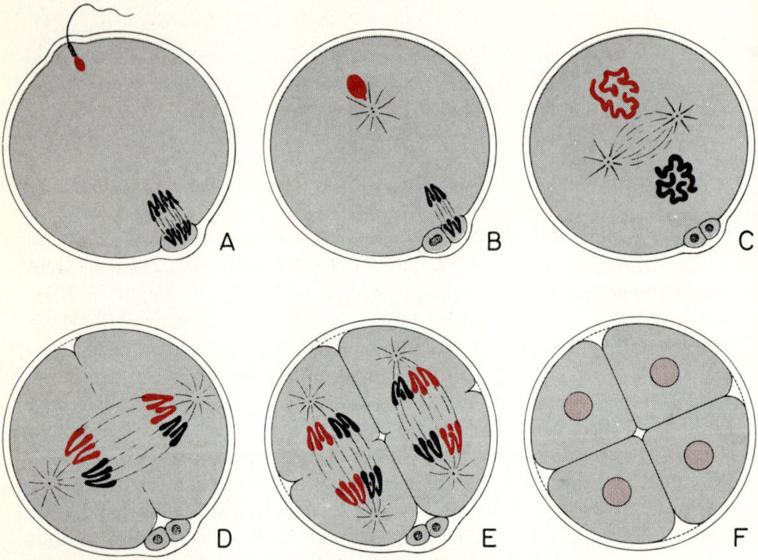

Abb. 6 **Vereinfachte Darstellung der Verschmelzung von Ei- und Samenzelle bei der Befruchtung.** Der Einfachheit halber wurde ein Chromosomensatz von 4 Kernschleifen gewählt (haploide Zahl 2). A Eindringen des Samenfadens in die Eizelle, erste Reifeteilung der Eizelle. B Anschwellen des Kopfes des Samenfadens, Bildung der Zentralkörperchen und Auflösung des Spermienschwanzes, zweite Reifeteilung (Reduktionsteilung!) der Eizelle. C Bildung des männlichen und des weiblichen Vorkernes, die zusammen einen vollständigen Chromosomensatz liefern. D Erste Zellteilung der befruchteten Eizelle. Beide Tochterzellen haben einen vollständigen Chromosomensatz. E Teilung der beiden Zellen des Zweizellenstadiums. F Embryo im 4-Zellen-Stadium.

Geschlechtsbestimmung

● *Die Bestimmung des Geschlechts erfolgt beim Menschen im Augenblick der Befruchtung (syngame Geschlechtsbestimmung).* Weiblich bestimmte Zellen enthalten 2 X-Chromosomen. Bei der Reduktionsteilung, welche die Chromosomenzahl halbiert, wird auf jeden Fall in der Eizelle ein X-Chromosom vorhanden sein. Männlich bestimmte Zellen dagegen haben ein X- und ein Y-Chromosom als Geschlechtschromosomen. Bei der Halbierung der Chromosomenzahl durch die

Reduktionsteilung entstehen zweierlei Arten von Samenfäden: solche, die ein X-Chromosom enthalten, und solche mit einem Y-Chromosom. *Im Mikroskop* sind die beiden Arten von Samenzellen voneinander *nicht zu unterscheiden*. Je nachdem nun ein Samenfaden mit Y-Chromosom oder ein solcher mit X-Chromosom die Eizelle befruchtet, wird die befruchtete Eizelle als Geschlechtschromosomen XY oder XX aufweisen. Damit ist das Geschlecht des Embryos festgelegt (Abb. 7).

Unter dem Einfluß von XY werden männliche Geschlechtsdrüsen, die Hoden, gebildet, unter dem Einfluß von XX dagegen weibliche Geschlechtsdrüsen, die Eierstöcke. Sobald die Geschlechtsdrüsen Hormone bilden, wird die *chromosomale Phase* der Geschlechtsbestimmung durch eine *hormonale Phase* der Geschlechtsprägung abgelöst. Unter dem Einfluß der Geschlechtshormone werden die Ausführgänge des Geschlechtsapparates und die äußeren Geschlechtsorgane männlich oder weiblich ausgebildet. Kommt es zu Fehlleistungen, so spricht man von *Zwittern (Hermaphroditen)*.

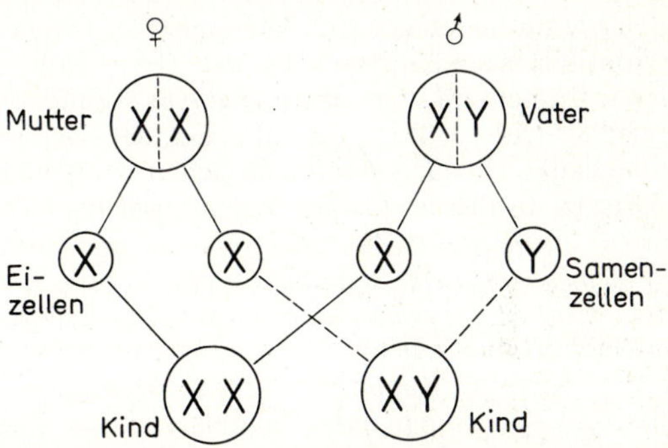

Abb. 7 **Einfache Darstellung der Geschlechtsbestimmung durch die Geschlechtschromosomen** unter alleiniger Berücksichtigung der beiden Geschlechtschromosomen.

Primitiventwicklung

Etwa 30 Stunden nach der Befruchtung beginnt das Ei sich zu furchen. Die durch Zellteilung entstandenen *Furchungszellen (Blastomeren)* bilden eine *Furchungskugel (Morula)*, die kaum größer ist als die befruchtete Eizelle. In diesem Zellverband lassen sich die späteren Organe anlagemäßig bereits auf bestimmte Gebiete zurückverfolgen. Allerdings ist das Entwicklungsschicksal der verschiedenen Zellgruppen noch nicht endgültig festgelegt. Es wird von der Lage dieser Zellen innerhalb des ganzes Keimes abhängen.

Sobald wir an der Furchungskugel (Morula) eine innere Zellgruppe von einer äußeren Zellschicht unterscheiden können, sprechen wir von einer *Keimblase (Blastozyste)*. Die innere Zellgruppe (Embryoblast) wird den embryonalen Körper, seine Anhangsgebilde (Nabelblase und Harnsack) und die Schafhaut (Amnion) bilden, während sich aus der äußeren Trophoblastschale die Zottenhaut (Chorion) entwickeln wird. Bei seiner Ankunft in der Gebärmutterhöhle hat der menschliche Embryo diese Entwicklungsstufe erreicht. Durch Enzymwirkung frißt er sich in die Gebärmutterschleimhaut ein. Diese *Einnistung (Nidation oder Implantation)* erfolgt entweder an der Vorder- oder Rückfläche und gewöhnlich in der oberen Hälfte der Gebärmutter.

Siedelt sich die Keimblase zu tief an, so kann sie später den inneren Muttermund verlegen: *Placenta praevia*. Das kann bei den ersten Wehen zu gefährlichen Blutungen führen. Nistet sich die Keimblase in der Tube ein, so entsteht eine *Eileiterschwangerschaft*, welche durch Blutung das Leben der Mutter bedrohen kann.

Vom Embryoblasten spaltet sich das *innere Keimblatt* (Endoderm) ab. Fast gleichzeitig bildet sich die Amnionhöhle, indem die Schafhaut (Amnion) sich vom *äußeren Keimblatt* (Ektoderm) abhebt. Es entsteht der vom Amnion überdachte *Embryonalschild*. Am Hinterende des Schildes tritt der Primitivstreifen auf, der nach vorne in der Primitivgrube endet. Die Grube erstreckt sich in Form eines Kanals in den Kopffortsatz. In diesem Gebiet finden ausgiebige Zellverschiebungen statt (*Gastrulation*): *Zwischen äußerem und innerem Keimblatt bildet sich ein mittleres Keimblatt* (Mesoderm). Aus den drei Keimblättern gehen die *Organanlagen* hervor. Das äußere Keimblatt (Ektoderm) bildet Oberhaut und Zentralnervensystem, das mittlere Keimblatt den Bewegungsapparat, die Kreislauforgane sowie das Urogenitalsystem. Aus dem inneren Keimblatt wird sich die epitheliale Anlage des Verdauungs- und des Atemtrakts entwickeln. Mit Ende des 2. Schwangerschaftsmonates sind die wesentlichen Organanlagen vorhanden.

Infektion der Mutter mit Rötelnvirus gefährdet vor allem die Anlagen von Auge, Ohr und Herz. Genußmittel oder Medikamente, die zur Zeit der embryonalen Organogenese im Blute der Mutter kreisen, können die normale Entwicklung stören. Es können an sich harmlose Beruhigungsmittel die Entwicklung schädigen.

Embryonalhüllen

Die zarte Wand des *Amnions* (Abb. 8) scheidet eine Flüssigkeit ab, das Fruchtwasser (Liquor amnii). Von dieser Flüssigkeit ist der Embryo wie von einem Wasserkissen umgeben. Am Ende der Schwangerschaft ist normalerweise etwa ½ *l Amnionflüssigkeit* vorhanden. Zuwenig Fruchtwasser kann zu Verwachsungen führen. Zuviel Flüssigkeit (5–10 l) wird als Hydramnion bezeichnet. Die Punktion des Amnions gestattet die pränatale Zytodiagnostik.

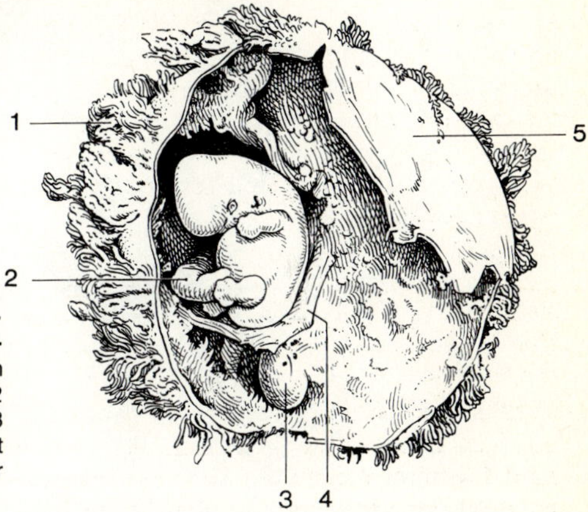

Abb. 8 **Menschlicher Embryo im 2. Schwangerschaftsmonat.** Die Eihüllen sind eröffnet. 1 Zottenhaut. 2 Bauchstiel des Embryos. 3 Nabelblase. 4 Schafhaut (Amnion). 5 Glatter Teil der Zottenhaut.

Aus der Trophoblastschale geht die *Zottenhaut (Chorion)* (Abb. 8) hervor. Diese Hülle dient in erster Linie der Ernährung des Embryos. Die Wucherung der Chorionzotten nach der Einnistung eröffnet zunächst Drüsen, später auch Gefäße der mütterlichen Schleimhaut. Schließlich hängen die Chorionzotten in besonderen Bluträumen, die von mütterlichen Gefäßen gespeist werden (Abb. 9 und 95 b).

Embryonale Anhangsorgane

Für Ernährung und Atmung bildet der Embryo besondere Anhangsorgane: die *Nabelblase (Vesicula umbilicalis)* und den *Harnsack (Allantois)*.

Die *Nabelblase* (Abb. 8) hat im 2. Monat etwa 1 cm Durchmesser. In ihrer Wand entwickeln sich frühzeitig Blutgefäße und Blutzellen. Der Inhalt wird allmählich aufgesaugt. Sobald sich das Darmrohr von der Nabelblase abgefaltet hat, bleibt nur mehr ein kleines Stielchen mit einer bläschenförmigen Auftreibung zurück.

Der *Harnsack (Allantois)* ist eine Ausbuchtung, die in den Haftstiel des Embryos hineinreicht. In ihrer Wand entwickelt sich ein Gefäßnetz, welches für die Bildung des Mutterkuchens (Placenta) von großer Bedeutung ist.

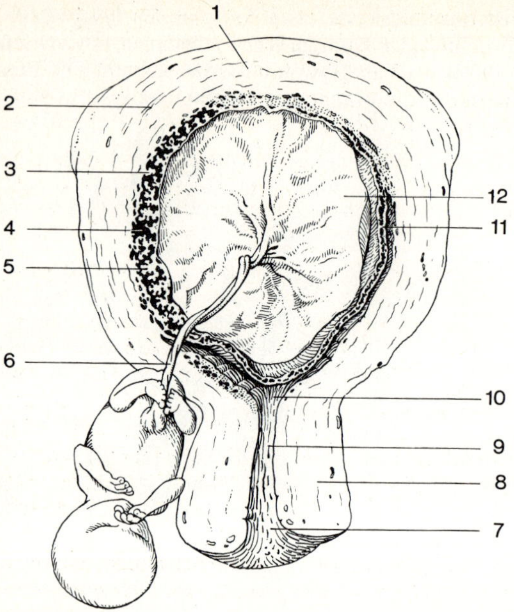

Abb. 9 **Gebärmutter, Fetus, Mutterkuchen (Placenta), Nabelschnur und Eihäute im 6. Schwangerschaftsmonat.** 1 Gebärmuttergrund (Fundus uteri). 2 Muskelschicht (Myometrium). 3 Mütterliche Seite der Placenta. 4 Mütterlicher Blutsee. 5 Chorionzotten der kindlichen Seite der Placenta. 6 Nabelschnur. 7 Äußerer Muttermund (Ostium uteri). 8 Halsteil der Gebärmutter (Cervix uteri). 9 Halskanal (Canalis cervicalis). 10 Innerer Muttermund. 11 Anschnitt der Placenta. 12 Amnionüberzug der Placenta.

Placenta und Nabelschnur

● *Am Aufbau der Placenta beteiligen sich kindliche Gewebe und mütterliche Schleimhaut.* Die Placentazotten stammen vom Chorion. In ihrem Innern liegen die kindlichen Gefäße. *Zwei Nabelarterien* führen das kohlensäurereiche Blut vom Kind zur Placenta, *eine Nabelvene* ermöglicht den Rückfluß des arterialisierten Blutes von der Placenta zum Kind. Die Zotten der kindlichen Placenta tauchen in den mütterlichen Blutsee, dessen Blut aus den Gebärmutterarterien stammt (Abb. 9 und 95 a). Es besteht *keine* Verbindung von mütterlichem und kindlichem Kreislauf. In einer reifen Placenta haben die Zotten eine Gesamtoberfläche von etwa 15 m^2. Durch diese Oberfläche werden Sauerstoff und Nahrungsstoffe aufgenommen und Kohlensäure sowie Schlackenstoffe an das mütterliche Blut abgegeben. Für den

Stoffaustausch gelten nicht nur die Gesetze der Durchlässigkeit (Permeabilität): Das Zottenepithel hat daneben eine Fähigkeit zur Auswahl. Neben ihrer *Atem- und Stoffwechselfunktion* hat die Placenta auch die Bedeutung eines *Vitaminspeichers*, besonders für die Vitamine A, C und D. Sie ist außerdem ein *hormonales Steuerungsorgan.*

Sie bildet Follikelhormon, Gelbkörperhormon und gonadotrope Hormone (placentares Chorion-Gonadotropin oder HCG = Human chorionic gonadotropin). Auch adrenokortikotropes Hormon ist in der Placenta nachgewiesen worden.

Eine reife Placenta hat einen Durchmesser von etwa 18 cm und wiegt *450–500 g.* Die mütterliche Seite ist durch unvollkommene Scheidewände in 15 oder auch mehr *Lappen (Kotyledonen)* gegliedert.
Die *Nabelschnur* (Abb. 9) entwickelt sich aus dem Bauchstiel des Embryos (Abb. 8). Sie ist 1 ½ cm dick und kann bis zu 1 m lang werden. In ihrem Gallertgewebe liegen die *Nabelvene,* welche sauerstoffreiches Blut zum kindlichen Körper führt, und *zwei Nabelarterien,* die das verbrauchte Blut zur Placenta leiten. Schlingen von Nabelarterien können *falsche Nabelschnurknoten* vortäuschen. *Echte Knoten* entstehen dadurch, daß der Embryo durch eine Schleife tritt. Sie können den kindlichen Kreislauf gefährden.
Frühdiagnose der Schwangerschaft: Die Schwangerschaftsreaktion beruht auf der *Ausscheidung von gonadotropen Hormonen* des Hirnanhangs im Urin schwangerer Frauen.

Der *Nachweis der Schwangerschaft* erfolgt immunologisch durch Hemmung der Ausflockung (Agglutination) des Testantigens (Aufschwemmung von mit Gonadotropin beladenen Latexkügelchen) in Gegenwart von Antiserum und Schwangerenharn. Urin nichtschwangerer Frauen bedingt Ausflockung: Schwangerschaftstest negativ.

Herausformung der embryonalen Gestalt

● *Bis zum Ende des 2. Schwangerschaftsmonats spricht man von Embryo. Vom 3. Monat an nennt man den Keimling Fetus.* Der zunächst flach schildförmige Keimling beginnt sich am Vorder- und Hinterende abzuheben.

Am Ende des 1. Monats ist die Grundform herausgearbeitet. Der Embryo mißt jetzt ungefähr 8 mm. Der Kopf stellt etwa ⅓ der ganzen Gestalt dar. Die drei *Hirnbläschen* und die Ausstülpung der *Augenblasen* bestimmen die Kopfform. *Riechgruben* und *Schlundbogen* bilden allmählich das Gesicht aus. Der *Herzschlauch,* der mit etwa 90 Schlägen pro Minute das Blut bewegt, bedingt den Herzwulst des Rumpfes. Seitlich wachsen aus der Rumpfwand die *Extremitätenknospen* heraus, wobei die oberen Gliedmaßen sich rascher entfalten als die unteren. Im 2. Monat (Abb. 10) krümmt sich der Embryo durch *Nakken- und Scheitelbeuge* nach vorne. Der Kopf beansprucht fast die Hälfte der ganzen Länge. Durch die Entwicklung des Vorderhirnes wird der Vorderkopf stark betont. Die *Augenlider* werden als Wülste angelegt. Nase, Lippen und Kinn sind zu erkennen. Die die erste Schlundfurche umrandenden Höckerchen haben sich zur *Ohrmuschel* vereinigt. Der Hals beginnt sich abzusetzen. Finger und Zehen der Gliedmaßen sind schon gesondert. Im 3. Monat wächst die Gesichtspartie. Die Augen rücken zusammen. Die Augenlider verkleben. Die Ohren verschieben sich nach oben. Schultern und Bauch treten deutlich hervor. Das Becken ist noch sehr schmal, und die unteren Gliedmaßen sind kurz. Im 4. Monat hat das Gesicht schon eine individuelle Prägung. Die Muskeln machen zuckende Bewegungen.

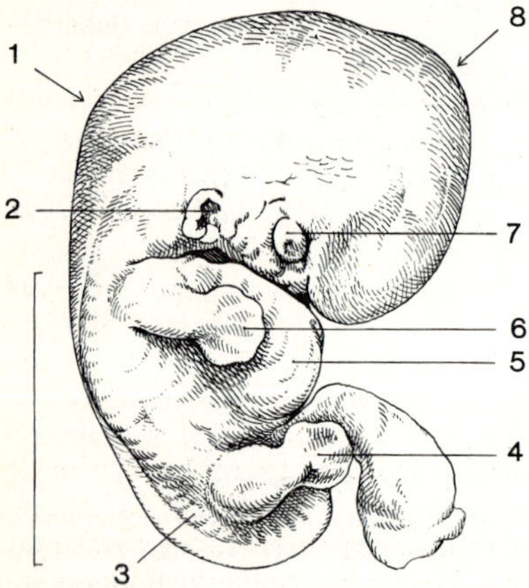

Abb. 10 **Menschlicher Embryo im Alter von ungefähr 6 Wochen.** Der senkrechte Strich gibt die natürliche Größe an. 1 Nackenbeuge. 2 Äußeres Ohr. 3 Ursegmente. 4 Anlage der unteren Gliedmaßen. 5 Herz-Leber-Wulst. 6 Anlage der oberen Gliedmaßen. 7 Anlage des Auges. 8 Scheitelbeuge. (Zeichnung unter Benützung eines Fotos der Embryonensammlung Rabl.)

Für die Altersbestimmung hält man sich am besten an die *Haassche Regel.* Die Quadrate der ersten 5 Mondmonate ergeben die Körperlänge in Zentimetern. Vom 6. Monat an multipliziert man die Monatszahl mit 5.

Ende	1. Monat	1 x 1	etwa	1 cm	Gesamtlänge
	2.	2 x 2		4 cm	
	3.	3 x 3		9 cm	
	4.	4 x 4		16 cm	
	5.	5 x 5		25 cm	
	6.	5 x 6		30 cm	
	7.	5 x 7		35 cm	
	8.	5 x 8		40 cm	
	9.	5 x 9		45 cm	
	10.	5 x 10		50 cm	

Erfolgt die Geburt mindestens *3 Wochen zu früh,* so spricht man von *Frühgeburt* (Prämaturität). Diese Kinder sind *untergewichtig.* Zu

Frühgeburten kommt es in ungefähr 7 %. Zwei Drittel der gesamten Säuglingssterblichkeit betreffen Frühgeborene. Bei einem Geburtsgewicht von 1500–2000 g beträgt die Überlebenschance etwa 80 %. Frühgeborene von weniger als 1000 g Geburtsgewicht haben nur eine Chance von 10–25 % zu überleben. Das kleinste überlebende Frühgeborene wog 420 g.
Zwischen 1. Schwangerschaftsmonat und Geburt wird das Gewicht rund vertausendfacht, die Länge nimmt um das Fünfzigfache zu. Keine andere Zeit im Leben des Menschen hat einen nur annähernd so intensiven Stoffwechsel.

Reifezeichen:

Scheitel-Fersenlänge 49–51 cm, mindestens aber 48 cm.
Gewicht weiblich 3200 g, männlich 3400 g, mindestens aber 2500 g.
Nägel überragen die Fingerkuppen. Kaum mehr Lanugo-Haare.
Röntgenologisch ist ein *Knochenkern im unteren Gelenkende des Oberschenkelknochens* nachweisbar.
Hoden im Hodensack.

Geburt und Nachgeburt

Am Ende der Schwangerschaft stellt der Körper des reifen Kindes ein eiförmiges Gebilde dar: Der Kopf ist nach vorn gebeugt; Beine und Arme sind an den Leib angezogen und meist übereinandergeschlagen. Normalerweise ist entweder der Kopf oder der Steiß nach unten gerichtet. Je nachdem spricht man von *Kopf- oder von Steißlage.* In der *1. Stellung* liegt der Rücken seitlich links, in der 2. *Stellung* seitlich rechts. Die Diagnose von Lage und Stellung ist für die Geburtshilfe wichtig. *Querlagen* stellen ein absolutes Geburtshindernis dar, wenn man sie nicht korrigieren kann.
Der Geburtsvorgang läuft in drei deutlich voneinander unterscheidbaren Phasen ab.

- 1. **Eröffnungszeit:** Die Kontraktion der Uterusmuskulatur eröffnet den Hals der Gebärmutter, in welchen zunächst die mit Amnionflüssigkeit gefüllten Eihäute in Form einer Tasche vorgetrieben werden. Die *Eröffnung des Halskanals* erfolgt am leichtesten bei Kopflage (Abb. 11).
- 2. **Austreibungszeit:** Die *Preßwehen* treiben das Kind durch den völlig erweiterten Geburtskanal nach außen.
- 3. **Nachgeburtszeit:** Als *Nachgeburt* werden Eihäute und Placenta ausgestoßen. Dabei entsteht im Uterus eine große Wundfläche. In der Regel verschließt die Dauerkontraktion der glatten Muskel-

wand der Gebärmutter die zerrissenen Gefäße völlig. Bleibt die Gebärmutter schlaff, so kann es zu lebensbedrohenden Blutungen kommen.

Bei Verzögerung der Austreibungsperiode oder bei massiver Einatmung von Fruchtwasser kann es zu *akutem Sauerstoffmangel* kom-

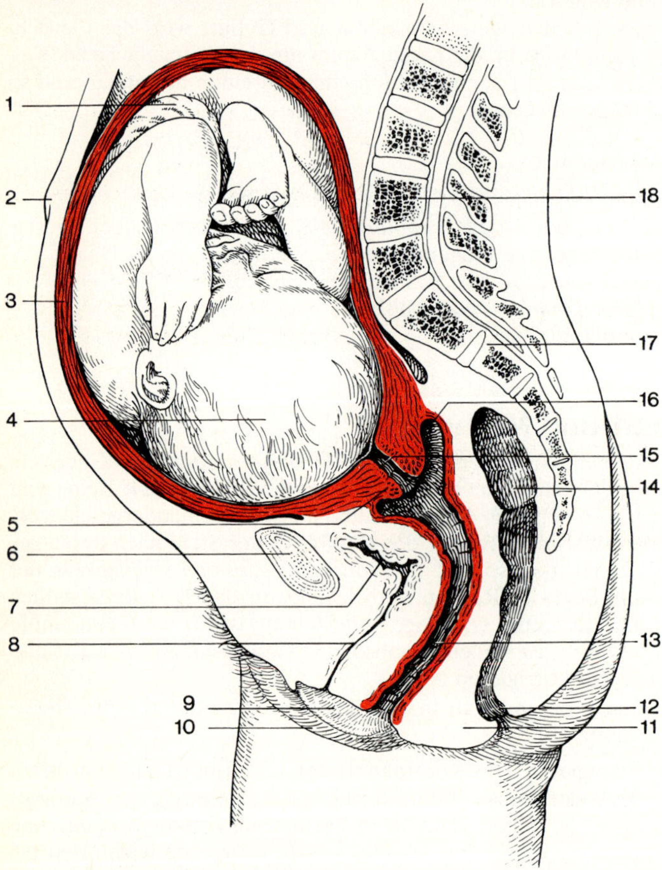

Abb. 11 **Gebärmutter mit geburtsreifem Kind.** Gebärmutter und Geburtswege rot. 1 Nabelschnur (Funiculus umbilicalis). 2 Mütterliche Bauchdecke mit Nabel. 3 Wand der Gebärmutter. 4 Kopf des Kindes. 5 Halsteil der Gebärmutter (Cervix uteri). Schamfuge des Beckens. 7 Harnblase. 8 Harnröhre. 9 Kleine Schamlippe (Labium minus). 10 Große Schamlippe (Labium majus). 11 Damm (Perineum). 12 Afteröffnung. 13 Scheide. 14 Mastdarm. 15 Halskanal der Gebärmutter (Canalis cervicalis). 16 Hinteres Scheidengwölbe (Fornix vaginae). 17 Mittelschnitt durch das Kreuzbein. 18 Mittelschnitt durch die Lendenwirbelsäule. (Nach BRAUNE).

men. Das Neugeborene verfärbt sich blau, grau bis weiß. Sofortige Wiederbelebung entscheidet oft zwischen normaler Intelligenz und Schwachsinn. Meist wirken *Hautreize* wie der bekannte Klaps der Hebamme oder sofortiges *Absaugen der Atemwege* sowie *künstliche Beatmung mit Sauerstoff*.

Postnatale Entwicklung

Erstes Lebensjahr: Während der Embryonalzeit ist die Gewichtszunahme stark hinter der Längenzunahme zurückgeblieben. Im 1. Lebensjahr nimmt das Gewicht erheblich mehr zu. Im ersten Halbjahr *verdoppelt* sich das Geburtsgewicht, am Ende des 1. Jahres hat es sich *verdreifacht*.

Sollgewicht des Säuglings: Man errechnet das Sollgewicht

im 1. Halbjahr: Geburtsgewicht + Anzahl Monate mal 500 g
im 2. Halbjahr: Geburtsgewicht + Anzahl Monate mal 600 g

Normalentwicklung des Säuglings:

6.– 7. Monat: Sitzen ohne Hilfe
8.– 9. Monat: Stehen mit Unterstützung
10.–12. Monat: Kriechen und Gehen mit Unterstützung

Einteilung der postnatalen Entwicklung:

Säugling	1. Jahr
Spielkind	2.–6. Jahr
Schulkind	7.–14. Jahr
Reifezeit	15.–18. Jahr

Wachstumsperioden:

Periode der Füllung	1.–3. Jahr	
Erste Streckung	4.–6. Jahr	
Verlangsamtes Wachstum	7.–9. Jahr	♀
	7.–11. Jahr	♂
Puberale Streckung	10.–14. Jahr	♀
	12.–17. Jahr	♂
Abschließendes verlangsamtes Wachstum	15.–16. Jahr	♀
	18. Jahr	♂

Vor der Pubertät sind Mädchen und Knaben etwa gleich groß. Beim Mädchen setzt die Pubertät rascher ein. Mit 11 Jahren sind Mädchen größer als gleichaltrige Knaben, mit 12 Jahren auch schwerer. Im

15. Jahr überholen die Knaben die Mädchen bezüglich Länge, im 16. Jahr bezüglich Gewicht. Bei Mädchen ist das Wachstum mit 16 Jahren abgeschlossen, im männlichen Geschlecht mit 18 Jahren. Die Endgröße unterliegt großen Schwankungen. Ein 5jähriger Knabe hat etwa 60 %, ein 10jähriger 75 %, ein 15jähriger 90 % der endgültigen Länge.

Körperproportionen: In jedem Alter bestehen zwischen den einzelnen Körperteilen bestimmte Beziehungen *(Proportionen).* Beim Neugeborenen macht der Kopf ein Viertel der ganzen Länge aus, beim Erwachsenen nur mehr ein Achtel. Der Nabel liegt beim Neugeborenen in der Hälfte der Körperlänge. Später verschiebt er sich infolge des starkes Wachstums der unteren Gliedmaßen nach oben.

Gewebe

- *Die Zellen sind nach Gestalt und Tätigkeit (Funktion) die kleinsten Einheiten des Lebens. Im menschlichen Körper sind sie zu größeren Einheiten übergeordneter Natur, den Geweben, zusammengeschlossen.*

Definition

- *Ein Gewebe ist ein Verband gleichartig gebauter Zellen und ihrer Abkömmlinge im Hinblick auf eine oder mehrere gleichartige Funktionen.* Jede Funktionsarbeit setzt eine *Spezialisierung* voraus. Wir können folgende Gewebeklassen unterscheiden:

● *Epithelgewebe*	Auskleidung einer äußeren oder inneren Oberfläche.
● *Stützgewebe*	Stützfunktion und Stoffwechselfunktion.
● *Muskelgewebe*	Bewegung durch Zusammenziehen (Kontraktion).
● *Nervengewebe*	Bildung und Leitung des Nervenreizes.

In den Organen und Systemen mischen sich stets verschiedene Gewebe, doch kann eine Gewebeklasse vorherrschen.

Epithelgewebe

- *Epithelien sind geschlossene Zellverbände, welche äußere oder innere Oberflächen bekleiden.* Die Epithelzellen sitzen einem Grundhäutchen (Basalmenbran) auf.

Funktion: Epithelgewebe kann sehr verschiedene Funktionen (Abb. 12) ausüben:

- *Schutzfunktion*, Beispiel: Epidermis der Haut (Abb. 12 A).
- *Stoffabgabe (Sekretion): Drüsen* sind Gruppen von Epithelzellen oder epitheliale Organe, welche für den Körper nützliche Flüssigkeiten (Sekrete) absondern. Beispiel: exokrine und endokrine Drüsen. *Exokrine Drüsen* entleeren ihr Sekret durch einen Ausführgang an eine innere oder äußere Oberfläche (Abb. 12 B). Ihre Endstücke können schlauchförmig (tubulös), sackförmig (alveolär) oder beerenförmig (azinös) sein. *Endokrine Drüsen (Hormondrüsen)* haben keine Ausführgänge und bauen sich entweder aus

Zellbalken oder aus Bläschen (Follikeln) auf. Ihr Sekret tritt in die Blutbahn über.

- *Stoffaufnahme (Resorption).* Beispiel: Epithel der Darmzotten Abb. 12 C).
- *Reizaufnahme.* Beispiel: Sinneszellen der Sinnesepithelien (Abb. 12 D).

Form: Nach der Form der einzelnen Epithelzellen unterscheidet man (Abb. 13):

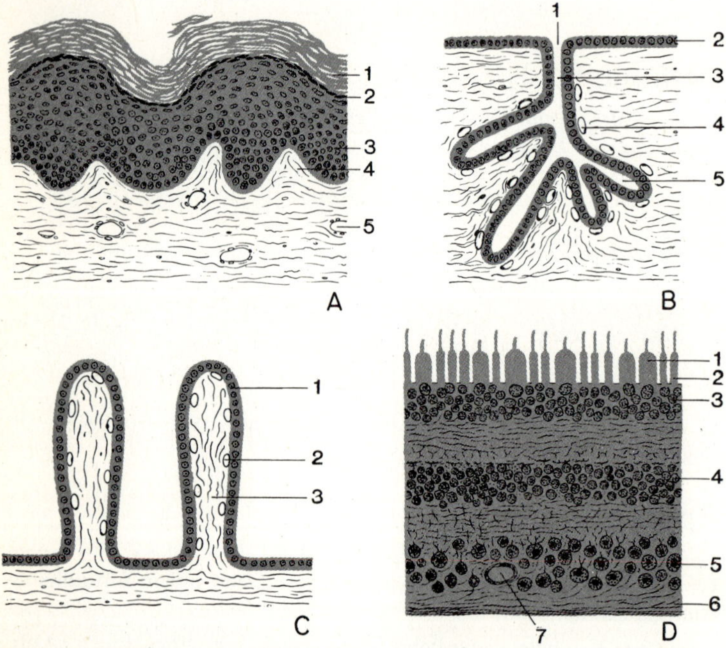

Abb. 12 **Vereinfachte Darstellung der Epithelfunktion.** A Verhornte Oberhaut (Epidermis). 1 Hornschicht. 2 Verhornende Schicht. 3 Kernhaltige Epithelzellen. 4 Bindegewebspapille der Lederhaut. 5 Haargefäß (Kapillare). B Verzweigte schlauchförmige Drüse. 1 Drüsenmündung. 2 Oberflächenepithel. 3 Ausführgang. 4 Haargefäß (Kapillare). 5 Drüsenendstück. Der Stofftransport geht aus den Kapillaren in die Epithelzellen der Drüse und von hier in die Drüsenlichtung. C Aufsaugende (resorbierende) Zotten. 1 Resorbierende Oberfläche. 2 Haargefäß (Kapillare). 3 bindegewebige Zottengrundlage (Stroma). Der Stofftransport geht aus der Lichtung in die Epithelzellen und von hier in die Kapillaren. D Netzhaut des Auges. 1 Zapfenzelle. 2 Stäbchenzelle. 3 Kerne der Zapfen- und Stäbchenzellen = äußere Körnerschicht. 4 Kerne der Bipolaren = innere Körnerschicht. 5 Ganglienzellschicht (Schicht der großen Nervenzellen). 6 Ableitende Nervenfasern. 7 Netzhautkapillare.

- *Plattenepithel.* Beispiel Serosaepithelien.
- *Kubisches Epithel.* Beispiel: Epithel der Sammelrohre der Nieren.
- *Zylinderepithel.* Beispiel: Darmepithel.

Anordnung: Nach der Anordnung der Epithelzellen unterscheidet man:

- *Einschichtiges Epithel.* Beispiel: Darmepithel.
- *Mehrschichtiges Epithel.* Beispiel: Epidermis der Haut.
- *Mehrstufiges Epithel.* Beispiel: Epithel des Respirationstraktes. Alle Zellen sitzen der Basalmebran auf, aber nicht alle erreichen die Oberfläche.
- *Übergangsepithel.* Beispiel: Epithel der ableitenden Harnwege. Übergangsepithel kann sich starken Oberflächenveränderungen anpassen.

Oberflächengestaltung: Epithelzellen können an ihrer Oberfläche bewegliche *Flimmerhaare*, feine als *Mikrovilli* bezeichnete Vorstülpungen oder eine schützende Schicht von dichterem Zellplasma *(Crusta)* tragen.

Stützgewebe

Beim Stützgewebe stehen entweder die *stützende* oder die *Stoffwechselfunktion* im Vordergrund. Je mehr die Stützfunktion ausgeprägt ist, um so geringer ist die Stoffwechselfunktion und umgekehrt. An verschiedenen Hauptarten von Stützgeweben unterscheiden wir

- *embryonales Bindegewebe (Mesenchym),*
- *retikuläres Bindegewebe,*
- *Bindgewebe des Erwachsenen,*
- *Fettgewebe,*
- *Knorpel,*
- *Knochen.*

Bei allen Stützgeweben ist neben den eigentlichen Gewebezellen stets mehr oder weniger ausgiebig *zwischenzellige Substanz (Interzellärsubstanz)* entwickelt. Diese kann flüssig, halbflüssig oder fest sein. Sie kann gleichartig (homogen) sein oder besondere eingelagerte *Fasern* enthalten.

Bindegewebe

Das „Binde“-Gewebe verbindet die Gewebe, Organe und Systeme zum Körper. Es ist das am häufigsten vorkommende Gewebe.

Embryonales Bindegewebe

- *Vom embryonalen Bindegewebe (Mesenchym) stammen alle Stützgewebe unseres Körpers.* Die *Mesenchymzellen* bilden einen lockeren

Zellschwamm, dessen Lücken von *flüssiger* Zwischensubstanz gefüllt sind. In ihr sind Salze und Eiweiße gelöst. Die Zellen des embryonalen Bindegewebes können sich lebhaft teilen und sich aus dem Verband lösen. So entstehen große Wanderzellen (Makrophagen).

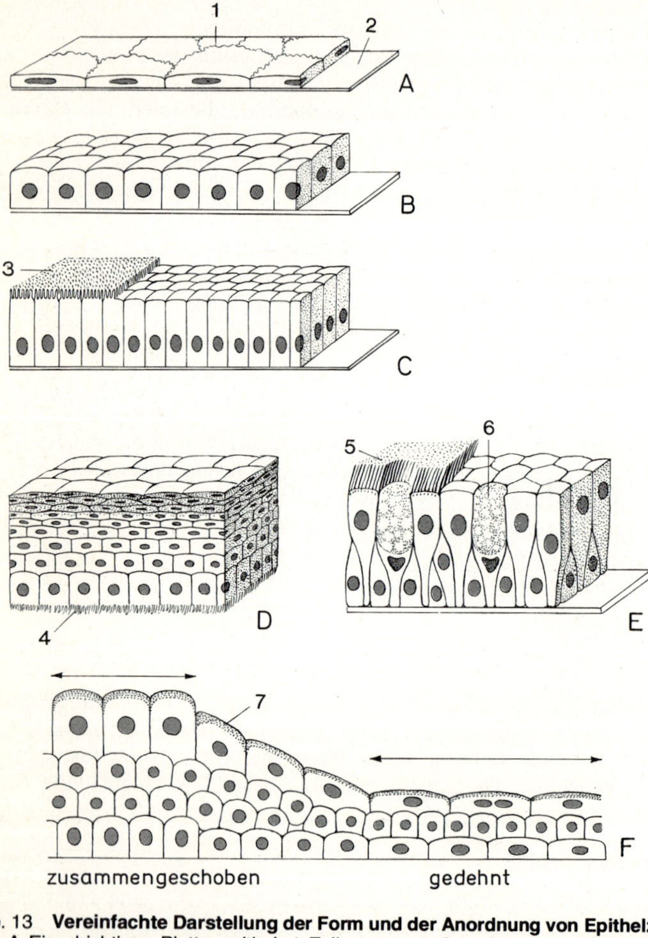

Abb. 13 **Vereinfachte Darstellung der Form und der Anordnung von Epithelzellen.** A Einschichtiges Plattenepithel. 1 Zellgrenzen. 2 Grundhäutchen (Basalmembran). B Einschichtiges kubisches Epithel. C Einschichtiges Zylinderepithel. 3 Stäbchensaum. D Mehrschichtiges verhorntes Plattenepithel. 4 Wurzelfüßchen. E Mehrstufiges Flimmerepithel. 6 Schleimbildende Becherzelle. F Übergangsepithel in zusammengeschobenem und gedehntem Zustand. 7 Schützende Krustenschicht (Crusta) der äußeren Epithelzellen.

Retikuläres Bindegewebe

Das *retikuläre Bindegewebe* des Erwachsenen gleicht weitgehend dem embryonalen Bindegewebe. Die *Retikulumzellen bilden einen weitmaschigen Verband und zeichnen sich dadurch aus, daß sie geformte Stoffe aufnehmen können (Phagozytose) und dieselben speichern.* Sie können sich selbständig machen und zu *freien Zellen* im Lymph- und Blutstrom werden. Unter allen Zellen des Stützgewebes weisen die Retikulumzellen den lebhaftesten Stoffwechsel auf. Den Zellen liegen feinste zugfeste, verzweigte Fäserchen (Gitterfasern, Retikulumfasern) an (Abb. 14), welche die einzelnen Zellen netzartig umgeben.

Gitterfasern umspinnen die glatten und die quergestreiften Muskelfasern und verbinden sie zu einem einheitlich tätigen Gewebe; Gitterfasern beteiligen sich am Aufbau der Grundhäutchen der Epithelien und der Haargefäße. Retikuläres Bindegewebe bildet die Grundlage der *Lymphknoten,* der *Milz* und des *Knochenmarks.*

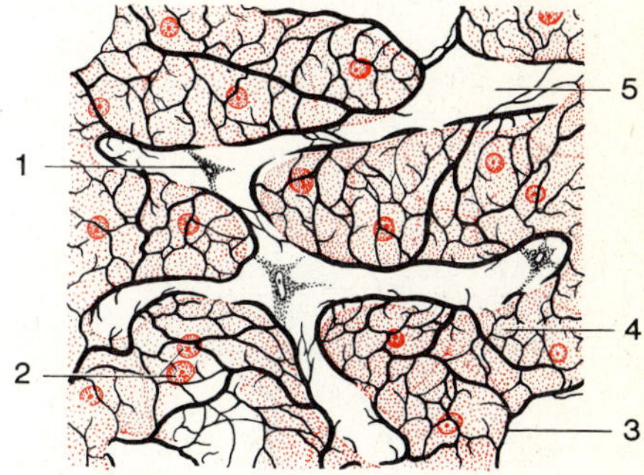

Abb. 14 **Zellbalken mit Gitterfaserwerk.** Lebergewebe (s. Leber, S. 141). 1 Kupffersche Sternzelle. 2 Leberzellkerne. 3 Gitterfaser. 4 Leberzelle. 5 Lebersinusoid.

RES: Unter dem Begriff des *RES* (**r***etikulo***e***ndotheliales* **S***ystem)* faßt man alle jene Zellen des Körpers zusammen, welche die Fähigkeit haben, geformte Stoffteilchen aufzunehmen *(Phagozytose)* und zu speichern. Spritzt man einem lebenden Organismus einen Vitalfarbstoff (z. B. Trypanblau) ein, so werden die Zellen des RES durch Speicherung dargestellt *(Vitalfärbung).* Zum RES gehören nicht nur die Retikulumzellen der Lymphknoten, der Milz und des Knochenmarks, sondern auch die Wandzellen (Endothelzellen) gewisser Haargefäße (von Kupffersche Sternzellen der Leber, Endothelzellen der Riesenkapillaren im Vorderlappen des Hirnanhanges und in den Nebennieren) sowie die Nischenzellen der Lungenbläschen und die beweglichen Zellen (Histiozyten) des lockeren Bindegewebes.

● *Phagozytosetätigkeit und Bildung von Abwehrstoffen (Antikörper) machen das RES zu einem wichtigen Teil der Abwehrtätigkeit unseres Körpers* (s. Abwehrkräfte des Körpers [Immunität], S. 161).

Bindegewebe des Erwachsenen

Seine Funktion ist vielseitiger, als der Name Bindegewebe es vermuten läßt. Die Anordnung kann *locker* (interstitielles Bindegewebe) oder *straff* (Abb. 15 und 17) sein (Sehnengewebe). Die Zwischensubstanz ist durch die *Einlagerung besonderer Fasern* gekennzeichnet.

Bindegewebszellen: Es handelt sich teils um *ortsbeständige* (fixe), teils um *bewegliche* Zellen. Zu den fixen Zellen rechnen wir die eigentlichen Bindegewebszellen *(Fibrozyten)* (Abb. 15). Zu den beweglichen Zellen gehören die *Histiozyten* (Abb. 15), die phagozytieren können, sowie die Granulozyten, die aus der Blutbahn ausgewandert sind.

Bindegewebsfasern: Die charakteristischen Fasern des Bindegewebes sind die *kollagenen Fasern*. Sie heißen kollagen, weil sie beim Kochen verquellen und Leim geben. Sie haben eine hohe *Zugfestigkeit* und sind aus einzelnen kollagenen *Fibrillen* aufgebaut (Abb. 15). In *Scherengittern* angeordnet (Abb. 17) können kollagene Fasern eine erhebliche Elastizität des Aufbaus (Strukturelastizität) aufweisen. Es kann Breite auf Kosten der Länge und Länge auf Kosten der Breite gewonnen werden. Fast alle Organkapseln wie auch die Muskelfaszien weisen solche Scherengitterstrukturen auf.

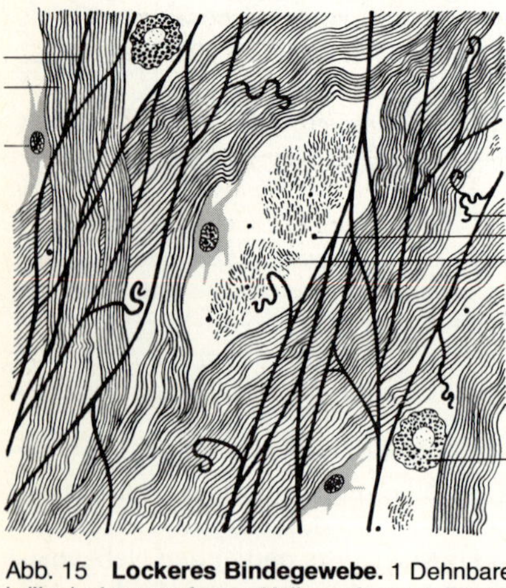

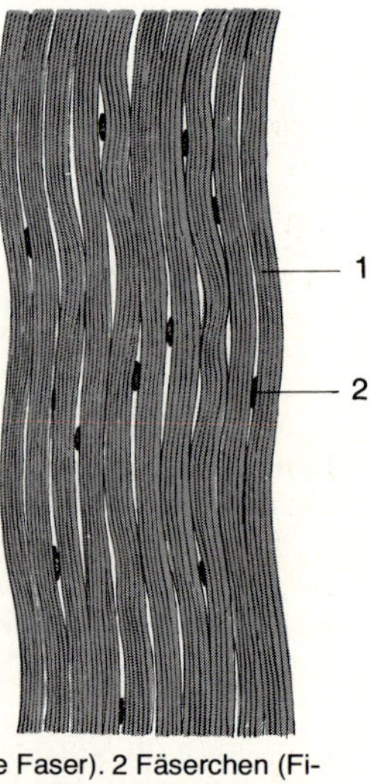

Abb. 15 **Lockeres Bindegewebe.** 1 Dehnbare (elastische Faser). 2 Fäserchen (Fibrillen) einer zugfesten Kollagenfaser. 3 Bindegewebszelle. 4 Bewegliche Zelle des Bindegewebes (Histiozyt). 5 Kollagene Fibrillen im Querschnitt. 6 Elastische Faser im Querschnitt. 7 Eingerolltes Ende einer abgerissenen elastischen Faser.

Abb. 16 **Sehnengewebe.** 1 Sehnenfibrillen einer Sehnenfaser. 2 Kern einer Sehnenzelle. Die Faserung zeigt eine leichte Wellung, wodurch das Anziehen der Sehne weniger plötzlich wird.

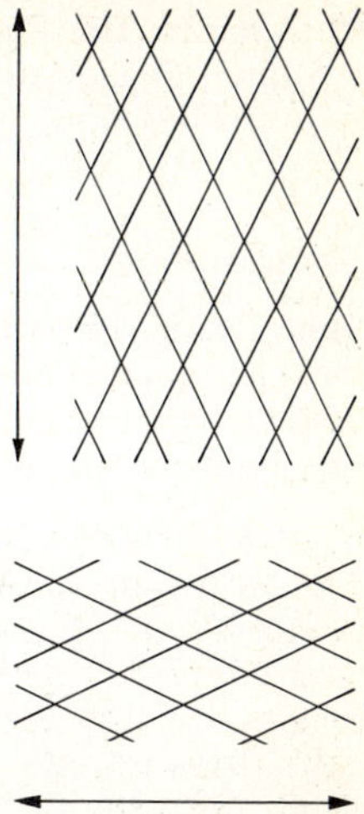

Abb. 17 **Scherengitterstruktur aus zugfesten Fasern** (Strukturelastizität): Länge kann auf Kosten der Breite und Breite auf Kosten der Länge gewonnen werden.

Kollagen ist ein *Polypeptid* (s. S. 116), das aus *Hydroxyprolin* (Pyrolidinkarboxylsäure) und *Aminosäuren* besteht und $^1/_2$ bis $^1/_4$ des ganzen Bestandes an Körpereiweiß darstellt. Es bildet sich aus *Protokollagen,* welches zu löslichem *Tropokollagen* verbunden wird und schließlich in unlösliches *Kollagen* übergeht. Das Ausmaß des Kollagenabbaus im Körper läßt sich nach der Menge des im Harn ausgeschiedenen Hydroxyprolins (HP) beurteilen.

Den Kollagenfasern sind in wechselndem Ausmaß *elastische Fasern* (Abb. 15) zugeordnet, die an manchen Stellen eigentliche *gefensterte Membranen* bilden können. Die elastischen Fasern lassen sich dehnen und kehren nach Aufhören des Zuges zu ihrer ursprünglichen Länge zurück. Sie weisen echte Verzweigungen auf.

Funktion

- *Bindefunktion:* lockeres interstitielles Bindegewebe (Abb. 15), straffes Bindegewebe der Aponeurosen und der Sehnen (Abb. 16).
- *Stoffwechselfunktion:* Die Stoffwechselaufgabe wird in erster Linie von den Zellen übernommen. Der Stoffaustausch erfolgt in der Interzellularsubstanz.
- *Wasserhaushalt:* Der Großteil des extrazellulären Wassers erfüllt die Spalträume des lockeren Bindegewebes. Abnorme Wasseransammlung im Gewebe führt zu Ödemen (Nierenkrankheiten, Herzkrankheiten).
- *Wundheilung:* Wunden verheilen unter Bildung von Granulationsgewebe, das später in derbes Narbengewebe übergeht.

- *Abwehr:* Die Zellen des retikulären Bindegewebes unterstützen durch Phagozytose und durch Bildung von Antikörpern die Abwehr des Körpers.

Fettgewebe

Bau: Der Farbe nach unterscheidet man *braunes* und *gelbes* Fettgewebe. Die braunen Fettzellen enthalten zahlreiche kleine Fetttröpfchen und kommen vereinzelt im Hals- und Brustbereich vor. Der Großteil des Fettgewebes wird von gelben Fettzellen gebildet.

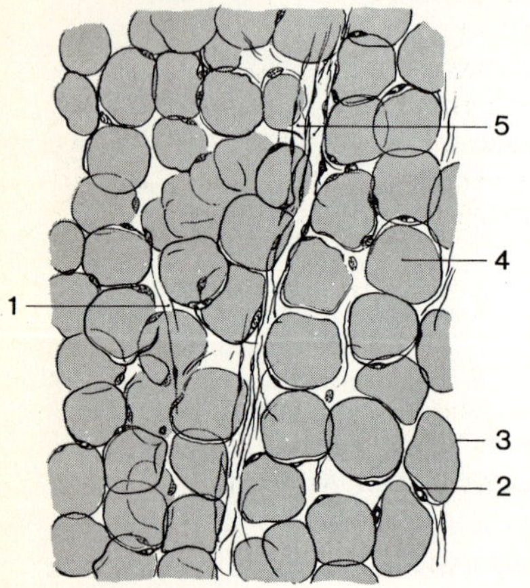

Abb. 18 **Gelbes Fettgewebe.** 1 Kapillaren. 2 Kern einer Fettzelle. 3 Plasmasaum einer Fettzelle. 4 Fetttropfen. 5 Kleine Gefäße.

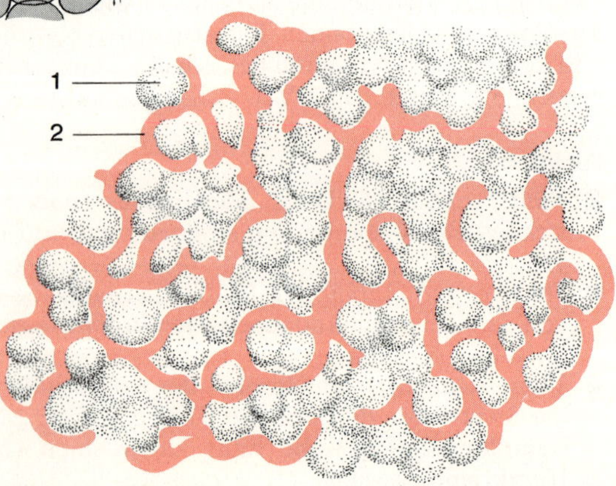

Abb. 19 **Fettläppchen mit gefülltem Kapillarnetz.** 1 Fettzelle. 2 Mit gefärbter Gelatine gefüllte Kapillaren.

- *Die Zellen des gelben Fettgewebes sind von einem einzigen großen Tropfen Fett ausgefüllt.* Es bleibt nur ein feiner Saum von Zytoplasma übrig, in welchem ein flachgedrückter Kern liegt (Abb. 18).

Funktion: *Speicherfett* dient als Brennstoffvorrat *(kalorische Reserve)*. Je mehr Fettgewebe gebildet wird, um so reichlicher muß das Kapillarnetz, das die Fettzellen umspinnt, ausgebildet werden (Abb. 19). Je mehr Fett vorhanden ist, um so stärker wird *der Kreislauf* belastet. Speicherfett lagert sich vor allem im Unterfettgewebe und im großen Netz ab.
Baufett ebnet tote Winkel aus und bildet an mechanisch beanspruchten Stellen *Polster,* welche Druck widerstehen. Die einzelnen Fettläppchen sind durch Bindegewebe voneinander abgekammert. Solche Fettpolster kommen an der Ferse und am Gesäß vor. An anderen Stellen ist Baufett für die Lage von bestimmten Organen verantwortlich. Das Baufett der Augenhöhle dient als Gelenkpfanne für den Augapfel. Die Fettkapsel der Niere ist für deren Befestigung bestimmt.
Isolationsfett. Von der Ausbildung des *Subkutanfettes* hängt der Wärmeschutz des Körpers ab.

Knorpelgewebe

Das Knorpelgewebe zeichnet sich durch seine Widerstandsfähigkeit gegen Abscherung aus.

Bau: Die *Knorpelzellen* sind rundlich und liegen in Gruppen von zwei oder drei in Hohlräumen der Knorpelgrundsubstanz.
Die *Grundsubstanz* enthält Mukopolysaccharide. Die darin eingebetteten Bindegewebsfasern sind durch Säurequellung unsichtbar geworden.

Knorpelarten

- *Hyaliner Knorpel* (Abb. 20 A) ist durchscheinend. Er überzieht die Gelenkflächen, bildet die Rippenknorpel, einen Teil der Nasenscheidewand, den Großteil der Kehlkopfknorpel und die Trachealringe. Auf einer früheren Entwicklungsstufe weist der Embryo ein Skelett aus hyalinem Knorpel auf.
- *Elastischer Knorpel* (Abb. 20 B) enthält in seiner Grundsubstanz elastische Netze. Typische Beispiele für elastische Knorpel sind der Kehldeckel und der Ohrknorpel.
- *Faserknorpel* enthält so viel Fasergewebe, daß es nur stellenweise von Knorpelgrundsubstanz durchdrungen wird (Abb. 20 C). Aus Faserknorpel bestehen die Zwischenwirbelscheiben, die halb-

mondförmigen Knorpel (Menisken) des Kniegelenks und die Gelenkscheiben (Disci).

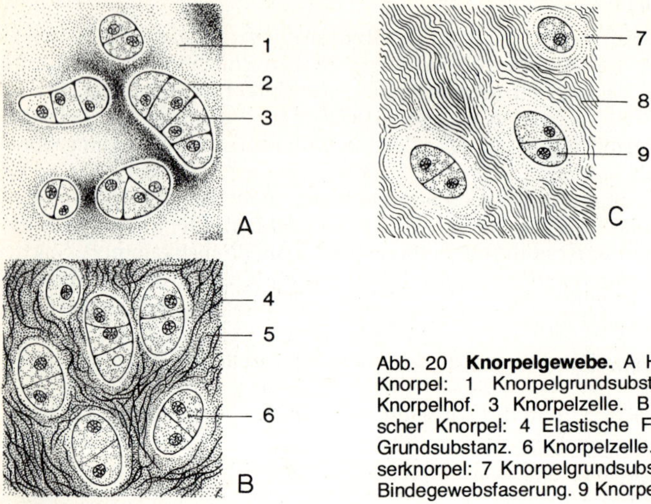

Abb. 20 **Knorpelgewebe.** A Hyaliner Knorpel: 1 Knorpelgrundsubstanz. 2 Knorpelhof. 3 Knorpelzelle. B Elastischer Knorpel: 4 Elastische Faser. 5 Grundsubstanz. 6 Knorpelzelle. C Faserknorpel: 7 Knorpelgrundsubstanz. 8 Bindegewebsfaserung. 9 Knorpelzelle.

Knochengewebe

Das Knochenskelett stellt den wichtigsten Teil des *passiven* Bewegungsapparates dar. Es umschließt schützend Gehirn, Rückenmark und Sinnesorgane. Durch das Knochengerüst erhält der Körper seine Form.

Bau: Die *Knochenzellen* sind eine besondere Funktionsform von Bindegewebszellen. Wir bezeichnen sie als *Knochenbildungszellen (Osteoblasten)* (Abb. 21), wenn sie Knochengrundsubstanz abscheiden. Sobald sie von Knochengrundsubstanz allseitig eingeschlossen sind, nennt man sie *Knochenzellen (Osteozyten)* (Abb. 21). Da aber nicht ständig Knochensubstanz angebaut werden kann, sorgen andere mehrkernige Zellen, die *Osteoklasten* (Abb. 21), für den Abbau gebildeter Knochensubstanz. In ständigem Auf-, Ab- und Umbau behält der Knochen seine ihm eigentümliche Form bei.

- *Die Knochengrundsubstanz ist teils organisch, teils anorganisch.* Bei Erwachsenen macht die *organische Grundsubstanz*, das *Ossein*, etwa ein Drittel, die *Mineralsalze* etwa zwei Drittel der Knochengrundsubstanz aus. Die *Bindegewebsfaserung* in der Knochengrundsubstanz bewirkt die beträchtliche Biegungsfestigkeit der Knochen. Etwa die

Hälfte des ganzen Kollagens unseres Körpers ist im Knochen eingelagert. Zerstört man durch Ausglühen die organische Grundsubstanz, so bleibt allein das harte Mineralgerüst übrig. Der Knochen wird spröde. Entfernt man durch Säurebehandlung die Mineralsalze, so bleibt der organische Anteil übrig. Der Knochen wird gummiartig biegsam. 99 % des Kalziums im Körper (s. Mineralsalze, S. 110) befinden sich in Form von Kalksalzen in den Knochen. Kalksalze sind für Röntgenstrahlen undurchlässig. Röntgenologisch stellen sich die Knochen als Schatten dar. 85 % der Kalksalze im Knochen sind *Kalziumphosphat* in Form von Hydroxyapatitkristallen. Daneben kommt auch Kalziumkarbonat vor.

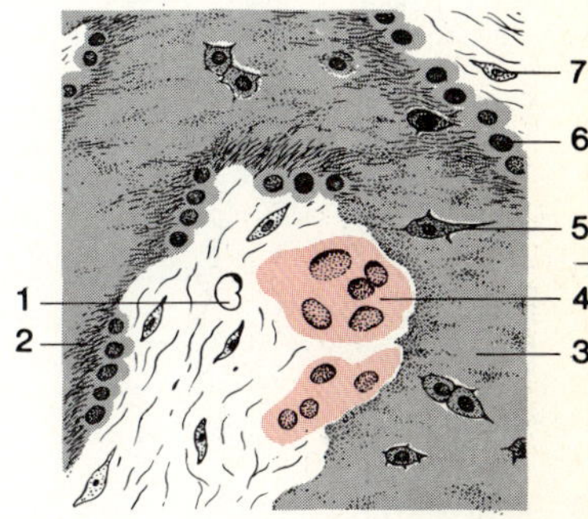

Abb. 21 **Aufbau und Abbau von Knochengewebe.** 1 Kapillare eingebettet in Bindegewebe. 2 Neugebildete Knochensubstanz mit eingelagerten Kollagenfasern. 3 Verkalkte Knochengrundsubstanz. 4 Osteoklast mit zahlreichen Kernen. 5 In Knochensubstanz eingemauerter Osteozyt. 6 Osteoblast. 7 Bindegewebszelle.

Form: Nach der Form unterscheidet man *platte*, *kurze* und *lange Knochen*. Zu den platten Knochen rechnet man beispielsweise das Schulterblatt, das Brustbein, die Knochen der Schädelwölbung. Zu den kurzen Knochen gehören die Wirbel, die Hand- und die Fußwurzelknochen. Die langen Knochen werden auch als Röhrenknochen bezeichnet. Typische Beispiele sind Oberarmknochen (Humerus) und Oberschenkelbein (Femur).

- *An den Röhrenknochen unterscheidet man den Schaft (Diaphyse) und die Gelenkenden (Epiphysen)* (Abb. 22). Als *Apophysen* bezeichnet man die aus eigenen Knochenkernen hervorgehenden Anbauten, welche Sehnen als Anheftung dienen. Beim jugendlichen Röhrenknochen befindet sich zwischen Diaphyse und Epiphyse der *Epiphysenknorpel (Epiphysenfuge)*, Zone des Längenwachstums der Röhrenknochen.

- **Makroskopischer Bau:** *Nach dem makrospkopischen Bau spricht man von kompaktem Knochen und spongiösem Knochen (Bälkchenknochen)* (Abb. 23 A). Der kompakte Knochen bildet die solide Rindenschicht, während man den Bälkchenknochen im Inneren der Epiphysen findet. Die Bälkchen sind nach den Druck- und

Zuglinien angeordnet. Auf diese Weise wird Baumaterial gespart, ohne daß die Festigkeit Schaden leidet (Abb. 23 B).

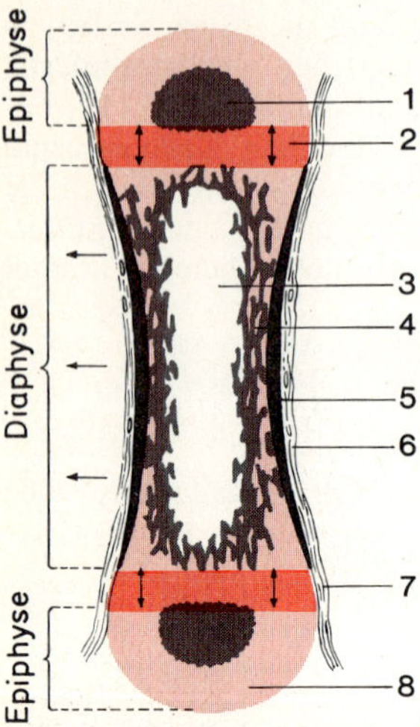

Abb. 22 **Vereinfachte Darstellung der Entwicklung eines Röhrenknochens.** 1 Epiphysenkern. 2 Epiphysenfuge (die beiden Pfeile geben die Wachstumsrichtung an). 3 Markhöhle. 4 Enchondral gebildeter Bälkchenknochen. 5 Perichondral gebildete Knochenmanschette der Diaphyse (die drei Pfeile geben die Wachstumsrichtung an). 6 Knochenhaut (Periost). 7 Gelenkkapsel. 8 Gelenkknorpel.

- **Mikroskopischer Bau:** *Beim Faserknochen werden Ossein und Mineralsalze in das Gerüstwerk der Bindegewebsfasern hineingegossen* (Abb. 21).
  Beim Knochen mit Plättchenstruktur (Lamellenknochen oder Haversschen Knochen) bildet die Interzellulärsubstanz röhrenförmige Lamellen (Abb. 24) *um einen Haversschen Kanal, in welchem das ernährende Gefäß liegt.* Das Haverssche System bildet die Baueinheit des Knochens und wird als *Osteon* bezeichnet.

Die Bindegewebsfibrillen laufen in den verschiedenen Schichten in gekreuzten Schraubengängen, ähnlich der wechselnden Holzfaserung einer Sperrholzplatte. Die Knochenzellen liegen stets zwischen den Lamellen (Abb. 24). Im Skelett der Erwachsenen kommt fast nur noch Lamellenknochen vor. Eine Ausnahme macht das Felsenbein, dessen Faserstruktur die besondere Härte erklärt.

- **Embryonale Entstehung:** *Ersatzknochen (enchondraler Knochen)* (Abb. 22) *entsteht als Kern im Inneren des Knorpelgewebes.* Der Knorpel wird aufgelöst und seine chemischen Bestandteile für den Aufbau von Knochengewebe verwendet. Enchondrale Kerne findet man in den Epiphysen. Zwischen Epiphyse und Diaphyse bleibt die *Epiphysenfuge* als Wachstumszone erhalten, solange der Knochen in die Länge wächst. Ebenfalls auf knorpeliger Grundlage entwickeln sich die Knochen der Schädelbasis.

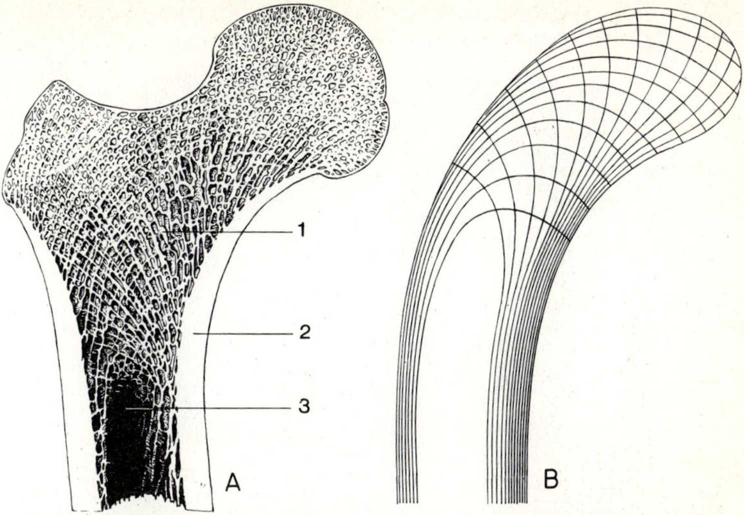

Abb. 23 **A Sägeschnitt durch Kopf und Hals des Oberschenkelbeins.** 1 Bälkchenknochen. 2 Kompakter Knochen. 3 Markhöhle. **B Vereinfachte Darstellung der Druck- und Zuglinien,** denen die Anordnung der Bälkchen entspricht.

Knochen auf bindegewebiger Grundlage oder Belegknochen (perichondraler Knochen) (Abb. 22) *entsteht durch Einlagerung von Ossein in Bindegewebe.* Auf solcher bindegewebiger Grundlage entstehen die Knochen des Schädeldaches und des Gesichtsschädels sowie der Knochenmantel der Diaphysen, welcher zunächst als perichondrale Manschette angelegt wird. Erst sekundär wird von der Markhöhle her auch Ersatzknochen angefügt.

Knochen als Ganzes: Wir unterscheiden die mit hyalinem Knorpel überzogenen *Gelenkflächen.* Die Gelenkenden (Epiphysen) enthalten vor allem *Bälkchenknochen* und sind nur außen von einer dünnen *kompakten Knochenschicht* umgeben. Im Bereich der Diaphyse oder des Knochenschaftes ist dagegen die *kompakte Schicht* kräftig ausgebildet. Sie umschließt die *Markhöhle* (Abb. 23), welche *gelbes Fettmark* enthält. Die Hohlräume des Bälkchenknochens der Epiphysen der langen Knochen, die kurzen Knochen und die platten Knochen enthalten *rotes (blutbildendes) Knochenmark,* in welchem die roten Blutkörperchen, die Granulozyten und die Blutplättchen gebildet werden. Zur klinischen Untersuchung des Knochenmarkes wird das Brustbein punktiert und das so erhaltene Knochenmark im Ausstrich gefärbt. Die den Knochen umhüllende Bindegewebshaut, das *Periost*

(Abb. 22), ernährt den Knochen und das Knochenmark. Vom Periost aus erfolgt die *Neubildung* von Knochensubstanz.

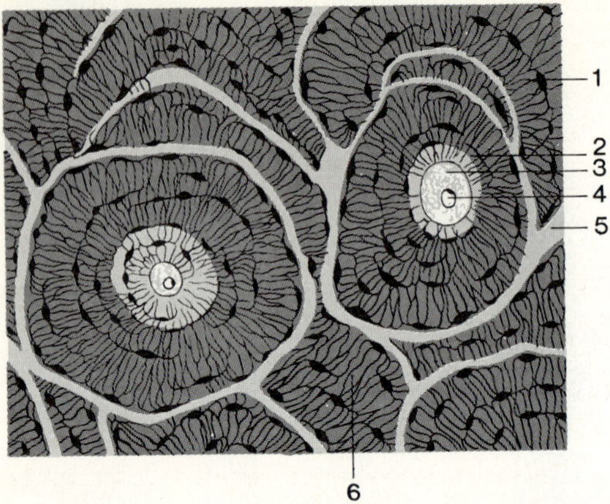

Abb. 24 **Querschnitt durch Haversche Systeme.** Bruckstücke alter Systeme, die bereits teilsweise abgebaut sind. 1 Knochenzelle mit ihren Fortsätzen, die sie mit den benachbarten Zellen verbinden. 2 Lamelle. 3 Haversscher Kanal. 4 Gefäßanschnitt. 5 Kittsubstanz zwischen verschiedenen Baueinheiten (Osteone). 6 Bruchstück eines alten Osteons.

Muskelgewebe

Zusammenziehbarkeit *(Kontraktilität)* ist eine allgemeine Eigenschaft des Zytoplasmas. Sie ermöglicht die amöboide Bewegung und die Phagozytose. *Das Muskelgewebe zeichnet sich durch besonders rasche und ausgiebige Verkürzung (Kontraktion) aus.* Durch ihre *aktive Verkürzung* stellen die Muskeln das aktive Element des Bewegungsapparates dar und ermöglichen die Verkleinerung der Hohlorgane.

Voraussetzungen zur Kontraktion des Muskelgewebes: Ein Muskel wird sich nur dann kontrahieren können, wenn seine Zellen oder Fasern *reizbar* sind. Als Reiz wirkt normalerweise der *Nervenimpuls*, doch kommt es auch auf mechanische, chemische und elektrische Reize sowie Wärmereiz hin zur Verkürzung. Eine weitere Voraussetzung ist, daß das Muskelgewebe *leitfähig* für den gesetzten Reiz ist. Diese Leitfähigkeit ist geringer als diejenige des Nervengewebes.

Muskelkontraktion. Die Muskelkontraktion ist ein physikochemischer Vorgang, wobei durch *Verkürzung der Muskelfibrillen (Myofibrillen)* mechanische Arbeit geleistet wird.

Muskelgewebe: Man unterscheidet

- *Glatte Muskulatur:* Sie bildet die Muskelschicht der Hohlorgane und der Gefäße. Sie arbeitet *langsam, wiederkehrend (rhythmisch), unwillkürlich und eigengesetzlich (autonom).* Die Muskelkontraktion führt zu wurmförmigen (peristaltischen) Bewegungen und hängt vom betriebseigenen (autonomen) Nervensystem in der Muskelschicht selbst ab. Die Kontraktion wird durch bestimmte chemische Stoffe wie Azetylcholin (s. Parasympathicus, S. 349) und Adrenalin (s. Sympathicus, S. 348) ausgelöst.
- *Quergestreifte Skelettmuskulatur:* Die Kontraktion von Skelettmuskulatur ist *rasch, an keinen Rhythmus gebunden, willkürlich beeinflußbar* und wird durch Nerven des *zerebrospinalen Nervensystems* ausgelöst. Der normale Reiz für den Skelettmuskel ist der *Nervenimpuls des zerebrospinalen Nervensystems.* Er löst in den *motorischen Endplatten* die Bildung von *Azetylcholin* aus. Es kommt zur Kontraktion. Die Muskelspannung wird durch besondere Muskel- und Sehnenspindeln überwacht.
- *Herzmuskulatur:* Die Kontraktionen des Herzmuskels sind *rasch, rhythmisch, unwillkürlich und eigengesetzlich (autonom),* doch ist die Autonomie durch das vegetative Nervensystem beeinflußbar.

Glatte Muskulatur: Glattes Muskelgewebe (Abb. 25 A) besteht aus *spindelförmigen Zellen* mit in der Mitte gelegenem, länglichem *Kern.* Das Myoplasma enthält längsverlaufende Myofibrillen. Die einzelnen glatten Muskelzellen sind durch Gitterfasern zu einem Gewebe vereinigt. Die Kontraktion erfolgt in peristaltischen Wellen: in der Muskelschicht des Darmes etwa 12 pro Minute bei normaler Tätigkeit. Das vegetative Nervensystem steuert die Kontraktion durch Vermittlung chemischer Substanzen wie Adrenalin und Azetylcholin.

Quergestreifte Skelettmuskulatur. Die Skelettmuskulatur (Abb. 25 B), welche bis zu 40 % des Körpergewebes ausmacht, besteht aus *langen Fasern* mit *zahlreichen, am Rande gelegenen Kernen.* Die Länge kann bis zu 5 cm und mehr betragen. Das von einer *Hülle (Sarkolemm)* umschlossene Sarkoplasma enthält zahlreiche Muskelfäserchen (Myofibrillen), die *Querstreifung* zeigen, weil sie aus abwechselnd hellen einfachlichtbrechenden (isotropen) und dunklen doppellichtbrechenden (anisotropen) Scheiben aufgebaut sind.

Die Scheiben bestehen aus ineinandergreifenden Eiweißmolekülen (Aktin- und Myosinfilamenten). Ihre Koppelung führt in Gegenwart von Kalziumionen zur Muskelkontraktion. Mit dem Abtransport der Kalziumionen kommt es zur Entkoppelung der Filamente und damit zur Erschlaffung der Muskelfibrillen. Jede Fibrille ist von einem System untereinander zusammenhängender Röhrchen umgeben, die vom endoplasmatischen Reticulum (s. Zellorganellen, S. 3) unabhängig sind, aber mit der Membran der Muskelfaser zusammenhängen und einen raschen Stofftransport vom extrazellulären Raum zu den Muskelfibrillen gestatten. Wahrscheinlich gelangen auch die Kontraktionssignale auf diesem Weg zu den Fibrillen.

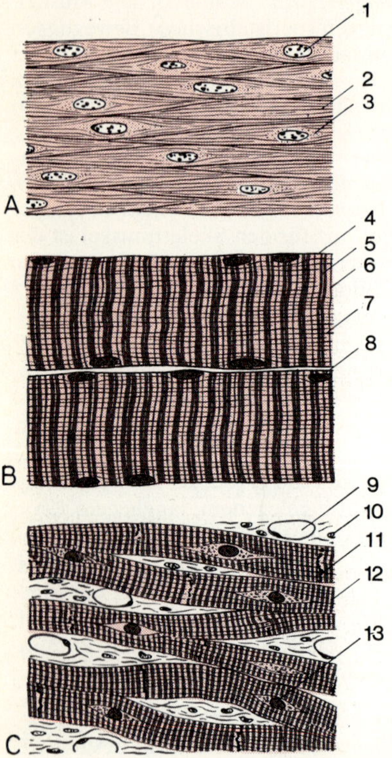

Abb. 25 A **Glatte Muskulatur:** 1 Zellkern. 2 Myofibrillen. 3 Myoplasma. B **Quergestreifte Skelettmuskulatur:** 4 Sarkolemm. 5 Dunkle Scheibe der Querstreifung. 6 Helle Scheibe der Querstreifung. 7 Muskelfibrille. 8 Unter dem Sarkolemm liegender Kern der quergestreiften Muskelfaser. C **Herzmuskulatur:** 9 Kapillare. 10 Kern einer Bindegewebszelle. 11 Glanzstreifen. 12 Querstreifung. 13 Zentral in der Herzmuskelfaser liegender Kern.

Chemie des Muskelstoffwechsels: 70 % bis 75 % des Muskels bestehen aus Wasser. *Muskelaktin* und *Muskelmyosin* sind wichtige Eiweißstoffe, welche direkt am Kontraktionsvorgang beteiligt sind. Unter den Mineralsalzen spielt vor allem Kalium und Kalzium eine Rolle. Die Kraftspender für die Kontraktion sind *Adenosin-tri-phosphat (ATP)*, *Phosphorkreatin* und *Glykogen*. Der Zerfall von Phosphorkreatin dient dem Wiederaufbau von ATP. Das Phosphorkreatin seinerseits wird durch Energie wiederaufgebaut, welche aus der Spaltung von Glykogen zu *Milchsäure* gewonnen wird. Die *Kalziumionen* sind nicht nur an der Spaltung des energiereichen ATP beteiligt. Sie vermitteln auch das Zusammenspiel zwischen den elektrischen Vor-

gängen an der Oberfläche und der Verkürzung der kontraktilen Fibrillen im Innern der Muskelfaser.
Im Energiestoffwechsel kann man eine *anaërobe* und eine *aërobe Phase* unterscheiden (s. Atmung S. 218, Abb. 26).

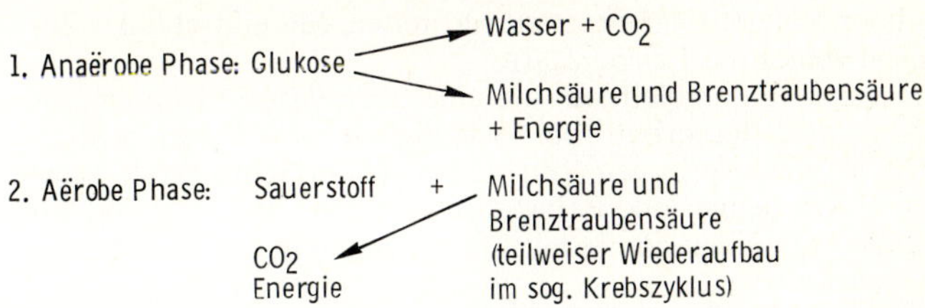

Abb. 26 **Phasen des Muskelstoffwechsels.**

Die bei der Muskelkontraktion verbrauchte Energie wird zu 75 % in Wärme umgesetzt. Nur 25 % können in mechanische Arbeit umgewandelt werden.
Nerv-Muskel-Präparat: Die physiologischen Erkenntnisse verdanken wir größtenteils dem freigelegten Nerv-Muskel-Präparat. Reizt man die Nerven elektrisch, so kommt es nach einer kurzen Zeit *scheinbarer Ruhe (Latenzzeit)* zu einer *Muskelzuckung*. Jeder Muskelzuckung folgt eine Zeit von einigen Tausendstel Sekunden, während welcher der Muskel nicht mehr auf einen erneuten Reiz antwortet *(Refraktärzeit)*. Folgen die Reize rasch aufeinander, so entsteht das *Treppenbild:* Der Muskel kehrt zwischen den einzelnen Reizen nicht mehr zu seiner ursprünglichen Länge zurück. Es bildet sich eine *Muskelkontraktur*. Folgen sich die Reize genügend rasch, so kommt es zur Dauerverkürzung *(Tetanus)*. Kann sich der Muskel bei der Kontraktion verkürzen, so bleibt die Spannung gleich: *isotonische Kontraktion*. Kann sich der Muskel bei der Kontraktion nicht verkürzen, so bleibt seine Länge gleich, aber die Muskelspannung steigt: *isometrische Kontraktion*. Eine einzelne Muskelfaser gehorcht bei Reizung dem *Alles-oder-nichts-Gesetz:* Ein genügend wirksamer Reiz löst stets eine größtmögliche Kontraktion der einzelnen Faser aus.
Ermüdung: Reizt man einen Muskel mehrmals hintereinander, so werden seine Kontraktionen kleiner. Der Muskel ermüdet. Die Ermüdung wird vor allem durch *Anhäufung von Milchsäure* hervorgerufen. Heiße Bäder und Massage bekämpfen die Muskelermüdung durch Aktivierung der Blut- und Lymphzirkulation.
Kontraktur: Man versteht darunter den erhöhten *Widerstand* eines Muskels gegen *passive Dehnung*, bedingt durch eine organische Verkürzung.

Leichenstarre: Die Leichenstarre beruht auf der *Säurequellung* des Myoplasmas durch die in größerem Ausmaße sich bildende Milchsäure. Der Eintritt der Leichenstarre hängt von der vor dem Tode geleisteten Muskelarbeit ab. Sie kann *10 Minuten bis zu 10 Stunden nach dem Tod* auftreten und beginnt in der Regel mit der Kaumuskulatur, um sich über den ganzen Körper zu verbreiten. Mit eintretender Zersetzung schwindet die Leichenstarre.
Muskelspasmen: Es handelt sich um eine übermäßige Spannung, die plötzlich und reflektorisch bei Schädigung der Pyramidenbahn (s. S. 329) in Muskelgruppen auftritt, welche der Schwerkraft entgegenwirken (Armbeuger und Beinstrecker). Solche Spasmen sind sehr schmerzhaft und gehen häufig mit Lähmungen anderer Muskelgruppen einher.
Fibrilläre Muskelzuckungen: Sie können durch Infektionsreize oder toxische Reize ausgelöst werden.
Rigidität: Sie ist eine motorische Hypertonie und kann jede beliebige Muskelgruppe befallen.
Muskel-Tonus: Der Muskeltonus hängt von der motorischen und von der vegetativen Innervation ab. Er wird durch *passive Dehnung* der Extremitätenmuskeln geprüft. Die *phasische Komponente* des Tonus untersucht man mittels *rascher* Dehnung z. B. durch Schlag mit dem Reflexhammer auf die Sehne des Muskels. Die *tonische Komponente* wird mittels *langsamer* Dehnung erfaßt.
Kontraktiler Tonus: Im Wachzustand zeigen die Fasern der Skelettmuskeln ständig einen aktiven Spannungszustand.
Plastischer Tonus: Neben der Kontraktion der Myofibrillen mit bedeutendem Energieumsatz gibt es einen *plastischen Tonus,* der nur wenig Energie verbraucht. Es handelt sich um einen *Zustand der Verkürzung* der Zellen, deshalb auch die Bezeichnung „zellulärer Tonus".
Kontrolle des Muskeltonus: Die Kontrolle wird von den Muskel- und den Sehnenspindeln ausgeübt. Die Sehnenspindeln (Golgi-Sehnenorgane) sprechen auf *langdauernde kräftige Dehnung* an. Als *tonische Rezeptoren* verhindern sie eine zu große Muskelspannung. Die Muskelspindeln antworten auf *rasche* Dehnung. Jede Spindel enthält 4–12 intrafusale Muskelfasern. Ihre Mitte bildet einen *elastischen Abschnitt,* worin die *anulospiraligen Fasern* als Empfänger liegen. Die Innervation erfolgt durch die *Gammafasern* (s. motorische Vorderhornzellen, S. 307). Die Rückmeldung läuft über besonders geformte sensible Endigungen (anulospiralige Endigungen und kurze Blütendoldenendigungen). Im wegziehenden Muskel des Daumens (M. abductor pollicis brevis) findet man etwa 80 Muskelspindeln, im großen Gesäßmuskel (M. glutaeus maximus) ungefähr 600. Bezogen auf die Muskelmasse, arbeitet der Daumenabzieher viel feiner.

Muskelschwund (Atrophie): Sportliche Betätigung entwickelt die Muskulatur. Mangelnde Übung oder Schädigung der den Muskel versorgenden Nerven führt zu einem Schwinden des Muskelgewebes, zur Atrophie.

Elektromyographie (EMG): Die bei *natürlicher Innervation auftretenden elektrischen Ströme (Aktionspotentiale)* (s. Nervenimpuls S. 44) werden mittels Elektroden, die in die Muskulatur eingestochen werden, registriert. So läßt sich zeigen, daß alle Willkürbewegungen *tetanisch* sind und daß die Skelettmuskeln im Wachzustand sich stets in einem tätigen *Spannungszustand* befinden *(kontraktiler Tonus).*

Muskel und Gefäße: Ein Stückchen Muskelgewebe von 1 mm^3 enthält etwa 200 quergestreifte Muskelfasern und ca. 700 Kapillaren (Abb. 27). Im Ruhezustand sind gerade so viele Kapillaren geöffnet, daß der Muskel die notwendige Blutversorgung erhält. Bezeichnet man diese Anzahl offener Kapillaren mit 1, so nimmt bei starker Arbeit die Zahl um das 700fache zu. Die Kapillaren werden durch die sich bildende Milchsäure erweitert.

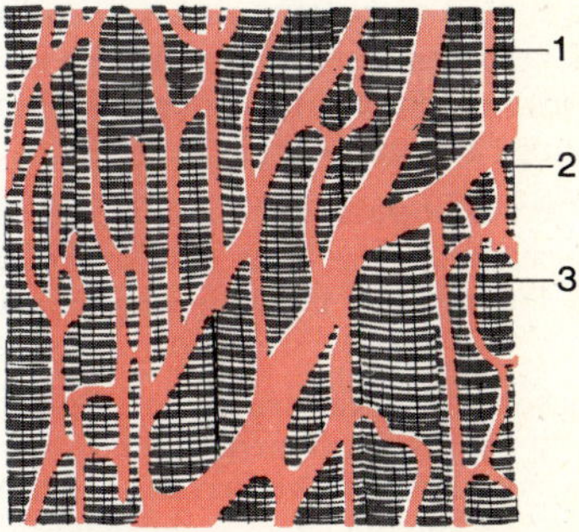

Abb. 27 **Quergestreifte Skelettmuskelfasern mit Kapillaren.** Das Gefäßnetz ist durch Injektion mit farbiger Gelatine hervorgehoben: 1 Kapillaren. 2 Durch die Muskelfibrillen bedingte Längsstreifung. 3 Querstreifung.

Bündelung der Skelettmuskulatur: Lockeres Bindegewebe (Perimysium internum) faßt mehrere Muskelfasern zu einem *Muskelfaserbündel* zusammen. Mehrere Muskelfaserbündel treten zu einer *Fleischfaser* zusammen und werden durch Bindegewebe (Perimysium externum) zusammengehalten. Die Oberfläche der Muskeln wird von einer *bindegewebigen Haut (Muskelfaszie)* umhüllt.

Muskelsehne: Die Sehne ist nicht die Fortsetzung der Muskelfasern, sondern des Bindegewebes des Muskels. Die Sehnen (Abb. 16) bestehen aus straffem Bindegewebe, das viel eher ein Stück Knochen ausreißt als selbst zerreißt.

Herzmuskulatur: Die Herzmuskulatur (Abb. 25 C) zeigt Eigentümlichkeiten der glatten Muskulatur und der quergestreiften Muskulatur. Die *Kerne* liegen in der Mitte der Fasern, welche miteinander verbunden sind. Das einer Zelle entsprechende Gebiet wird durch besondere Glanzstreifen abgegrenzt. Die Fasern zeigen *Querstreifung*, sind jedoch reicher an Sarkoplasma als die quergestreiften Fasern der Skelettmuskulatur.

Die Arbeitseinheit oder Sarkomere der Herzmuskulatur und der quergestreiften Muskulatur besteht aus einer doppelbrechenden A-Scheibe (*a*nisotrop), die zwischen zwei einfachbrechenden I-Scheiben (*i*sotrop) liegt. Jede Sarkomere wird von zwei dunklen Z-Scheiben umgeben (Zwischenscheibe).

Nervengewebe

Erregungsleitung: Reizaufnahme, Erregungsleitung und Reizverarbeitung sind allgemeine Eigenschaften der lebenden Substanz. Sie ermöglichen es, sich in der Umwelt zu orientieren und auf sie einzuwirken. Das Nervengewebe, das sich auf Erregungsleitung ausgerichtet hat, ist so hoch differenziert, daß sich seine Zellen in erwachsenem Zustand nicht mehr zu teilen vermögen. Das Nervengewebe bildet das Nervensystem mit *nervösen Zentren* zur Reizverarbeitung und mit *peripheren Nerven*, welche die Reize von der Peripherie zum Zentrum (afferente Leitung) oder vom Zentrum zur Peripherie (efferente Leitung) führen.

● **Nervenimpuls:** *Die Signale, welche in einer Nervenfaser geleitet werden, bezeichnet man als Nervenimpulse. Die dabei auftretenden physikochemischen Veränderungen sind von elektrischen Ladungen begleitet.*

Schon im Ruhezustand zeigt jede Nervenmembran zwischen ihrer Oberfläche und dem Nerveninnern eine elektrische Spannungsdifferenz: *Ruhepotential.* Bei der Erregung verliert die Zellmembran der Nervenfaser ihre äußere positive Ladung und wird vorübergehend leicht negativ. Durch diese vorübergehende *Umpolarisierung* entsteht ein zweiphasisches *Aktionspotential,* dessen Ladungs- oder Potentialdifferenz um 90 Millivolt beträgt. Diese explosionsartig rasch ablaufenden elektrischen Vorgänge werden dadurch ausgelöst, daß die *Durchlässigkeit der Zellmembran für Natriumionen* plötzlich um etwa das 500fache zunimmt. Natriumionen strömen von der Oberfläche ins Zellinnere und laden es kurzfristig positiv. Der Abstrom von Kaliumionen nach außen ist viel geringer. Sobald der Reiz abgeklungen ist, müssen unter Aufwand von Energie die Natriumionen wieder aus dem Zellinnern entfernt werden *(Ionenpumpe)* und die Kaliumionen zurückwandern. Für die damit verbundene Enzymtätigkeit ist *Vitamin* B_1 von besonderer Wichtigkeit. Die notwendige Energie wird durch Spaltung von *energiereichen Phosphaten (ATP)* gewonnen.

Beim Durchgang des Nervenimpulses wird Azetylcholin freigesetzt, das im Ruhezustand an Eiweiß gebunden und somit unwirksam ist. Das freie Azetylcholin bewirkt eine Entpolarisation der Membran. Durch Cholinesterase wird es in Cholin und Essigsäure gespalten und somit unwirksam gemacht. Für eine erneute Azetylierung braucht es Energie. In markhaltigen Nervenfasern ergreift die Erregung sprunghaft die Region zwischen zwei Ranvier-Ringen: sprunghafte (saltatorische) Erregung.

● **Aufbau.** *Die ernährende Baueinheit des Nervengewebes ist das Neuron. Es besteht aus der Nervenzelle und all ihren Fortsätzen* (Abb. 28). Die meist kurzen, verzweigten Fortsätze, welche die Erregung anderer Nervenzellen empfangen, werden als *baumartige Fortsätze (Dendriten)* bezeichnet. Die meist langen Fortsätze, welche die Erregung von der Zelle wegleiten, werden *Neuriten* genannt. Ihre Länge kann beim Erwachsenen bis zu 1 m betragen.
Ein menschliches Gehirn umfaßt etwa 14 Milliarden Neurone, die in Arbeitsgruppen angeordnet sind und entweder nach dem Prinzip der *Divergenz* oder der *Konvergenz* arbeiten. Bei divergenter Schaltung hat das betreffende Neuron mit zahlreichen andern Neuronen Kontakt. Bei konvergenter Schaltung erhält ein einziges Neuron von zahlreichen anderen Neuronen Nachrichten. Eine Arbeitsgruppe besteht aus einer Reihe miteinander verbundener Neurone (Schaltkreis), in welcher kurzfristig eine Information kreist (dynamisches Engramm). Ein Engramm ist eine Gedächtnisspur. Das Gegenwartsgedächtnis dauert etwa 10 Sekunden, das Kurzzeitgedächtnis dauert einige Minuten. Das Langzeitgedächtnis enthält die echten Engramme. RNS scheint die Grundlage des Lernens und des Gedächtnisses zu sein. Das Gehirn des Menschen ist kein Computer. Es enthält viel mehr und leistungsfähigere Schaltelemente auf viel kleinerem Raum, die individuell unterschiedlich geschaltet werden. Ein Computer hat weder Bewußtsein noch Denken.

Nervenzellen: Nervenzellen finden sich vor allem in der *grauen Substanz* von Rückenmark und Gehirn. Meist sind es Zellen von bedeutender Größe. Je nach der Zahl ihrer Fortsätze bezeichnet man die Nervenzellen als *unipolar, bipolar* oder *multipolar* (Abb. 29). Unipolare Zellen haben einen langen Fortsatz, bipolare zwei, multipolare mehrere solche. Der *Kern* der Nervenzellen ist meist groß und zeigt ein deutliches Kernkörperchen. Das Zytoplasma weist als für Nervenzellen eigentümliche Einlagerungen die *Nissl-Schollen* und die *Neurofibrillen* auf. Bei den Nissl-Schollen oder der Tigroidsubstanz handelt es sich um Ergastoplasma (s. endoplasmatisches Reticulum, S. 3). Die Neurofibrillen lassen sich mittels Silberimprägnation darstellen. Man betrachtet sie meist als den leitenden Anteil. In älteren Zellen findet man als Abnutzungsprodukt Lipopigment.

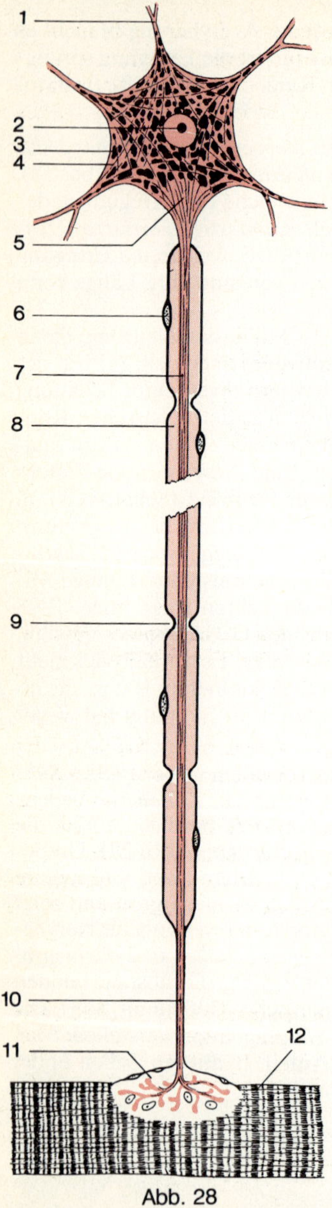

Abb. 28

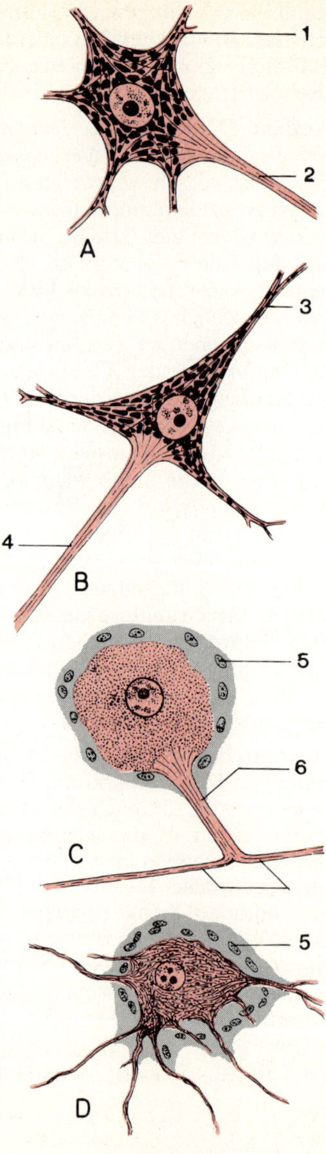

Abb. 29

● **Synapsen.** *Man versteht darunter umschriebene Berührungsstellen, an welchen Nervenimpulse von einem Neuron zu einem anderen oder zu einem Erfolgsorgan überspringen.* Die Reizübertragung erfolgt durch chemische *Mittlerstoffe*, die in den synaptischen Bläschen enthalten sind (Abb. 30).

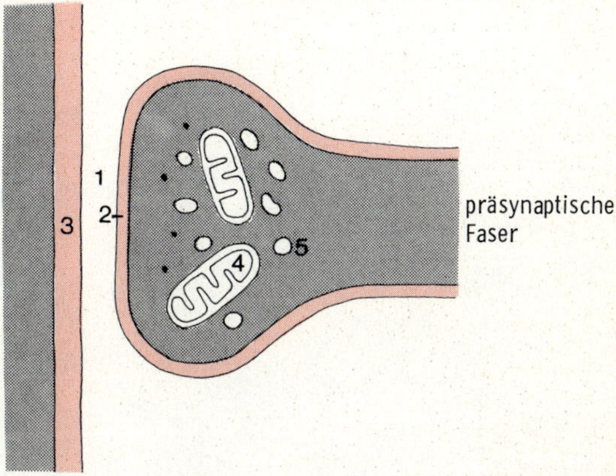

Abb. 30 **Schema einer Synapse.** 1 Synaptischer Spalt. 2 Präsynaptische Membran. 3 Postsynaptische Membran. 4 Mitochondrium. 5 Synaptisches Bläschen.

Man unterscheidet *erregende Synapsen* und *hemmende Synapsen.* Erregende Übermittlerstoffe (Transmitter) sind Azetylcholin, die Katecholamine, Serotin sowie Glutamat. Hemmende Transmitter sind Glyzin und Gamma-amino-buttersäure (GABA). Das *Prinzip von Dale* sagt aus, daß *alle* Synapsen des *gleichen* Neurons mit *demselben* Mittlerstoff arbeiten. Bahnung und Hemmung der Nervenleitung erfolgen im Bereich der Synapsen. Im Verlaufe des Lebens können *neue* Synapsen gebildet werden.

◀ Abb. 28 **Vereinfachte Darstellung eines motorischen Neurons.** 1 Dendrit. 2 Kern mit Kernkörperchen. 3 Nissl-Substanz. 4 Neurofibrille. 5 Ursprungskegel der Neuriten. 6 Kern einer Schwannschen Zelle. 7 Achsenzylinder mit Neurofibrillen. 8 Markscheide. 9 Ranvierscher Schnürring. 10 Marklose oder graue Nervenfaser. 11 Motorische Endplatte. 12 Quergestreifte Muskelfaser.

Abb. 29 **Verschiedene Formen von Ganglienzellen.** A Multipolare motorische Vorderhornzelle: 1 Dendrit. 2 Neurit. B Pyramidenzelle der motorischen Rinde: 3 Spitzendendrit. 4 Neurit. C Pseudounipolare Ganglienzelle eines Spinalganglions: 5 Mantelzellen. 6 Neurit. D Multipolare autonome Nervenzelle.

Nervenfaser: Das Axon oder der Neurit enthält Neurofibrillen, aber keine Nissl-Substanz. Es kann von einer *Markscheide (Myelinhülle)* aus phosphorhaltigen fettartigen Stoffen (Lipoide) umgeben sein. Diese Hülle zeigt in bestimmten Abständen Einschnürungen, welche man als Ranvier-Ringe bezeichnet. Sie dienen der Ernährung des Axons, da Stoffdiffusion nur an diesen Stellen möglich ist. Die Myelinscheide wird von der *Schwannschen Scheide* umgeben. *Markhaltige*

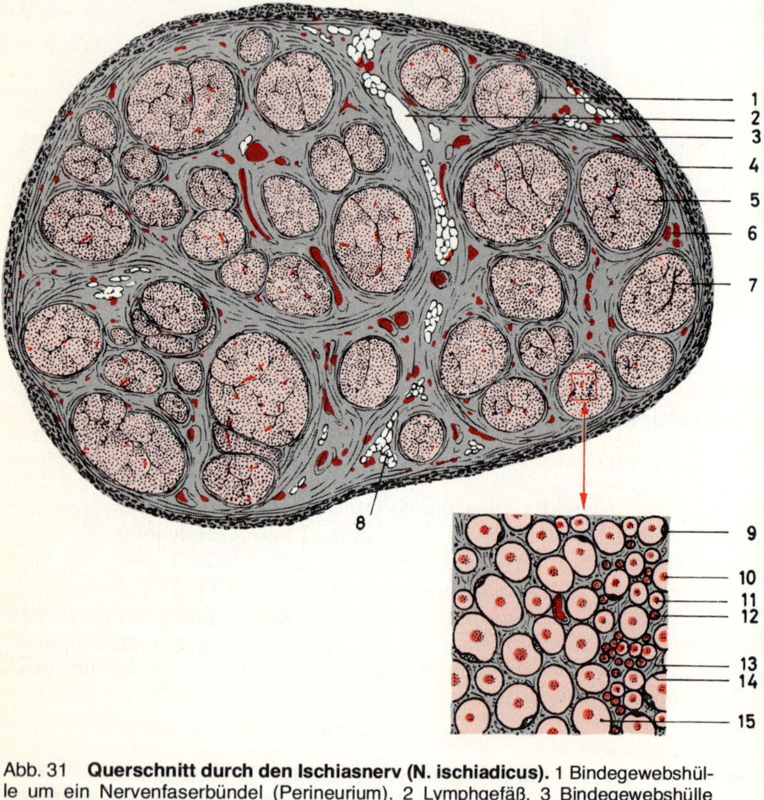

Abb. 31 **Querschnitt durch den Ischiasnerv (N. ischiadicus).** 1 Bindegewebshülle um ein Nervenfaserbündel (Perineurium). 2 Lymphgefäß. 3 Bindegewebshülle zweier Nervenfaserbündel. 4 Längsverlaufende äußere Bindegewebsfaserbündel (Epineurium). 5 Nervenfasern. 6 Blutgefäß. 7 Bindegewebe im Innern eines Nervenfaserbündels. 8 Fettgewebe.
Stark vergrößerter Ausschnitt: 9 Kern der Schwannschen Scheide einer Nervenfaser. 10 Achsenzylinder einer Nervenfaser mit dicker Markscheide (motorische Faser). 11 Achsenzylinder einer Nervenfaser mit mittelgroßer Markscheide. 12 Marklose Nervenfaser. 13 Bindegewebsfaser. 14 Schwannsche Scheide. 15 Markscheide oder Myelinscheide.

Fasern bilden die weiße Substanz von Gehirn und Rückenmark sowie die peripheren Nerven des zerebrospinalen Systems. Wird das Axon nur von einer Schwannschen Scheide eingehüllt, so sprechen wir von *marklosen Fasern oder grauen Fasern.* Sie kommen vor allem im autonomen Nervensystem als postganglionäre Fasern vor.

Periphere Nerven: Markhaltige und marklose Nervenfasern werden durch Bindegewebe (Perineurium) zu größeren Kabeln zusammengefaßt (Abb. 31). Zahlreiche solche Kabel treten zu Nerven zusammen, welche außen von längsverlaufenden Bindegewebszügen (Epineurium) umgeben sind; diese schützen den Nerven vor Überdehnung.

Degeneration und Regeneration: Eine von ihrer Zelle abgeschnittene Nervenfaser geht zugrunde (Markscheidenzerfall). Es bleiben einzig die Schwannschen Zellen übrig. Beim Auswachsen der mit der Nervenzelle in Verbindung gebliebenen Faserabschnitte dienen die Schwannschen Zellen der degenerierten Abschnitte als Leitgebilde. Aus diesem Grunde werden durchtrennte Nerven chirurgisch genäht.

Neuroglia: Im Zentralnervensystem findet sich ein besonderes Stützgewebe, dem wichtige Stoffwechselfunktionen zukommen. Die Zellen dieses Gewebes werden als *Gliazellen* bezeichnet. Die Nervenzellen unseres Gehirns verbrauchen im Tag etwa 80 g Traubenzucker, also 16mal mehr als der jeweilige Zuckergehalt unseres Blutes! Sie beanspruchen rund 18 % des gesamten Sauerstoffs, der vom Körper verbraucht wird, wobei die Hirnrinde 4mal mehr Sauerstoff verbraucht als das Mark. Ein Kreislaufstillstand von 5–6 Minuten führt bereits zu unwiderruflichen Schäden. Bei herabgesetzter Stoffwechseltätigkeit der Nervenzellen im Gehirn wird Traubenzucker (Glukose) und Glykogen in den Gliazellen angehäuft. Sie schwellen an und drücken die Haargefäße des Gehirns zusammen, wodurch die Durchblutung der Hirnsubstanz vermindert wird (Abb. 32 a). Tätige Nervenzellen verbrauchen Traubenzucker: Die Gliazellen schwellen ab, und die Haargefäße im betreffenden Hirngebiet erweitern sich. Die Durchblutung nimmt zu, wodurch vermehrt Traubenzucker herbeigeschafft wird (Abb. 32 b).

Wichtige Begriffe der Neurophysiologie

- *Ein Nerv kann mechanisch, chemisch, elektrisch oder mittels Wärme gereizt werden.* Für physiologische Versuche benützt man *Gleichstrom,* entweder aus einem Akkumulator oder als Induktionsstrom eines Du-Bois-Reymond-Schlittens. Damit ein Reiz wirksam ist, muß er eine gewiße Stärke (Intensität) haben und eine gewisse Zeit dauern, um die Reizschwelle zu überschreiten.
- *Für jeden wirksamen Reiz gilt das Alles-oder-nichts-Gesetz.* Ein Neuron wird stets in höchstem Maße erregt. Jedoch sprechen in einem

Nervenfaserbündel nicht immer alle Nervenfasern an. Ein starker Reiz erregt mehr Fasern als ein schwacher. Nach einem erfolgten Reiz bleibt eine Nervenfaser 0,4 Tausendstel einer Sekunde *unerregbar (refraktär)*. In dieser Zeit kann kein anderer Reiz zur Wirkung kommen. Auf diese *absolute* Refraktärperiode folgt eine *relative*, in welcher ein normaler Reiz nur wenig wirksam ist.

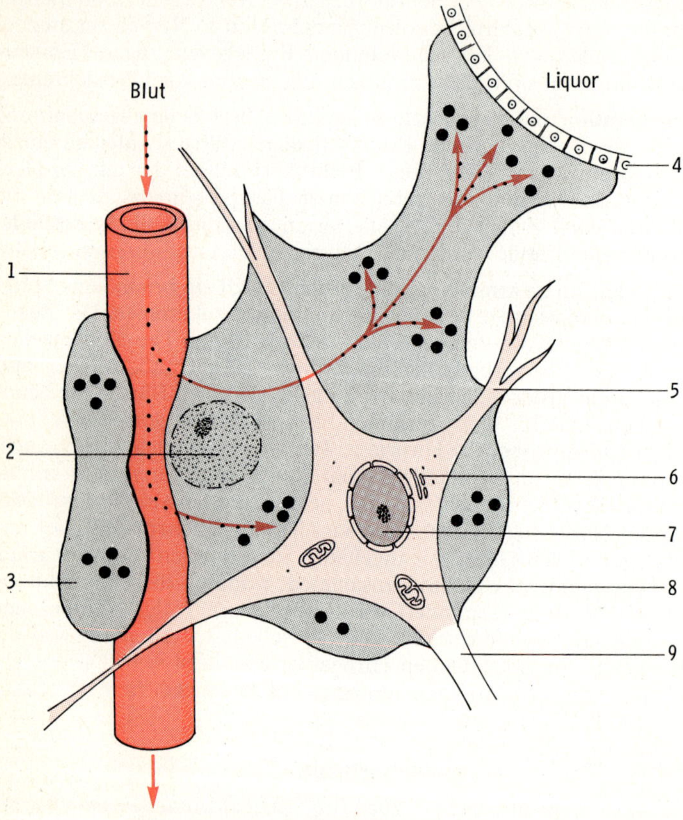

Abb. 32 a **Funktionseinheit Hirnkapillare – Gliazelle – Nervenzelle bei verminderter nervöser Leistung.** Geringer Glukoseverbrauch der Nervenzelle. Einströmen von Glukose in die Gliazellen und Speicherung in Form von Glykogen. Anschwellen der Gliazellen und Drosselung der Kapillaren. Verminderte Durchlässigkeit der Blut-Hirn-Schranke und der Hirn-Liquor-Schranke. Quellung des Kapillarendothels. · · · = Glukose. ● = Glykogen. 1 Hirnkapillare. 2 Kern der Gliazelle. 3 Gliafüßchen. 4 Ependymzelle. 5 Dendrit. 6 Golgi-Apparat. 7 Kern der Nervenzelle. 8 Mitochondrium. 9 Neurit.

Im zerebrospinalen Nervensystem pflanzt sich die Erregung mit *40 bis 100 m in der Sekunde* fort. Die motorischen Fasern haben das stärkste Kaliber und die rascheste Erregungsleitung. Im autonomen Nervensystem ist die Fortpflanzungsgeschwindigkeit mit 1 m in der Sekunde wesentlich geringer.
Nervenzellen können Informationen vermitteln, indem sie *elektrische Potentiale* bilden oder *chemische Substanzen* freigeben. Gewisse Aminosäuren reizen oder hemmen vor allem die Gehirnneurone.

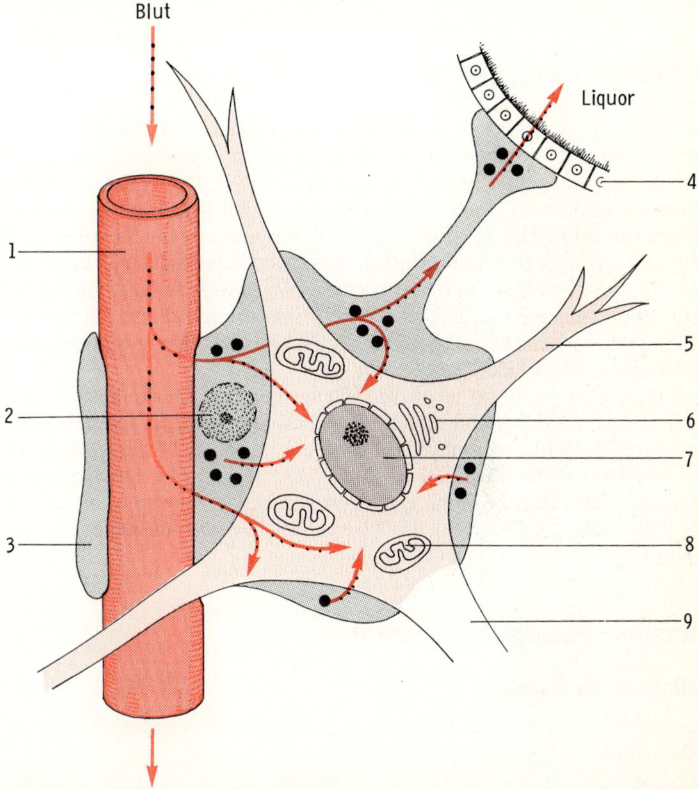

Abb. 32 b **Funktionseinheit Hirnkapillare – Gliazelle – Nervenzelle bei gesteigerter nervöser Leistung.** Gesteigerter Glukoseverbrauch der tätigen Nervenzelle. Einströmen von Glukose aus den Kapillaren und durch Mobilisierung von Glykogen in den Gliazellen. Freigabe der Kapillaren. Vermehrte Durchlässigkeit der Blut-Hirn-Schranke und der Hirn-Liquor-Schranke. Entquellung des Kapillarendothels.
··· = Glukose. ● = Glykogen. 1 Hirnkapillare. 2 Kern der Gliazelle. 3 Gliafüßchen. 4 Ependymzelle. 5 Dendrit. 6 Golgi-Apparat. 7 Kern der Nervenzelle. 8 Mitochondrium. 9 Neurit.

Organsysteme des menschlichen Körpers

Wir sprechen von *organischem* Aufbau, wenn wir eine sinnvolle Ausgliederung in Werkzeuge des Lebens feststellen.

Bewegungsapparat

Der Bewegungsapparat gestattet dem Menschen, auf die ihn umgebende Umwelt einzuwirken. Er ermöglicht die *Ortsveränderung* sowie die mechanische *Einwirkung auf die Umwelt*. Die Hand des Menschen ist das Urbild jeden Werkzeuges und jeder maschinellen Arbeit. Durch die mimische Muskulatur und durch unsere Handbewegungen drücken wir unsere Stimmungslage aus. Muskelbewegungen ermöglichen das geschriebene und gesprochene Wort, welches als Symbol der Mitteilung unserer Gedanken an die Mitmenschen dient. Muskelbewegungen sind das Mittel der künstlerischen Gestaltung und des musikalischen Ausdrucks.
Der Bewegungsapparat ist *passiv*, insofern es sich um die das Gerüstwerk unseres Körpers bildenden Knochen und Knorpel handelt, welche durch Gelenke miteinander verbunden sind. Er ist *aktiv*, insofern die Muskeln durch ihre Kontraktion dieses Gerüst in den Gelenken bewegen. Blut und Lymphe ernähren den Bewegungsapparat. Durch das Nervensystem werden die Muskeltätigkeiten aufeinander abgestimmt.

Passiver Bewegungsapparat

Definition der Gelenke

● *Als Gelenke werden alle Verbindungen von Knochen untereinander bezeichnet.*

Einteilung der Gelenke

● *Wir unterscheiden Haften und echte Gelenke.*

Haften: Als Haften bezeichnet man feststehende Knochenverbindungen (Abb. 33). Es können drei Arten von Haften unterschieden werden:

- *Bandhaft (Junctura fibrosa):* Die Knochen werden durch mehr oder weniger reichlich vorhandenes *Bindegewebe* miteinander verbunden. Beispiele sind die häutigen Stellen (Fontanellen) (Abb. 55) am Schädel des Neugeborenen und die Schädelnähte (Suturen) am Schädel des Erwachsenen sowie die Zwischenknochenmembranen (Membranae interosseae) an Vorderarm und Unterschenkel.
- *Knorpelhaft (Junctura cartilaginea):* Das verbindende Gewebe besteht aus *Knorpel.* Beispiele sind die Zwischenwirbelscheiben, die Epiphysenfugen (Abb. 22) der jugendlichen Röhrenknochen und die Schamfuge (Symphyse) der beiden Beckenknochen.
- *Knochenhaft (Synostose):* Das die Einzelknochen zusammenfügende Gewebe ist *Knochensubstanz*. Beispiele sind das Kreuzbein (Os sacrum) des Erwachsenen, das aus 5 Einzelwirbeln zusammengeschmolzen ist (Abb. 45), die Verbindung von Epiphysen und Diaphyse bei den Röhrenknochen des Erwachsenen oder die Verschmelzung von Darm-, Scham- und Sitzbein zum Hüftbein (Os coxae) des Erwachsenen.

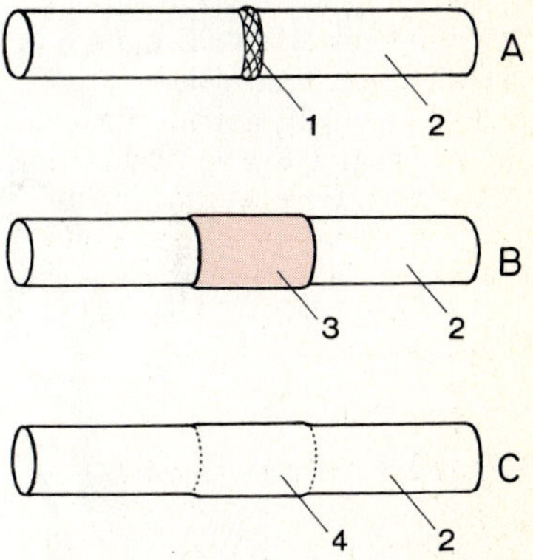

Abb. 33 **Vereinfachte Darstellung der verschiedenen Haften.** A Bandhaft: 1 Bindegewebe. 2 Knochen. B Knorpelhaft: 3 Knorpel. C Knochenhaft: 4 Knochen.

Echte Gelenke

Aufbau:

- *Der Gelenkspalt kennzeichnet das echte Gelenk* (Abb. 34).
- *Die Gelenkflächen sind von hyalinem Knorpel überzogen* (Abb. 34). Das gewölbte Gelenkende wird als *Kopf,* das ausgehöhlte als *Pfanne* bezeichnet.
- *Die Gelenkkapsel verbindet die durch den Gelenkspalt getrennten Knochen* und schließt die Gelenkhöhle nach außen ab. Die innere Kapselschicht wird als *Synovialhaut* (Membrana synovialis), wel-

che Gelenkschmiere (Synovia) absondert, die äußere als *Faserschicht* (Membrana fibrosa) (Abb. 34) bezeichnet.

- *Die Gelenkbänder hemmen bestimmte Bewegungen und sind der Kapsel aufgelagert.*

Als besondere Bildungen kommen im Gelenk liegende *Faserknorpel* vor *(Disci* oder *Gelenkscheiben);* sie unterteilen ein Gelenk vollständig oder unvollständig. Beispiele liefern das Kiefergelenk und das Sternoklavikulargelenk. *Menisci* von halbmondförmiger Gestalt kommen im Kniegelenk vor.

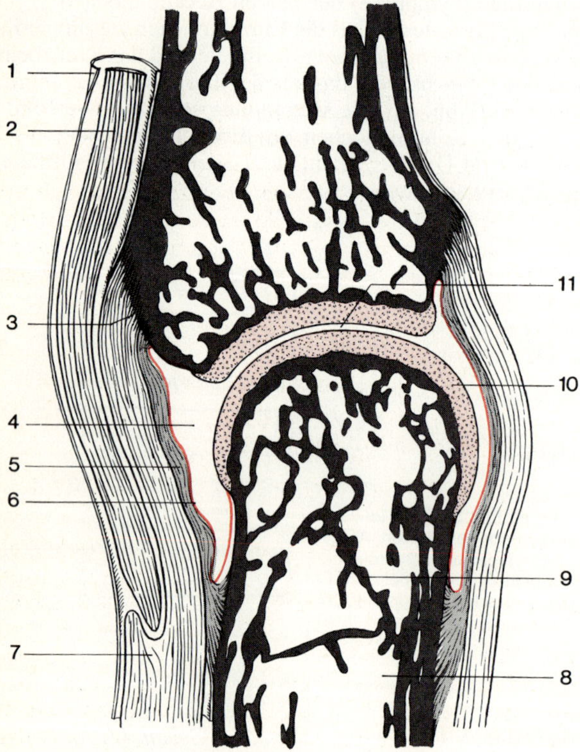

Abb. 34 **Schnitt durch das Großzehengrundgelenk.** Beispiel für den Aufbau eines Gelenkes. 1 Sehnenscheide. 2 Sehne des langen Beugers. 3 Sehnenansatz des kurzen Beugers am Knochen. 4 Gelenkhöhle. 5 Faserschicht der Kapsel (Membrana fibrosa). 6 Gelenkinnenhaut der Kapsel (Membrana synovialis). 7 Teilungsstelle der Sehne des kurzen Beugers. 8 Markhöhle. 9 Bälkchenknochen. 10 Hyaliner Knorpel des Gelenkkopfes. 11 Gelenkspalt.

Schleimbeutel (Bursae) befinden sich an Stellen, wo Sehnen über Knochen gleiten oder die Haut besonderer Beanspruchung ausgesetzt ist. Manche Schleimbeutel hängen mit der Gelenkhöhle benachbarter Gelenke zusammen.
Laufen lange Sehnen über längere Strecken über Knochen, so sind sie in der Regel von *Sehnenscheiden* (Vaginae synoviales und Vaginae fibrosae) umgeben, welche die Führung der Sehnen gewährleisten, unnütze Reibungen vermeiden und die ernährenden Gefäße an die Sehnen heranführen. *Sehnenscheidenentzündung* (Tendovaginitis) ist sehr schmerzhaft.

Gelenkerkrankungen

Verstauchung (Distorsion): Der Bandapparat des Gelenkes wird mehr oder weniger stark überdehnt. Es kann zu einem *Bluterguß (Hämarthros)* ins Gelenk kommen oder zur vermehrten Absonderung von *seröser Flüssigkeit (Hydarthros).*
Verrenkung (Luxation): Der Bandapparat wird *zerrissen,* und der Gelenkkopf tritt *aus der Pfanne* heraus. Je flacher die Gelenkpfanne ist, um so leichter kann der Kopf herausrutschen (Schultergelenk). Je mehr die Pfanne den Gelenkknopf umfaßt, um so seltener kommt es zur Luxation (Hüftgelenk).
Arthritis: Entzündliche Gelenkveränderung.
Arthrose: Degenerative Gelenkveränderung.
Bursitis: Ansammlung von Flüssigkeit in Schleimbeuteln.

Gelenkformen

Nach der geometrischen *Form der Gelenkenden* werden unterschieden (Abb. 35):

- *Kugelgelenk:* Kugelgelenke sind *raumläufig.* Sie besitzen *drei Achsen* und gestatten *sechs Hauptbewegungen,* je zwei in den drei Hauptebenen des Raumes (Abb. 35 A). Beispiele sind Schultergelenk und Hüftgelenk.
- *Eigelenk:* Der Gelenkkopf hat die Gestalt eines *Ellipsoides* und liegt in einer entsprechend geformten Gelenkpfanne. Dadurch wird Rotation oder *Drehung unmöglich.* Es bleiben *zwei Achsen* und *vier Hauptbewegungen* (Abb. 35 B). Beispiele sind das Gelenk zwischen der hinteren Reihe der Handwurzelknöchelchen und den Vorderarmknochen (hinteres Handwurzelgelenk) und die beiden Gelenke zwischen Atlas und Hinterhauptkondylen (Abb. 50).
- *Scharniergelenk:* Bei einer Tür stellt die Verbindungslinie beider Türangeln die Achse dar. Die Ebene der Bewegung des Öffnens

und Schließens liegt senkrecht dazu. Beim Scharniergelenk erfolgen *Beugung und Streckung* um eine *einzige Achse* (Abb. 35 C). Beispiele liefern Ellbogengelenk und Kniegelenk sowie oberes Sprunggelenk.

- *Zapfengelenk:* Ein Zapfen dreht sich in einem Ring. Das Zapfengelenk hat eine *einzige Achse*, welche *Außen- und Innenkreiselung* gestattet (Abb. 35 D). Als Beispiele dienen die gelenkige Verbindung zwischen erstem und zweitem Halswirbel (Atlantoaxialge-

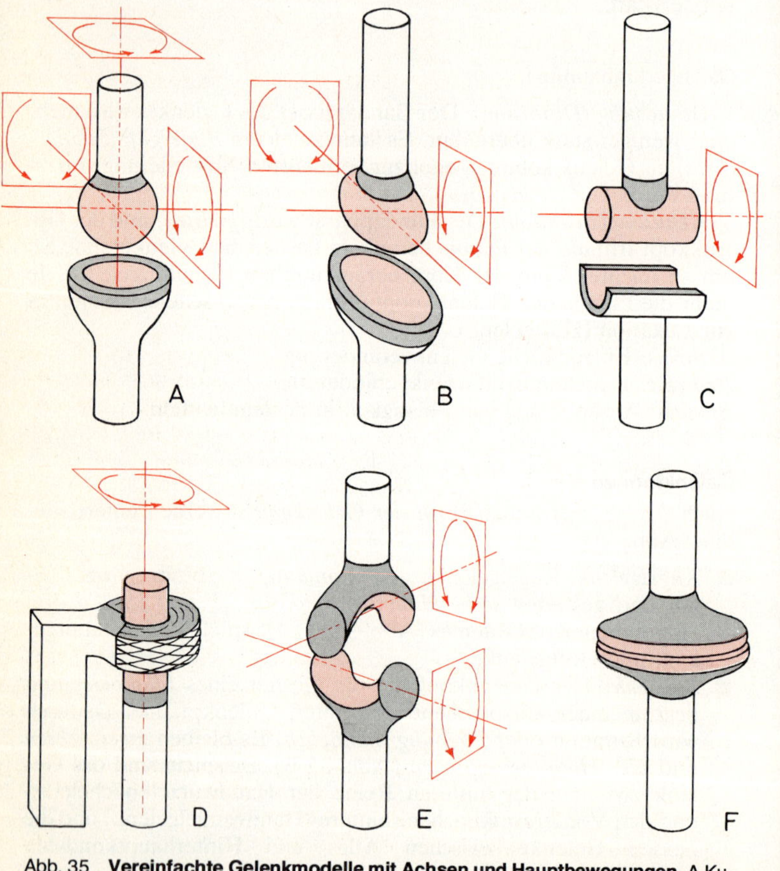

Abb. 35 **Vereinfachte Gelenkmodelle mit Achsen und Hauptbewegungen.** A Kugelgelenk. B Eigelenk. C Scharniergelenk. D Zapfengelenk. E Sattelgelenk. F Flaches Gelenk. Die Achsen, um welche die Bewegungen erfolgen, sind rot eingezeichnet. In jeder Bewegungsebene sind die beiden Hauptbewegungen mit Pfeilen eingetragen.

lenk) und das hintere Gelenk von Speiche und Elle (s. Umwendbewegungen der Hand: Supination und Pronation, Abb. 41 a und b).

- *Sattelgelenk:* Zwei *sattelförmig* ein- und ausgewölbte Gelenkflächen gleiten aufeinander. Dadurch werden je zwei Hauptbewegungen in zwei Ebenen möglich (Abb. 35 E). Beispiel ist das Karpometakarpalgelenk des Daumens.
- *Flaches Gelenk:* Die flachen Gelenkflächen verschieben sich gegeneinander (Abb.35 F). Beispiele sind die Gelenke zwischen der Platte des Ringknorpels und der Unterfläche der Stellknorpel des Kehlkopfs.
- *Straffes Gelenk (Amphiarthrose):* Der kräftige, allseitig ausgebildete Bandapparat macht *eine eigentliche Bewegung unmöglich.* die straffen Gelenke dienen der *Abfederung.* Sie finden sich gehäuft in den Knochenverbindungen von Fuß und Hand. Amphiarthrosen sind auch Gelenke zwischen Schienbein und Wadenbein sowie zwischen Kreuzbein und den beiden Darmbeinen (Articulatio sacroiliaca).

Aktiver Bewegungsapparat

Die *aufrechte Körperhaltung* setzt Dauerkontraktion oder langdauernde teilweise Kontraktion voraus. Dieser Funktion dienen die *tonischen roten Muskelfasern,* die sich *langsam* verkürzen. Im Gegensatz dazu arbeiten die *hellen phasischen Muskelfasern rasch.* Eine Übersicht über die Muskeln und Knochen des Körpers gibt Abb. 36.

Bau der Skelettmuskeln

- *Im einfachsten Falle besteht der ein Gelenk bewegende Muskel aus dem Muskelbauch, der Ursprungssehne und der Ansatzsehne* (Abb. 37).
- *Als Ursprungssehne (Origo) bezeichnen wir die Sehne, die festgehalten wird und rumpfnäher (proximal) liegt, als Ansatzsehne (Insertio) die rumpfernere (distale), welche bewegt wird.*

Ist der Muskel aus *parallel* laufenden Fleischfasern aufgebaut (Abb. 37 a), so wird mit verhältnismäßig geringer Kraftentfaltung viel Weg zurückgelegt. Der Gesamtquerschnitt der Muskelfasern (physiologischer Querschnitt) ist klein. Bei *einfacher Fiederung* (Abb. 37 b) oder gar bei *doppelter Fiederung* (Abb. 37 c) sind die Fleischfasern zahlreich, aber kurz. Der Gesamtquerschnitt (physiologischer Querschnitt) aller Muskelfasern ist groß. Es wird mit beträchtlicher Kraftentfaltung eine verhältnismäßig wenig ausgiebige Bewegung gemacht.

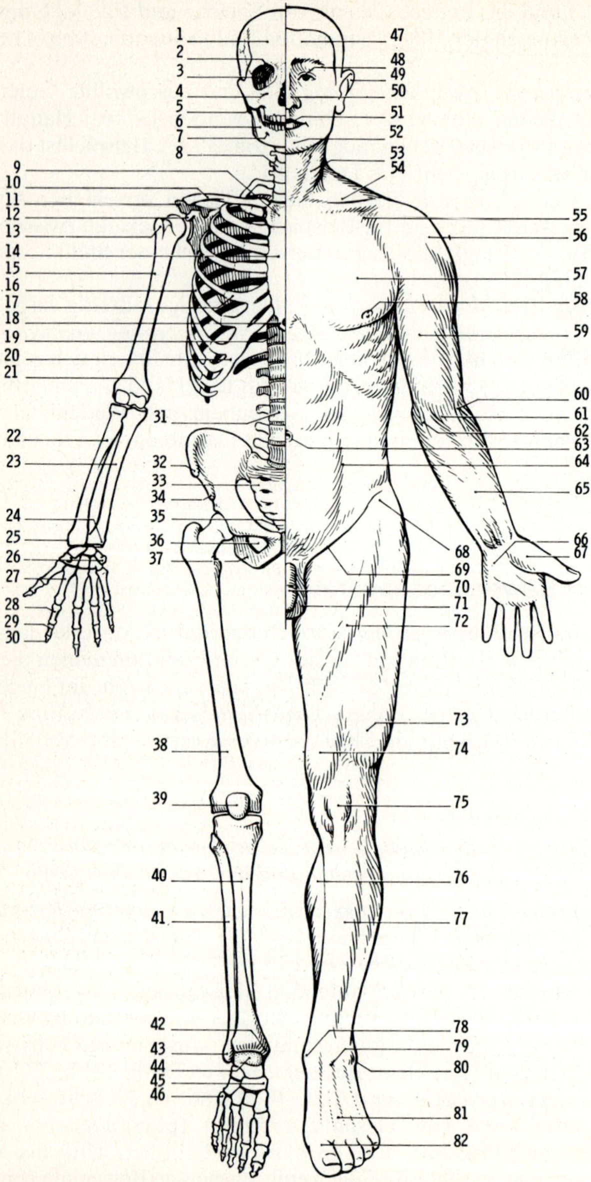
1
2
3
4
5
6
7
8
9
10
11
12
13
14
15
16
17
18
19
20
21
22
23
24
25
26
27
28
29
30
31
32
33
34
35
36
37
38
39
40
41
42
43
44
45
46
47
48
49
50
51
52
53
54
55
56
57
58
59
60
61
62
63
64
65
66
67
68
69
70
71
72
73
74
75
76
77
78
79
80
81
82

◀ Abb. 36 **Übersicht über die Knochen und Gelenke mit gleichzeitiger Darstellung der Oberflächengestaltung des menschlichen Körpers.** 1 Stirnbein (Os frontale). 2 Loch oder Rinne im Oberrand der Augenhöhle (Foramen supraorbitale oder Incisura supraorbitalis) für den Austritt der Stirnarterie (A. supraorbitalis) und des Stirnnerven (N. supraorbitalis). 3 Augenhöhle (Orbita). 4 Loch im Unterrand der Augenhöhle (Foramen infraorbitale) für den Austritt für A. und N. infraorbitalis. 5 Warzenfortsatz (Processus mastoideus) seitlich am Hinterkopf. 6 Unterkieferast (Ramus mandibulae). 7 Kinnloch (Foramen mentale) für den Austritt der Kinnerven (N. mentalis). 8 Halswirbelsäule (Pars cervicalis der Columna vertebralis). 9 Brustbeingriff (Manubrium sterni). 10 Schlüsselbein (Clavicula). 11 Schulterhöhe (Acromion). 12 Rabenschnabelfortsatz (Processus coracoideus). 13 Großer Höcker des Oberarmbeins (Tuberculum majus des Humerus). 14 Brustbeinkörper (Corpus sterni). 15 Oberarmknochen (Humerus). 16 Rippe (Costa). 17 Rippenknorpel (Cartilago costalis). 18 Schwertfortsatz des Brustbeins (Processus xiphoideus). 19 Brustwirbelsäule (Pars thoracica der Columna vertebralis). 20 Rippenbogen (Arcus costalis). 21 Innerer Fortsatz am unteren Ende des Oberarmknochens (Epicondylus medialis humeri). 22 Speiche (Radius). 23 Elle (Ulna). 24 Griffelfortsatz der Elle (Processus styloideus der Ulna). 25 Griffelfortsatz der Speiche (Processus styloideus des Radius). 26 Erbsenbein (Os pisiforme). 27 Mittelhandknochen (Os metacarpale). 28 Fingergrundglied (Phalanx proximalis). 29 Fingermittelglied (Phalanx media). 30 Nagelglied des Fingers (Phalanx distalis). 31 Lendenwirbelsäule (Pars lumbalis der Columna vertebralis). 32 Vorderer oberer Darmbeinstachel (Spina iliaca anterior superior). 33 Kreuzbein (Os sacrum). 34 Vorderer unterer Darmbeinstachel (Spina iliaca anterior inferior). 35 Steißbein (Os coccygis). 36 Hüftbeinloch (Foramen obturatum). 37 Ast des Sitzbeins (Ramus ossis ischii). 38 Oberschenkelknochen (Femur). 39 Kniescheibe (Patella). 40 Schienbein (Tibia). 41 Wadenbein (Fibula). 42 Innerer Knöchel (Malleolus medialis). 43 Äußerer Knöchel (Malleolus lateralis). 44 Rolle des Sprungbeins (Trochlea tali). 45 Kahnbein (Os naviculare) mit Kahnbeinrauhigkeit (Tuberositas ossis navicularis). 46 Vorsprung des fünften Mittelfußknochens (Tuberositas ossis metatarsalis V). 47 Stirne (Frons). 48 Oberlid (Palpebra superior). 49 Ohrmuschel (Auricula). 50 Nasenrücken (Dorsum nasi). 51 Oberlippe (Labium superius). 52 Kinn (Mentum). 53 Muskelwulst des Kopfdrehers (M. sternocleidomastoideus). 54 Schlüsselbeingrube der seitlichen Halsgegend (Regio colli lateralis). 55 Unterschlüsselbeingegend (Regio infraclavicularis). 56 Muskelwulst des dreieckigen Muskels (Regio deltoidea). 57 Muskelwulst des großen Brustmuskels (M. pectoralis major). 58 Warzenhof (Areola mammae). 59 Muskelwulst des zweiköpfigen Oberarmmuskels (M. biceps brachii). 60 Relief der kopfwärts ziehenden Hautvene des Armes (V. cephalica). 61 Sehne des zweiköpfigen Armmuskels (Tendo m. bicipitis). 62 Relief der Königsvene (V. basilica). 63 Nabel (Umbilicus). 64 Halbmondförmige Linie (Linea semilunaris) = äußerer Rand des Muskelwulstes des geraden Bauchmuskels (M. rectus abdominis). 65 Vorderarm (Antebrachium). 66 Kleinfingerballen (Hypothenar). 67 Daumenballen (Thenar). 68 Relief des vorderen oberen Darmbeinstachels (Spina iliaca anterior superior). 69 Leistenfurche (Plica inguinalis). 70 Männliches Glied (Penis). 71 Hodensack (Scrotum). 72 Muskelwulst des Schneidermuskels (M. sartorius). 73 Muskelwulst des äußeren breiten Oberschenkelmuskels (M. vastus lateralis). 74 Muskelwulst des inneren breiten Oberschenkelmuskels (M. vastus medialis). 75 Relief der Kniescheibe mit Kniescheibenband (Lig. patellae). 76 Wulst der Wadenmuskulatur (M. triceps surae). 77 Innere Schienbeinfläche (Facies medialis tibiae). 78 Innerer Knöchel (Malleolus medialis). 79 Sehnen der langen Zehenstrecker (Mm. extensores digitorum longi). 80 Äußerer Knöchel (Malleolus lateralis). 81 Fußrücken (Dorsum pedis). 82 Großzehe (Hallux).

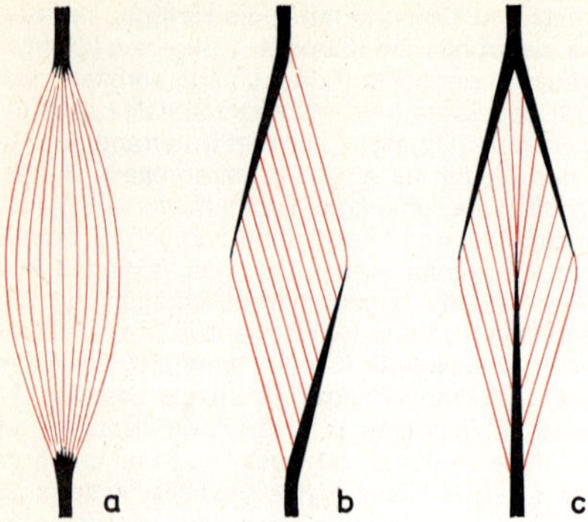

Abb. 37 **Bau des Muskels.** a Parallelfasriger Muskel. b Einfach gefiederter Muskel. c Doppelt gefiederter Muskel.

Wirkung der Skelettmuskeln

Abb. 38 zeigt am Beispiel des zweiköpfigen Armbeugers (M. biceps brachii) und des dreiköpfigen Armstreckers (M. triceps brachii), daß jedem Muskel oder jeder gleichsinnig arbeitenden Muskelgruppe *(Synergisten)* ein anderer Muskel oder eine andere Muskelgruppe entgegenwirkt *(Antagonisten)*. Ziehen sich die einen zusammen, so werden die anderen gedehnt und bremsen so die Bewegung ab.

Gelenkmechanik

Die die Gelenke bewegenden Muskeln arbeiten nach den *Gesetzen der Mechanik* (Abb. 38 Legende).

Die Wirkung eines Muskels auf ein Gelenk hängt von seinem *Hebelarm* ab, das heißt vom senkrechten Abstand seines Ansatzes von der Gelenkachse (Kraftarm). In jeder Ebene des Raumes können zwei *Hauptbewegungen* gemacht werden. Die *Ebene der Bewegungen* steht immer senkrecht zum Verlauf der Achse. Da der Raum *drei Dimensionen* hat, sind *sechs Hauptbewegungen* möglich:

Abb. 38 **Wirkung der Beuger und Strecker auf den Unterarm.** Die Zusammenziehung der Beuger wird von einer Dehnung der Strecker begleitet. Vereinfachte Darstellung der Muskelmechanik: Kraft und Last sind miteinander im Gleichgewicht, wenn Kraft × Kraftarm = Last × Lastarm ist. Die Ergebnisse der Multiplikation heißen Drehmomente. ▶

1 Schulterhöhe (Acromion). 2 Kopf des Oberarmknochens (Caput humeri). 3 Kurzer Kopf des zweiköpfigen Oberarmbeugers (Caput breve m. bicipitis). 4 Langer Kopf des zweiköfpigen Oberarmbeugers (Caput longum m. bicipitis). Die Sehne liegt in einer Furche zwischen dem kleinen und dem großen Höcker des Oberarmknochens. 5 Speichenköpfchen (Caput radii). 6 Rauhigkeit der Speiche (Tuberositas radii). Der Bi-

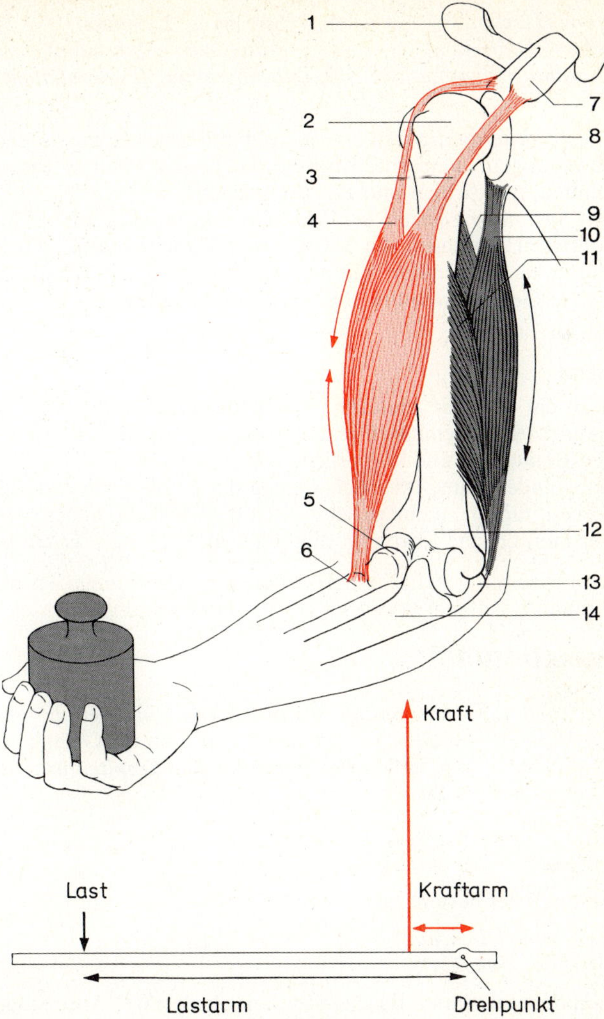

ceps dreht zunächst den Radius in Supinationsstellung (Handfläche nach oben gekehrt), anschließend beugt er im Ellenbogengelenk. 7 Rabenschnabelfortsatz (Processus coracoideus). 8 Pfanne des Schultergelenkes (Cavitas glenoidalis). 9 Äußerer Kopf des dreiköpfigen Oberarmmuskels (Caput laterale m. tricipitis). 10 Langer Kopf des dreiköpfigen Oberarmmuskels (Caput longum m. tricipitis). 11 Innerer Kopf des dreiköpfigen Oberarmmuskels (Caput mediale m. tricipitis). 12 Unterer Teil des Oberarmknochens. 13 Ellbogen (Olecranon). 14 Elle (Ulna).

- *Beugung (Flexion)* — *Streckung (Extension)*
  Anziehen (Adduktion) — *Abspreizen (Abduktion)*
  Außenrollung (Exorotation) — *Innenrollung (Endorotation)*

Kreiselung (Zirkumduktion) ist eine Kombinationsbewegung der sechs Hauptbewegungen. Typische Kreiselbewegungen können wir mit dem Daumen, mit Armen und Beinen machen.
Über den *Spannungszustand* der Muskeln und Sehnen unterrichten uns besondere Empfänger, die *Muskel- und Sehnenspindeln.* Wir haben dadurch die Möglichkeit, uns auch ohne Kontrolle durch die Augen über die *Gelenkstellungen* Rechenschaft zu geben.

Muskelrelief

Eine Übersicht über die Muskeln, welche das Oberflächenrelief des Rumpfes und der Extremitäten gestalten helfen, gibt Abb. 39 a und b. Sportliche Betätigung und körperliche Arbeit entwickeln die Muskulatur. Mangelnde Übung oder Schädigung der Nerven, die den Muskel versorgen, führen zu einem Schwinden des Muskelgewebes *(Atrophie).* Der menschliche Körper verfügt über mehr als *400 Skelettmuskeln.*

Obere Extremität

- *Die obere Gliedmaße (Extremität) ist sehr beweglich und verhältnismäßig wenig stabil.* 80 % aller Verenkungen betreffen die Gelenke der oberen Extremität. Wir unterscheiden an ihr den *Schultergürtel* und die *freie obere Extremität.*

Schultergürtel

Der Schultergürtel besteht aus

- *Schlüsselbein (Clavicula),*
- *Schulterblatt (Scapula),*

welches die Gelenkpfanne für das Schultergelenk trägt (Abb. 38 und 40). Das Brustbein-Schlüsselbeingelenk (Articulatio sternoclavicularis) ist die einzige gelenkige Verbindung des Schultergürtels mit dem Rumpf.
Schlüsselbein (Clavicula): Das Schlüsselbein stützt als S-förmig gebogener Pfeiler das Schulterblatt nach außen ab. Das aufgetriebene innere Ende ist mit dem Brustbein (Sternum), das abgeplattete äußere Ende mit der Schulterhöhe (Acromion) gelenkig verbunden und bil-

det das Schulterhöhen-Schlüsselbein-Gelenk (Articulatio acromioclavicularis). Kräftige Bänder, die teils zur 1. Rippe, teils zum Rabenschnabelfortsatz des Schulterblattes ziehen, schränken die Beweglichkeit des Schlüsselbeines erheblich ein.

Schulterblatt (Scapula): Das Schulterblatt ist ein platter Knochen von dreieckiger Gestalt und hat einen ausgesprochen rahmenförmigen Bau. Die Rückfläche zeigt eine hohe Gräte (Spina scapulae), deren äußeres Ende die Schulterhöhe (Acromion) bildet. Diese trägt die schmale Gelenkfläche für das Schlüsselbein. Der obere Rand des Schulterblattes zeigt einen nach vorn gerichteten Fortsatz, den Rabenschnabelfortsatz (Processus coracoideus). Rabenschnabelfortsatz und Schulterhöhe sind durch kräftige Bänder verbunden und bilden so das Pfannendach oberhalb der Gelenkpfanne (Cavitas glenoidalis) (Abb. 40).

Schultermuskeln: Das Schulterblatt ist der Mittelpunkt wichtiger Muskeln. Der *trapezförmige Muskel (M. trapezius)* greift an der Schultergräte an (Abb. 52 H), aber auch an der Schulterhöhe und am äußeren Drittel des Schlüsselbeins. Der obere Teil kann das Schulterblatt heben, der mittlere zieht es gegen die Wirbelsäule, der untere kann es senken. Der trapezförmige Muskel als Ganzes hält das Schulterblatt fest, was für die Bewegungen im Schultergelenk wichtig ist. Der *Heber des Schulterblattes (M. levator scapulae)* setzt am oberen Winkel (Angulus superior scapulae) an. Eine ganz ausgesprochene Muskelschleife bilden der große und der kleine *rautenförmige Muskel (Mm. rhomboidei major et minor),* die von den Dornfortsätzen gegen den inneren Rand (Margo medialis scapulae) des Schulterblattes laufen, und der *vordere Sägemuskel (M. serratus anterior),* der von den Rippen herkommend gegen die innere Kante, den oberen und vor allem den unteren Winkel des Schulterblattes (Angulus superior und inferior scapulae) läuft. Die rautenförmigen Muskeln (Mm. rhomboidei) ziehen das Schulterblatt nach hinten, der vordere Sägemuskel nach vorne. Da dieser vor allem am unteren Winkel ansetzt, kann er ihn nach vorne ziehen (Abb. 52 C und E). Dadurch wird das Schulterblatt so gedreht, daß die Pfanne nach vorne und nach oben schaut, was das Erheben des Armes nach vorne über die Waagrechte gestattet (Abb. 52 C).

- *Schultergelenk (Articulatio humeri): Es ist ein äußerst bewegliches und verhältnismäßig wenig stabiles Kugelgelenk.* Der kugelige Kopf wird vom Oberarmknochen (Humerus) gebildet, die verhältnismäßig kleine Pfanne vom Schulterblatt (Scapula) (Abb. 40).

Das Schultergelenk bewegende Muskeln: Wir können diese Muskeln nach den sechs Hauptbewegungen einteilen:

Vorwärts-hoch (bis zur Waagrechten)	Vorderer Teil des dreieckigen Schultermuskels (M. deltoideus) (Abb. 52 A)
Rückwärts-hoch	Hinterer Teil des dreieckigen Schultermuskels (M. deltoideus) (Abb. 52 F)
Wegführen des Armes	Mittlerer Teil des dreieckigen Schultermuskels (M. deltoideus)
Anziehen des Armes	Großer Brustmuskel (M. pectoralis major) (Abb. 52 A)
	Breiter Rückenmuskel (M. latissimus dorsi) (Abb. 52 B, G, H)
	Großer runder Muskel (M. teres major)
Innenrollung	Unterschultermuskel (M. subscapularis)
Außenrollung	Untergrätenmuskel (M. infraspinatus) kleiner runder Muskel (M. teres minor)

Freie obere Extremität

Die freie obere Extremität besteht aus

- Oberarm,
- Ellenbeuge,
- Unterarm,
- Handwurzel,
- Mittelhand,
- Fingern.

Die Anzahl der Knochen nimmt gegen die Finger hin zu, damit auch die Anzahl der gelenkigen Verbindungen und die Bewegungsmöglichkeiten.

Oberarmknochen (Humerus): Er ist ein Röhrenknochen, im Wachstumsalter mit Knorpelfugen zwischen dem Schaft (Diaphyse) und dem oberen sowie unteren Gelenkende (Epiphyse). Die obere Epiphyse bildet die Kopfkalotte, die untere das Köpfchen (Capitulum) und die Rolle (Trochlea) zur gelenkigen Verbindung mit Speiche (Radius) und Elle (Ulna). Das obere Ende zeigt beim ruhig herunterhängenden Arm außen den großen Höcker (Tuberculum majus), wo die Außenroller ansetzen, und nach vorn gerichtet den kleinen Hökker (Tuberculum minus), wo der wichtigste Innenroller (M. subscapularis) angreift. Zwischen den beiden Höckern ist die Furche (Sulcus intertubercularis) für die Sehne des langen Bizepskopfes (Abb. 38).

Abb. 39 a und b **Ansicht der oberflächlichen Muskulatur von vorn-seitlich und von hinten-seitlich.** Zeichnung unter Benützung des „Somso“-Abgusses „Mann in Ausfallstellung“. 1 Stirnmuskel (Venter frontalis des M. occipitofrontalis). 2 Ringmuskel des Auges (M. orbicularis oculi). 3 Heber der Oberlippe (M. levator labii superioris). 4 Jochbeinmuskel (M. zygomaticus major). 5 Heber des Ohres (M. auricularis superior). 6 Ringmuskel des Mundes (M. orbicularis oris). 7 Kaumuskel (M. masseter). 8 Kopfdreher (M. sternocleidomastoideus). 9 Gerade Halsmuskeln (Rectusmuskulatur des Halses). 10 Trapezförmiger Muskel (M. trapezius). 11 Untergrätenmuskel (M. infraspinatus). 12 Großer runder Muskel (M. teres major). 13 Breiter Rückenmuskel (M. latissimus dorsi). 14 Ursprungssehne des breiten Rückenmuskels und Rückenbinde (Fascia thoracolumbalis). 15 Großer Gesäßmuskel (M. glutaeus maximus). 16 Dreieckiger Schultermuskel (M. deltoideus). 17 Vorderer Sägemuskel (M. serratus anterior). 18 Großer Brustmuskel (M. pectoralis major). 19 Äußerer schräger Bauchmuskel (M. obliquus externus abdominis). 20 Scheide des geraden Bauchmuskels (Vagina m. recti abdominis). 21 Gerader Bauchmuskel (M. rectus abdominis). 22 Dreiköpfiger Oberarmmuskel (M. triceps brachii). 23 Zweiköpfiger Oberarmmuskel (M. biceps brachii). 24 Hakenfortsatzmuskel (M. coracobrachialis). 25 Oberarmmuskel (M. brachialis). 26 Oberarm-Speichen-Muskel (M. brachioradialis).

27 Langer und kurzer radialer Handstrecker (Mm. extensores carpi radiales longus et brevis). 28 Fingerstrecker (M. extensor digitorum). 29 Daumenballen-

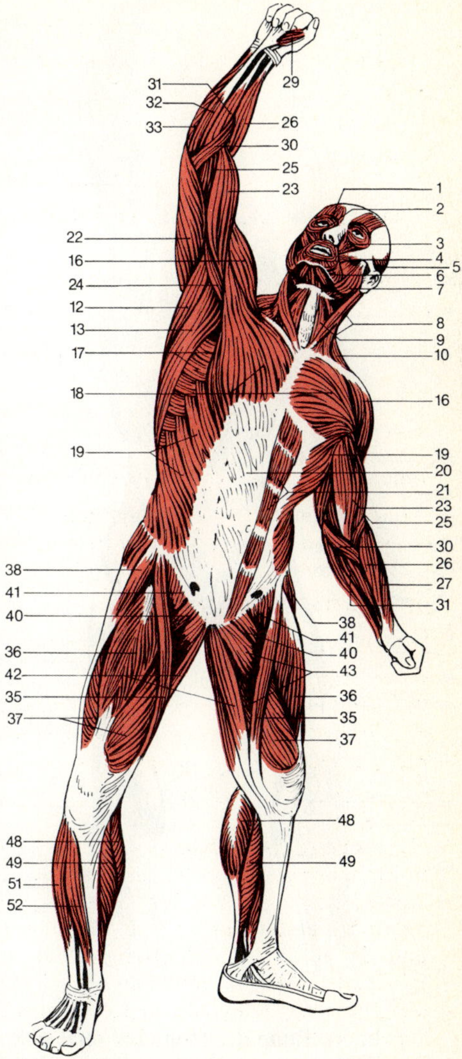

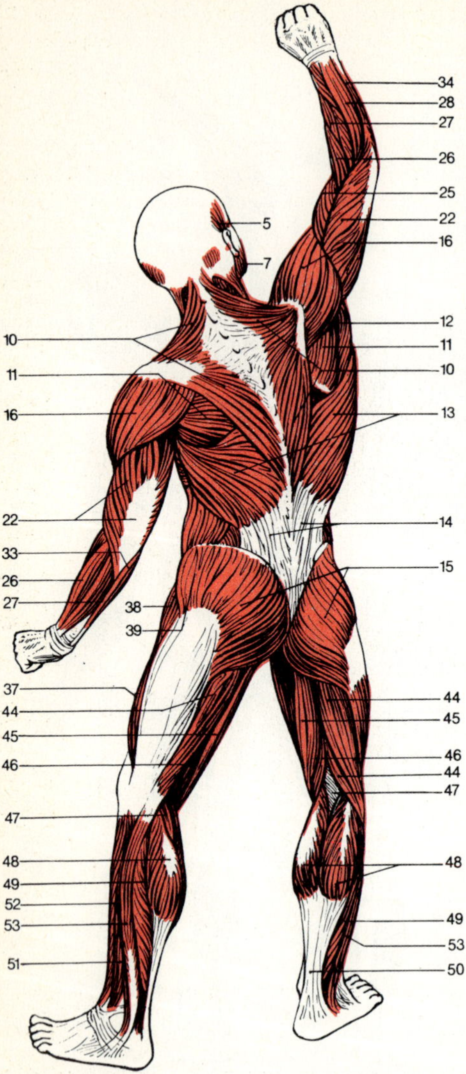

muskulatur (Thenar). 30 Runder Einwärtsdreher (M. pronator teres). 31 Radialer Beuger des Handgelenkes (M. flexor carpi radialis). 32 Langer Hohlhandmuskel (M. palmaris longus). 33 Ulnarer Beuger des Handgelenkes (M. flexor carpi ulnaris). 34 Ulnarer Handstrekker (M. extensor carpi ulnaris). 35 Schneidermuskel (M. sartorius). 36 Gerader Oberschenkelmuskel (M. rectus femoris). 37 Breiter Oberschenkelmuskel (Mm. vasti). 38 Schenkelbindenspanner (M. tensor fasciae latae). 39 Kleine Gesäßmuskeln (Mm. glutaei medius et minimus). 40 Kammuskel (M. pectineus). 41 Hüft-Lenden-Muskel (M. iliopsoas). 42 Schlanker Schenkelanzieher (M. gracilis). 43 Langer Schenkelanzieher (M. adductor longus). 44 Zweiköpfiger Oberschenkelmuskel (M. biceps femoris). 45 Halbsehniger Muskel (M. semitendinosus). 46 Halbmembranöser Muskel (M. semimembranosus). 47 Sohlenspanner (M. plantaris). 48 Zweiköpfiger Wadenmuskel (M. gastrocnemius). 49 Schollenmuskel (M. soleus). 50 Achillessehne (Tendo calcaneus), Ansatzsehne des dreiköpfigen Wadenmuskels (M. soleus, Caput mediale und Caput laterale des M. gastrocnemius). 51 Langer Zehenstrekker (M. extensor hallucis longus). 52 Vorderer Schienbeinmuskel (M. tibialis anterior). 53 Wadenbeinmuskel (Mm. peronaei longus et brevis).

Das obere Ende des Humerus setzt sich im chirurgischen Hals (Collum chirurgicum) gegen den Schaft ab. Hier bricht der Knochen verhältnismäßig häufig. Das untere Ende zeigt nach außen und nach innen gerichtete Vorsprünge (Epikondylen). Hinter dem stärker vorspringenden inneren Epicondylus verläuft der Ellennerv (N. ulnaris). Wird er gegen den Knochen gedrückt, so fühlt man einen zuckenden Schmerz im 5. und 4. Finger.

Ellbogengelenk (Articulatio cubiti): Das Ellbogengelenk ist aus drei Einzelgelenken zusammengesetzt. Der Oberarmknochen ist mit Speiche und Elle und diese wiederum unter sich gelenkig verbunden (Abb. 41 a). Das Gelenk zwischen dem Oberarmknochen und den beiden Unterarmknochen ist ein Scharniergelenk, in welchem wir beugen und strecken.

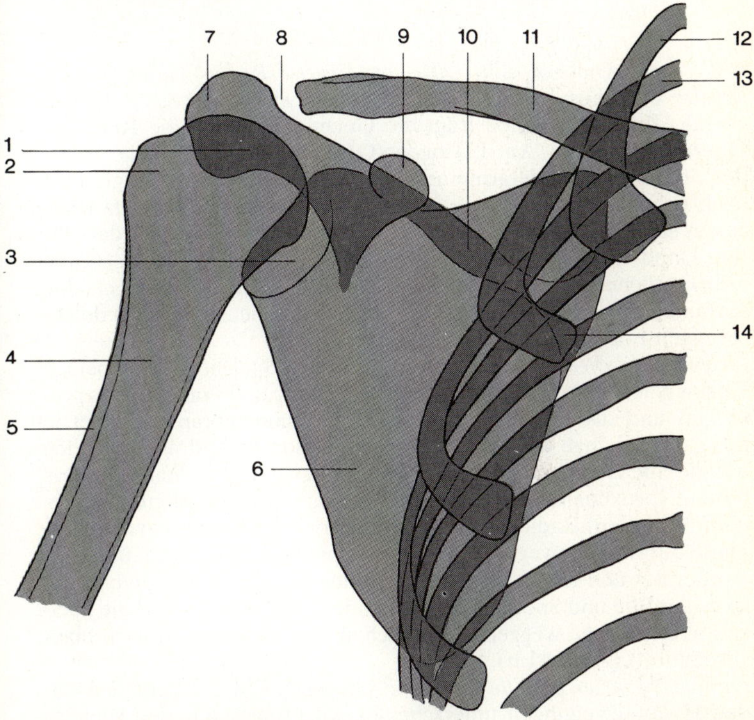

Abb. 40 **Vereinfachte Durchzeichnung der Röntgenaufnahme des Schultergelenks.** Bei allen Röntgenpausen erscheinen die Gelenkspalten verhältnismäßig breit, da die Gelenkknorpel keinerlei Schatten geben. 1 Kopf des Oberarmknochens (Caput humeri). 2 Großer Höcker (Tuberculum majus humeri). 3 Pfanne des Schultergelenkes (Cavitas glenoidalis). 4 Schaft des Oberarmknochens mit Markhöhle. 5 Fester Knochen (Compacta). 6 Schulterblatt (Scapula). 7 Schulterhöhe (Acromion). 8 Schulterhöhen-Schlüsselbein-Gelenk (Articulatio acromioclavicularis). 9 Rabenschnabelfortsatz (Processus coracoideus). 10 Schultergräte (Spina scapulae). 11 Schlüsselbein (Clavicula). 12 Erste Rippe. 13 Zweite Rippe. 14 Übergang der zweiten Rippe in ihren Rippenknorpel.

Das Ellbogengelenk bewegende Muskeln: Wir gruppieren diese Muskeln nach den beiden Hauptbewegungen.

Beugung	Zweiköpfiger Oberarmmuskel (M. biceps brachii) (Abb. 38) mit Ansatz an der Rauhigkeit der Speiche (Tuberositas radii), supinierend. Oberarmmuskel (M. brachialis) mit Ansatz an der Elle, nur Beuger.
Streckung	Dreiköpfiger Oberarmmuskel (M. triceps brachii) (Abb. 38).

● *Vorderarmknochen: Elle (Ulna) und Speiche (Radius) bilden das Skelett des Vorderarmes.* Die *Elle* ist vor allem wichtig für das Ellbogengelenk. Ihr oberes Ende trägt die Gelenkpfanne für die Rolle des Oberarmknochens. Am Ellbogen (Olecranon) setzt sich die Sehne des dreiköpfigen Oberarmmuskels an. Das untere Ende zeigt einen nach der Kleinfingerseite gerichteten, dolchförmigen Fortsatz (Processus styloideus ulnae). Die *Speiche* ist vor allem wichtig für das hintere Handwurzelgelenk. Ihr oberes Ende zeigt ein Köpfchen (Caput radii), welches mit dem Oberarmknochen und mit der Elle gelenkig verbunden ist. Das breite Vorderende hat daumenseitig einen dolchförmigen Fortsatz (Processus styloideus radii).
Gelenke zwischen Elle und Speiche: Elle und Speiche sind an beiden Enden gelenkig miteinander verbunden (Articulatio radioulnaris proximalis und distalis). Eine Zwischenknochenmembran verbindet in der ganzen Länge die beiden Vorderarmknochen und überträgt den auf die Speiche wirkenden Druck als Zugspannung auf die Elle. Das hintere (proximale) Radioulnargelenk ist ein Zapfengelenk. Im vorderen (distalen) Radioulnargelenk dreht sich der Radius um die Ulna. Diese Umwendbewegung gestattet Supination und Pronation von Vorderarm und Hand. Schaut die Hohlhand nach oben (Supination), so liegen Elle und Speiche nebeneinander (Abb. 41 b). Wird die Speiche über die Elle weggedreht, so schaut der Handrücken nach oben (Pronation) (Abb. 41 b).
Die Speiche gegen die Elle bewegende Muskeln: Entsprechend den beiden Hauptbewegungen unterscheiden wir pronierende und supinierende Muskeln.
Der kräftigste Supinator ist der zweiköpfige Oberarmmuskel. Weil er innen-hinten am Radius ansetzt, dreht er zunächst die Hohlhand nach oben und wirkt dann erst beugend (Abb. 38). In Supinationsstellung von Hand und Vorderarm haben wir größere Beugekraft als in Pronationsstellung, in welcher nur der Oberarmmuskel einwirken kann.
Handwurzelknochen: Wir unterscheiden sieben Handwurzelknochen, die in zwei Reihen angeordnet sind (Abb. 42).

Abb. 41 a **Vereinfachte Durchzeichnung einer Röntgenaufnaahme eines Vorderarmes.** Hohlhand nach oben. Die Gelenklinien des hinteren und des vorderen Handwurzelgelenkes sind rot eingetragen. 1 Äußerer Vorsprung (Epicondylus lateralis). 2 Köpfchen des Oberarmknochens (Capitulum humeri) für das Speichenköpfchen. 3 Gelenkspalt. 4 Delle des Speichenköpfchens (Fovea capitis radii). 5 Ansatz der Bizepssehne (Tuberositas radii). 6 Schaft der Speiche (Radius). 7 Dolchförmiger Fortsatz der Speiche (Processus styloideus radii). 8 Gelenklinie des hinteren Handwurzelgelenkes (Articulatio radiocarpea). 9 Gelenklinie des vorderen Handwurzelgelenkes (Articulatio mediocarpea). 10 Erster Mittelhandknochen (Os metacarpale pollicis). 11 Schaft des Oberarmknochens (Humerus). 12 Spitze des Ellbogens (Olecranon). 13 Innerer Vorsprung (Epicondylus medialis). 14 Rolle des Oberarmknochens (Trochlea humeri) für die Elle (Ulna). 15 Gelenkspalt. 16 Schaft der Elle (Ulna). 17 Dolchförmiger Fortsatz der Elle (Processus styloideus ulnae).

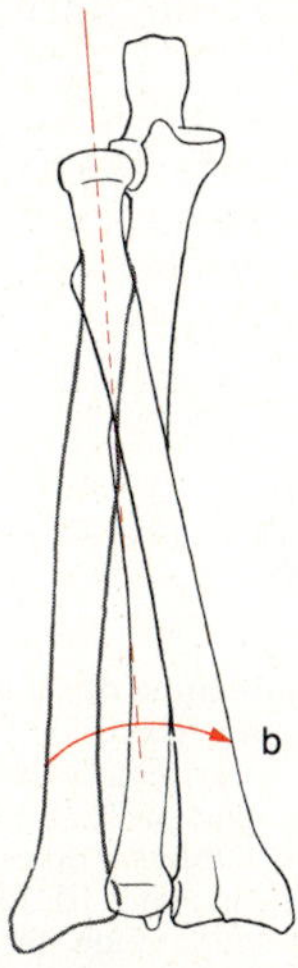

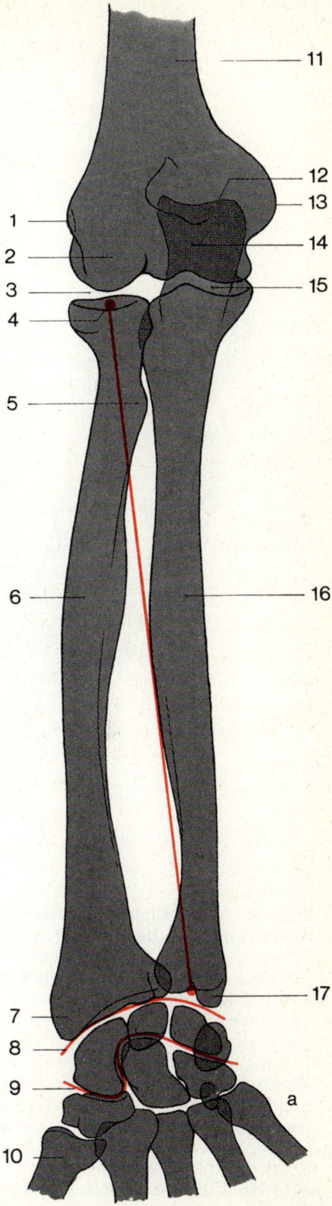

Abb. 41 b **Speiche in Supinations- und Pronationsstellung.** Die Richtung der Umwendbewegung von Supination zu Pronation ist durch einen roten Pfeil markiert. Achse der Umwendbewegung der Speiche ist rot.

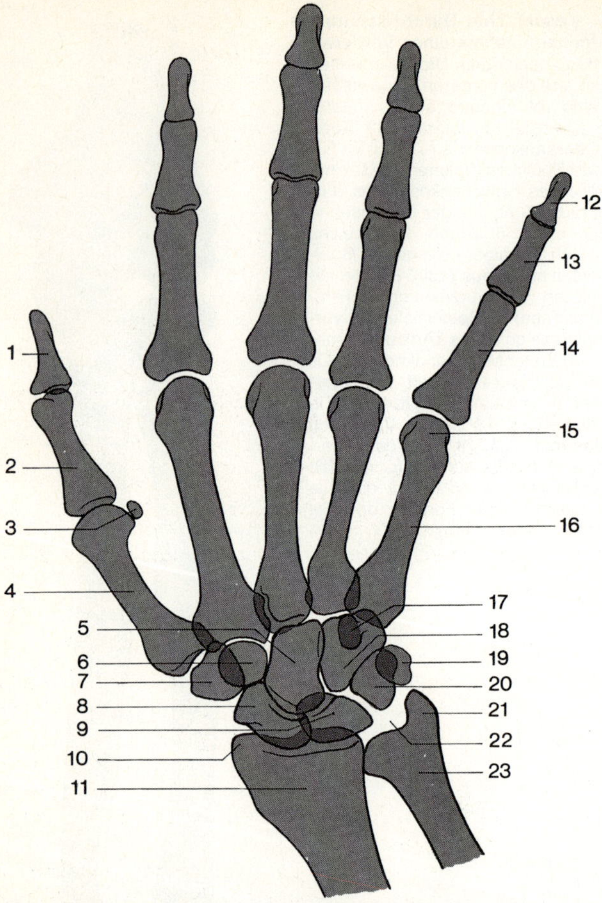

Abb. 42 **Vereinfachte Durchzeichnung einer Röntgenaufnahme der Hand in Ulnarabwinkelung bei leichter Spreizung der Finger.** 1 Nagelglied des Daumens (Phalanx distalis). 2 Grundglied des Daumens (Phalanx proximalis). 3 Sehnenbein (Os sesamoideum). 4 Erster Mittelhandknochen (Os metacarpale pollicis). 5 Kopfbein (Os capitatum). 6 Kleines Vieleckbein (Os trapezoideum). 7 Großes Vieleckbein (Os trapezium). 8 Kahnbein (Os scaphoideum). 9 Mondbein (Os lunatum). 10 Dolchförmiger Fortsatz der Speiche (Processus styloideus radii). 11 Vorderende der Speiche (Radius). 12 Nagelglied eines Fingers (Phalanx distalis). 13 Mittelglied eines Fingers (Phalanx media). 14 Grundglied eines Fingers (Phalanx proximalis). 15 Köpfchen eines Mittelhandknochens (Caput ossis metacarpalis). 16 Schaft eines Mittelhandknochens (Os metacarpale). 17 Haken des Hakenbeines (Hamulus des Os hamatum). 18 Hakenbein (Os hamatum). 19 Erbsenbein (Os pisiforme). 20 Dreieckbein (Os triquetrum). 21 Dolchförmiger Fortsatz der Elle (Processus styloideus ulnae). 22 Raum für die Gelenkscheibe (Discus articularis). 23 Vorderende der Elle (Ulna).

Die *hintere Reihe* umfaßt	Kahnbein (Os scaphoideum), Mondbein (Os lunatum), Dreieckbein (Os triquetrum).

Dazu tritt als Sesambein der Sehne des ulnaren Handbeugers (M. flexor carpi ulnaris) das Erbsenbein (Os pisiforme).

Die *vordere Reihe* umfaßt	großes Vieleckbein (Os trapezium), kleines Vieleckbein (Os trapezoideum), Kopfbein (Os capitatum), Hakenbein (Os hamatum).

● *Die Verknöcherung der Handwurzelknochen erlaubt eine rasche Altersbestimmung im Röntgenbild:* pro Lebensjahr tritt ein neuer Verknöcherungspunkt auf. Abb. 43 zeigt das Verknöcherungsbild der Hand eines 7jährigen Kindes. Vergleiche damit die Hand des Erwachsenen Abb. 42.

Handwurzelgelenke: Das *hintere Handwurzelgelenk* (Abb. 41) ist ein Eigelenk mit zwei Freiheitsgraden und vier Hauptbewegungen:

Beugung – Streckung,
Abwinkelung nach der Daumenseite (Radialabduktion) –
Abwinkelung nach der Kleinfingerseite (Ulnarabduktion).

Die Pfanne wird von der Speiche und der Gelenkscheibe zwischen Radius und Dolchfortsatz der Elle gebildet, der eiförmige Gelenkkopf von den drei Knöchelchen der hinteren Reihe.

Das vordere Handwurzelgelenk (Articulatio mediocarpea) (Abb. 38) liegt mit S-förmiger Gelenklinie (verzahntes Gelenk) zwischen den beiden Reihen der Handwurzelknochen. Wir unterstützen in diesem Gelenk die Beuge- und Streckbewegung.

Hand und Finger bewegende Muskeln: Die *Streckmuskulatur* für Handwurzel und Finger entspringt von der Außenseite des Ellbogengelenkes, die *Beuger* von Handwurzel und Fingern entspringen von der Innenseite des Ellbogengelenkes.

Mittelhandknochen und Karpometakarpalgelenk des Daumens: Die Mittelhand wird von fünf Mittelhandknochen (Ossa metacarpalia) gebildet (Abb. 42). Der 1. Mittelhandknochen ist in einem Sattelgelenk (Daumengrundgelenk) mit dem großen Vieleckbein beweglich verbunden, die anderen vier bilden mit den vorderen Handwurzelknöchelchen straffe Gelenke (Amphiarthrosen), die federnd wirken.

Den Daumen bewegende Muskeln: Die Möglichkeit, den Daumen den übrigen Fingern gegenüberzustellen *(Opposition)*, macht die Hand zum allseitigen Werkzeug. Die Daumenmuskeln liegen zum Teil am

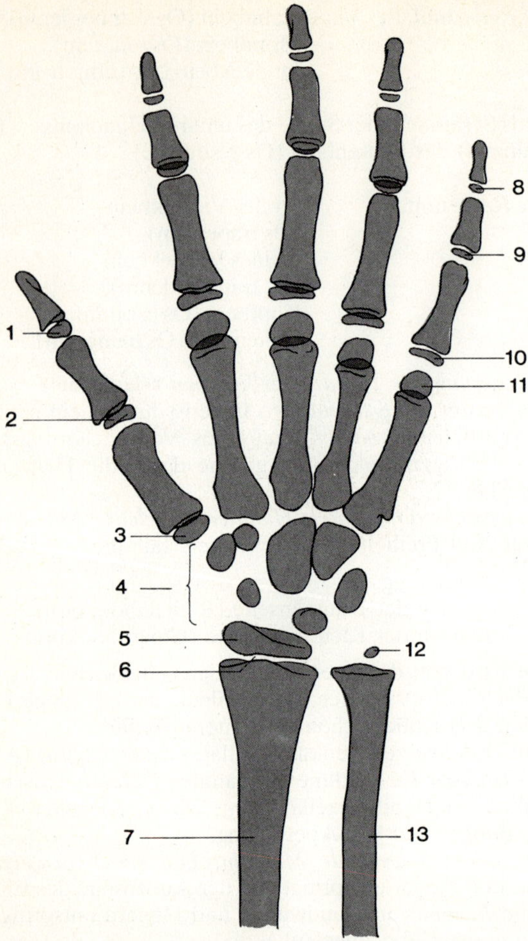

Abb. 43 **Vereinfachte Durchzeichnung einer Röntgenaufnahme der Hand eines 7jährigen Kindes.** Beachte die Knochenkerne und die Wachstumsfugen. 1 Gelenkende des Nagelgliedes des Daumens (Phalanx distalis pollicis). 2 Gelenkende des Grundgliedes des Daumens (Phalanx proximalis pollicis). 3 Gelenkende des 1. Mittelhandknochens (Os metacarpale pollicis). 4 Knochenkerne der Handwurzelknochen (Ossa carpi). 5 Vorderes Gelenkende der Speiche (Radius). 6 Wachstumsfuge. 7 Schaft der Speiche (Radius). 8 Gelenkende des Nagelgliedes eines Fingers (Phalanx distalis). 9 Gelenkende des Mittelgliedes eines Fingers (Phalanx media). 10 Gelenkende des Grundgliedes eines Fingers (Phalanx proximalis). 11 Gelenkende eines Mittelhandknochens (Os metacarpale). 12 Vorderes Gelenkende der Elle (Ulna). 13 Schaft der Elle (Ulna).

Unterarm, zum Teil im Daumenballen (Thenar). Zu Opposition und Reposition treten vier Hauptbewegungen:

Beugung – Streckung, Adduktion – Abduktion.

Kreiselung (Zirkumduktion) ist eine zusammengesetzte Bewegung.
Den Kleinfinger bewegende Muskeln: Der Kleinfingerballen *(Hypothenar)* besitzt 3 Eigenmuskeln, welche den kleinen Finger beugen, abspreizen und gegenüberstellen.
Karpometakarpalgelenke 2–5: Die Handwurzel-Mittelhandgelenke des 2. bis 5. Strahles sind federnde Amphiarthrosen.
Phalangen: Der Daumen hat zwei Fingerknochen, alle übrigen Finger drei.
Fingergelenke: Die Grundgelenke gestatten Spreizen und Schließen der Finger. In allen Fingergelenken ist Beugung und Streckung möglich.

Untere Extremität

● *Die untere Gliedmaße (Extremität) dient dem Stehen, Gehen und Abstoßen; ihre Stabilität ist bedeutend. Die Beinsäule ist die Grundlage unserer aufrechten Körperhaltung.* Wir unterscheiden an der unteren Gliedmaße den *Beckengürtel* und die *freie untere Extremität.*

Beckengürtel

Der Beckengürtel oder Beckenring (Abb. 45) umfaßt
- zwei *Hüftbeine (Ossa coxae),*
- das *Kreuzbein (Os sacrum).*

Das Sacrum ist eine besonders gestaltete Gegend der Wirbelsäule. Kreuzbein und Hüftbein sind beiderseits durch ein straffes Gelenk (Articulatio sacroiliaca) federnd miteinander verbunden, während die beiden Hüftbeine vorn durch die Knorpelhaft der *Schamfuge* zusammengefügt sind. Die Hüftbeine tragen die Gelenkpfanne für die beiden Hüftgelenke. Der Beckenring zeigt ausgesprochene *Geschlechtsunterschiede.* Bei der Frau laden die Beckenschaufeln weiter aus. Der Übergang vom großen zum kleinen Becken ist breiter. Auch der Beckenausgang, welcher durch die Abstände der Sitzbeinknorren und der Sitzbeinstachel bestimmt wird, ist breiter als beim Mann. Bei der Geburt muß das Kind durch den Beckenring treten. Der Beckeneingang liegt an der Grenze des großen und kleinen Beckens. Kräftige Bänder (Lig. sacrospinale und Lig. sacrotuberale) verbinden beiderseits sowohl den Sitzbeinstachel wie auch den Sitzbeinknorren mit dem Kreuzbein.

Hüftbein (Os coxae): Das Hüftbein (Abb. 45) besteht aus drei miteinander verschmolzenen Knochen: dem *Darmbein (Os ilium)*, dem *Schambein (Os pubis)* und dem *Sitzbein (Os ischii)*, deren Knorpelfugen beim jugendlichen Becken eine Y-förmige Figur in der Pfanne des Hüftgelenkes bilden. Das Darmbein ist der obere, die Beckenschaufel bildende Teil. Schambein und Sitzbein umfassen eine größtenteils von straffem Bindegewebe ausgefüllte Lücke (Foramen obturatum). Der obere Rand des Darmbeins wird als Darmbeinkante (Crista iliaca) bezeichnet. Sie endet nach vorn im vorderen oberen Darmbeinstachel (Spina iliaca anterior superior). Das große Becken wird von den beiden inneren Darmbeingruben gebildet. Es setzt sich in der Grenzlinie *(Linea terminalis)* gegen das kleine Becken ab. Vom vorderen oberen Darmbeinstachel zum Schamhöcker (Tuberculum pubicum) spannt sich das *Leistenband* (Lig. inguinale), unter welchem der Hüft-Lenden-Muskel (M. iliopsoas) und die großen Gefäße durchziehen. Oberhalb des Leistenbandes liegt der Leistenkanal (Canalis inguinalis). Das Sitzbein zeigt beiderseits einen Sitzbeinstachel (Spina ischiadica) und einen Sitzbeinknorren (Tuber ischiadicum), auf welchem wir sitzen.

● *Hüftgelenk (Articulatio coxae): Das Hüftgelenk ist ein Kugelgelenk, dessen Pfanne (Acetabulum) den Gelenkkopf des Oberschenkelbeins zu mehr als der Hälfte umgreift und deshalb eine beträchtliche Stabilität hat (Abb. 45).*

Die das Hüftgelenk bewegenden Muskeln: Wir können diese Muskeln nach den sechs Hauptbewegungen einteilen:

Beugung	Hüft-Lenden-Muskel (M. iliopsoas), Schneidermuskel (M. sartorius), gerader Oberschenkelmuskel (M. rectus femoris) (Abb. 52 A, B, F)
Streckung	Großer Gesäßmuskel (M. glutaeus maximus) (Abb. 52 C, D, E, F, G), Sitzbein-Unterschenkel-Muskeln (ischiokrurale Muskeln)
Abduktion	Mittlerer und kleiner Gesäßmuskel (M. glutaeus medius und minimus)
Adduktion	Gruppe der Schenkelanzieher (Adduktoren) (Abb.52 H)
Außenrotation	Gruppe der Außenroller am Becken
Innenrotation	Vorderer Teil des mittleren und kleinen Gesäßmuskels (M. glutaeus medius und minimus)

Die Außenrollung (Exorotation) ist viel kräftiger als die Innenrollung (Endorotation). Bei allen Bewegungen der das Hüftgelenk überspringenden Muskeln ist darauf zu achten, ob das Bein gegen die Hüfte *(Spielbein)* oder die Hüfte gegen das feststehende Bein *(Standbein)* bewegt wird (Abb. 52 D). Beim Gehen wird das Bein abwechselnd Spielbein und Standbein.

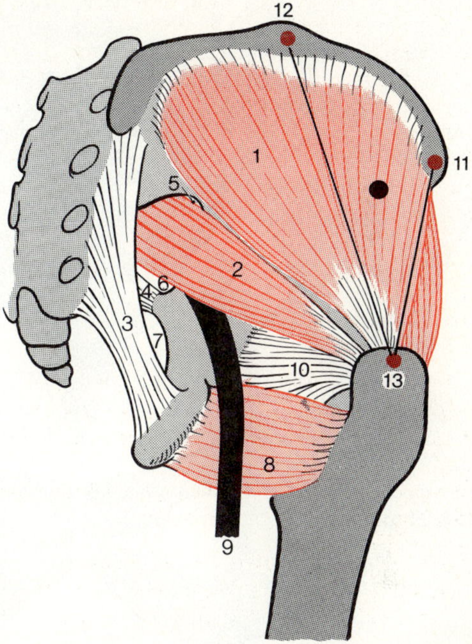

Abb. 44 **Gefahrlose intramuskuläre Injektion in den mittleren und kleinen Gesäßmuskel** (Mm. glutaei medius und minimus). Stelle der Injektion mit schwarzem Punkt markiert. Der große Gesäßmuskel (M. glutaeus maximus) ist vollständig abgetragen. Man blickt auf den mittleren Gesäßmuskel, welcher den kleinen Gesäßmuskel verdeckt.

1 Mittlerer Gesäßmuskel (M. glutaeus medius). 2 Birnförmiger Muskel (M. piriformis). 3 Band vom Kreuzbein zum Sitzbeinknorren (Lig. sacrotuberale). 4 Band vom Kreuzbein zum Sitzbeinstachel (Lig. sacrospinale). 5 Durchpaß der Gefäße und Nerven oberhalb des birnförmigen Muskels (Foramen suprapiriforme). 6 Durchpaß der Nerven und Gefäße unterhalb des birnförmigen Muskels (Foramen infrapiriforme). 7 Kleines Sitzbeinloch (Foramen ischiadicum minus). 8 Viereckiger Oberschenkelmuskel (M. quadratus femoris). 9 Ischiasnerv (N. ischiadicus). 10 Gelenkkapsel der Rückseite des Hüftgelenks. 11 Vorderer Darmbeinstachel (Spina iliaca anterior superior). 12 Seitliche Ausladung des Darmbeins (Eminentia iliaca). 13 Großer Rollhügel (Trochanter major).

Die 3 roten Punkte geben die Abgrenzung des Dreiecks, in dessen Mitte (schwarzer Punkt) zur intramuskulären Injektion eingestochen wird (aus A. FALLER: Anatomie in Stichworten. Enke, Stuttgart 1980).

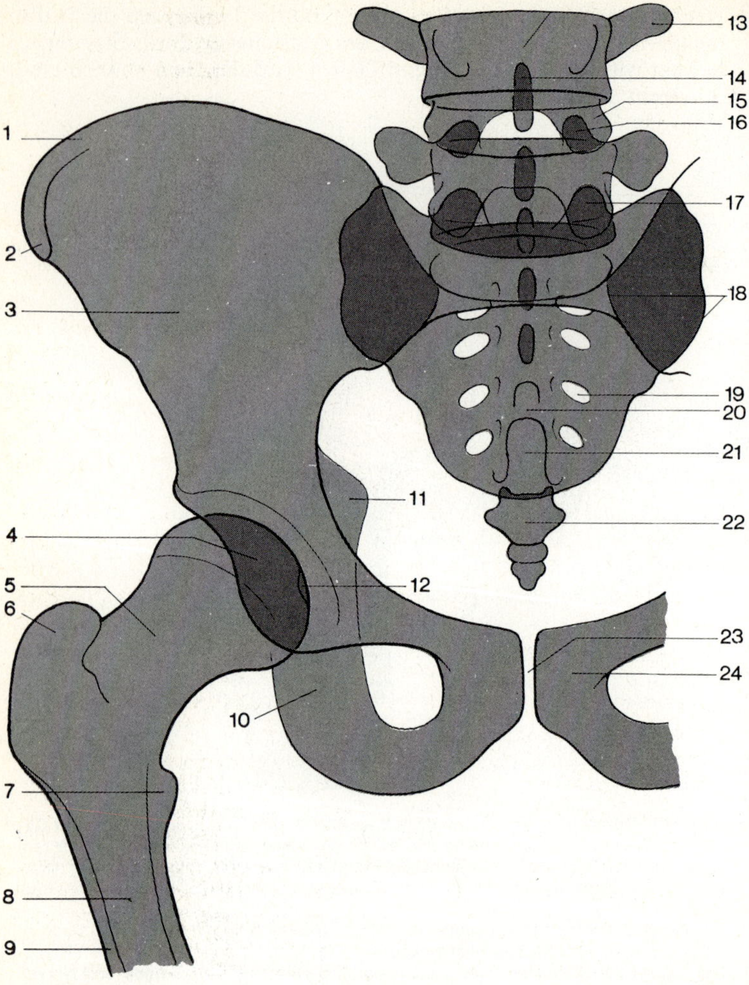

Abb. 45 **Vereinfachte Durchzeichnung eines Röntgenbildes des Beckengürtels und des rechten Hüftgelenkes (Articulatio coxae) eines Erwachsenen.** 1 Beckenkamm (Crista iliaca). 2 Vorderer oberer Darmbeinstachel (Spina iliaca anterior superior). 3 Darmbeinschaufel (Ala ossis ilii). 4 Oberschenkelkopf (Caput femoris). 5 Oberschenkelhals (Collum femoris). 6 Großer Rollhügel (Trochanter major). 7 Kleiner Rollhügel (Trochanter minor). 8 Markhöhle. 9 Feste Knochenschicht (Compacta). 10 Sitzbein (Os ischii). 11 Sitzbeinstachel (Spina ischiadica). 12 Grube des Oberschenkelkopfes (Fovea capitis femoris). 13 Querfortsatz (Processus costarius) des vierten

Intramuskuläre Injektion: Um mit Sicherheit Schädigungen des N. ischiadicus zu vermeiden und keine größeren Gefäße zu verletzen, werden intramuskuläre Injektionen in die *Glutaei medius und minimus* gemacht (Abb. 44).
Man sticht in der Mitte des Dreiecks, das von aufgelegten Zeige- und Mittelfinger begrenzt wird, ein. Die Fingerkuppe des Zeigefingers liegt auf dem vorderen Darmbeinstachel (Spina iliaca anterior superior). Der Mittelfinger wird maximal nach hinten abgespreizt. Die Handfläche liegt auf dem großen Rollhügel (Trochanter major). Die Nadel wird bis zum Knochen vorgeschoben und dann etwas zurückgezogen. Die Injektion soll langsam gemacht werden, um möglichst wenig Schmerzen zu verursachen.

Freie untere Extremität

Die freie untere Extremität besteht aus

- Oberschenkel,
- Knie,
- Unterschenkel,
- Fußwurzel,
- Mittelfuß,
- Zehen.

Die Anzahl der Knochen nimmt gegen die Zehen hin zu und damit auch die Anzahl der gelenkigen Verbindungen und die Bewegungsmöglichkeiten.
Oberschenkelknochen (Femur): Der Oberschenkelknochen ist ein Röhrenknochen, im Wachstumsalter mit Knorpelfugen zwischen Schaft (Diaphyse) und dem proximalen sowie distalen Gelenkende (Epiphyse). Das obere Gelenkende bildet die Kopfkalotte, das untere die Gelenkknorren (Condyli femoris). Das obere Ende (Abb. 45) zeigt außen den großen Rollhügel (Trochanter major), wo die Abduktoren ansetzen, innen und hinten den kleinen Rollhügel (Trochanter minor), an dem sich der Hüft-Lenden-Muskel (M. iliopsoas) anheftet. Der Kopf (Caput femoris) setzt sich mit einem deutlichen, vorn innerhalb, hinten teils außerhalb der Gelenkkapsel liegenden Hals (Collum femoris) gegen die Rollhügel ab. Der Femurschaft ist glatt. Die leicht gekrümmte Rückseite trägt eine rauhe Linie (Linea aspera) mit einer äußeren und inneren Lippe. An der inneren Lippe setzt sich die Adduktorenmuskulatur an. Das untere Ende (Abb. 46) zeigt die beiden Gelenkknorren (Condyli femoris), die mit dem oberen Ende des

◀ Lendenwirbels. 14 Dornfortsatz (Processus spinosus) des vierten Lendenwirbels. 15 Unterer Gelenkfortsatz (Processus articularis inferior). 16 Oberer Gelenkfortsatz (Processus articularis superior). 17 Gelenkfortsatz (Processus articularis superior) des Kreuzbeins (Os sacrum). 18 Vordere und hintere Begrenzung des Kreuzbein-Darmbein-Gelenkes (Articulatio sacroiliaca). 19 Vorderes Kreuzbeinloch (Foramen sacrale pelvinum). 20 Mittlerer Kreuzbeinkamm (Crista sacralis mediana). 21 Untere Öffnung des Kreuzbeinkanals (Hiatus sacralis). 22 Steißbein (Os coccygis). 23 Schambeinfuge (Symphysis pubica). 24 Schambein (Os pubis).

Schienbeins gelenkig verbunden sind. Auf der Rückseite sind die Gelenkknorren durch eine breite Grube (Fossa intercondylaris) getrennt, von welcher die Kreuzbänder (Ligg. cruciata) des Kniegelenkes entspringen. Auf der Vorderseite ist eine Gelenkfläche (Facies patellaris) für die Kniescheibe (Patella), welche als Sehnenknochen (Sesambein) in die Sehne des vierköpfigen Oberschenkelmuskels eingelassen ist.

Muskelgruppen am Oberschenkel: Die Muskeln sind am Oberschenkel in drei Gruppen angeordnet. Vorne liegt die Masse des vierköpfigen Oberschenkelmuskels (M. quadriceps femoris), dessen Endsehne an der Rauhigkeit des Schienbeins (Tuberositas tibiae) ansetzt. Innen befinden sich die Schenkelanzieher (Adduktoren), die, vom Beckenunterrand herkommend, sich an der inneren Lippe der rauhen Linie anheften. Hinten liegen die am Sitzbeinhöcker entspringenden und zum Unterschenkel ziehenden Muskeln (ischiokrurale Muskeln), so genannt, weil sie am Sitzbeinhöcker entspringen und sich am Unterschenkel festheften: zweiköpfiger Oberschenkelmuskel (M. biceps femoris), halbsehniger (M. semitendinosus) und halbmembranöser Muskel (M. semimembranosus). Sie strecken im Hüftgelenk und beugen im Kniegelenk.

Kniegelenk (Articulatio genus): Das Kniegelenk (Abb. 46) ist ein Scharniergelenk zwischen den Gelenkknorren des Femur und dem Schienbein. Beide sind einander durch halbmondförmige Faserknorpelringe (Menisken) angepaßt. Wie bei einem Scharniergelenk zu erwarten ist, sind die Seitenbänder (Lig. collaterale tibiale und fibulare) kräftig ausgebildet. Da die Gelenkknorren des Oberschenkelbeins ungleichmäßig gewölbt sind, werden die Seitenbänder nur in Streckstellung völlig gestrafft. In Beugestellung erschlaffen sie und gestatten eine Drehbewegung nach außen und nach innen. Besondere Kreuzbänder (Ligg. cruciata) verhindern die Überstreckung des Kniegelenkes.

Kniescheibe (Patella): Sie ist eine Verknöcherung (Sesambein) in der Sehne des vierköpfigen Oberschenkelmuskels und ist an ihrer Rückfläche von hyalinem Knorpel überzogen.

Die das Kniegelenk bewegenden Muskeln:

Streckung	Vierköpfiger Oberschenkelmuskel (M. quadriceps femoris) (Abb. 52 A, B, C, E, F, G)
Beugung	Ischiokrurale Muskeln (Abb. 52 A, D)
Außenrotation	Zweiköpfiger Oberschenkelmuskel (M. biceps femoris) (Abb. 52 A)
Innenrotation	Halbsehniger (M. semitendinosus) und halbmembranöser Muskel (M. semimembranosus)

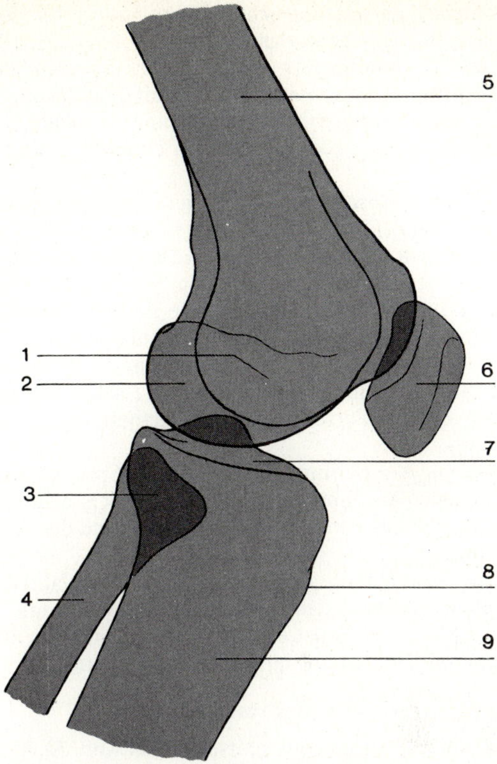

Abb. 46 **Vereinfachte Durchzeichnung des Röntgenbildes eines Kniegelenks in seitlicher Ansicht.** Die beiden Oberschenkelknorren (Condyli femoris) scheinen auf dem Röntgenbild ungleich groß. Die auseinanderlaufenden Röntgenstrahlen bilden filmnahe Abschnitte in natürlicher Größe, filmferne Abschnitte vergrößert ab. 1 und 2 Die beiden Gelenkknorren des Oberschenkelbeins (Condyli femoris). 3 Kopf des Wadenbeins (Caput fibulae). 4 Schaft des Wadenbeins (Fibula). 5 Schaft des Oberschenkelknochens (Femur). 6 Kniescheibe (Patella). 7 Gelenkfläche des Schienbeins (Condylus lateralis tibiae). 8 Rauhigkeit des Schienbeins (Tuberositas tibiae). 9 Schaft des Schienbeins (Tibia).

- *Unterschenkelknochen: Schienbein (Tibia) und Wadenbein (Fibula) bilden das Skelett des Unterschenkels.* Das Schienbein ist wichtig für das Kniegelenk. Schienbein und Wadenbein bilden unten die Knöchelgabel mit innerem Knöchel (Malleolus medialis) und äußerem Knöchel (Malleolus lateralis), in welcher sich die Rolle des Sprungbeins (Trochlea tali) gelenkig bewegt. Das Schienbein ist kräftig. Es trägt eine vordere Kante und zeigt vorne und oben eine Rauhigkeit

(Tuberositas tibiae), an welcher sich die Quadrizepssehne festheftet. Auf dem Querschnitt erscheint das Schienbein dreieckig. Schienbein und Wadenbein sind in ganzer Länge durch eine bindegewebige Membran (Membrana interossea cruris) miteinander verbunden; oben weisen sie eine Amphiarthrose, unten eine Bandhaft, manchmal eine Amphiarthrose auf, wodurch die Knöchelgabel federnd wirkt (Abb. 46 und 47).

Muskelgruppen am Unterschenkel: Vorne liegen zwischen Schien- und Wadenbein die Strecker von Fuß und Zehen. Seitlich über dem Wadenbein befinden sich die Wadenbeinmuskeln (Mm. peronaei longus et brevis) zum Heben der äußeren Fußkante (Pronation). Die Beuger liegen hinten und gliedern sich in eine tiefe und eine oberflächliche Schicht (Wadenmuskulatur). Die Wadenmuskulatur besteht aus dem Schollenmuskel (M. soleus) und den Zwillingsmuskeln (Mm. gastrocnemii). Alle drei Muskeln gehen in die Achillessehne (Tendo calcaneus) über, die sich am Fersenbeinhöcker festheftet (Abb. 52 A, C, D, E, F, G).

Fußwurzelknochen: Auf der inneren Seite liegen Sprungbein (Talus), Kahnbein (Os naviculare) und die drei Keilbeine (Ossa cuneiformia). Außen befinden sich das Fersenbein (Calcaneus) und das Würfelbein (Os cuboideum).

Oberes Sprunggelenk: Das obere Sprunggelenk (Articulatio talocruralis) liegt zwischen der Rolle des Sprungbeins (Trochlea tali) und der Knöchelgabel (Abb. 47). Es ist ein Scharniergelenk, das Streckung (Dorsalflexion) und Beugung (Plantarflexion) gestattet.

Die das obere Sprunggelenk bewegenden Muskeln:

Dorsalflexion	Extensoren am Unterschenkel (Abb. 52 A, B)
Plantarflexion	Tiefe und oberflächliche Beuger. Der kräftigste Beuger ist der dreiköpfige Wadenmuskel (Abb. 52 A, C, D, E, F, H)

Unteres Sprunggelenk: Das untere Sprunggelenk (Articulatio talocalcaneonavicularis und Articulatio subtalaris) liegt zwischen Sprungbein einerseits, Fersenbein und Kahnbein andererseits (Abb. 47). Es gestattet die Umwendbewegungen des Fußes: Heben der äußeren Fußkante (Pronation) und Heben der inneren Fußkante (Supination).

Die das untere Sprunggelenk bewegenden Muskeln:

Pronation	–	Peronäalmuskeln.
Supination	–	Es gibt keine eigentlichen Supinatoren. Der kräftigste Supinator ist der dreiköpfige Wadenmuskel (M.triceps surae).

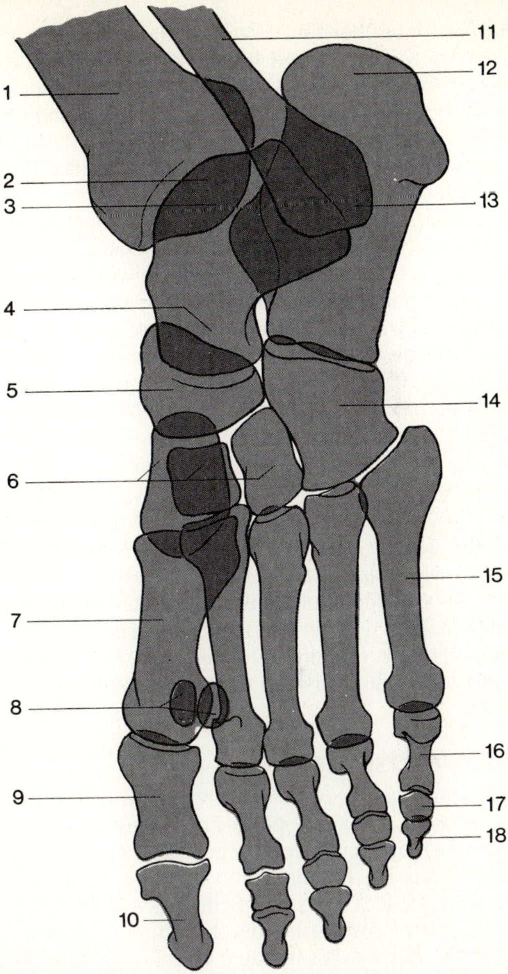

Abb. 47 **Vereinfachte Durchzeichnung des Röntgenbildes eines fußsohlenwärts gebeugten Fußes.** 1 Schaft des Schienbeins (Tibia). 2 Rolle des Sprungbeins (Trochlea tali). 3 Innerer Knöchel (Malleolus medialis). 4 Kopf des Sprungbeins (Caput tali). 5 Kahnbein (Os naviculare). 6 Die drei Keilbeine (Ossa cuneiformia). 7 Erster Mittelfußknochen (Os metatarsale I). 8 Sehnenknochen (Sesambein, Os sesamoideum). 9 Grundglied der großen Zehe (Phalanx proximalis). 10 Nagelglied der großen Zehe (Phalanx distalis). 11 Schaft des Wadenbeins (Fibula). 12 Fersenbein (Calcaneus). 13 Äußerer Knöchel (Malleolus lateralis). 14 Würfelbein (Os cuboideum). 15 Fünfter Mittelfußknochen (Os metatarsale V). 16 Grundglied der kleinen Zehe (Phalanx proximalis). 17 Mittelglied der kleinen Zehe (Phalanx media). 18 Nagelglied der kleinen Zehe (Phalanx distalis).

Mittelfußknochen: Jeder der fünf Mittelfußknochen (Ossa metatarsalia) hat vorne ein Köpfchen und hinten einen breiten Teil (Basis) (Abb. 47). Sie sind mit den Fußwurzelknochen durch federnde Amphiarthrosen verbunden, die Köpfchen gelenken mit den Grundgliedern der Zehen.
Zehen: Die Großzehe weist zwei, die übrigen Zehen drei Glieder auf. Das Endglied trägt den Nagel.
Gewölbe des Fußes: Der normale Fuß weist innen ein *Längsgewölbe* und im Gebiet der Mittelfußknochen ein *Quergewölbe* auf. Die Gewölbe sind durch die Knochenform bedingt. Sie werden durch Bänder zusammengehalten und durch Muskelzug gespannt. Wird der Kopf des Sprungbeins nach unten durchgedrückt, so entsteht ein *Knickplattfuß*. Flacht sich das Quergewölbe ab, so kommt es zur Bildung eines *Spreizfußes*. Normalerweise ruht das Körpergewicht auf der Ferse und auf den Köpfchen des ersten und fünften Mittelfußknochens.

Rumpf

● *Das Rumpfskelett besteht aus Wirbelsäule, Rippen und Brustbein.* Die Rumpfmuskulatur ist teils eigentliche Rumpfmuskulatur, teils auf den Rumpf übergreifende Gliedmaßenmuskulatur, teils Wandmuskulatur der Körperhöhlen, teils Trennwand zwischen Brustraum und Bauchraum (Zwerchfell), teils Beckenbodenmuskulatur. Bei Rumpfbewegungen werden zahlreiche Muskeln zu einer Bewegungskette zusammengeschlossen.

Wirbelsäule (Columna vertebralis)

● **Bau und Funktion:** *Die Wirbelsäule* (Abb. 48) *bildet die bewegliche Achse unseres Körpers.* Ihre Doppel-S-Form und die Knorpelhaften der Zwischenwirbelscheiben federn gegen Stoß ab. Die Wirbelsäule umgibt schützend das Rückenmark und trägt frei beweglich den das Gehirn bergenden Schädel. Sie stützt Schulter- und Beckengürtel. Ihr Brustteil trägt die den Brustkorb bildenden Rippen. Bei durchschnittlicher Körpergröße hat die Wirbelsäule eine Länge von etwa 75 cm. Ihr *Halsteil* wird von sieben Halswirbeln gebildet und ist gestreckt oder nach hinten leicht hohl (Lordose). Der *Brustteil* hat 12 Brustwirbel und ist nach hinten vorgewölbt (Kyphose). Der *Lendenteil* besteht aus 5 Lendenwirbeln und ist nach vorn ausgebuchtet (Lordose). Das Kreuzbein (Os sacrum) ist ein Block aus fünf verschmolzenen Sakralwirbeln. Seine Wölbung ist nach hinten vorgebuckelt (Kyphose). Die letzten vier Wirbel sind zum Steißbein verschmolzen. Seitliche Verkrümmungen der Wirbelsäule sind krankhaft (Skoliose). Sie bedingen das Höherstehen der einen Schulter. Die *Zwischenwirbelscheiben*

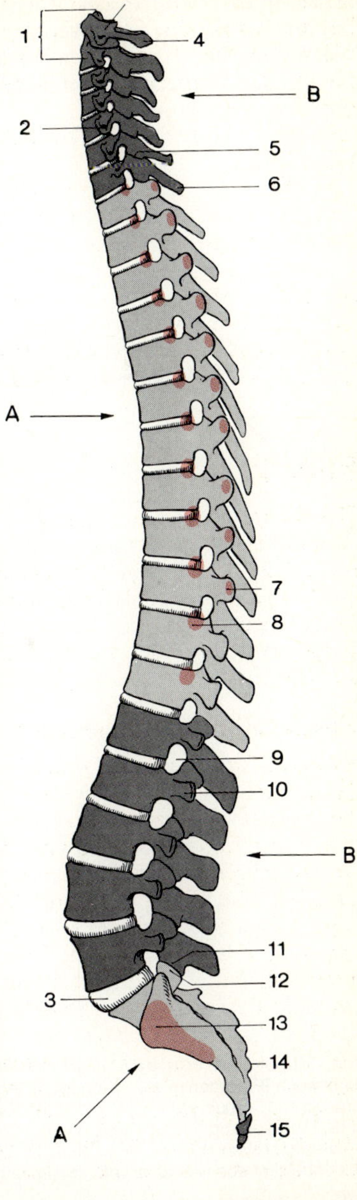

Abb. 48 **Seitenansicht der Wirbelsäule eines Erwachsenen.** Dunkelgrau: Halswirbel (Vertebrae cervicales) und Lendenwirbel (Vertebrae lumbales). Hellgrau: Brustwirbel (Vertebrae thoracicae) und Kreuzbein (Os sacrum). Rosa: Gelenkflächen. A: Kyphose (Buckel nach hinten). B: Lordose (Aushöhlung nach hinten). 1 Atlas (= erster Halswirbel) und Axis (= zweiter Halswirbel). 2 Loch (Foramen transversarium) für die Wirbelarterie (A. vertebralis). 3 Vorsprung (Promontorium) zwischen fünftem Lendenwirbel und Kreuzbein. 4 Hinterer Atlasbogen (Arcus posterior atlantis). 5 Zwischenwirbelgelenk (Articulatio intervertebralis). 6 Dornfortsatz (Processus spinosus). 7 Gelenkfläche am Querfortsatz (Fovea costalis transversalis) für das Rippenhöckerchen (Tuberculum costae). 8 Gelenkfläche am Wirbelkörper (Fovea costalis) für den Rippenkopf (Caput costae). 9 Zwischenwirbelloch (Foramen intervertebrale). 10 Querfortsatz eines Lendenwirbels (Processus costarius). 11 Unterer Gelenkfortsatz (Processus articularis inferior) des fünften Lendenwirbels. 12 Gelenkfortsatz (Processus articularis) des Kreuzbeins (Os sacrum). 13 Gelenkfläche (Facies auricularis) des Kreuzbeins (Os sacrum) mit dem Darmbein (Os ilium). 14 Mittlerer Kreuzbeinkamm (Crista sacralis mediana). 15 Steißbein (Os coccygis).

(Disci intervertebrales) bestehen aus flüssigkeitsreichem Faserknorpel und verbinden die Wirbelkörper miteinander. Untereinander sind die Wirbel durch die kleinen Wirbelgelenke gelenkig verbunden. Die Größe der Wirbelkörper nimmt von oben nach unten zu, entsprechend der Belastung.

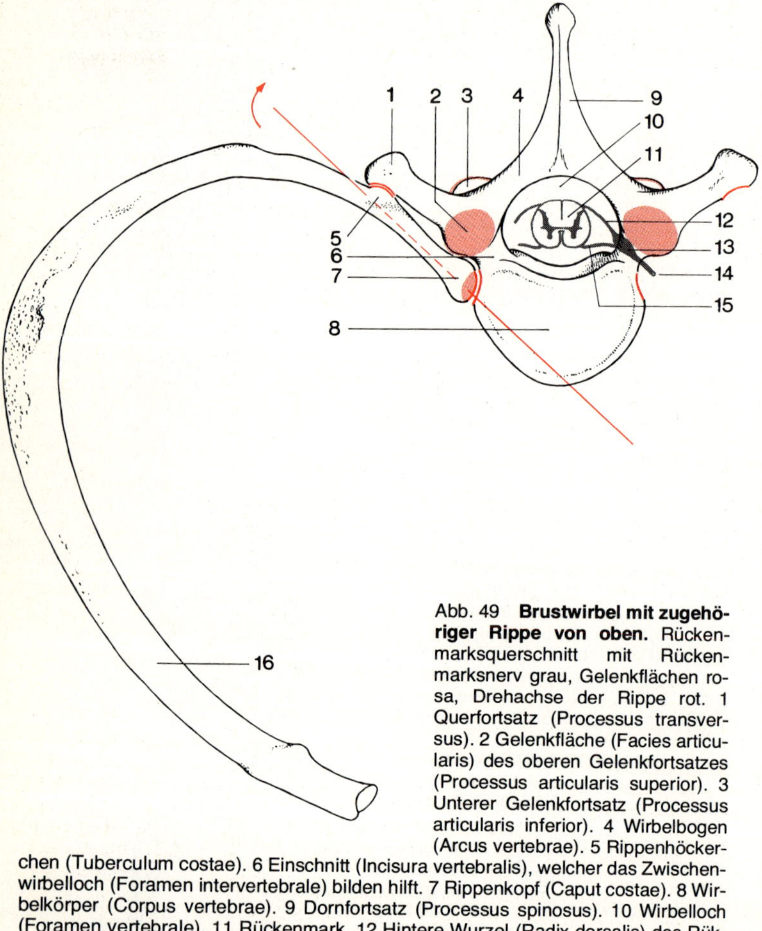

Abb. 49 **Brustwirbel mit zugehöriger Rippe von oben.** Rückenmarksquerschnitt mit Rückenmarksnerv grau, Gelenkflächen rosa, Drehachse der Rippe rot. 1 Querfortsatz (Processus transversus). 2 Gelenkfläche (Facies articularis) des oberen Gelenkfortsatzes (Processus articularis superior). 3 Unterer Gelenkfortsatz (Processus articularis inferior). 4 Wirbelbogen (Arcus vertebrae). 5 Rippenhöckerchen (Tuberculum costae). 6 Einschnitt (Incisura vertebralis), welcher das Zwischenwirbelloch (Foramen intervertebrale) bilden hilft. 7 Rippenkopf (Caput costae). 8 Wirbelkörper (Corpus vertebrae). 9 Dornfortsatz (Processus spinosus). 10 Wirbelloch (Foramen vertebrale). 11 Rückenmark. 12 Hintere Wurzel (Radix dorsalis) des Rükkenmarksnerven. 13 Spinalganglion. 14 Rückenmarksnerv. 15 Vordere Wurzel (Radix ventralis) des Spinalnerven. 16 Rippe (Costa).

● **Bau eines Wirbels:** *Jeder Wirbel* (Abb. 49) *hat einen Wirbelkörper (Corpus vertebrae), einen Wirbelbogen (Arcus vertebrae), einen Dornfortsatz (Processus spinosus), zwei Querfortsätze (Processus transversi)* und *zwei obere und zwei untere Gelenkfortsätze (Processus articulares).* Die Gesamtheit der Wirbellöcher bildet den Wirbelkanal (Canalis vertebralis). Der Ursprung jedes Wirbelbogens zeigt oben und unten eine Eindellung, welche zwischen zwei Wirbeln je ein Zwischenwirbelloch (Foramen intervertebrale) bilden, durch welches die Rükkenmarksnerven austreten. Im Zwischenwirbelloch liegen die Spinalganglien. Die Körper und die Querfortsätze der Brustwirbel tragen Gelenkflächen für die Rippen (Abb. 48).

Atlas und Axis: Der erste und zweite Halswirbel nehmen eine Sonderstellung ein (Abb. 50 und 58). ● *Der Atlas hat die Form eines Ringes,* welcher oben zwei Gelenkflächen für die Gelenkfortsätze des Hinterhauptbeins aufweist. Beide Gelenke bilden zusammen ein Eigelenk, welches die Nickbewegungen und die Seitwärtsbewegungen des Kopfes gestattet. ● *Der Ring dreht sich um den Zahn des Axis* (Drehbewegungen des Kopfes).

Beweglichkeit der Wirbelsäule: Die Beweglichkeit ist im Halsteil der Wirbelsäule am größten. Hier treten auch am frühesten Abnützungserscheinungen auf. Der Brustteil gestattet vor allem Drehbewegungen. Im Lendenteil ist Vorwärts-, Rückwärts- und Seitenbeugung möglich.

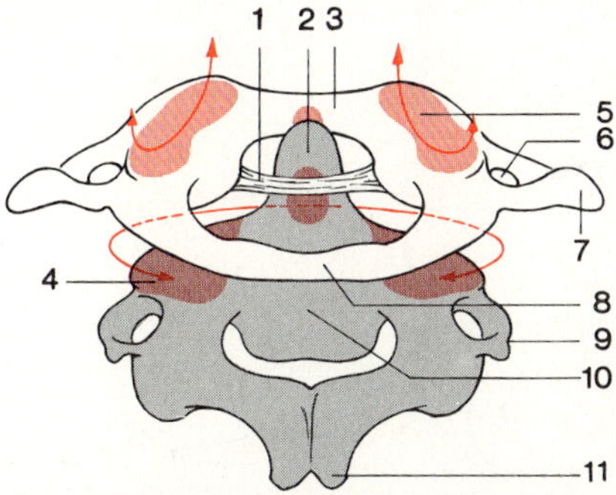

Abb. 50 **Erster und zweiter Halswirbel künstlich voneinander abgehoben.** Erster Halswirbel (Atlas) hell, zweiter Halswirbel (Axis) grau, Gelenkflächen rosa. Rote Pfeile geben die Hauptbewegungsmöglichkeiten an. 1 Querband des Atlas (Lig. transversum atlantis). 2 Zahnfortsatz des Axis (Dens axis). 3 Vorderer Atlasbogen (Arcus anterior atlantis). 4 Gelenkfläche zwischen Atlas und Axis (Articulatio atlantoaxialis). 5 Gelenkfläche zwischen Atlas und Hinterhauptskondylen (Articulatio atlantooccipitalis). 6 Loch (Foramen transversarium) für die Wirbelarterie (A. vertebralis). 7 Querfortsatz des Atlas (Massa lateralis atlantis). 8 Hinterer Atlasbogen (Arcus posterior atlantis). 9 Querfortsatz des Axis (Processus transversus axis). 10 Wirbelkörper (Corpus vertebrae) des Axis. 11 Gespaltener Dornfortsatz (Processus spinosus) des Axis.

Rippen (Costae)

● *12 Paare Rippen bilden den Brustkorb. Sieben Paare echte Rippen haben echte Gelenke am Brustbein* (Abb. 51). Eine Ausnahme macht die erste Rippe, welche sich mit einer Knorpelhaft am Brustbein festheftet. *Die Rippenknorpel der drei Paare falscher Rippen bilden den Rippenbogen (Arcus costalis).* Die 11. und 12. Rippe erreichen den Rippenbogen nicht mehr und endigen frei (Costae liberae). Manchmal ist das schon bei der 10. Rippe der Fall (Costa decima fluctuans).

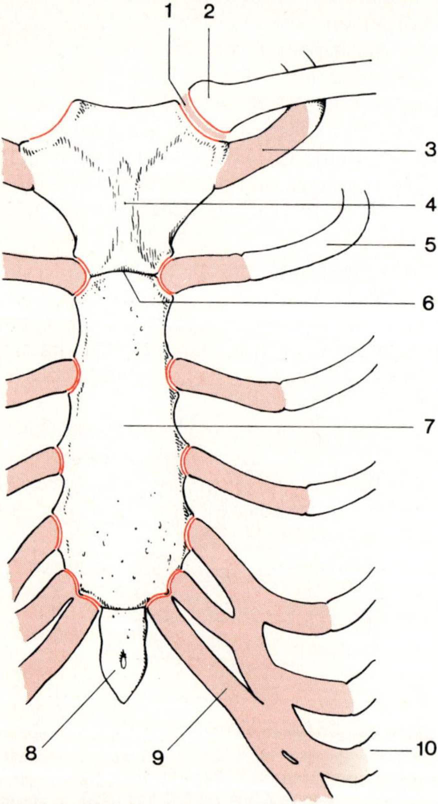

Abb. 51 **Brustbein (Sternum).** Einpflanzung der 1. bis 7. Rippe (Costa) und linkes Brustbein-Schlüsselbein-Gelenk (Articulatio sternoclavicularis). 1 Gelenkscheibe (Discus articularis). 2 Sternales Ende des Schlüsselbeins (Extremitas sternalis claviculae). 3 Knorpel der 1. Rippe. 4 Handgriff des Brustbeins (Manubrium sterni). 5 Zweite Rippe mit Brustbeinrippengelenk (Articulatio sternocostalis). 6 Brustbeinwinkel (Angulus sterni). 7 Brustbeinkörper (Corpus sterni). 8 Schwertfortsatz (Processus xiphoideus). 9 Rippenbogen (Arcus costalis). 10 Letzte echte Rippe (7. Rippe).

Bau: Jede Rippe weist ein Köpfchen, einen Hals, ein Höckerchen und einen Rippenwinkel auf (Abb. 49). Die Rippengelenke gestatten die Atembewegungen der Brustwand. Die Rippenknorpel wirken dabei wie Federn, die sich im Stehen bei der Ausatmung entspannen.

Brustbein (Sternum)

Das Brustbein ist ein platter Knochen, der aus einem Handgriff (Manubrium), einem Körper (Corpus) und einem verschieden geformten Schwertfortsatz (Processus xiphoideus) besteht (Abb. 51). Da das Brustbein unmittelbar unter der Haut liegt, wird es zur Gewinnung von rotem Knochenmark punktiert (Sternalpunktion zu diagnostischen Zwecken).

Rumpfmuskulatur

- *Eigentliche Rückenmuskulatur (autochthone Rückenmuskulatur):* zur Bewegung der Wirbelsäule. Diese Muskeln überspringen ein oder mehrere Körpersegmente, wobei die Wirbelfortsätze als Hebelarme benutzt werden (Abb. 52 C, E, H).
- *Auf den Rumpf übergreifende Gliedmaßenmuskulatur:*

Großer Brustmuskel (M. pectoralis major). Er entspringt von Schlüsselbein, Brustbein und Rippen. Er heftet sich am Oberarmknochen unterhalb des großen Höckers (Crista tuberculi majoris) an, ist ein kräftiger Anzieher des Armes (Abb. 52 A) und rollt gleichzeitig den Oberarm nach innen.

Trapezförmiger Muskel (M. trapezius). Er entspringt vom Hinterhaupt und von den Dornfortsätzen der Wirbelsäule. Er setzt sich am Schlüsselbein, an der Schulterhöhe und an der Schultergräte fest. Er ist einer der wichtigsten Muskeln für die Bewegung des Schulterblattes (Abb. 52 H).

Vorderer Sägemuskel (M. serratus anterior). Er entspringt mit seinen Zacken von den Rippen und setzt am inneren Rand des Schulterblattes an. Er zieht das Schulterblatt nach vorne und kann dessen unteren Winkel nach vorne drehen, was ermöglicht, den Arm über die Waagrechte zu erheben (Abb. 52 C, E).

Kleiner Brustmuskel (M. pectoralis minor). Er entspringt von den Rippen und setzt sich am Rabenschnabelfortsatz an, den er nach unten zieht.

Rautenförmige Muskeln (Mm. rhomboidei major et minor). Sie entspringen von den Dornfortsätzen und setzen am Innenrand des Schulterblattes an, das sie nach hinten ziehen.

Breiter Rückenmuskel (M. latissimus dorsi). Er entspringt hauptsächlich von den Dornfortsätzen und setzt unterhalb des kleinen Höckers am Oberarmknochen (Crista tuberculi minoris) an. Er ist ein Adduktor und zieht gleichzeitig den Arm nach hinten (Abb. 52 B, G, H).

- *Wandmuskulatur der Körperhöhlen:*

Die Brustwand weist drei Muskelschichten auf, welche die Rippen verbinden und den Atembewegungen der Brustwand dienen:

- *äußere Zwischenrippenmuskeln (Mm. intercostales externi),*
- *innere Zwischenrippenmuskeln (Mm. intercostales interni),*
- *querer Brustwandmuskel (M. tranversus thoracis).*

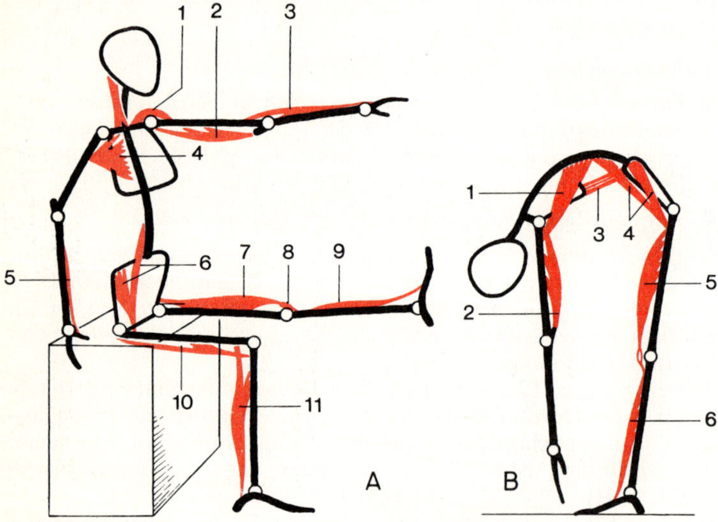

Abb. 52 **Muskelmännchen.** Sie sollen die Muskeltätigkeiten veranschaulichen, wie sie sich aus Ursprung, Ansatz und Lage zum jeweiligen Gelenk ergeben.

A **Sitzhaltung bei gestrecktem linkem Arm und gestrecktem linkem Bein.** 1 Dreieckiger Schultermuskel (M. deltoideus). 2 Dreiköpfiger Oberarmmuskel (M. triceps brachii). 3 Streckmuskulatur von Handgelenk und Fingern. 4 Großer Brustmuskel (M. pectoralis major). 5 Langer Daumenstrecker (M. extensor pollicis longus). 6 Hüft-Lenden-Muskel (M. iliopsoas). 7 Vierköpfiger Oberschenkelmuskel (M. quadriceps femoris). 8 Kniescheibe (Patella) in der Sehne des vierköpfigen Oberschenkelmuskels. 9 Streckmuskulatur am Unterschenkel. 10 Zweiköpfiger Oberschenkelmuskel (M. biceps femoris). 11 Dreiköpfiger Wadenmuskel (M. triceps surae).

B **Rumpfbeuge vorwärts.** 1 Breiter Rückenmuskel (M. latissimus dorsi). 2 Dreiköpfiger Oberarmmuskel (M. triceps brachii). 3 Gerader Bauchmuskel (M. rectus abdominis). 4 Hüft-Lenden-Muskel (M. iliopsoas). 5 Vierköpfiger Oberschenkelmuskel (M. quadriceps femoris). 6 Streckmuskulatur von Fuß und Zehen.

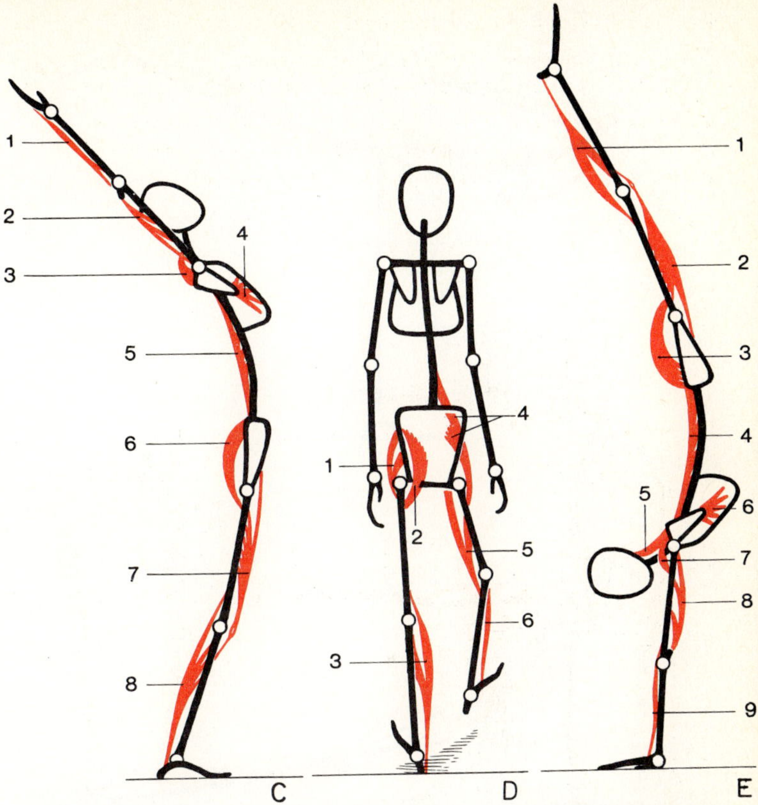

C **Arme vorwärts hoch.** 1 Streckmuskulatur von Hand und Fingern. 2 Dreiköpfiger Oberarmmuskel (M. triceps brachii). 3 Dreieckiger Schultermuskel (M. deltoideus). 4 Unterer Abschnitt des vorderen Sägemuskels (M. serratus anterior). 5 Rückenmuskulatur (M. erector spinae). 6 Großer Gesäßmuskel (M. glutaeus maximus). 7 Vierköpfiger Oberschenkelmuskel (M. quadriceps femoris). 8 Dreiköpfiger Wadenmuskel (M. triceps surae).

D **Standbein und Spielbein beim Gehen.** Kleine Gesäßmuskeln (Mm. glutaei medius und minimus). 2 Großer Gesäßmuskel (M. glutaeus maximus).3 Dreiköpfiger Wadenmuskel (M. triceps surae). 4 Hüft-Lenden-Muskel (M. iliopsoas). 5 Zweiköpfiger Oberschenkelmuskel (M. biceps femoris). 6 Streckmuskeln des Fußes und der Zehen.

E **Handstand.** 1. Dreiköpfiger Wadenmuskel (M. triceps surae). 2 Vierköpfiger Oberschenkelmuskel (M. quadriceps femoris). 3 Großer Gesäßmuskel (M. glutaeus maximus). 4 Rückenmuskulatur (M. erector spinae). 5 Nackenmuskulatur. 6 Unterer Abschnitt des vorderen Sägemuskels (M. serratus anterior). 7 Dreieckiger Schultermuskel (M. deltoideus). 8 Dreiköpfiger Oberarmmuskel (M. triceps brachii). 9 Streckmuskulatur von Hand und Fingern.

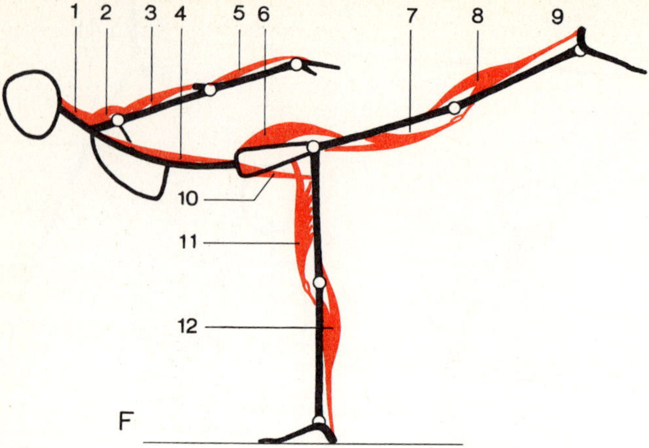

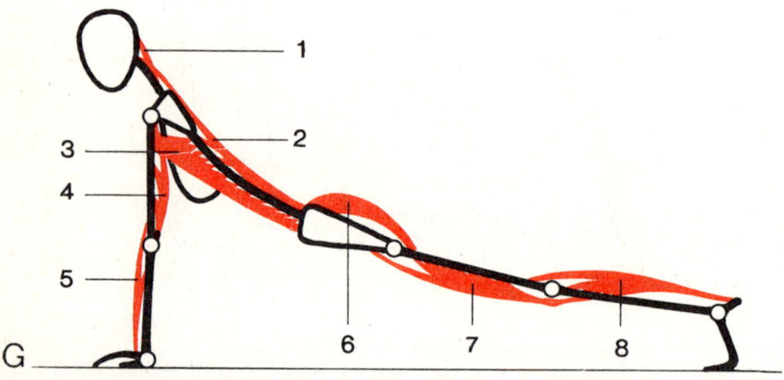

F **Waagrechte Haltung des Rumpfes bei Stand auf einem Bein.** 1 Nackenmuskeln. 2 Hinterer Abschnitt des dreieckigen Schultermuskels (M. deltoideus). 3 Dreiköpfiger Oberarmmuskel (M. triceps brachii). 4 Rückenmuskulatur (M. erector spinae). 5 Streckmuskeln von Hand und Fingern. 6 Großer Gesäßmuskel (M. glutaeus maximus). 7 Vierköpfiger Oberschenkelmuskel (M. quadriceps femoris). 8 Dreiköpfiger Wadenmuskel (M. triceps surae). 9 Achillessehne (Tendo calcaneus). 10 Hüft-Lenden-Muskel (M. iliopsoas). 11 Vierköpfiger Oberschenkelmuskel (M. quadriceps femoris). 12 Dreiköpfiger Wadenmuskel (M. triceps surae).

G **Liegestütz.** 1 Nackenmuskeln. 2 Rückenmuskulatur (M. erector spinae). 3 Breiter Rückenmuskel (M. latissimus dorsi). 4 Dreiköpfiger Oberarmmuskel (M. triceps brachii). 5 Streckmuskulatur von Hand und Fingern. 6 Großer Gesäßmuskel (M. glutaeus maximus). 7 Vierköpfiger Oberschenkelmuskel (M. quadriceps femoris). 8 Dreiköpfiger Wadenmuskel (M. triceps surae).

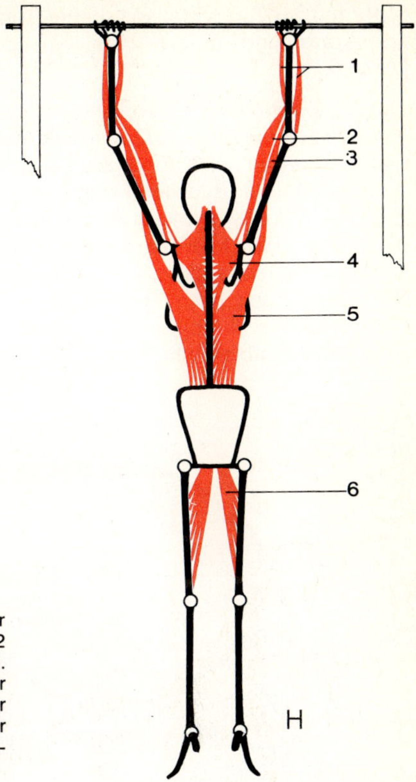

H **Felgaufzug.** 1 Beugemuskulatur von Handgelenk und Fingern. 2 Zweiköpfiger Oberarmmuskel (M. biceps brachii). 3 Oberarmbeuger (M. brachialis). 4 Trapezförmiger Muskel (M. trapezius). 5 Breiter Rückenmuskel (M. latissimus dorsi). 6 Anzieher (Adduktoren).

Die *Bauchwand* zeigt in der Mitte die *geraden Bauchwandmuskeln (Mm. recti abdominis).* Auf beiden Seiten ist die Bauchwandmuskulatur in drei Schichten angeordnet:

- *äußerer schräger Bauchmuskel (M. obliquus externus abdominis),*
- *innerer schräger Bauchmuskel (M. obliquus internus abdominis),*
- *querer Bauchmuskel (M. transversus abdominis).*

Zwerchfell (Diaphragma)

Das Zwerchfell bildet die Trennwand zwischen Brustraum und Bauchraum. Vom *N. phrenicus* innerviert, der von C4 zum Diaphragma hinuntersteigt, ist es der wichtigste Atemmuskel. Das Zwerchfell entspringt mit seinem *Rippenteil* von der Innenseite des Rippenbogens. Der *Lendenteil* des Zwerchfells bildet die Zwerchfellpfeiler. Der

Mittelteil des Zwerchfells ist sehnig (Centrum tendineum). Speiseröhre, Aorta und untere Hohlvene durchsetzen das Diaphragma (Abb. 53).

- *Die Kontraktion des Zwerchfells vergrößert den Brustraum und führt dadurch zur Einatmung.* Das erschlaffte Zwerchfell wölbt sich in einer rechten und linken Kuppel gegen den Brustraum vor (Ausatmung). Zwerchfell und Bauchmuskeln stehen in ständigem Wechselspiel. Zieht sich das Zwerchfell zusammen und tritt es nach unten, so treibt der erhöhte Druck im Bauchraum die Bauchwand vor. Zusammenziehen der Bauchwandmuskeln (Bauchpresse) drängt das erschlaffte Zwerchfell nach oben. Bauchpresse unter gleichzeitiger Einatmung erhöht den Druck im Bauchraum und begünstigt dadurch die Entleerung von Harnblase und Mastdarm. Durch die Bauchpresse wird die

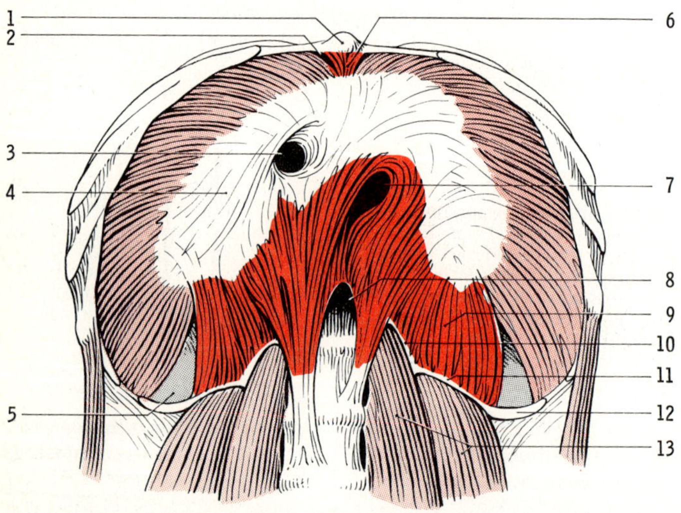

Abb. 53 **Ansicht des Zwerchfells von unten.** Pars costalis rosa, Pars sternalis und Pars lumbalis rot. 1 Schwertfortsatz des Brustbeins (Processus xiphoideus). 2 Larrey-Spalte zwischen Brustbeinteil und Rippenteil des Zwerchfells. 3 Durchpaß für die untere Hohlvene (Foramen v. cavae). 4 Sehnenspiegel des Zwerchfells (Centrum tendineum). 5 Bindegewebiges Dreieck zwischen Rippenteil und Lendenteil des Zwerchfells (Trigonum lumbocostale). 6 Brustbeinteil des Zwerchfells (Pars sternalis). 7 Durchpaß der Speiseröhre (Hiatus oesophageus). 8 Durchpaß der Aorta (Hiatus aorticus) zwischen rechtem und linkem Zwerchfellpfeiler (Crus dextrum und Crus sinistrum). 9 Lendenteil mit Ursprung von der Arkade des Lendenmuskels (M. quadratus lumborum). 10 Psoasarkade (Lig. arcuatum mediale). 11 Quadratusarkade (Lig. arcuatum laterale). 12 Letzte Rippe (Costa XII). 13 Lendenmuskel (M. psoas) und viereckiger Lendenmuskel (M. quadratus lumborum).

Wirkung der Gebärmutterwehen verstärkt. Die Lage der Bauchorgane wird von der Stellung des Zwerchfells beeinflußt: Der Unterrand der Leber rückt bei Einatmung nach unten, bei Ausatmung nach oben.

Beckenboden

Der Beckenausgang wird durch einen doppelten Boden unvollständig verschlossen. Der Anheber des Afters (M. levator ani) bildet den *muskulären Beckenboden*. Er strahlt trichterförmig in den äußeren Ringmuskel des Afters (M. sphincter ani externus) ein. Vorn begrenzt er den Levatorenspalt, durch den im weiblichen Becken bei der Geburt der Kopf des Kindes durchtreten muß. Unterhalb des muskulären Beckenbodens liegt zwischen Schamfuge und Sitzbeinknorren der *bindegewebige Beckenboden*. Er wird vom queren Damm-Muskel (M. transversus perinei profundus) und den ihn bedeckenden Faszienblättern gebildet. Durch ihn treten beim Mann die Harn-Samen-Röhre, bei der Frau die Scheide und die Harnröhre.

Kopf

Der Schädel umschließt das Gehirn, die Sinnesorgane und den Anfangsteil von Atem- und Speiseweg.
Der *Gehirnschädel* (Neurocranium) schützt das Gehirn und die Sinnesorgane. Er besteht aus dem *Schädeldach* und der *Schädelbasis*.
Der *Gesichtsschädel (Viscerocranium)* umgibt die Anfangsteile von Atemtrakt und Verdauungswegen.

Schädeldach (Calvaria)

Das Schädeldach (Abb. 54) besteht aus dem *Stirnbein* (Os frontale), dessen paarige Anlage beim Neugeborenen noch deutlich zu erkennen ist (Abb. 55), den beiden *Scheitelbeinen* (Ossa parietalia), den beiden *Schläfenbeinschuppen* (Squamae ossis temporalis) und der unpaaren *Hinterhauptschuppe* (Squama ossis occipitalis). Das Stirnbein enthält die Stirnbeinhöhle (Sinus frontalis) (Abb. 56, 57 und 58).
Die Schädelknochen stoßen in den *Schädelnähten* (Suturae) zusammen. Zwischen Stirnbein und den Scheitelbeinen liegt die Kranznaht (Sutura coronalis), zwischen den beiden Scheitelbeinen die Pfeilnaht (Sutura sagittalis), zwischen den Scheitelbeinen und der Hinterhauptschuppe die Lambdanaht (Sutura lambdoidea). Die genannten Nähte sind *Zackennähte (Sutura serratae):* die benachbarten Knochen greifen zackig ineinander. Die Schläfenbeinschuppe bildet mit den umgebenden Knochen eine *Schuppennaht (Sutura squamosa),* durch welche

der Kaudruck auf die Schädelwölbung übertragen wird. Beim Neugeborenen liegen zwischen den Knochen des Schädeldaches breite bindegewebige Lücken, die *Fontanellen* (Abb. 55), welche eine Anpassung des kindlichen Schädels an den Geburtskanal gestatten. Die vordere Fontanelle ist vierseitig begrenzt, die hintere dreiseitig. Die Form der Fontanellen gestattet, die Stellung des kindlichen Kopfes bei der Geburt festzustellen.

Schädelbasis (Basis cranii) (Abb. 56 und 57)

Die Schädelbasis wird vorne vom *Siebbein (Os ethmoidale)* gebildet. Nach hinten folgt das *Keilbein (Os sphenoidale)*, woran das *Hinterhauptbein (Os occipitale)* stößt. Seitlich liegen die beiden Schläfenbeine (Ossa temporalia). Die Ansicht der Schädelbasis von innen (Abb. 59) zeigt auf der einen Seite die einzelnen Schädelknochen, welche die beiden vorderen, die beiden mittleren und die hinteren Schädelgruben bilden, sowie die wichtigsten Durchpässe, die aus der Schädelhöhle herausführen. Auf der anderen Seite sind die durchtretenden Nerven und Gefäße eingetragen.
Siebbein: Es besteht aus einem senkrechten Blatt (Lamina perpendicularis), einer quergestellten, durchlöcherten Platte (Lamina cribrosa), durch welche die Riechfäden (Nn. olfactorii) hindurchziehen, dem Hahnenkamm (Crista galli), woran sich die harte Hirnhaut (Dura) als Hirnsichel heftet (Abb. 57), und seitlich aus den Siebbeinlabyrinthen, welche die Siebbeinzellen (Cellulae ethmoidales) umschließen und die obere und mittlere Nasenmuschel tragen. Das Siebbein beteiligt sich an der Bildung der Nasenhöhlen und an der inneren Begrenzung der Augenhöhlen (Abb. 54).
Keilbein: Es ist der Mittelpunkt der Schädelbasis. Er besteht aus dem Körper, der die Keilbeinhöhle (Sinus sphenoidalis) umschließt und den Türkensattel (Sella turcica) für die Hypophyse bildet (Abb. 56 und 59). Die beiden kleinen Keilbeinflügel (Alae minores) schließen nach hinten die vorderen Schädelgruben ab (Fossae cranii anteriores). Die beiden großen Keilbeinflügel (Alae majores) helfen den Boden der mittleren Schädelgruben (Fossae cranii mediae) bilden. Die beiden Flügelfortsätze (Processus pterygoidei) gehen nach unten. Zwischen dem kleinen und dem großen Keilbeinflügel liegt die obere Augenhöhlenspalte (Fissura orbitalis superior), welche den ersten Hauptast des Trigeminus (N. ophthalmicus) und die Augenmuskel-

---

Abb. 54 **Schädel eines Erwachsenen in Seitenansicht.** 1 Stirnbein (Os frontale). 2 Scheitelbein (Os parietale). 3 Hinterhauptschuppe (Squama des Os occipitale). 4 Schläfenbein (Os temporale). 5 Großer Keilbeinflügel (Ala major des Os sphenoidale). 6 Augenhöhlenblatt des Siebbeins (Lamina orbitalis des Os ethmoidale). 7 Oberkiefer (Maxilla). 8 Jochbein (Os zygomaticum). 9 Tränenbein (Os lacrimale). 10 Nasenbein (Os nasale). 11 Unterkiefer (Mandibula). a Stirneinschnitt (Incisura frontalis). ▶

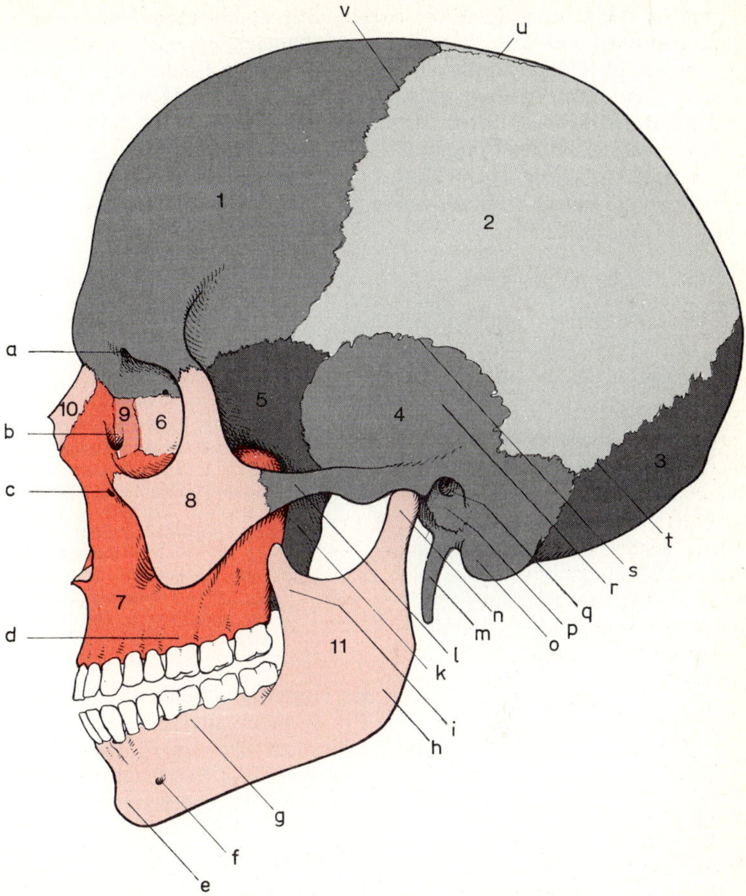

b Grube für den Tränensack (Fossa sacci lacrimalis). c Infraorbitalloch (Foramen infraorbitale). d Zahntragender Fortsatz des Oberkiefers (Processus alveolaris maxillae). e Kinn (Mentum). f Kinnloch (Foramen mentale). g Zahntragender Fortsatz des Unterkiefers (Processus alveolaris mandibulae). h Kieferwinkel (Angulus mandibulae). i Muskelfortsatz des aufsteigenden Kieferastes (Processus coronoideus mandibulae). k Äußeres Blatt des Flügelfortsatzes (Lamina lateralis des Processus pterygoideus des Os sphenoidale). l Jochbogen (Arcus zygomaticus). m Dolchförmiger Fortsatz (Processus styloideus). n Gelenkfortsatz des aufsteigenden Kieferastes (Processus condylaris mandibulae). o Warzenfortsatz (Processus mastoideus). p Os tympanicum. q Äußerer Gehörgang (Meatus acusticus externus). r Schuppe des Schläfenbeins (Squama des Os temporale). s Schuppennaht (Sutura squamosa). t Lambdanaht (Sutura lambdoidea). u Pfeilnaht (Sutura sagittalis). v Kranznaht (Sutura coronalis).

nerven III, IV und VI in die Augenhöhle durchtreten läßt. Sehnerv (N. opticus) und Augenarterie (A. ophthalmica) benützen einen eigenen Kanal (Canalis opticus). Durch die großen Flügel treten der 2. und 3. Hauptast des N. trigeminus aus dem Schädel. Der N. maxillaris verläßt den Schädel durch das runde Loch (Foramen rotundum). Der N. mandibularis zieht durch das ovale Loch (Foramen ovale). Dahinter liegt das kleine Loch (Foramen spinosum) für die kleine Arterie, welche die harte Hirnhaut versorgt (A. meningea media).

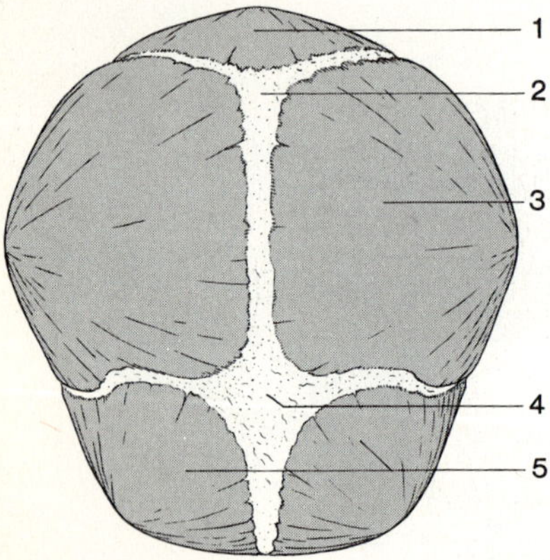

Abb. 55 **Aufsicht auf den Schädel eines Neugeborenen.** 1 Hinterhauptschuppe (Squama occipitalis). 2 Hintere dreiseitige Fontanelle: (Fonticulus posterior). 3 Scheitelbein mit Höcker (Os parietale mit Tuber parietale). 4 Vordere vierseitige Fontanelle (Fonticulus anterior). 5 Die beiden Stirnbeine (Ossa frontalia).

- *Hinterhauptbein:* Der Basalteil des Hinterhauptbeins schließt nach hinten an den Keilbeinkörper an. Er umrandet mit den beiden Seitenteilen das große Hinterhauptloch (Foramen magnum), durch welches das Rückenmark, die beiden Wirbelarterien (Aa. vertebrales) und die Rückenmarkwurzeln (Radices spinales) des Hirnnervenpaares XI in den Schädel gelangen.
- *Schläfenbein:* Zur Schädelbasis rechnen wir das Felsenbein (Pars petrosa), welches beiderseits das Innenrohr umschließt. Der innere Gehörgang läßt den siebenten und den achten Hirnnerven in das Felsenbein eintreten. Ein besonderer Kanal enthält die innere Halsschlagader, welche das Gehirn versorgt. Zwischen Schläfenbein und Hinterhauptbein liegt das Loch für die innere Drosselvene (Foramen jugulare mit V. jugularis interna), welche sich aus dem Zusammenfluß des S-förmigen Hirnblutleiters (Sinus sigmoideus) und des unteren Felsenbeinblutleiters (Sinus petrosus inferior) bildet. Durch das Loch der Drosselvene treten die Nerven der Vagusgruppe (IX. X. und XI.) aus dem Schädel. Hinter dem Felsenbein liegt der Warzenfortsatz (Processus mastoideus), welcher die Warzenfortsatzzellen (Cellulae mastoidea) enthält, die mit dem Mittelohrraum zusammenhängen. Nach

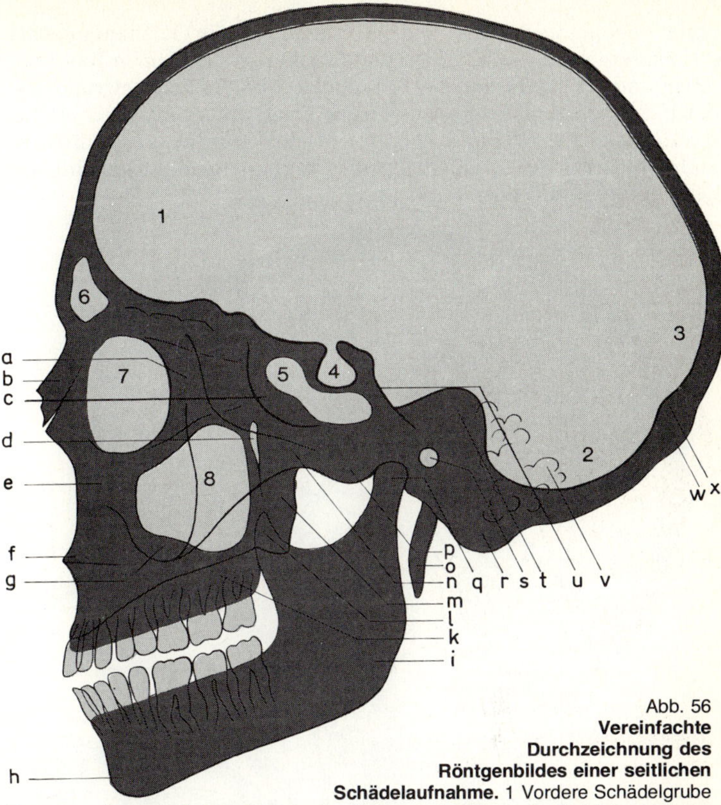

Abb. 56 **Vereinfachte Durchzeichnung des Röntgenbildes einer seitlichen Schädelaufnahme.** 1 Vordere Schädelgrube (Fossa cranii anterior). 2 Kleinhirngrube (Fossa occipitalis cerebellaris) der hinteren Schädelgrube (Fossa cranii posterior). 3 Großhirngrube (Fossa occipitalis cerebralis) der hinteren Schädelgrube (Fossa cranii posterior). 4 Hypophysengrube (Fossa hypophysialis). 5 Keilbeinhöhle (Sinus sphenoidalis). 6 Stirnbeinhöhle (Sinus frontalis). 7 Augenhöhle (Orbita). 8 Kieferhöhle (Sinus maxillaris). a Jochbein (Os zygomaticum). b Nasenbein (Os nasale). c Abbildung der mittleren Schädelgrube (Fossa cranii media). d Flügelgaumengrube (Fossa pterygopalatina). e Oberkiefer (Maxilla). f Vorderer Nasenstachel (Spina nasalis anterior). g Knöcherne Nasenscheidewand (Septum nasi osseum). h Kinn (Mentum). i Kieferwinkel (Angulus mandibulae). k Harter Gaumen (Palatum durum). l Muskelfortsatz des aufsteigenden Kieferastes (Processus coronoideus mandibulae). m Äußeres Blatt des Flügelfortsatzes (Lamina lateralis des Processus pterygoideus des Os sphenoidale). n Jochbogen (Arcus zygomaticus). o Dolchförmiger Fortsatz (Processus styloideus). p Gelenkhöcker des Schläfenbeins (Tuberculum articulare). q Gelenkfortsatz des aufsteigenden Kieferastes (Processus condylaris mandibulae). r Warzenfortsatz (Processus mastoideus). s Äußerer Gehörgang (Meatus acusticus externus). t Felsenbeinpyramide (Pars petrosa des Os temporale). u Abhang der Schädelbasis (Clivus). v Warzenfortsatzzellen (Cellulae mastoidea). w Äußerer Hinterhauptvorsprung (Protuberantia occipitalis externa). x Innerer Hinterhauptvorsprung (Protuberantia occipitalis interna).

vorne liegt an der Unterseite des Schläfenbeins die Gelenkpfanne für das Kiefergelenk (Abb. 54, 56 und 58). Durch die kleinen Keilbeinflügel und die Oberkante der Felsenbeine wird der Schädelgrund beiderseits in die Schädelgruben (Fossae cranii anteriores, mediae und posterior) unterteilt. In der vorderen Schädelgrube liegt das Stirnhirn, in der mittleren der Schläfenlappen, in der hinteren das Kleinhirn und der Hinterhauptslappen.

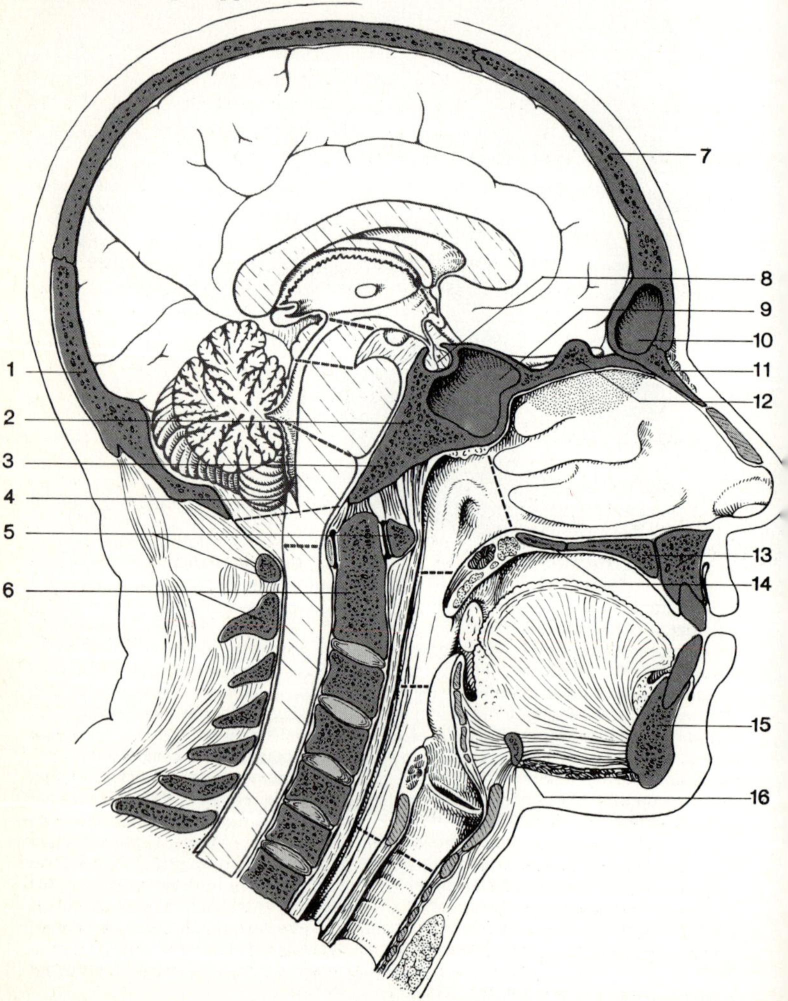

Gesichtsschädel

- *Zum Gesichtsschädel gehören Oberkiefer, Jochbein, Nasenbein, Tränenbein, Gaumenbein, Pflugscharbein, untere Nasenmuschel und Unterkiefer.*
Der *Oberkiefer (Maxilla)* umschließt die Kieferhöhle (Sinus maxillaris) (Abb. 56 und 58). Sein zahntragender Fortsatz enthält die Wurzeln der Zähne des Oberkiefers. Sein Gaumenfortsatz bildet den größten Teil des harten Gaumens. Mit dem Oberkiefer sind durch Nähte verbunden das *Jochbein (Os zygomaticum)* (Abb. 54, 56 und 58), das *Nasenbein (Os nasale)*, das *Tränenbein (Os lacrimale)*, das *Gaumenbein (Os palatinum)*, das *Pflugscharbein (Vomer)* und die *untere Nasenmuschel (Concha nasalis inferior). Augenhöhle und Nasenhöhle* setzen sich aus mehreren Einzelknochen zusammen.

Gebiß

- *Der Zahnbogen des Oberkiefers hat die Form einer halben Ellipse, derjenige des Unterkiefers die Form einer Parabel.* Die Schneidezähne des Oberkiefers überragen mit ihren Kaukanten die Schneidezähne des Unterkiefers: Überbiß oder Scherenbiß. Durch diese Verschiebung arbeiten beim Zubeißen stets drei Zähne zusammen. Diese Zusammenarbeit der Zähne wird als *Artikulation* bezeichnet. Über Bezahnung und Bau der Zähne s. Mundhöhle S. 121.

Kopfmuskulatur

- *Wir unterscheiden nach Tätigkeit und Nervenversorgung zwei große Gruppen, die mimische Gesichtsmuskulatur* (Abb. 60) *und die Kaumuskulatur* (Abb. 61).
Mimische Gesichtsmuskulatur: Sie bildet um die Öffnungen des Gesichtes ringförmige Muskeln, liefert die muskuläre Grundlage der Wange (M. buccinator) und ermöglicht die Ausdrucksbewegungen des Gesichtes. Alle mimischen Muskeln sind vom VII. Hirnnerven innerviert (N. facialis).

◀ Abb. 57 **Mittelschnitt durch den Kopf eines erwachsenen Mannes.** 1 Hinterhauptschuppe (Squama occipitalis). 2 Keilbeinkörper (Corpus des Os sphenoidale). 3 Basilarteil des Hinterhauptknochens (Pars basilaris des Os occipitale). 4 Hinterhauptloch (Foramen magnum). 5 Hinterer und vorderer Bogen des ersten Halswirbels (Arcus anterior und Arcus posterior des Atlas). 6 Dornfortsatz, Wirbelkörper und Zahn des zweiten Halswirbels (Processus spinosus, Corpus und Dens des Axis). 7 Stirnbein (Os frontale). 8 Hypophysengrube (Fossa hypophysialis). 9 Keilbeinhöhle (Sinus sphenoidalis). 10 Stirnbeinhöhle (Sinus frontalis). 11 Nasenbein (Os nasale). 12 Hahnenkamm des Siebbeins (Crista galli des Os ethmoidale). 13 Zahntragender Fortsatz und Gaumenfortsatz des Oberkiefers (Processus alveolaris und Processus palatinus der Maxilla). 14 Waagrechte Platte des Gaumenbeins (Lamina horizontalis des Os palatinum). 15 Unterkiefer (Mandibula). 16 Zungenbein (Os hyoideum). Für die übrigen Hinweise vgl. Abb. 65, 129 und 178).

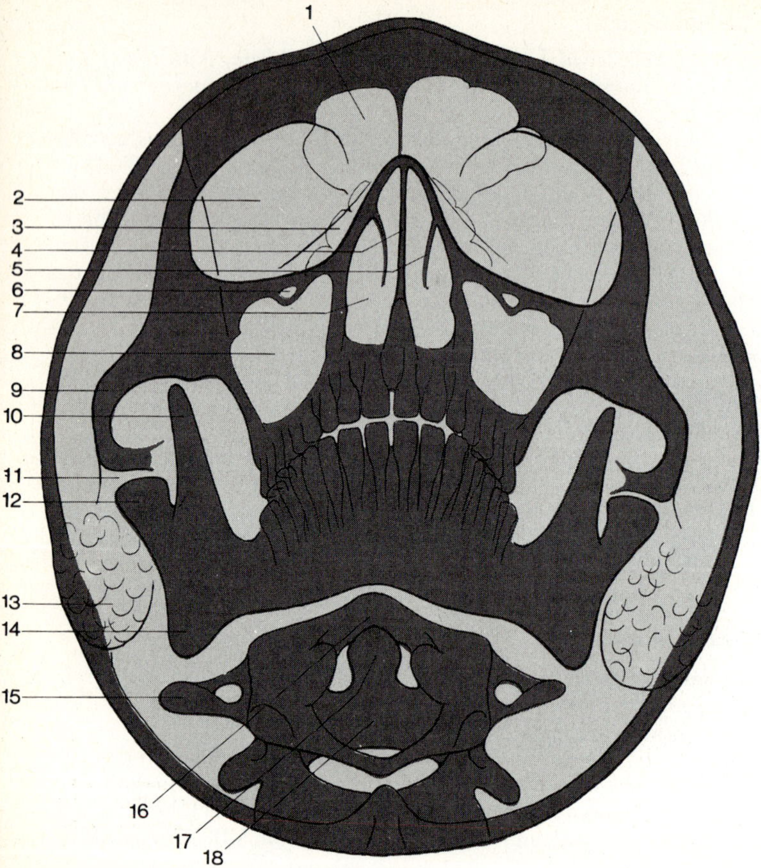

Abb. 58 **Vereinfachte Durchzeichnung eines Röntgenbildes zur Darstellung der Nebenhöhlen.** 1 Stirnbeinhöhle (Sinus frontalis) mit Scheidewand. 2 Augenhöhle (Orbita). 3 Siebbeinzellen (Cellulae ethmoidales). 4 Nasenscheidewand (Septum nasi). 5 Untere Nasenmuschel (Concha nasalis inferior). 6 Infraorbitalloch (Foramen infraorbitale). 7 Nasenhöhle (Cavum nasi). 8 Oberkieferhöhle (Sinus maxillaris). 9 Jochbogen (Arcus zygomaticus). 10 Muskelfortsatz des aufsteigenden Kieferastes (Processus coronoideus mandibulae). 11 Gelenkgrube für das Kieferköpfchen (Fossa mandibularis). 12 Gelenkfortsatz des aufsteigenden Kieferastes (Processus condylaris mandibulae). 13 Mastoidzellen im Warzenfortsatz (Cellulae mastoidea des Processus mastoideus). 14 Unterkieferwinkel (Angulus mandibulae). 15 Seitlicher Fortsatz des Atlas mit Loch für die Vertebralarterie (Processus transversus mit Foramen transversarium). 16 Vorderer Atlasbogen (Arcus anterior atlantis). 17 Zahn des Axis (Dens axis). 18 Wirbelkörper des Axis (Corpus axis).

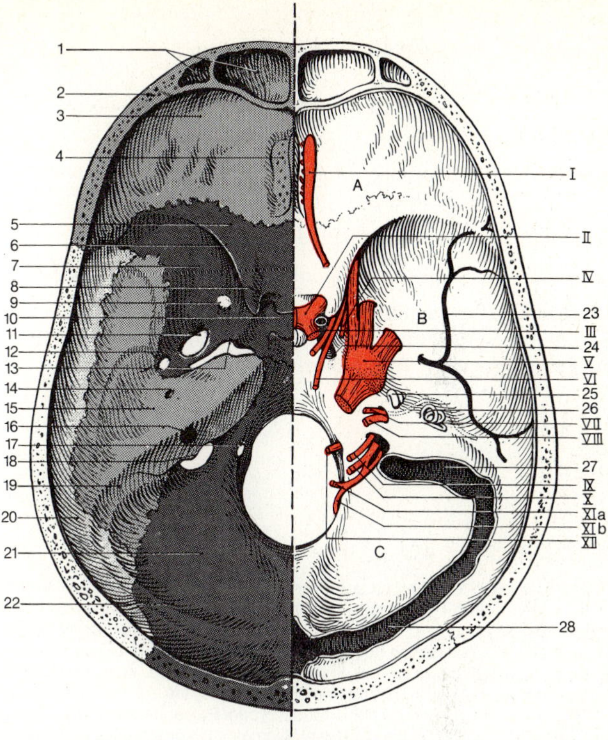

Abb. 59 **Schädelbasis von innen mit den Schädelgruben.** Auf der einen Seite sind die Schädelknochen mit den sie durchsetzenden Durchgängen angegeben. Auf der anderen Seite sind die Inhaltsgebilde dieser Durchgänge eingetragen. Rot: Hirnnerven. Schwarz: Arterien. Grau: die wichtigsten Blutleiter der harten Hirnhaut (Sinus durae matris).

A Vordere Schädelgrube (Fossa cranii anterior) für den Stirnlappen des Gehirns (Lobus frontalis).

B Mittlere Schädelgrube (Fossa cranii media) für den Schläfenlappen des Gehirns (Lobus temporalis).

C Hintere Schädelgrube (Fossa cranii posterior) für die Kleinhirnhemisphären und die Hinterhauptspole des Gehirns (Poli occipitales).

1 Stirnhöhle (Sinus frontalis). 2 Diploëschicht der Schädelknochen, welche ein mehr oder weniger ausgedehntes Venennetz enthält. 3 Stirnbein (Os frontale). 4 Siebplatte (Lamina cribrosa) des Siebbeins (Os ethmoidale), durch welche die Riechfäden (Nn. olfactorii) treten. 5 Kleiner Keilbeinflügel (Ala minor des Os sphenoidale). 6 Obere Augenhöhlenspalte (Fissura orbitalis superior) zwischen dem großen und kleinen Keilbeinflügel. 7 Großer Keilbeinflügel (Ala major des Os sphenoidale). 8 Sehnervenkanal (Canalis opticus) mit Sehnerv (N. opticus) und Arterie des Auges (A. ophthalmica) im kleinen Keilbeinflügel. 9 Rundes Loch (Foramen rotundum) im großen Keilbeinflügel für den Durchtritt des zweiten Hauptastes des Trigeminus (V_2). 10 Hypophysengrube

Kaumuskulatur: Sie dient dem Kauen und Sprechen.

Zubeißer	Schläfenmuskel (M. temporalis) Kaumuskel (M. masseter) Innere Flügelmuskel (M. pterygoideus medialis)
Vorwärtszieher	Äußerer Flügelmuskel (M. pterygoideus lateralis)
Rückzieher	Hinterer Teil des Schläfenmuskels
Öffner	Obere Zungenbeinmuskeln, Schwerkraft.

Der Kaudruck ist beträchtlich und beträgt um die 80 kp pro cm^2. Die Kaumuskulatur wird vom motorischen Anteil des V. Hirnnerven innerviert (N. trigeminus, Radix motoria).

(Fossa hypophysialis). 11 Ovales Loch (Foramen ovale) im großen Keilbeinflügel für den Durchtritt des dritten Hauptastes des Trigeminus (V_3). 12 Loch vor dem Keilbeinstachel (Foramen spinosum) für den Eintritt der mittleren Arterie der harten Hirnhaut (A. meningea media). 13 Zerrissenes Loch (Foramen lacerum), das mit Faserknorpel (Fibricartilago basalis) ausgefüllt ist und über dem die Gehirncarotis (A. carotis interna) aus der Felsenbeinpyramide (Pars petrosa des Os temporale) tritt. 14 Fazialisspalte (Hiatus canalis n. petrosi majoris), durch welche der als großer Felsenbeinnerv (N. petrosus major) bezeichnete Ast des N. facialis (VII) herauskommt. 15 Vorderseite der Felsenbeinpyramide (Facies anterior partis petrosae). 16 Eingang zum inneren Gehörgang (Porus acusticus internus), Eintrittsstelle für den N. facialis (VII), den N. vestibulocochlearis (VIII) und die das Innenohr versorgende Arterie (A. labyrinthi). 17 Loch für den Durchtritt des N. hypoglossus (XII) (Canalis hypoglossi). 18 Loch der Drosselvene (Foramen jugulare). 19 Furche (Sulcus, hervorgerufen durch den S-förmigen Blutleiter (Sinus sigmoideus). 20 Scheitelbein (Os parietale). 21 Kleinhirngrube der Hinterhauptsschuppe (Fossa occipitalis cerebellaris). 22 Furche (Sulcus), hervorgerufen durch den querverlaufenden Blutleiter (Sinus transversus). 23 Vorderer Ast der mittleren Arterie der harten Hirnhaut (R. frontalis der A. meningea media). 24 Gehirncarotis (A. carotis interna). 25 Gehörschnekke (Cochlea) im Innern des Felsenbeins. 26 Bogengänge (Canales semicirculares) des Gleichgewichtsorganes im Innern des Felsenbeins. 27 Aufgeschnittener S-förmiger Blutleiter (Sinus sigmoideus). 28 Aufgeschnittener querverlaufender Blutleiter (Sinus transversus).

I. Riechkolben (Bulbus olfactorius) mit Riechfäden (Nn. olfactorii). II. Halbkreuzung des Sehnerven (Chiasma opticum). III. N.oculomotorius. IV. N. trochlearis. V. N. trigeminus mit Trigeminusganglion (Ganglion trigeminale). VI. N. abducens. VII. N. facialis. VII. N. vestibulocochlearis. IX. N. glossopharyngeus. X. N. vagus. XI. N. accessorius. a Gehirnteil. b Rückenmarksteil. XII. N. hypoglossus.

Zum besseren Verständnis der mit der Innenseite der Schädelbasis (Basis cranii interna) in Beziehung tretenden Hirnteile und Hirnnerven s. Abb. 181, S. 318: Hirnbasis mit austretenden Hirnnerven.

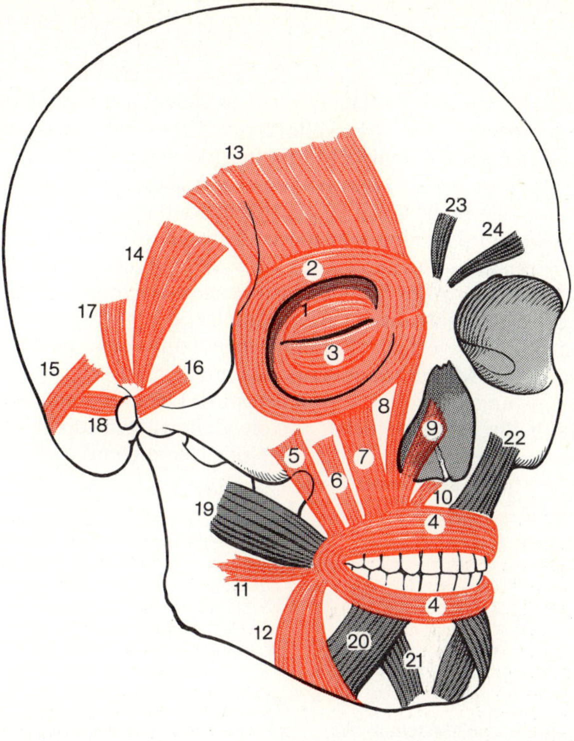

Abb. 60 **Übersicht über die mimische Muskulatur** Gesichtsmuskeln und Ohrmuskeln). Oberflächliche, mimische Muskeln **rot,** tief gelegene **grau.**
1 Ringmuskel der Augenhöhle (Orbita) (M. orbicularis oculi). 2 Orbitalteil (Pars orbitalis). 3 Lidteil (Pars palpebralis). 4 Ringmuskel des Mundes (M. orbicularis oris). 5 Großer Jochbeinmuskel (M. zygomaticus major). 6 Kleiner Jochbeinmuskel (M. zygomaticus minor). 7 Anheber der Oberlippe (M. levator labii superioris). 8 Anheber von Oberlippe und Nasenflügel (M. levator labii superioris alaeque nasi). 9 Querer Teil des Nasenmuskels (M. nasalis, Pars transversa). 10 Nasenflügelteil (Pars alaris). 11 Lachmuskel (M. risorius). 12 Herabzieher des Mundwinkels (M. depressor anguli oris). 13 Stirnteil des Hinterhauptstirnmuskels (M. occipitofrontalis, Venter frontalis). 14 Schläfenscheitelmuskel (M. temporoparietalis). 15 Hinterhauptteil des Hinterhauptstirnmuskels (Venter occipitalis des M. occipitofrontalis). 16, 17, 18 Vorderer, oberer und hinterer Ohrmuskel (Mm. auricularis anterior, superior und posterior). 19 Trompetermuskel (M. buccinator). 20 Herabzieher der Unterlippe (M. depressor labii inferioris). 21 Kinnmuskel (M. mentalis). 22 Anheber des Mundwinkels (M. levator anguli oris). 23 Herabzieher der Augenbraue (M. depressor supercilii). 24 Runzler der Augenbrauen (M. corrugator supercilii) (aus A. FALLER: Anatomie in Stichworten. Enke, Stuttgart 1980).

Unterkiefergelenk (Articulatio temporomandibularis). Gelenkig verbunden mit dem übrigen Schädel ist der *Unterkiefer (Mandibula)*, der von einem Körper (Corpus) und von zwei aufsteigenden Ästen (Rami) gebildet wird (Abb. 54, 56 und 58). Dort, wo die Äste aus dem Körper abgehen, befindet sich der Kieferwinkel (Angulus mandibulae). Der aufsteigende Ast endigt in einem Gelenkfortsatz (Processus condylaris) und einem Muskelfortsatz (Processus coronoideus), woran sich der Schläfenmuskel festheftet (Abb. 62).

Das Kiefergelenk ist ein *Scharniergelenk mit wandernder Achse.* Gewöhnlich werden beide Gelenke gleichzeitig betätigt oder aber vor allem das einer Seite, wodurch es zu Mahlbewegungen kommt. Im Kiefergelenk befindet sich eine *Scheibe aus Faserknorpel* (Discus articularis). Bei der Öffnung des Mundes wird sie *nach vorne auf den Gelenkhöcker* des Schläfenbeins gezogen. Infolge der Achsenwanderung bleibt das Unterkieferloch (Foramen mandibulae) am gleichen Ort, wodurch bei der Mundöffnung eine Zerrung der Nerven und Gefäße, die dort ein- und austreten, vermieden wird. Der zahntragende Fortsatz enthält die Alveolenlöcher für die Zahnwurzeln der Unterkieferzähne. Ein besonderer Kanal läßt die Nerven und Arterien zur Versorgung der Zähne eintreten.

Abb. 61 **Kopf- und Halsmuskulatur.** Mimische Gesichtsmuskulatur dunkelgrau, Kaumuskulatur rot, Halsmuskulatur hellgrau. 1 Vorderer und mittlerer Anteil des Schläfenmuskels (M. temporalis): Zubeißer. 2 Hinterer Anteil des Schläfenmuskels (M. temporalis): Rückzieher. 3 Gelenkscheibe des Kiefergelenkes (Discus articularis der Articulatio temporomandibularis). 4 Die bei der Öffnungsbewegung nach vorn und unten wandernde Achse des Kiefergelenkes. 5 Seitlicher Flügelmuskel (M. pterygoideus lateralis): Vorzieher. 6 M. masseter: Zubeißer. 7 Hinterer Bauch des zweibäuchigen Halsmuskels (Venter posterior des M. digastricus). 8 Der Kopfdreher (M. sternocleidomastoideus). 9 Trapezförmiger Muskel (M. trapezius). 10 Schlüsselbein (Clavicula). 11 Lücke zwischen vorderem und hinterem Treppenmuskel (Skalenuslücke) für den Durchtritt des Armgeflechtes (Plexus brachialis) und der Unterschlüsselbeinarterie (A. subclavia). 12 Schlüsselbein- und Brustbeinursprung des Kopfdrehers. 13 Handgriff des Brustbeins (Manubrium sterni). 14 Augenhöhlenringmuskel (M. orbicularis oculi). 15 Nasenmuskulatur. 16 Ringmuskel des Mundes (M. orbicularis oris). 17 Wangenmuskel (M. buccinator). 18 Zungenbeinzungenmuskel (M. hyoglossus). 19 Vorderer Bauch des zweibäuchigen Halsmuskels (Venter anterior des M. digastricus). 20 Der Mundbodenmuskel (M. mylohyoideus). 21 Zungenbein (Os hyoideum). 22 Adamsapfel (Prominentia laryngea) des Schildknorpels (Cartilago thyroidea). 23 Die beiden Bäuche des Zungenbeinschulterblattmuskels (M. omohyoideus). 24 Unterzungenbeinmuskulatur (Rektusmuskulatur des Halses). ▶

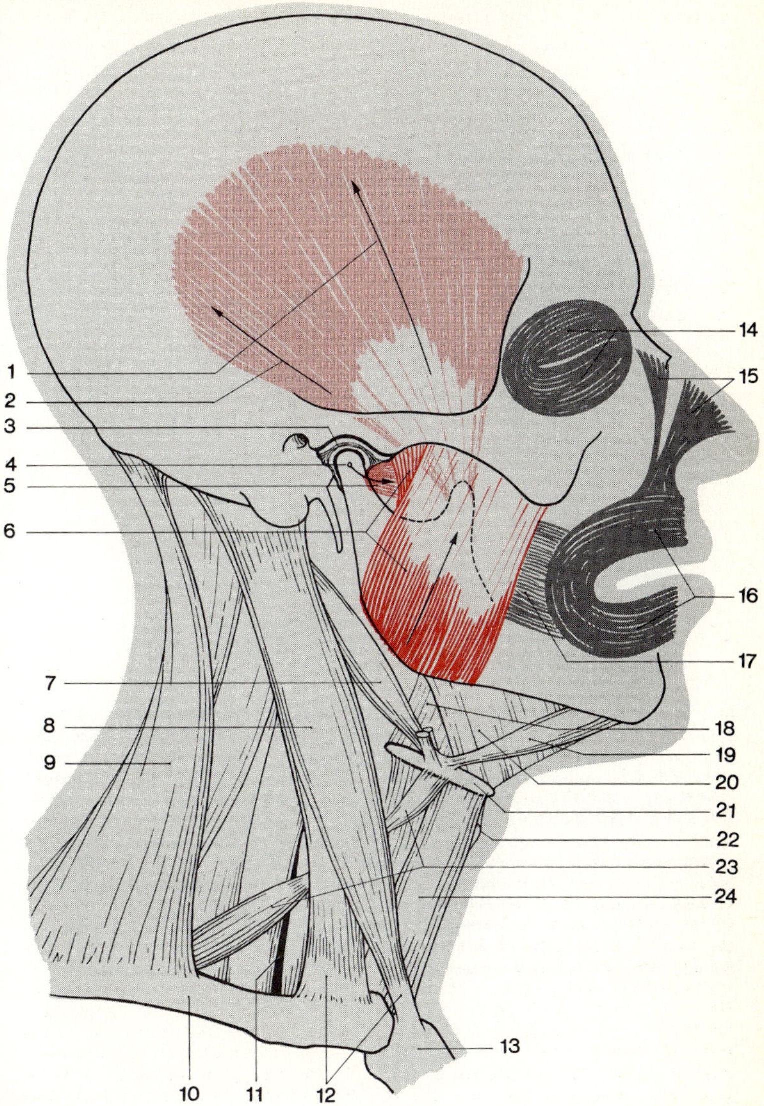

1
2
3
4
5
6
7
8
9
10
11
12
13
14
15
16
17
18
19
20
21
22
23
24

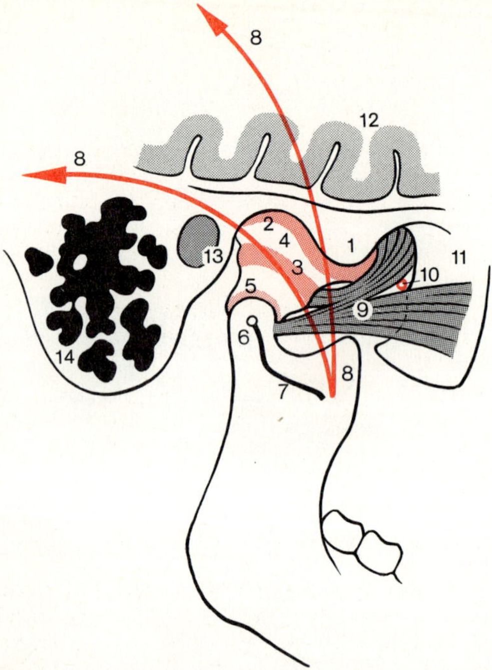

Abb. 62 **Schematisierter Schnitt durch das Kiefergelenk und den Warzenfortsatz des Schläfenbeins.** 1 Gelenkhöcker des Schläfenbeins (Tuberculum articulare). 2 Obere Etage des Kiefergelenkes. 3 Gelenkscheibe aus Faserknorpel (Discus articularis). 4 Gelenkgrube (Fossa mandibularis) für das Kieferköpfchen bei geschlossenem Mund. 5 Untere Etage des Kiefergelenkes. 6 Gelenkfortsatz mit Unterkieferköpfchen (Processus condylaris mit Caput mandibulae). 7 Bewegungsbahn der Achse des Kiefergelenks beim Öffnen des Mundes. 8 Zubeißender und rückziehender Anteil des Schläfenmuskels (M. temporalis). 9 Äußerer Flügelfortsatzmuskel (M. pterygoideus lateralis), dient zum Vorziehen des Unterkiefers. 10 Oberkieferarterie (A. maxillaris). 11 Äußere Lamelle des Flügelfortsatzes (Lamina lateralis des Processus pterygoideus). 12 Rinde des Schläfenlappens des Gehirns (Gehirnerschütterung beim Boxen: KO). 13 Äußerer Gehörgang (Meatus acusticus externus). 14 Warzenfortsatz des Schläfenbeins (Processus mastoideus) mit Lufträumen (Cellulae mastoideae).

Verdauungsapparat und Ernährung

- *Der Körper muß nicht nur sich selbst erhalten und sich durch Wachstum vergrößern, er braucht auch Energie, um die Körpertemperatur gleichmäßig zu halten sowie chemische und mechanische Arbeit zu leisten.* Die notwendige Energie wird ihm durch die Nahrungsmittel zugeführt.
  Der Verdauungsapparat ist ein langer, von *Schleimhaut* ausgekleideter Schlauch, dem mehr oder weniger umfangreiche *Drüsen* zugeordnet sind: Ihre Produkte dienen dem Abbau der aufgenommenen Nahrungsmittel.
- *Unter Verdauung verstehen wir die Zerkleinerung der aufgenommenen Nahrung, ihre Lösung in Wasser und den Abbau durch Enzyme in einfache Bestandteile, welche von der Schleimhaut des Magen-Darm-Kanals aufgenommen werden.*

Einteilung des Verdauungstraktes

- *Zum Verdauungstrakt rechnen wir die Mundhöhle, den mittleren und unteren Abschnitt des Schlundes (Pharynx), die Speiseröhre (Oesophagus), den Magen (Ventriculus), den Dünndarm (Intestinum tenue), die Leber (Hepar) und Bauchspeicheldrüse (Pancreas), den Dickdarm (Colon), Mastdarm (Rectum) und Analkanal (Canalis analis).*

Funktionen des Verdauungstraktes

- *Prüfung* der Nahrungsmittel durch Geruch und Geschmack,
- *Zerkleinern* der Nahrungsmittel,
- *Lösung in Wasser,*
- *Transport* der zerkleinerten Nahrungsmittel,
- *Zerlegung* der Nahrungsmittel in einfache Stoffe mit Hilfe von Verdaungsenzymen,
- *Resorption* der einfachen Stoffe,
- *Ausscheidung* der unverdaulichen Schlacken.

Enzyme

- *Unter Enzymen* – früher auch Fermente genannt – *verstehen wir verwickelt gebaute organische Verbindungen von Protein- oder Pro-*

teidcharakter, welche bestimmte chemische Reaktionen erheblich beschleunigen, ohne unmittelbar daran teilzunehmen (Biokatalysatoren). Man kennt heute mehr als 700 verschiedene Enzyme.
Die Enzyme ermöglichen die Verdauung und steuern die Stoffwechselvorgänge der Zellen. Für den Abbau müssen die Nahrungsmittel zerkleinert und in Wasser gelöst werden.

- *Die Kohlenhydrate werden zu einfachen Zuckern abgebaut, die Fette zu Fettsäuren und Glyzerin, die Eiweiße zu Aminosäuren.*

Die Enzyme wirken auf *genau definierte Substanzen (Substrat)* in bestimmten Phasen des Stoffwechsels und bestehen stets aus einer *Trägersubstanz* von Eiweißnatur (*Apoenzym*) und einer kleinmolekularen *Wirkungsgruppe (Koenzym)*. Der Reaktionsablauf wird durch *Aktivatoren* gefördert, durch *Inhibitoren* gehemmt.

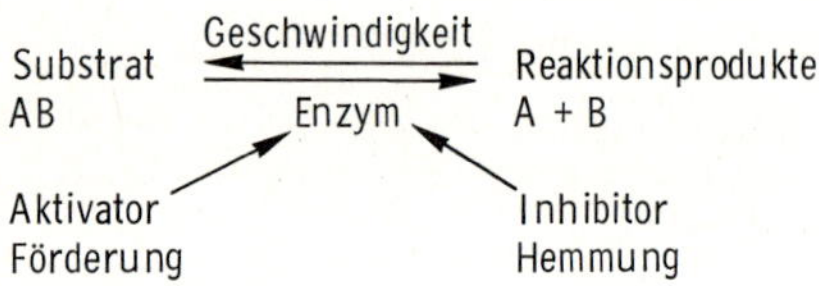

Abb. 63 **Reaktionsablauf bei der Einwirkung von Enzymen.**

Je nach Bedingungen der Umgebung können Enzyme nicht nur spaltend, sondern auch aufbauend wirken.
Man unterscheidet *Hydrolasen,* welche ein Molekül durch Einführung von Wasser sprengen, und *Desmolasen,* welche die Bindung zwischen zwei C-Atomen lösen. Enzyme, welche auf Kohlenhydrate wirken, werden als *Karbohydrasen* bezeichnet. Die *Proteasen* spalten Eiweiße. Die *Esterasen* sind Enzyme des Fettstoffwechsels.
Die normal im Blutplasma vorkommenden Enzyme sind geringfügig. Wenn dagegen ein Organ geschädigt ist, treten Zellenzyme ins Blutplasma über. Je stärker die Schädigung, um so höher steigt der Enzymspiegel im Blut.

Ein Ansteigen der GOT (*G*lutamat-*O*xalazetat-*T*ransaminase) im Blut weist auf Schädigung von Herz, Leber, Niere oder Muskeln hin.
Isoenzyme sind Enzyme mit gleicher Wirkungsgruppe, aber verschiedenem Eiweißträger. Sie wirken auf dasselbe Substrat, wandern jedoch verschieden rasch im elektrischen Feld. Bei bestimmten Erkrankungen ist die Isoenzym-Tätigkeit vorübergehend oder dauernd gesteigert.

Die *enzymatische Analyse* untersucht mit Hilfe gereinigter Enzyme die Substratumsetzung. Die *Enzymaktivitätsbestimmung* ermittelt durch Messen des Stoffumsatzes pro Zeiteinheit die Enzymkonzentration.

Ernährung und Nahrungsmittel

Tierischer Herkunft sind Fleisch, Eier, Milch, Käse, Fett, Fisch.
Pflanzlicher Herkunft sind Getreide, Gemüse, Früchte, Zucker, pflanzliche Öle, Pilze.
Mineralischer Herkunft sind die Salze.

Aufgabe der Nahrungsstoffe

Für Energieproduktion, Aufbau und Regulation braucht der Körper Wasser, Mineralsalze, Eiweiße, Kohlenhydrate und Fette sowie Vitamine.

- *Energielieferanten* spenden Wärme und freie Energie (mechanische und chemische Energie). Zu den Energielieferanten gehören Zucker, Fette und Eiweiße, die mit Hilfe von Sauerstoff oxydiert werden und dabei Energie freigeben.
- *Aufbaustoffe* dienen dem Aufbau oder dem Ersatz von Körpergewebe. Zu den Aufbaustoffen gehören vor allem die Eiweiße, aber auch Fette und Kohlenhydrate sowie Wasser und Salze.
- *Regulatoren* überwachen den Stoffwechsel. Zu den Regulatoren gehören das Wasser, die Mineralstoffe und die Vitamine.

Wasser

Wasser ist das Transportmittel jeder Stoffverschiebung im Körper. *Unser Körper enthält 60–65% Wasser.* Der Körper des Säuglings hat einen Wassergehalt bis zu 75%. Drei Viertel des im Körper vorhandenen Wassers befindet sich im Innern der Zellen und nur ein Viertel außerhalb. Davon entfallen etwa 3 l auf die Blutflüssigkeit, während etwa 9 l zwischen den Zellen zirkulieren. Ein Verlust von 15% des Wasserbestandes führt zum Verdurstungstod. Wir scheiden Wasser durch die *Lungen* in Form von Wasserdampf, durch die *Nieren* in Form von Harn, durch die *Haut* in Form von Schweiß und durch den *Darm* mit dem Kot aus. Die täglich benötigte Wassermenge beträgt zwischen $2^1/_2$ und 3 l. Den größten Teil des Wassers nehmen wir mit Getränken und der Nahrung auf; ein kleiner Teil wird durch Oxydation in den Zellen gebildet.

Mineralsalze

Zu 99% besteht unser Körper aus den ersten 20 Elementen des periodischen Systems. Die meisten Mineralsalze entstammen der tierischen und der pflanzlichen Nahrung. Vom Salzgehalt hängt der osmotische Druck der Körperflüssigkeiten ab. *Natriumsalze* finden sich zu

98% in den Körperflüssigkeiten. Das wichtigste Natriumsalz ist Kochsalz (NaCl = Natriumchlorid). Die Ausscheidung erfolgt zu 95 % im Urin, zu 4,5 % im Stuhl und zu 0,5 % im Schweiß.
Die *Kaliumsalze* kommen zu 98 % innerhalb der Zellen vor. Die Gesamtheit der Kaliumsalze des Körpers kann in 48 Stunden ausgetauscht werden.

Kalziumsalze spielen für den Aufbau der Knochen und der Zähne eine große Rolle. Das Knochengerüst des Erwachsenen enthält etwa 1 kg Kalzium. In den Weichteilen befinden sich ungefähr 10 g, in der Gewebsflüssigkeit und im Blut weniger als 1 g. Wir nehmen Kalzium hauptsächlich mit der Milch und den Milchprodukten auf. Die Voraussetzung zum Einbau ist Zufuhr von genügend Vitamin D. In der Schwangerschaft ist eine vermehrte Aufnahme von Kalksalzen für den Aufbau der kindlichen Knochen notwendig. Die Ausscheidung erfolgt in Kot und Harn. Sie beträgt im Tag 0,6–1,0 g.
Kleinste Mengen von *Fluorsalzen* im Trinkwasser sind für die Verhütung der Zahnfäule (Karies) von größter Bedeutung.
Schwefel muß vom Körper ebenfalls in kleinen Mengen aufgenommen werden, sei es in anorganischer Form oder in organischer Bindung.

Spurenelemente

1% unserer Körpersubstanz wird von Elementen mit Ordnungszahlen zwischen 21 und 53 gebildet. Da sie nur in kleinsten Mengen benötigt werden, nennt man sie *Spurenelemente* oder *Mikroelemente*. Sie erfüllen in normaler Konzentration *wichtige biologische Funktionen*.
Eisensalze sind für den Aufbau der Atmungsfermente der Zellen, des Blutfarbstoffes (Hämoglobin) und des Muskelfarbstoffes (Myoglobin) wichtig. Der Gesamtbestand an Eisen beträgt bei einem Erwachsenen 4–5 g. Davon sind 3 g Hämoglobineisen in den roten Blutkörperchen. 1½ g liegen als Speichereisen im Knochenmark, in der Milz und in der Leber. Alles übrige Eisen macht kaum ¼ g aus. Von den mit der Nahrung aufgenommenen 10 bis 15 mg Eisen im Tag können höchstens 10% verwertet werden. Bei Kindern, Jugendlichen und Schwangeren ist der Eisenbedarf erhöht. Eine normale Regelblutung bedeutet einen Verlust von 20 bis 30 mg Eisen; Schwangerschaft, Geburtsblutung und Stillperiode verbrauchen ungefähr 1000 mg Eisen. Eisen wird mit Galle, Kot, Harn, Schweiß und Abschilferung von Deckzellen ausgeschieden. Dadurch gehen dem menschlichen Körper *täglich 1–2 mg Eisen* verloren. Halten sich Aufnahme und Abscheidung nicht die Waage, so kommt es zu Eisenspeicherung (Siderose) oder zu Eisenmangel (Anämie).
Zink (Zn): Im menschlichen Körper befinden sich 2–3 g Zink. Der tägliche Bedarf beträgt 10–15 mg. Die Ausscheidung erfolgt durch

die Fäzes. Nach Verletzungen, operativen Eingriffen und Verbrennungen wird Zink auch im Urin ausgeschieden. Verhältnismäßig reich an Zink sind Prostata, Leber, Muskeln und Pancreas. Über 70 Enzyme enthalten Zn. Zink spielt eine wichtige Rolle bei der Zellteilung, bei Wundheilung und beim Wachstum. Es greift in die Bildung des männlichen Geschlechtshormons Testosteron ein und fördert den Eintritt der Geschlechtsreife. Es begünstigt die Kristallisation von Insulin. Zink ist notwendig für den Aufbau der DNS und der Eiweiße.
Jod (J): Wir brauchen im Tag ungefähr 100–200 μg (= Mikrogramm) Jod. 98% des aufgenommenen Jods wird von der Schilddrüse abgefangen zum Einbau in die Schilddrüsenwirkstoffe (s. Schilddrüsenhormone, S. 285). Um einen minimalen Jodgehalt zu garantieren, wird in Kropfgegenden zur Prophylaxe jodhaltiges Kochsalz abgegeben.
Die Spurenelemente *Chrom, Mangan, Kobalt, Kupfer, Zink und Cadmium* aktivieren entweder wichtige Enzyme oder sind als Bestandteile solcher unentbehrlich. *Kupfer* im Blutserum ist für den Einbau von Eisen in die roten Blutkörperchen wichtig.
Spurenelemente können durch die Industrie *toxische Konzentrationen* erreichen, sowohl in Fabrikabwässern wie auch in der Luft der Städte. Das zur Schaumstabilisierung verwendete Kobalt kann Erkrankungen des Herzmuskels hervorrufen. Die Itai-Itai-Knochenerweichung beruht auf einer Verunreinigung des Trinkwassers mit Cadmium. Die bleihaltigen Benzinzusätze blockieren vor allem Enzyme, welche SH-Gruppen enthalten. *Blei* hemmt die Synthese des Häms und behindert so die Bildung von Hämoglobin und wirkt als starkes Nervengift.
Zu *geringe Konzentration* an gewissen Spurenelementen kann *Mangelkrankheiten* hervorrufen (Kupfermangelkrankheit mancher Weidetiere).

Eiweiße

Eiweiße sind vor allem Aufbaustoffe. Ihre Bausteine sind die Elemente Kohlenstoff (C), Wasserstoff (H), Sauerstoff (O) und Stickstoff (N). Dazu können Schwefel (S), Phosphor (P) und Eisen (Fe) treten.

- *Proteine sind aus Polypeptiden aufgebaute Riesenmoleküle. Proteide sind Eiweiße, welche mit anderen chemischen Stoffen verbunden sind.* Eiweiße finden sich in tierischen Nahrungsstoffen wie Fleisch, Fisch, Eier, Milch und Käse, aber auch in Nahrungsstoffen pflanzlicher Herkunft. Vor allem liefern Sojabohnen, Mandeln, Erdnüsse, Haselnüsse, Bohnen, Erbsen, Haferflocken, Zwieback und Weizenmehl für den Menschen verwertbares Eiweiß; in geringerem Maße auch Brot und eßbare Pilze.
- *Um dem Körper die lebensnotwendigen Aminosäuren zuzuführen, müssen wir ein tägliches Eiweißminimum von ca. 1 g Eiweiß pro kg Körpergewicht mit der Nahrung aufnehmen.*

Kohlenhydrate

Man nennt sie Kohlenhydrate, weil sie auf ein Kohlenstoffatom ein Molekül Wasser, d. h. zwei Atome Wasserstoff und ein Atom Sauerstoff, enthalten. Je nach Aufbau unterscheidet man *Monosaccharide* (z. B. Glukose = Traubenzucker, Galaktose, Fruktose = Fruchtzukker), *Disaccharide* (z. B. Maltose = Malzzucker, Laktose = Milchzukker, Saccharose = Rohrzucker) und *Polysaccharide* (z. B. Stärke und Glykogen).

● *Die wichtigsten Kohlenhydrate der pflanzlichen Nahrung sind Stärke und Zucker. Tierische Stärke wird als Glykogen bezeichnet.* Es ist die Stapelform der Kohlenhydrate in der Leber und in den Muskeln. Die Kohlenhydrate sind Energielieferanten und Speicherstoffe.

Fette

Fette und fettähnliche Stoffe *(Lipoide)* sind Reservestoffe, Aufbaustoffe und Energielieferanten. Zu den wichtigsten Fettstoffen gehören die Neutralfette und die Öle, welche die kalorienreichsten Nahrungsstoffe sind. Sie sind verhältnismäßig schwer verdaulich. Neben den *Neutralfetten* sind als wichtigste Vertreter dieser Gruppe die *Phospholipide* und *Steroide* (s. S. 288) zu nennen.

Vitamine

● *Die Vitamine sind organische Substanzen, die der Körper nicht selbst aufbauen kann, jedoch in kleinsten Mengen zum Leben braucht.* Sie müssen deshalb mit der Nahrung aufgenommen werden. Viele Vitamine sind Bestandteile von Enzymen. Mangel an Vitaminen führt zu *Mangelkrankheiten (Hypovitaminosen, Avitaminosen).* Die Vitamine sind teils wasserlöslich, teils fettlöslich. Wasserlösliche Vitamine werden im Körper kaum gespeichert. Die Zufuhr muß somit ständig dem Bedarf angepaßt sein.

Vitamin A (Axerophthol oder Retinol) ist fettlöslich. Es ist ein Schutzstoff des Epithelgewebes, erhöht die Widerstandskraft gegen Infektion und begünstigt Wachstum und Entwicklung. Vitamin A ist für den normalen Aufbau des Sehpurpurs in der Netzhaut des Auges verantwortlich.

Avitaminose A: Eines der ersten Anzeichen der Avitaminose A ist *Nachtblindheit* (Hemeralopie). Die Hornhaut keratinisiert. Es kommt zu *Hornhauterweichung* (Keratomalazie).

Hypervitaminose A: Ein Überangebot von Vitamin A kann beim Säugling zu Krämpfen führen.

Quellen: Eine Vorstufe des Vitamin A, das Provitamin A, kommt als Karotin in gelben Rüben, Spinat, Milch, Butter, Eigelb und Leber vor.

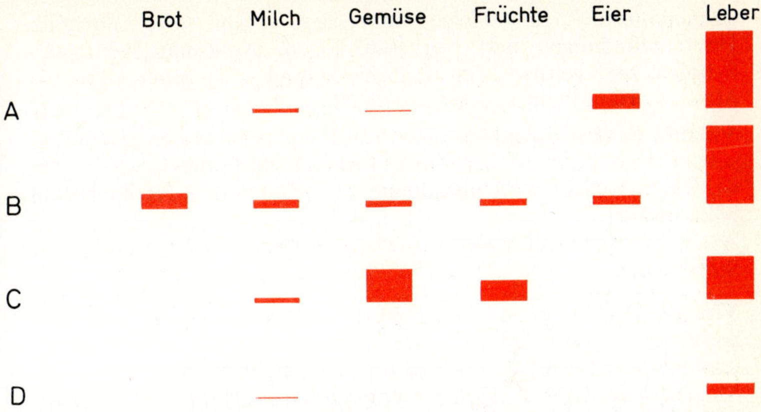

Abb. 64 **Vitamingehalt der wichtigsten Nahrungsmittel.**

Vitamin B_1 (Aneurin oder Thiamin) ist wasserlöslich. Es spielt für den Stoffwechsel der Kohlenhydrate, Fette und Eiweiße eine Rolle und ist besonders für den enzymatischen Stoffwechsel des Nervengewebes und der Sinnesorgane wichtig. B_1 beeinflußt die Bildung von Azetylcholin. Intravenöse Injektion kann tödlich sein.
Avitaminose B_1: Eine typische B_1-Avitaminose ist die *Beriberikrankheit* in Ländern, wo polierter Reis das Hauptnahrungsmittel darstellt. Es kommt zu Störungen im Verdauungstrakt, zu Herzstörungen und zu zentralnervösen Störungen. Leichtere Grade von B_1-Avitaminose, z. B. im Gefolge von Alkoholismus, führen zu Nervenentzündungen.
Quellen: B_1 kommt im Silberhäutchen des Getreides, in Hefe, Fleisch, Leber, Milch, Kartoffeln und Früchten vor.

Vitamin B_2 (Laktoflavin oder Riboflavin) ist wasserlöslich und greift als Wirkungsgruppe des gelben Atmungsfermentes in die Zellatmung ein.
Avitaminose B_2: Sie äußert sich in Wachstumsstörungen, Brüchigkeit der Nägel und Schrunden der Haut.
Quellen: B_2 kommt im Spinat, in Birnen, Bananen, Fleisch, Leber, Milch und Eiern vor.

PP-Faktor (Pellagra preventing factor, Nikotinamid oder Niazinamid) ist wasserlöslich und wichtig für die normale Tätigkeit des Verdauungstraktes, der Haut, des VIII. Hirnnerven und des Zentralnervensystems. Nikotinsäureamid bildet die Wirkungsgruppe der außerhalb der Zellen arbeitenden *Oxydoreduktionsfermente* sowie der *Dehydrasen*, welche Wasserstoff abspalten und denselben anderen Enzymen zur Wasserbildung anbieten.

Avitaminose PP: Im Gefolge von Pellagra kommt es zu Durchfall, Hautentzündungen und Nervenstörungen, Auflösung der Nissl-Schollen und Kernschäden. Pellagra kommt in Gegenden vor, wo Mais das Hauptnahrungsmittel darstellt.

Vitamin B_6 (Pyridoxin) ist wasserlöslich und greift in den Stoffwechsel der Aminosäuren ein, indem es Bestandteil verschiedener Enzyme ist. Es ermöglicht die Umwandlung der Aminosäure Tryptophan in Nikotinsäure.
Avitaminose B_6: Störungen im Eiweißstoffwechsel und zentralnervöse Störungen.

Vitamin B_{12} (Antiperniziosa-Faktor, Erythrotin oder Zyanokobalamin) ist ein Reifungsstoff der roten Blutzellen. Es enthält Kobalt und entspricht dem „extrinsic factor" des antianämischen Prinzips (s. Magenschleimhaut, S. 133). Es ermöglicht den *Aufbau von Aminosäuren,* welche die Nukleinsäuren bilden helfen. Vitamin B_{12} wird in den Kernen und in den Mitochondrien der Leberzellen gespeichert.
Avitaminose B_{12}: Störungen im Stoffwechsel der Zellkerne. Die Kerneiweiße werden nur mit großer Verzögerung gebildet. Perniziöse Anämie (hyperchrome Anämie von Biermer). Bildungsstörungen aller Blutzellen.
Quellen: Milch, Eier, Fleisch und Leber. Normalerweise bilden die Darmbakterien reichlich B_{12}.

Pantothensäure ist ein Bestandteil des Koenzym A.
Pantothensäure-Avitaminose: Darmentzündung und Störungen im Nervensystem.

Folsäuregruppe umfaßt wichtige Bakterienwuchsstoffe, die normalerweise von den Darmbakterien hergestellt werden.
Folsäuremangelkrankheit: Selten. Bildungsstörungen aller Blutzellen, Resorptionsstörungen der Schleimhäute.
Quellen: Grüne Blätter (folium = das Blatt), Hefe, Leber, Darmbakterien. Unter Einfluß von Vitamin B_{12} wird Folsäure in die tausendmal aktivere *Folinsäure* übergeführt.

Vitamin C (Askorbinsäure) ist wasserlöslich. Seine Funktion ist antitoxisch und antiskorbutisch. Es ist ein Oxydoreduktionsstoff und regt den intermediären Stoffwechsel und die Zellatmung an.
Avitaminose C: Die klassische C-Avitaminose ist der *Skorbut,* der bei Mangel an frischem Gemüse und Obst auftritt (beim Säugling als *Möller-Barlowsche Krankheit).* Es kommt zu Schleimhaut- und Hautblutungen sowie zu Infektionen.
Quellen: Orangen, Zitronen, Grapefruit, Tomaten, Hagebutten, Paprika, Kartoffeln und Frischgemüse. Sauerstoff und länger dauerndes Kochen zerstört das Vitamin C.

Vitamin P (Rutin, Bioflavonoide) dichtet die Kapillaren ab (Permeabilitätsvitamin), antihämorrhagisch. Es vermindert die Blutungszeit (s. S. 202).
Avitaminose P: Kapillarblutungen.
Quellen: Zitronen, Paprika.

Vitamin D (Kalziferol) ist fettlöslich, regelt den Phosphorspiegel des Blutes und ist damit für die normale Mineralisation der Knochen und der Zähne mitverantwortlich.
Avitaminose D: Vitamin-D-Mangel führt beim Kind zu *Rachitis,* beim Erwachsenen zu *Knochenerweichung (Osteomalazie).* Rachitis bedingt Verspätung des Zahndurchbruchs. Die Fontanellen bleiben offen. An der Knorpel-Knochen-Grenze der Rippen bildet sich der rachitische Rosenkranz. Die Schienbeine werden krumm. Am gefährdetsten ist das Alter zwischen vier Monaten und zwei Jahren. Vitamin D ist in der Muttermilch enthalten.
Hypervitaminose D: Zu massive Dosierung führt zu schweren, eventuell tödlichen Störungen des Phosphor- und Kalziumhaushaltes.
Quellen: Milch, Butter, Eigelb, Leber und Lebertran. Das Provitamin Ergosterin kann durch Ultraviolettbestrahlung in Vitamin D übergeführt werden. Bei genügender Sonnenbestrahlung tritt keine Rachitis auf.

Vitamin E (Tokopherole) ist fettlöslich und wirkt schützend auf die Keimdrüsen. Im Zellstoffwechsel schützt es Substanzen mit mehrfach ungesättigten Fettsäuren z. B. Vitamin A vor Oxydation *(antioxydative Schutzwirkung).* Möglicherweise wirkt es im Zellstoffwechsel ganz allgemein als *Bremse von Oxydationsvorgängen.* Es greift bei der Bildung quergestreifter und glatter Muskulatur ein und ist an der Entstehung der Grundsubstanz elastischer und kollagener Fasern beteiligt.
Avitaminose E: Mangel an Vitamin E kann zu Sterilität und zu Spontanabort sowie zu Muskeldystrophie führen.
Quellen: Getreidekeimlinge, Fleisch, Milch und Eidotter.

Vitamin K (Phyllochinon, antihämorrhagisches Vitamin) ist fettlöslich und spielt eine Rolle bei der Blutgerinnung. Es wird von den Darmbakterien gebildet.
Avitaminose K: Vorkommen bei Verdauungsstörungen. Der Prothrombinspiegel im Blut sinkt. Es kommt zu Schleimhaut- und Hautblutungen.
Vitamin-K-Antagonist: Dicumarin. Senkung des Prothrombingehalts des Bluts (s. Blutgerinnung, S. 201).

Vitaminbedarf

Eine normale, abwechslungsreiche Ernährung mit genügend frischem Obst und Gemüse, mit Milch, Brot und Butter garantiert eine genügende Vitaminzufuhr.

Stoffwechsel

● *Unter Stoffwechsel (Metabolismus) verstehen wir alle chemischen Vorgänge im Innern des Körpers.* Diese verwickelten Vorgänge laufen in jeder Zwischenstufe mit Hilfe ganz bestimmter *Enzyme* (s. S. 107) ab, die jeweils eine ganz bestimmte chemische Wechselwirkung zu steuern haben. *Anabolismus ist die Gesamtheit der aufbauenden chemischen Vorgänge, Katabolismus ist die Gesamtheit der abbauenden Stoffwechselvorgänge.* Die Abbauvorgänge erfolgen meist durch Anfügen von Sauerstoff (Oxydation): *aërobe* Abbauvorgänge. Es kann aber auch Wasserstoff abgegeben werden: *anaërobe* Abbauvorgänge.
● *Unter Ernährung verstehen wir die Aufnahme von chemischen Stoffen in die Zellen.* Die *Ernährungsbilanz* ist das Ergebnis der Einnahmen durch Ernährung und der Ausgaben durch Ausscheidung, Wärmebildung und Abgabe freier Energie. Sind die Einnahmen größer als die Ausgaben, so legt der Körper *Reserven* an. Sind die Ausgaben größer als die Einnahmen, so werden die Reserven eingeschmolzen. Der Mensch ernährt sich *heterotroph:* Sein Leben setzt pflanzliches und tierisches Leben voraus.

Verdauung

● *Durch die Verdauung werden die Polysaccharide und Disaccharide, die wir unter dem Begriff Kohlenhydrate zusammenfassen, zu Monosacchariden gespalten (Glukose = Dextrose, Galaktose, Fruktose = Lävulose). Glukose* kann direkt in die Blutbahn übertreten (s. Blutzukker, S. 203). *Galaktose* und *Fruktose* müssen in der Leber (s. Leberfunktionsprüfungen, S. 144) in Glukose umgebaut werden. Ein Teil der verfügbaren Glukose wird in Leber und Muskulatur in Form von Glykogen gespeichert und kann jederzeit wiederum zu Glukose gespalten werden.
● *Die Eiweiße werden bei der Verdauung zu Polypeptiden und schließlich zu Aminosäuren gespalten.* Gewisse Aminosäuren sind absolut *lebensnotwendig,* andere nur teilweise, wieder andere sind ersetzbar. Die aufgenommenen Aminosäuren gelangen mit dem Pfortaderblut in die Leber und werden dort zum Aufbau *körpereigener Eiweiße* verwendet. Zum Teil werden sie weitergeleitet und in den Körpergeweben zur Proteinsynthese und zum Aufbau von Drüsensekreten verbraucht. Ein Teil der Aminosäuren wird in der Leber mit Hilfe

von Sauerstoff *desaminiert* (Abspaltung einer NH_2-Gruppe). Die abgespaltene Aminogruppe wird in *Harnstoff* umgebaut, der zur Ausscheidung auf dem Blutweg von der Leber in die Nieren gelangt. Zufuhr und Abbau von Aminosäuren müssen aufeinander abgestimmt sein *(Stickstoffgleichgewicht)*. Verliert der Körper ständig von seinem Eiweißbestand (Stickstoffunterbilanz), so geht er schließlich zugrunde.

- *Fettstoffe werden teils als Neutralfette, teils in Form von Fettsäuren und Glyzerin größtenteils in die Lymphgefäße der Darmzotten aufgenommen und gelangen auf dem Lymphweg in den venösen Teil des Kreislaufes.* Sie umgehen so die Leber. Die Fettablagerungen des Körpers unterstehen einem ständigen Auf- und Abbau. Das abgebaute Fett gelangt in die Leber und wird dort in Fettsäuren und Glyzerin gespalten. Ein Teil davon wird in körpereigene Lipide eingebaut, ein Teil wird *oxydativ abgebaut* oder in *Ketonkörper* umgewandelt. Bei Hunger und bei Diabetes steigt die Menge dieser Ketonkörper im Blute an *(Ketosis)*.

Kalorischer Wert der Nahrungsstoffe: Der kalorische Wert oder Brennwert eines Nahrungsmittels wird in *Kalorien* gemessen.

- *Eine große Kalorie (kcal) ist jene Wärmemenge, die notwendig ist, um 1 l Wasser von 14,5° auf 15,5° C zu erwärmen.*
  Die Physiker benützen die neuen internationalen Einheiten und rechnen nicht mit cal und kcal, sondern in Joule (J). 1 kcal = 4,19 kJ.

● *1 g Kohlenhydrate*	*liefert*	*4,1 kcal*
● *1 g Fett*	*liefert*	*9,3 kcal*
● *1 g Eiweiß*	*liefert*	*4,1 kcal*

Eine genügende Ernährung muß die Energiebedürfnisse des Körpers decken. Diese hängen von der Umgebungstemperatur, von der Verdauungsarbeit und von der geleisteten Muskelarbeit ab.

- **Grundumsatz (MB = Metabolismus basalis):** *Er stellt das Kalorienminimum dar, welches notwendig ist, um die Lebensfunktionen gerade aufrechtzuerhalten* (Bereitschaftsumsatz) und beträgt pro Tag etwa 1700 kcal bei 70 kg Körpergewicht.

Der Grundumsatz wird mittels des Sauerstoffverbrauches und der Kohlensäureausatmung bei völliger *Körperruhe, Nüchternheit* und *Zimmertemperatur* errechnet. Er hängt von der Körperoberfläche ab und ist bei einem kleinen Menschen verhältnismäßig größer als bei einem großen Menschen. Bei der Frau ist er etwas niedriger als beim Mann.

Leistungszuwachs: Durch Muskelarbeit steigt der Stoffumsatz (Tätigkeitsumsatz). Für leichte Arbeit muß mit etwa 2500 kcal im Tag gerechnet werden. Bei Schwerarbeit steigt das Kalorienbedürfnis bis auf 5000 kcal.

Körpertemperatur: Wärmebildung und Wärmeabgabe sind normalerweise so aufeinander abgestimmt, daß sich eine gleichmäßige Körpertemperatur zwischen 36,5° und 37,2° C bei axillärer Messung ergibt. Ein besonderes *Thermoregulationszentrum* im Zwischenhirn (s. S. 322) überwacht die Konstanz der Körpertemperatur mit Hilfe der Meldungen, die ihm von den *Wärme- und Kälteempfängern der Haut* (s. S. 383) zugehen. Die *Temperatur des Blutes* wirkt direkt auf das Thermoregulationszentrum ein. Bei *Fieber* reizen die im Blut kreisenden Abbaustoffe und Bakteriengifte das Zentrum.
Die Körpertemperatur steigt, sobald die *Hautgefäße verengt* werden und der *kontraktile Muskeltonus* (s. S. 42) erhöht oder *Muskelarbeit* geleistet wird (chemische Temperaturregulierung). Die Senkung der Körpertemperatut wird größtenteils durch *Erweiterung der Hautgefäße* (Abb. 224) erreicht. Ungefähr 75% der Wärmeabgabe erfolgt durch Wärmestrahlung und Wärmeleitung. Weitere 20% werden durch *Wasserverdunstung* aufgebraucht, die zum Teil unmerklich durch *Haut und Lungen* erfolgt, zum Teil sich in *Schwitzen* (s. S. 382) äußert. Ist bei hoher Außentemperatur die Luft mit Wasserdampf gesättigt, so kann es zu *Wärmestauung* (Hitzschlag) kommen.

Ernährung: Im Ruhezustand liefern die Nahrungsstoffe Wärme. Für Muskelarbeit oder chemischen Aufbau werden nur etwa *25% freie Energie* zur Verfügung stehen. ● *75% werden stets in Wärme* verwandelt. Auf 1 kg Körpergewicht rechnet man durchschnittlich pro Tag

1,0 g Eiweiß,
0,7 g Fett,
6,0 g Kohlenhydrate

dabei können sich Kohlenhydrate und Fette kalorisch weitgehend vertreten. Der Eiweißbedarf ist bei Ernährung mit Milch und Fleisch geringer, bei rein pflanzlicher Kost hingegen größer, da es auf die Qualität der Aminosäuren ankommt (s. Eiweiße, S. 116).
Eine normale Ernährung soll das *Kalorienbedürfnis* decken, das *tägliche Eiweißminimum* von ungefähr *1 g pro kg Körpergewicht* berücksichtigen, genügend *Mineralstoffe* und *Vitamine* zuführen, genügend *Wasser* enthalten, *angenehmen Geschmack* und *Geruch* haben, leicht *verdaulich* sein und *genügend Raum* einnehmen, um den Darm anzuregen, ohne ihn übermäßig zu füllen.
Für das Neugeborene ist die *Muttermilch* die ideale Ernährung. 1 l Muttermilch gibt 700 kcal und wird zu 98% ausgenützt.

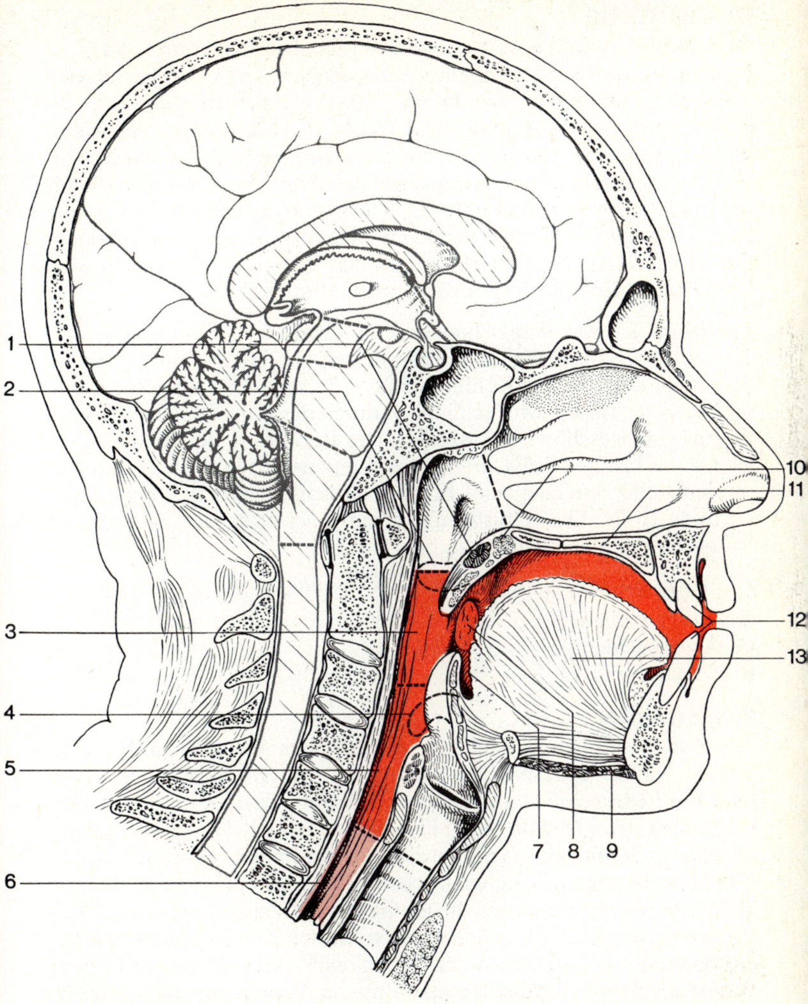

Abb. 65 **Mittelschnitt durch den Kopf eines erwachsenen Mannes.** Speiseweg rot. 1 Heber des Gaumensegels (M. levator veli palatini) (Anschnitt). 2 Stellung des Gaumensegels beim Schlucken. 3 Mittlere Rachenetage (Pars oralis). 4 Stellung des Kehldeckels beim Schlucken. 5 Untere Rachenetage (Pars laryngea). 6 Speiseröhre (Oesophagus). 7 Zungengrund. 8 Gaumenmandel (Tonsilla palatina) zwischen den beiden Gaumenbögen. 9 Mundbodenmuskel (M. mylohyoideus). 10 Drüsen des weichen Gaumens. 11 Harter Gaumen (Palatum durum). 12 Schneidezähne (Incisivi). 13 Kinn-Zungen-Muskel (M. genioglossus).

Mundhöhle

Bau: Die Mundhöhle ist vorn von den Lippen, seitlich durch die Wangen, unten durch den Mundboden und oben durch den harten und weichen Gaumen begrenzt. ● *Nach hinten geht die Mundhöhle in die mittlere Etage des Schlundes (Pars oralis pharyngis) über.* Am Übergang liegen der vordere und hintere Gaumenbogen, welche die Gaumenmandeln zwischen sich schließen. Das Innere der Mundhöhle ist von Schleimhaut ausgekleidet. Der Raum zwischen Zähnen und zahntragenden Fortsätzen der Kiefer einerseits, den Wangen und Lippen andererseits bezeichnet man als den *Vorraum (Vestibulum oris).* Er dient als Erweiterung der eigentlichen Mundhöhle.

Funktion: Lippen und Schneidezähne erfassen die Nahrungsmittel. Zwischen den Mahlzähnen werden sie zerkaut. Unter Einwirkung des Speichels beginnt die Kohlenhydratverdauung. Der eingespeichelte und gekaute Bissen wird schließlich durch die Zunge nach hinten befördert, um geschluckt zu werden. Die Berührung der hinteren Rachenwand löst den *Schluckreflex* aus. Lippen- und Wangenmuskulatur spielen beim Sprechen und für den Gesichtsausdruck (Mimik) eine wichtige Rolle. Das natürliche Lippenrot gestattet, den Zustand der Blutgefäße und des Blutes zu beurteilen.

Die wichtigsten Organe der Mundhöhle sind:

- *Zunge (Lingua),*
- *Zähne (Dentes),*
- *Speicheldrüsen.*

Zunge (Lingua)

Die Zunge ist ein von Schleimhaut umhülltes *Muskelorgan,* welches für das Kauen und Sprechen wichtig ist. Die Oberfläche der Zunge trägt die *Fadenpapillen* und die *Geschmackspapillen* (Abb. 65 und 66). Die *umwallten Geschmackspapillen* sind in einer *V-förmigen Linie* angeordnet. Vereinzelte Geschmacksknospen finden sich auf den *pilzförmigen* Papillen des Zungenrückens. Die Fadenpapillen dienen vor allem der Tastempfindung, die im Gebiet der Zunge außerordentlich gut entwickelt ist. Wir unterscheiden an der Zunge eine *motorische Innervation* der Muskulatur (N. hypoglossus, XII) eine *sensible Innervation* für Tast-, Tiefen-, Temperatur- und Schmerzempfindung (N. mandibularis, V) und eine Nervenversorgung für die Geschmacksorgane (sensorische Innervation durch Chorda tympani, VII, N. glossopharyngenus, IX und N. vagus, X). Der wichtigste in die Zunge einstrahlende Muskel ist der fächerförmige Kinn-Zungen-Muskel (M. genioglossus), welcher die Zunge als Ganzes nach vorne zieht und den Zungenrücken abflacht. In der Zunge selber laufen die Bündel quergestreifter Muskelfasern in allen drei Richtungen des Raumes.

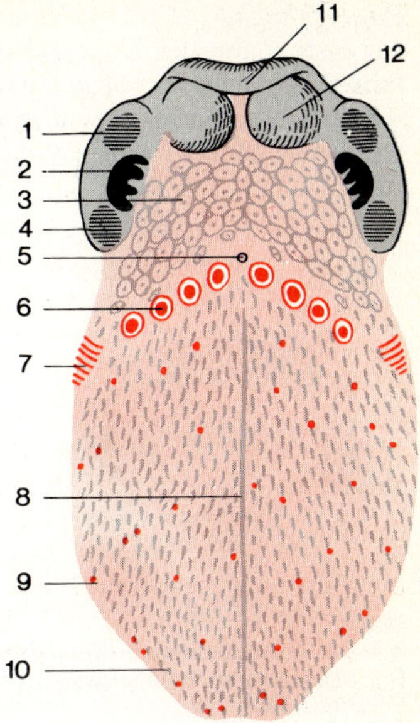

Abb. 66 **Aufsicht auf Zunge, Gaumenbögen mit Gaumenmandel und Kehldeckel.** 1 Hinterer Gaumenbogen (Arcus palatopharyngeus) mit Muskulatur. 2 Gaumenmandel (Tonsilla palatina). 3 Zungengrund mit Zungenbälgen (Zungentonsille). 4 Vorderer Gaumenbogen (Arcus palatoglossus) mit Muskulatur. 5 Blindes Grübchen (Foramen caecum, Stelle, an der sich die Schilddrüse entwickelt hat). 6 Umwallte Papille (Papilla vallata) des Zungen-V. 7 Blätterpapille (Papilla foliata). 8 Mittelrinne des Zungenrückens. 9 Pilzförmige Papille (Papilla fungiformis). 10 Fadenförmige Papille (Papilla filiformis). 11 Kehldeckelrand (Epiglottis). 12 Kehldeckelgrübchen (Vallecula epiglottica).

Zähne (Dentes)

Die Zähne dienen zum Abbeißen und Kauen der Nahrungsmittel und beim Sprechen. Sie sind in den *Wurzelfächern (Alveolen)* der zahntragenden Fortsätze des Ober- und Unterkiefers durch die *Wurzelhaut (Periodontium)* so befestigt (Abb. 65), daß der Kaudruck als Zug von der Wurzelhaut aufgenommen wird. Alveolenknochen, Zahnfleisch, Bindegewebsfaserung der Wurzelhaut und Zahnzement bilden die Leistungseinheit des *Zahnhalteapparates* (Parodontium), welcher bei Erkrankungen gemeinsam antwortet.

Zahntypen (Abb. 67):

- Die *Schneidezähne (Incisivi = I) sind schaufel- oder meißelschaufelförmig.*
- Die *Eckzähne (Canini = C)* haben eine Kauspitze.
- Die *Backenzähne (Praemolares = P)* haben zwei Kauspitzen.
- Die *Mahlzähne (Molares = M)* haben vier oder fünf Kauspitzen.

Milchgebiß (Abb. 67 a): Es umfaßt *20 Zähne*. Die Schneidezähne des Milchgebisses brechen zwischen dem 6. und 12. Monat durch. Mit zwei Jahren ist das Milchgebiß vollständig: acht Schneidezähne, vier Eckzähne und acht Milchmolaren.

Dauergebiß (Abb. 67 b): Es umfaßt *28–32 Zähne.* Der 1. Molar ist der erste Zahn des Dauergebisses. Er bricht mit 6 Jahren durch (6-Jahres-Molar). Ein vollständiges Dauergebiß umfaßt acht Schneidezähne, vier Eckzähne, acht Prämolaren und acht bis zwölf Molaren. Der letzte Molar (Weisheitszahn) zeigt oft Rückbildungserscheinungen.

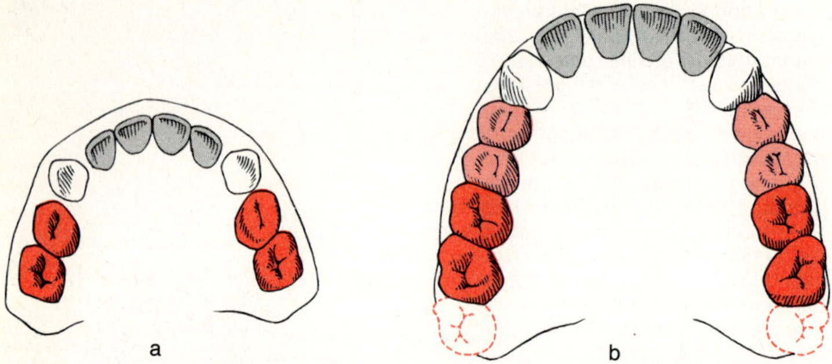

Abb. 67 a **Milchzähne im Oberkiefer.** Hellgrau: Schneidezähne. Weiß: Eckzähne. Rot: Milchmolaren. b **Dauergebiß des Oberkiefers.** Hellgrau: Schneidezähne. Weiß: Eckzähne. Rosa: Prämolaren. Rot: Molaren (3. Molar in Rückbildung).

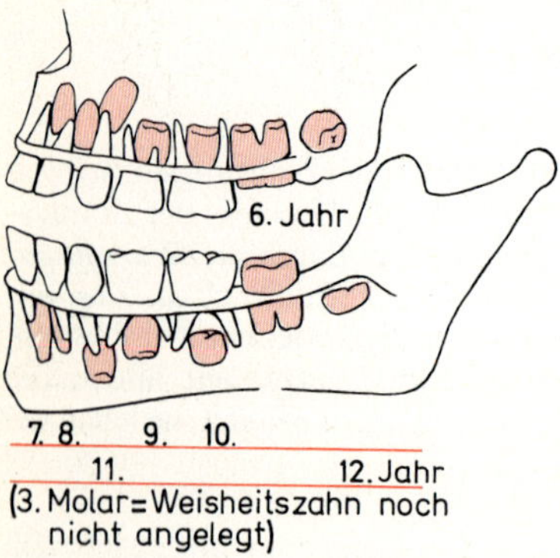

Abb. 68 **Durchbruch des Dauergebisses.** Milchgebiß hell, Kronenanlagen des Dauergebisses rosa. Der 6-Jahres-Molar ist der erste Zahn des Dauergebisses.

Durchbruchszeiten

I1	I2	C	P1	P2	M1	M2	M3
7	8		9	10		12	14 Jahre und später,
		11			6		eventuell gar nicht

Aufbau des Zahnes (Abb. 69): Jeder Zahn hat eine *Krone*, einen *Hals* und eine oder mehrere *Wurzeln.* Als Hals bezeichnet man den Teil zwischen Zahnfleisch und Alveolenrand. Im Innern des Zahnes liegt in der *Pulpahöhle* das Zahnmark (Pulpa dentis), welches sich in einen oder in mehrere *Wurzelkanäle* fortsetzt. An der Wurzelspitze erreichen die Gefäße und Nerven durch das Wurzelloch (Foramen apicis dentis) die Pulpa. Die innere Hartsubstanz des Zahnes wird als *Zahnbein (Dentin)* bezeichnet. Im Bereich der Krone ist das *Zahnbein* von *Schmelz* überzogen, während im Wurzelgebiet das Zahnbein von *Zement* bedeckt ist. Das Zahnbein ist schmerzempfindlich. Bei Zahnkaries werden die Hartsubstanzen bakteriell zersetzt. Der Schmelz enthält 97% anorganische Salze, das Zahnbein 60%, das Zement 40%. Das *Zahnfleisch (Gingiva)* umschließt als eine den Kieferknochen unverschieblich aufsitzende Schleimhaut die Halsgegend der Zähne.

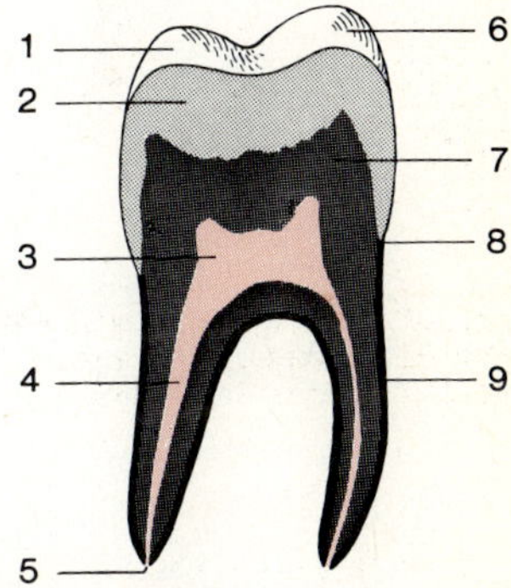

Abb. 69 **Schnitt durch einen linken unteren Mahlzahn.** 1 Kauspitze der Krone. 2 Schmelzschicht der Krone. 3 Pulpahöhle. 4 Wurzelkanal. 5 Wurzelspitze. 6 Kauspitze der Krone. 7 Zahnbein. 8 Zahnhals. 9 Zement der Wurzel.

Speicheldrüsen

Die Speicheldrüsen werden in *große* und *kleine* Speicheldrüsen unterschieden. *Zu den großen Speicheldrüsen rechnen wir beiderseits die Ohrspeicheldrüse (Glandula parotis), die Unterkieferspeicheldrüse (Glandula submandibularis) und die Unterzungenspeicheldrüse (Glandula sublingualis)* (Abb. 70). Die in einem Tag sezernierte Speichelmenge beträgt 1 bis 1½ l.

- *Ohrspeicheldrüse:* Sie liegt zwischen aufsteigendem Unterkieferast und äußerem Gehörgang sowie dem Kopfdreher. Durch das Parenchym der Ohrspeicheldrüse zieht der Fazialnerv (VII). Der Ausführgang der Parotis durchsetzt den Wangenmuskel und mündet in der Höhe des 2. oberen Mahlzahnes in die Mundhöhle. Die Ohrspeicheldrüse sind *seröse* Drüsen. Seröse Drüsenendstücke haben stets eine enge Lichtung (Abb. 71 a). Ihr Speichel ist dünnflüssig und enthält reichlich das Enzym *Ptyalin* zur Andauung der Stärke (Enzymspeichel). Die Andauung läuft im Magen bis zur Durchsäuerung des Speisebreies weiter.

- *Unterkieferspeicheldrüse:* Sie liegt dicht unterhalb des Unterkiefers und umfährt den hinteren Rand des Mundbodenmuskels (Abb. 70). Der Ausführgang mündet auf einer kleinen Warze un-

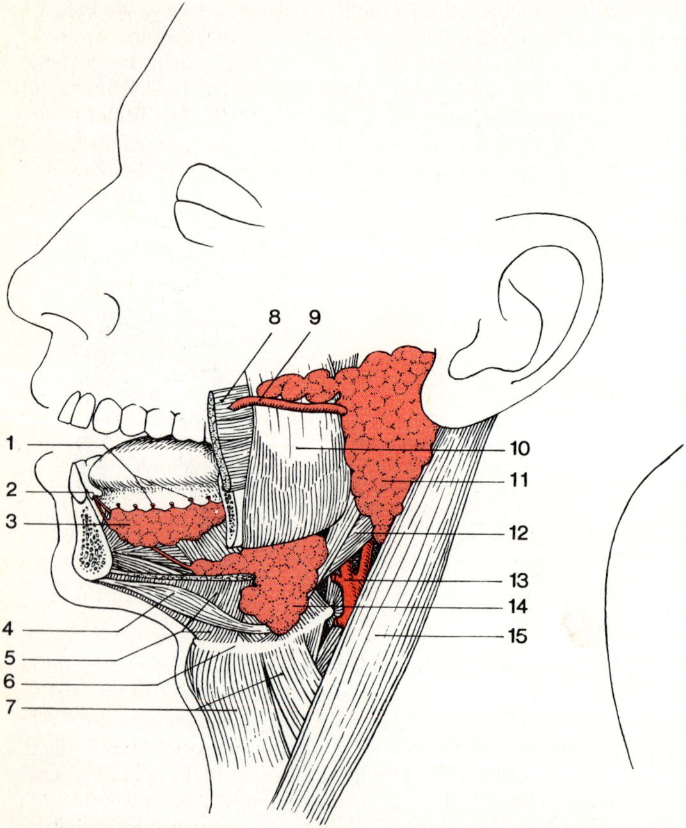

Abb. 70 **Die großen Speicheldrüsen der Mundhöhle.** 1 Kleine Ausführgänge der Unterzungenspeicheldrüse (Glandula sublingualis). 2 Warze mit Ausführgängen der Unterzungenspeicheldrüse und der Unterkieferspeicheldrüse (Glandula submandibularis). 3 Die Unterzungenspeicheldrüse. 4 Vorderer Bauch des zweibäuchigen Muskels (Venter anterior des M. digastricus). 5 Mundbodenmuskel (M. mylohyoideus). 6 Zungenbein (Os hyoideum). 7 Unterzungenbeinmuskeln. 8 Wangenmuskel (M. buccinator). 9 Ausführgang der Ohrspeicheldrüse (Glandula parotis). 10 Massetermuskel (Kaumuskel). 11 Ohrspeicheldrüse. 12 Hinterer Bauch des zweibäuchigen Muskels. 13 Teilungsstelle der Halsschlagader in äußere und innere Carotis. 14 Unterkieferspeicheldrüse (Glandula submandibularis). 15 Kopfdreher (M. sternocleidomastoideus).

terhalb der Zungenspitze. Die Unterkieferspeicheldrüse ist eine gemischte Drüse mit serösen und mukösen Anteilen; sie sondert Enzymspeichel und Schleim ab.

- *Unterzungenspeicheldrüse:* Sie liegt seitlich unterhalb der Zunge und besteht vorwiegend aus mukösen Anteilen, die Schleim (Muzin) bereiten (Abb. 71 b).

Aufgabe des Speichels: Befeuchten der gekauten Nahrungsmittel, Lösung der Substanzen, die eine Geschmacksempfindung hervorrufen, Beginn der Kohlenhydratverdauung durch Abbau der Stärke zu Zukker (Tab. 1, S. 126).

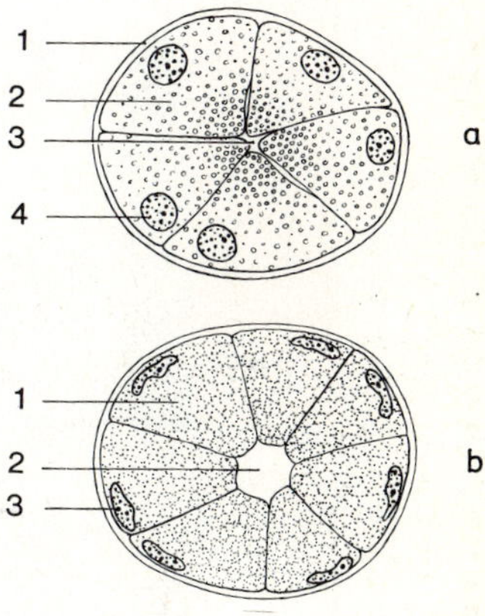

Abb. 71 a **Seröses Drüsenendstück.** 1 Basalmembran. 2 Zellplasma mit Prosekretgranula. 3 Enge Lichtung. 4 Runde Kerne.
b **Muköses Endstück.** 1 Wabiges Zellplasma. 2 Weite Lichtung. 3 Abgeplattete Kerne.

- *Speichelsekretion: Der Parasympathicus fördert, der Sympathicus hemmt die Speichelabsonderung.* Die Speichelbildung wird durch *mechanischen Reiz* der Mundhöhlenschleimhaut, durch angenehme *Geschmacks- oder Geruchsempfindung* in Gang gesetzt. Selbst eine entsprechende Vorstellung kann Speichelsekretion auslösen (bedingter Reflex!). Speichel kann entweder als dünnflüssiger *Spülspeichel* oder als *Verdauungsspeichel* mit höherem Gehalt an Schleim und Enzym abgeschieden werden.

Die bedingten Reflexe wurden durch *Pawlow* untersucht. Ein Hund wird normalerweise beim Anblick eines Stückes Fleisch Speichelsekretion bekommen. Verbindet man mit dem Zeigen von Fleisch ein beliebiges Signal und wiederholt die ganze Anordnung mehrmals, so kann die Speichelsekretion schließlich allein durch das Signal ausgelöst werden. Wird das Signal über längere Zeit nur mehr allein gegeben, so verschwindet der *bedingte Reflex* wieder. Bedingte Reflexe spielen für alle Dressurleistungen und für die erste Erziehung des Säuglings und Kleinkindes eine große Rolle; sie können auch zum Studium des Zentralnervensystems dienen.

Tabelle 1 **Übersicht über Verdauungssäfte, ihre wichtigsten Wirkstoffe und Wirkungen**

Sekret	*Enzyme*	*Andere Bestandteile*	*Chemischer Abbau und Resorption (Aufnahme)*
Speichel	Ptyalin = Speichelamylase		Stärke abgebaut zu Malzzucker (= Maltose) Kohlenhydrate
Magensaft	Kathepsin Pepsine Lab		Beginn der Eiweißverdauung. Proteine abgebaut zu Polypeptiden, Milchgerinnung.
		Salzsäure	Aktivierung von Pepsinogenen zu Pepsinen. Wirkungsoptimum für die Pepsine bei pH 2 (stark saure Reaktion). Bakterienvernichtung. Verquellung von Kollagenen.
		Intrinsic factor	Resorption von Vitamin B_{12} (= Extrinsic factor)
Bauchspeichel	Trypsin und Chymotrypsine		Polypeptide abgebaut zu Peptiden.
	Amylase		Stärke abgebaut zu Malzzucker (= Maltose).
	Lipase		Neutralfette abgebaut zu Fettsäuren und Glyzerin.
	Cholesterinesterase		Cholesterin verbunden mit Fettsäuren zu Cholesterinestern.
		Doppelkohlensaures Natron (= Bikarbonat)	Entsäuerung des sauren Speisebreis (= Chymus) bis zu leicht alkalischem Verhalten.
Galle		Gallensäuren	Zerteilung der Fette in feinste Tröpfchen (= Emulgierung). Aktivierung der Lipase.

		Doppelkohlensaures Natron (= Bikarbonat)	Entsäuerung des sauren Speisebreis (= Chymus) bis zu leicht alkalischem Verhalten.
Dünndarmsaft	Peptidasen = „Erepsin“		Peptide abgebaut zu Aminosäuren. Aufnahme in das Blut der Pfortader, Verarbeitung in der Leber zu körpereigenem Eiweiß.
	Glukosidasen:		Disaccharide abgebaut zu einfachen Zuckern: Aufnahme in das Blut der Pfortader, Verarbeitung von Glukose zu Glykogen, besonders in der Leber und im Muskel.
	a) Maltase		Maltose (= Malzzucker), abgebaut zu 2 Molekülen Glukose (= Traubenzucker).
	b) Saccharase		Saccharose (= Rohrzucker), abgebaut zu 1 Molekül Glukose (= Traubenzucker) und 1 Molekül Fruktose (= Fruchtzucker).
	c) Laktase = Galaktosidase		Laktose (= Milchzucker), abgebaut zu 1 Molekül Glukose (= Traubenzucker) und 1 Molekül Galaktose.
	Darmlipase		Neutralfette teilweise abgebaut zu Glyzerin und Fettsäuren. Aufnahme größtenteils in die zentralen Chylusgefäße der Darmzotten und damit in das Lymphsystem und Venensystem unter Umgehung der Leber.
		Enterokinase	Aktivierung von Trypsinogen und Chymotrypsinogenen.

Kohlenhydratverdauung (rot) — Eiweißverdauung (grau) — Fettverdauung (rosa) — Andere Bestandteile (weiß)

Gaumen (Palatum)

Der Gaumen ist sowohl *Dach der Mundhöhle* wie auch *Boden der Nasenhöhle* (s. Nasenhöhle, S. 220).

Funktionen:

1. *Trennwand zwischen Mund- und Nasenhöhle*. Beim *Saugen* gestattet der Gaumen der Zunge, durch Tiefertreten Unterdruck zu erzeugen. Bei der Mißbildung des *Wolfsrachens* ist die Ernährung des Säuglings schwer gestört, falls nicht durch chirurgische Plastik oder Einlage einer Prothese Abhilfe geschaffen wird.

2. *Widerlager der Zunge* beim Sprechen, Kauen und Schlucken.

3. *Verschluß des oberen Rachenraumes* beim Schlucken: Der Hinterrand des Gaumens legt sich bei Zusammenziehen der Muskeln des weichen Gaumens an die hintere Rachenwand und schließt so den oberen Rachenraum gegen die Mundhöhle ab.

4. *Sprachfunktion des Gaumens:* Die Bildung des Vokals i und der Konsonanten k und ch ist an den normalen Gaumenschluß gebunden.

Aufbau: Man unterscheidet den *harten Gaumen* mit knöcherner Grundlage (s. Nasenhöhle, S. 220) vom *weichen Gaumen,* der vorwiegend aus quergestreifter Gaumenmuskulatur und kleinen Speicheldrüsen (Glandulae palatinae) besteht.

Schlundenge (Isthmus faucium): In der Mitte hängt das Zäpfchen (Uvula) herunter. Seitlich umranden vorderer und hinterer Gaumenbogen die Tonsillennische mit der *Gaumenmandel,* einem lymphoepithelialen Organ.

Lymphatischer Rachenring: Er besteht aus der *Rachentonsille* am Rachendach, den *beiden Gaumentonsillen* in den Tonsillarnischen, den *lymphatischen Organen am Zungengrund* und Ansammlungen von Lymphozyten im Bereich der Hörtrompete. Infektionsabwehr.

Rachen, Schlund (Pharynx)

Der Rachen oder Schlund hat drei Abschnitte. Der *obere Teil (Pars nasalis)* liegt hinter der Nasenhöhle, der *mittlere (Pars oralis)* hinter der Mundhöhle, der *untere (Pars laryngae)* hinter dem Kehlkopf.

● *Im mittleren Teil kreuzen sich Atem- und Speiseweg*. Beim Schlukken wird das Gaumensegel angehoben, die Verbindung zum oberen Abschnitt unterbrochen und der Kehldeckel auf den Kehlkopfeingang gedrückt (Abb. 65). Der *Schluckreflex* wird von einem besonderen Schluckzentrum im verlängerten Mark gesteuert. Er wird ausgelöst, sobald der Bissen die hintere Pharynxwand berührt. Der untere Teil des Rachens liegt hinter dem Kehlkopf. Er setzt sich auf der Höhe der Platte des Ringknorpels in die Speiseröhre fort.

Speiseröhre (Oesophagus)

● *Die Speiseröhre verbindet den Rachen mit dem Magen. Sie ist ein muskulomembranöser Schlauch von etwa 25 cm Länge,* welcher *hinter der Luftröhre* und vor der Wirbelsäule liegt und an drei Stellen eingeengt erscheint: obere Enge hinter dem Ringknorpel, mittlere Enge in Höhe des Aortenbogens, untere Enge beim Durchtritt durch das Zwerchfell. Die Speiseröhre durchsetzt den muskulären Teil des Zwerchfells (Abb. 53 und 72), dem die Wirkung eines Ringmuskels (Sphincter) zukommt. Der geschluckte Bissen wird durch peristaltische Bewegung der Muskelwand magenwärts befördert. Im leeren Zustand ist die Lichtung sternförmig. Beim Schlucken kann sie sich bis zu 3 cm ausweiten.

Ösophagokardiale Verbindung. Der Verschluß zwischen Magen und Speiseröhre wird normalerweise garantiert durch:

eine Art glatter Sphinktermuskel, gebildet aus Schlaufen glatter Muskulatur;
Abknickung des Ösophagus-Corpus-Winkels;
Kontraktion des medialen Zwerchfellschenkels;
Venenkissen des Plexus venosus submucosus oesophagi (Gefahr von Blutungen aus Ösophagusvarizen).

Magen (Ventriculus)

● *Der Magen ist eine Ausweitung des Verdauungsschlauches links im Oberbauch zwischen Leber und Milz.* Nach hinten liegt er auf der *Bauchspeicheldrüse* (Abb. 72), ist aber von ihr durch den Verschiebespalt des Netzbeutels (Bursa omentalis) getrennt.

Makroskopische Anatomie: Die rechte Magenkante wird als *kleine Krümmung (Curvatura minor),* die linke als *große Krümmung (Curvatura major)* (Abb. 73 und 74) bezeichnet. Der obere Teil liegt als *Magengrund (Fundus)* in der linken Zwerchfellkuppel.

● *Magengrund und Magenkörper (Corpus) bilden den verdauenden Magenabschnitt (Pars digestoria).* Am Magenmund (Cardia) mündet die Speiseröhre in den Magen. Der *Pförtnermuskel (Pylorus)* kann den Magen gegen den Zwölffingerdarm abschließen.

Nach außen ist der Magen von *Bauchfell (Peritoneum)* überzogen, welches die gleitende Verschiebung gegen die Nachbarorgane gestattet.

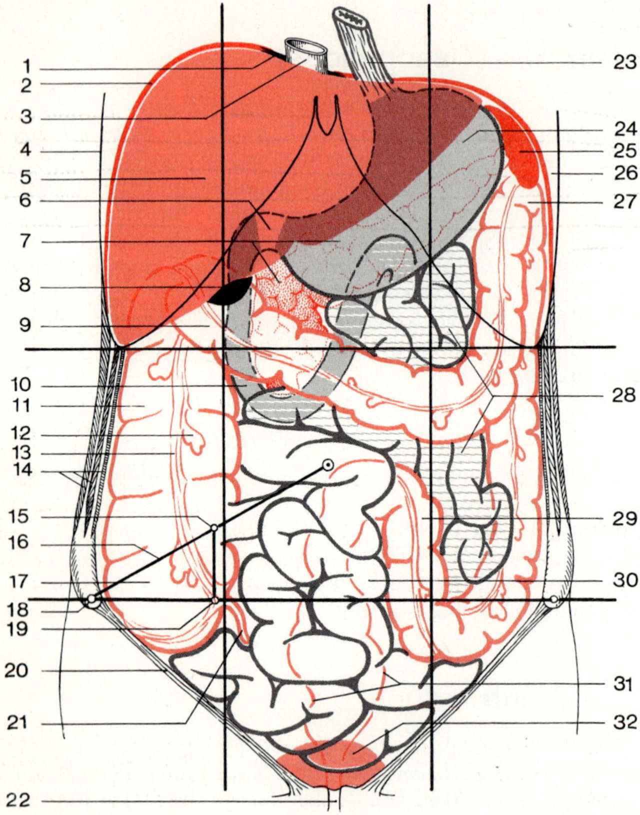

Abb. 72 **Übersicht über die Lage der Baucheingeweide (Bauchsitus).** Nach oben ist der Bauchraum durch das Zwerchfell (Diaphragma) abgeschlossen. Die untere Grenze gegen den Oberschenkel ist durch das Leistenband (Lig. inguinale) gegeben. Bauchraum und Beckenraum gehen ohne scharfe Grenze ineinander über. Die Berührungslinie des Rippenbogens und die Verbindungslinie zwischen den beiden oberen Darmbeinstacheln (Interspinallinie) teilen den Bauchraum in 3 Etagen. Die Senkrechten durch die Mitte beider Schlüsselbeine (Medioklavikularlinien) teilen so 9 Felder ab. Die Hälfte der Linie, welche den Darmbeinstachel mit dem Nabel verbindet (Spina-Nabel-Linie), ergibt den McBurneyschen Punkt (Einmündung des Endstückes des Dünndarmes in den Dickdarm). Senkrecht darunter liegt der Lanzsche Punkt (Abgang der Appendix).

Die glatte Muskelwand ermöglicht die peristaltischen Bewegungen. Sie wird aus Längs-, Ring- und Schrägfasern aufgebaut. Auf Höhe des Magenpförtners bildet die glatte Ringmuskulatur einen kräftigen Schließmuskel. Das Bindegewebe unter der Schleimhaut (Mucosa) gestattet der Magenwand, sich den verschiedenen Füllungszuständen anzupassen. Die Schleimhaut zeigt miteinander zusammenhängende Längsfalten (Abb. 74).

● **Magenmotorik:** *Die Peristaltik des Magens wird von autonomen Nervengeflechten in der Magenwand gesteuert.* Die Entleerung erfolgt *schubweise.* Sobald Mageninhalt in den Zwölffingerdarm übertritt, bildet dessen Wand *Enterogastron,* das auf dem Blutweg zum Magen kommt und dessen Sekretion und Peristaltik hemmt, bis das Duodenum wiederum geleert ist. Dann erst erfolgt der nächste Schub.
Die Verweildauer der Speisen im Magen beträgt zwischen 1 und 5 Stunden. Sie hängt von der Zusammensetzung der genossenen Speisen ab. Kohlenhydratreiche Nahrung verläßt den Magen rascher als eiweißreiche Nahrung. Am längsten verweilen fettreiche Speisen.

Magendrüsen: Die Schleimhautzellen in der Gegend des Magenmundes und in der Gegend des Magenpförtners bilden teils Schleim, teils *Gastrin,* ein Polypeptid, welches die Absonderung von Magensaft anregt. Die Schleimhaut des Magengrundes und des Magenkörpers zeigt besondere, schlauchförmige, verzweigte Drüsen, die im Grunde der Magengrübchen münden (Abb. 75). Die *Hauptzellen* sondern eine Vorstufe der Pepsine (Pepsinogene) und Kathepsin ab. Die *Belegzellen* bilden eine Vorstufe der Salzsäure. Die *Nebenzellen* stellen schützenden Schleim her.

◀ 1 Sehniger Teil des Zwerchfells. 2 Rechte Zwerchfellkuppel. 3 Brustteil der unteren Hohlvene (V. cava inferior). 4 Brustwand. 5 Rechter Leberlappen (Lobus hepatis dexter). 6 Magenpförtner (Pylorus). 7 Bauchspeicheldrüse (Pancreas). 8 Gallenblase (Vesica fellea). 9 Rechte Dickdarmkrümmung und Quercolon. 10 Absteigender Teil des Zwölffingerdarmes (Duodenum). 11 Aufsteigender Dickdarm. 12 Netzförmiger Fettanhang (Appendix epiploica). 13 Vorderer Längsmuskelstreifen (Taenia). 14 Die 3 Schichten der breiten Bauchmuskeln. 15 McBurney-Punkt (Druckpunkt bei Appendicitis). 16 Spina-Nabel-Linie. 17 Blinddarm (Caecum). 18 Vorderer oberer Darmbeinstachel (Spina iliaca anterior superior). 19 Abgang des Wurmfortsatzes (Appendix vermiformis): Lanzscher Punkt (Druckpunkt bei Appendicitis). 20 Leistenband (Lig. inguinale). 21 Appendix. 22 Schamfuge der Beckenknochen. 23 Brustteil der Speiseröhre (Oesophagus). 24 Magen (Ventriculus). 25 Milz (Lien). 26 Spaltraum für die Entfaltung des unteren Lungenrandes bei Einatmung (Recessus costodiaphragmaticus). 27 Linke Dickdarmkrümmung. 28 Schlingen des Jejunum. 29 Sigmaschleife des Dickdarmes. 30 Schlingen des Ileum. 31 Ampulle des Mastdarmes. 32 Gefüllte Harnblase (Vesica urinaria).

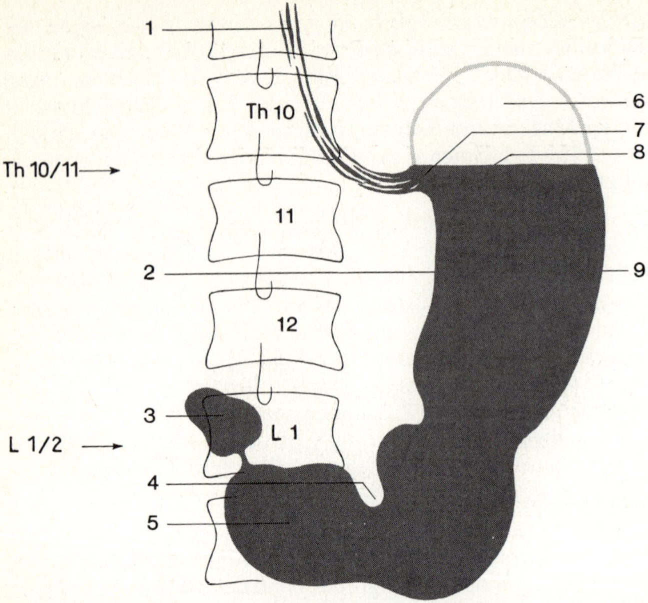

Abb. 73 **Vereinfachte Durchzeichnung des Röntgenbildes von Speiseröhre, Magen und Anfangsteil des Zwölffingerdarmes nach Schlucken von Kontrastbrei im Stehen.** Die geringen Veränderungen der Höhenlage unterworfenen Befestigungsstellen des Magens sind durch Pfeile angegeben. 1 Reste von Kontrastbrei in den Tälern zwischen den Falten der Speiseröhre (Oesophagus). 2 Kleine Krümmung des Magens (Curvatura ventriculi minor). 3 Bulbus des Zwölffingerdarmes. 4 Einschnitt zwischen verdauendem und austreibendem Magenabschnitt (Incisura angularis). 5 Vorraum des Magenpförtners (Antrum pyloricum). 6 Magenblase (Röntgenaufnahme im Stehen!). 7 Magenmund (Pars cardiaca). 8 Waagrechte Begrenzung des Kontrastbreies (Röntgenaufnahme im Stehen!). 9 Große Krümmung des Magens (Curvatura ventriculi major).

Magensaft: Menge und Zusammensetzung des abgesonderten Magensaftes hängen von der zu verdauenden Nahrung ab.
Menge: nüchtern 8–15 ml pro Stunde.
Eigenschaften: gelblich, geruchlos und *stark sauer,* pH 0,9–1,5.
Zusammensetzung: Magensaft besteht aus Wasser, Schleim, Salzen, Salzsäure und Enzymen (Abb. 76).

Zu den *Magenenzymen* (Tab. 1, S. 126) gehören:

- *Kathepsin,* das die Eiweißverdauung einleitet.
- *Pepsine,* die sich unter Einfluß der Salzsäure aus Pepsinogenen, unwirksamen Enzymvorstufen, bilden. Sie spalten die Eiweiße in höhere Peptide.

- *Lab* zur Milchgerinnung; nur in der Magenschleimhaut des Neugeborenen. Beim Erwachsenen haben Pepsine und Kathepsin zusammen dieselbe Wirkung wie Lab, indem sie das Kasein der Milch grobflokkig ausfällen.

Salzsäure macht die Pepsinogene wirksam, fällt die Eiweiße, bringt Kollagen zum Verquellen und zerstört die Bakterien.

Intrinsic factor ist ein in der Magenschleimhaut gebildeter Stoff, welcher die Aufnahme von *Vitamin B_{12} (extrinsic factor)* ermöglicht, das für die normale Reifung der roten Blutkörperchen notwendig ist. Das antianämische Prinzip (extrinsic + intrinsic factor) heilt die perniziöse Anämie.

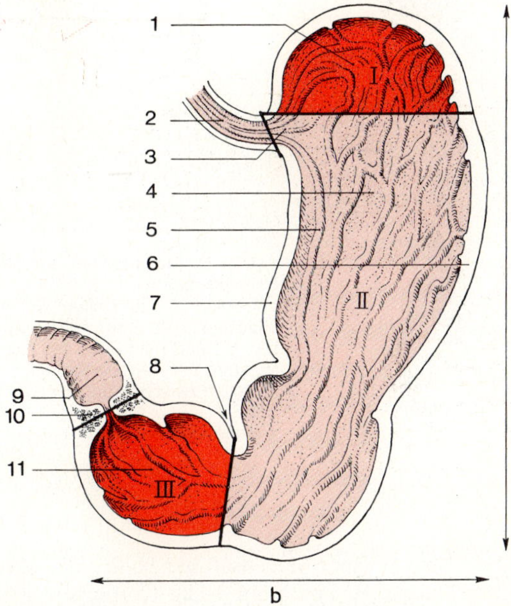

Abb. 74 **Innere Oberfläche des aufgeschnittenen Magens.** a Verdauender Magenabschnitt (Pars digestoria). b Austreibender Magenabschnitt (Pars egestoria). I Magengrund (Fundus), II Magenkörper (Corpus), III Magenausgangsteil (Antrum pyloricum).

1 Magengrund (Fundus). 2 Längsfalten der Speiseröhre (Plicae longitudinales). 3 Magenmund (Pars cardiaca). 4 Felderung der Magenschleimhaut. 5 Längsfalten der Magenschleimhaut. 6 Große Krümmung des Magens (Curvatura ventriculi major). 7 Kleine Krümmung des Magens (Curvatura ventriculi minor). 8 Einschnitt zwischen verdauendem und austreibendem Magenabschnitt. 9 Anfangsteil des Zwölffingerdarmes (Duodenum). 10 Ringmuskulatur des Pförtners (Sphincter pylori). 11 Vorraum des Magenpförtners (Antrum pyloricum).

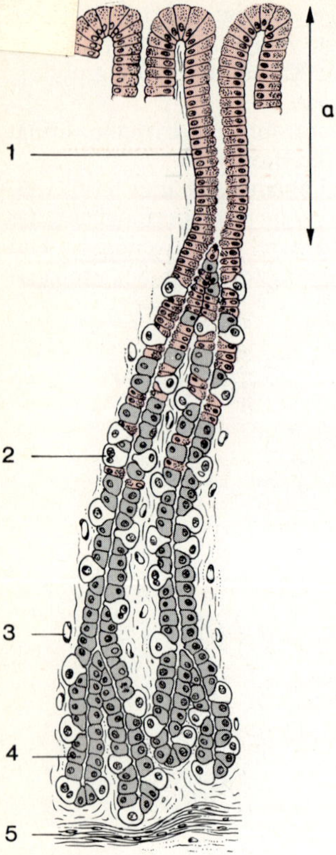

Abb. 75 **Magendrüse im vergrößerten Schnittpräparat.** 1 Schleimbereitende Nebenzellen. 2 Belegzellen, welche eine Vorstufe der Salzsäure sezernieren. 3 Kapillaren. 4 Hauptzellen, die der Zubereitung der Vorstufe der Pepsine dienen. 5 Glatte Muskelzellen zwischen Schleimhaut und Submucosa.
a Magengrübchen (Foveola gastrica).

Untersuchung: Man gewinnt Magensaft mit Hilfe einer Magensonde, nachdem man $^1/_{10}$ mg Histamin auf 10 kg Körpergewicht subkutan gespritzt hat. Die Absonderung der Magenschleimhaut kann auch durch *Fleischbrühe*, *Koffein* oder *Alkohol* angeregt werden.

Innervation des Magens: Der Magen wird sowohl motorisch wie sekretorisch von den Magengeflechten der beiden *Vagusnerven (X. Hirnnerv)* versorgt. Der Sympathicus hemmt die Drüsentätigkeit und die Peristaltik. Das *Magengeschwür (Ulcus ventriculi)* ist eine Selbstverdauung der Magenwand und wird durch Krampfzustände der kleinen Arterien unter Einfluß des autonomen Nervensystems verursacht.

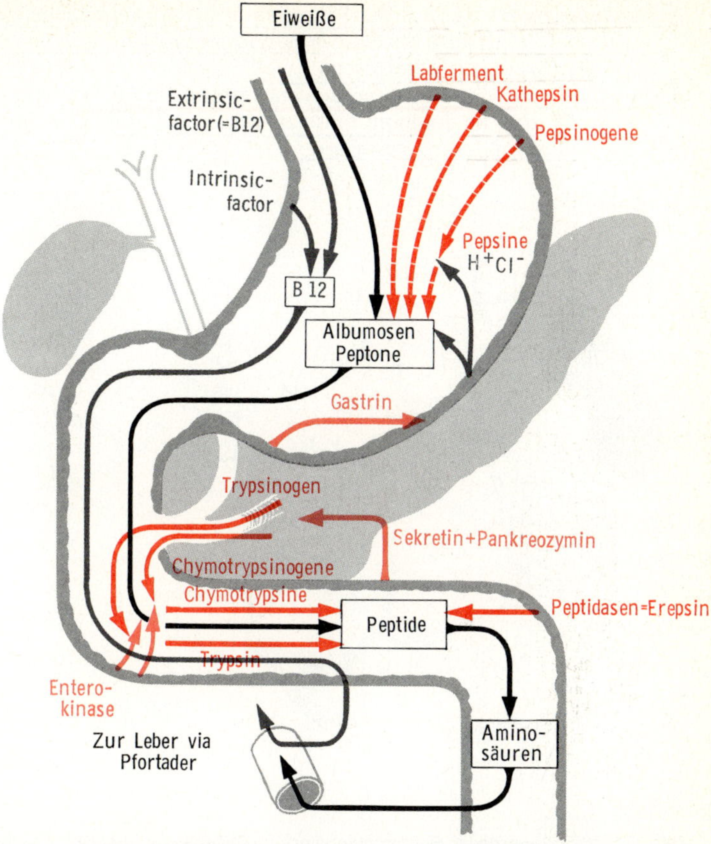

Abb. 76 **Vereinfachte Darstellung der Eiweißverdauung** unter dem Einfluß von Pepsinen, Kathepsin, Lab, Trypsin, Chymotrypsinen und Darmpeptidasen (Erepsin) mit Hilfe der auslösenden Faktoren: Salzsäure, Gastrin, Sekretin, Pankreozymin und Enterokinase. Aufnahmebedingung für Vitamin B_{12} ist Intrinsic factor.

Phasen der Magenverdauung:

- *Nervös-reflektorisch bedingte (selbsttätige) Magenverdauung* (zephalische Phase): Geruchs- und Geschmackseindrücke der Nahrung lösen die Bildung von *Appetitsaft* im Magen aus, ja selbst die Erinnerung an eine gute Speise kann dazu führen.
- *Chemisch bedingte Magenverdauung* (gastrische Phase): Sobald die Speisen in den Magen gelangen, lösen sie dort die Bildung von

Verdauungssaft aus. Der die Sekretion in der Magenschleimhaut bewirkende Stoff wird als *Gastrin* bezeichnet. Er wird durch Azetylcholin (Vagusreiz!) freigesetzt.

- *Dünndarmbedingte Magenverdauung* (intestinale Phase): Sobald die Verdauung im Jejunum einsetzt, wird reflektorisch auch die Magensaftabsonderung gesteigert.

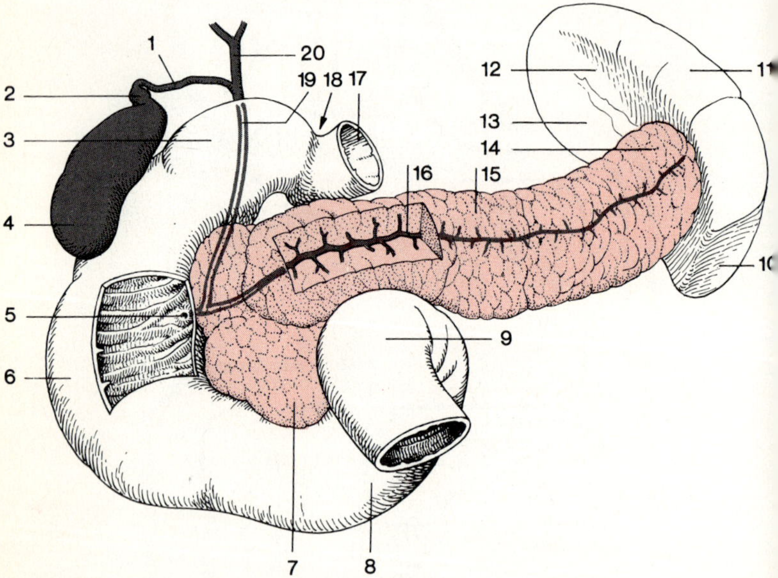

Abb. 77 **Zwölffingerdarm, Bauchspeicheldrüse, Gallenwege und Milz.** 1 Gallenblasengang (Ductus cysticus). 2 Gallenblasenhals (Collum vesicae felleae). 3 Bulbus des Zwölffingerdarmes (Duodenum). 4 Grund (Fundus) der Gallenblase. 5 Große Papille des Zwölffingerdarmes. 6 Absteigender Teil des Zwölffingerdarmes (Pars descendens duodeni). 7 Kopf der Bauchspeicheldrüse (Caput pancreatis). 8 Aufsteigender Teil des Zwölffingerdarmes (Pars ascendens). 9 Übergang zum freien Dünndarm (Flexura duodenojejunalis). 10 Dickdarmfläche der Milz (Lien). 11 Oberer Milzrand. 12 Magenfläche der Milz. 13 Nierenfläche der Milz. 14 Schwanzteil der Bauchspeicheldrüse (Cauda pancreatis). 15 Körperteil der Bauchspeicheldrüse (Corpus pancreatis). 16 Freigelegter Gang der Bauchspeicheldrüse (Ductus pancreaticus). 17 Vorraum des Magenpförtners (Antrum pyloricum). 18 Einschnürung des Pförtnerschließmuskels. 19 Galleführender Gang (Ductus choledochus). 20 Leberteil der Gallenwege (Ductus hepaticus).

Bauchspeicheldrüse (Pancreas)

- **Lage und Bau:** *Die Bauchspeicheldrüse liegt hinter dem Magen. Der Pankreaskopf wird von der Duodenalschleife umfaßt.* Der *Körper* überquert die Wirbelsäule. Der *Pankreasschwanz* reicht bis zum Hilus der Milz (Abb. 72 und 77).

Pankreassaft: Das Pancreas zeigt den Bau einer *serösen Drüse*. In einem Tag wird 1/2 bis 1 1/2 l Pankreassaft abgesondert. Er wird durch

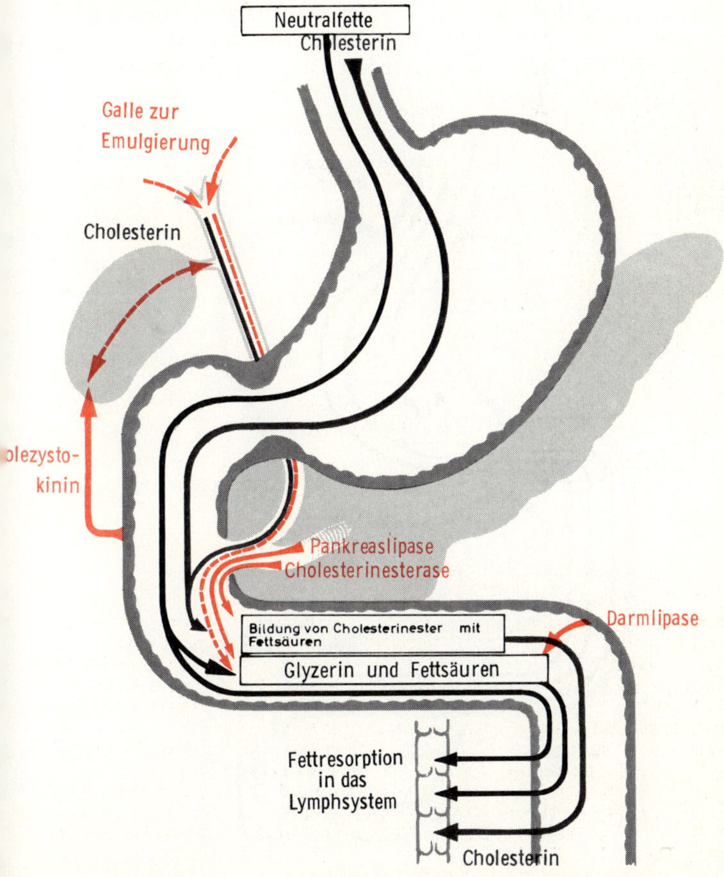

Abb. 78 **Vereinfachte Darstellung der Fett- und Cholesterinverdauung** unter dem Einfluß von Galle, Pankreaslipase, Darmlipase und Cholesterinesterase des Pancreas.

den Pankreasgang in das Duodenum entleert. Die Bildung von Bauchspeichel wird auf dem Nervenweg über den *N. vagus* (neurovegetative Auslösung), auf dem Blutweg durch die bei der Verdauung in der Darmwand gebildeten Stoffe *Sekretin* und *Pankreozym* (chemisch-humorale Auslösung) angeregt. *Sekretin* führt zur Absonderung von dünnem, bikarbonatreichem Bauchspeichel. *Pankreozym* steigert den Enzymgehalt des Bauchspeichels. Durch seinen Gehalt an *doppelkohlensaurem Natron* (Natriumhydrogenkarbonat) wirkt er alkalisch. Alle im Dünndarm wirkenden Verdauungsenzyme brauchen eine sich neutral bis leicht alkalisch verhaltende Umgebung.
Der Pankreassaft enthält *Lipase* für die Fettverdauung (Abb. 78). Die Lipase wird durch Gallensäuren aktiviert. Die durch die Gallensäuren

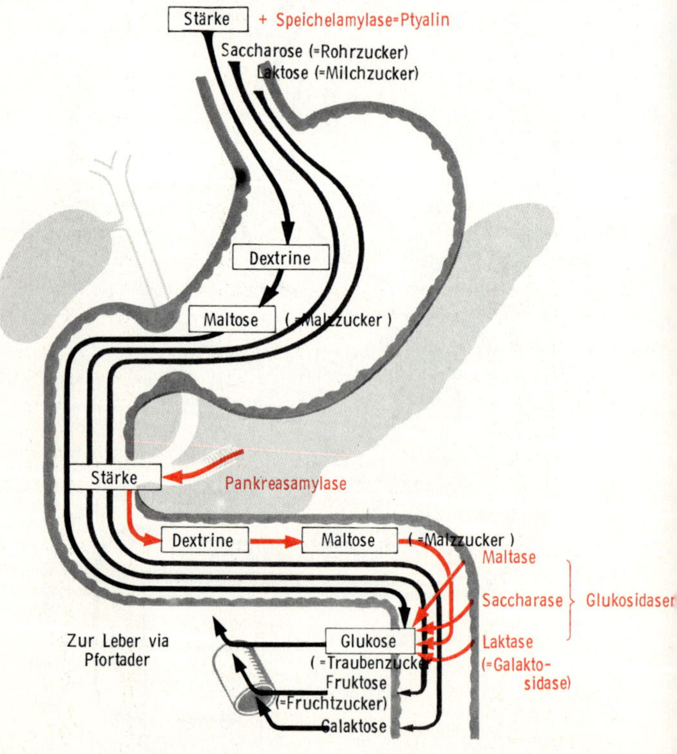

Abb. 79 **Vereinfachte Darstellung der Kohlenhydratverdauung** unter dem Einfluß von Speichelamylase, Pankreasamylase und der Glukosidasen (Maltase, Saccharase und Laktase) der Dünndarmschleimhaut.

(s. S. 143) in Tröpfchen zerteilten Neutralfette werden zum Teil in Glyzerin und Fettsäuren gespalten. *Cholesterinesterase* verbindet Cholesterin mit Fettsäuren. *Amylase* verdaut Stärke zu Dextrinen und Maltose (= Malzzucker) (Abb. 79 und Tab. 1, S. 126/27).

Trypsinogen und *Chymotrypsinogene* sind unwirksame Enzymvorstufen (Proenzyme oder Zymogene). Die während der Verdauung von der Dünndarmwand abgesonderte *Enterokinase* wandelt sie in wirksames *Trypsin* und wirksame *Chymotrypsine* um. Diese bauen Polypeptide zu Peptiden ab. Chymotrypsine spalten vor allem die Eiweiße der Milch.

Endokrine Funktion: Eingestreute Gruppen von endokrinen Zellen bilden die *Pankreasinseln*, deren *B-Zellen Insulin* bilden, das die Glykogenbildung in Leber und Muskeln fördert. Die *A_2-Zellen* bereiten *Glukagon*, welches dem Insulin entgegenwirkt (Abb. 170).

Leber (Hepar)

- *Die Leber ist eine Anhangsdrüse des Darmes und wiegt beim Erwachsenen etwa 1½ kg.*

Lage und Bau: Die Leber liegt rechts im Oberbauch (Abb. 72), reicht aber mit dem linken Lappen weit nach links hinüber. Ihre obere Fläche schmiegt sich dem Zwerchfell an, mit dem sie hinten teilweise verwachsen ist (Area nuda). Die untere Fläche ist den Baucheingeweiden zugekehrt und zeigt drei Furchen, welche eine *H-förmige Figur* bilden (Abb. 80).

- *Der rechte Lappen (Lobus dexter) bildet die Hauptmasse der Leber. Der viereckige Lappen (Lobus quadratus) und der geschwänzte Lappen (Lobus caudatus) gehören zum linken Lappen (Lobus sinister).*

Die linke Spalte enthält das *runde Leberband (Lig. teres hepatis)*, welches gegen den Nabel läuft. In der rechten Grube liegt die *Gallenblase (Vesica fellea)*. Sie enthält ungefähr 40 cm^3 Blasengalle, welche weniger Wasser und mehr Schleim enthält.

- *Die Leberpforte (Porta hepatis) gewährt der Pfortader und der Leberarterie sowie autonomen Nerven Eintritt, während die Gallengänge und Lymphgefäße austreten.*

Gefäßversorgung der Leber: Die *Leberarterie* bringt sauerstoffreiches Blut zur Leber. Die *Pfortader* (Abb. 81) führt venöses Blut von den unpaaren Baucheingeweiden her. Es enthält die *einfachen Zucker* und die *Aminosäuren*, welche bei der Verdauung im Darm aufgenommen wurden. Das Blut der Leberarterie und der Pfortader gelangt in die weiten Leberkapillaren (Lebersinusoide, s. Abb. 14 und 82) und verläßt die Leber durch die *Lebervenen*, welche in die untere Hohlvene einmünden.

● *Das Pfortadersystem hat die Besonderheit, daß zwischen Pfortader und Lebervenen ein zweites Kapillargebiet (Lebersinusoide) eingeschaltet ist.*

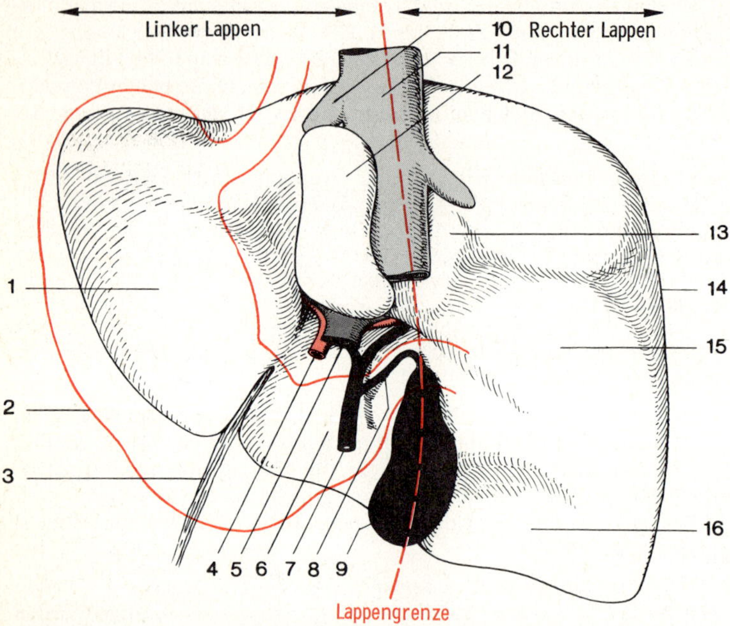

Abb. 80 **Die den Eingeweiden zugekehrte Fläche der Leber.** 1 Die dem Magen aufliegende Leberfläche. 2 Große Krümmung des Magens (Curvatura ventriculi major). 3 Rundes Leberband (Lig. teres hepatis). 4 Leberarterie (A. hepatica). 5 Pfortader (V. portae). 6 Viereckiger Leberlappen (Lobus quadratus). 7 Galleführender Gang (Ductus choledochus). 8 Gallenblasengang (Ductus cysticus). 9 Gallenblase (Vesica fellea). 10 Lebervene (V. hepatica). 11 Untere Hohlvene (V. cava inferior). 12 Geschwänzter Leberlappen (Lobus caudatus). 13 Die der Nebenniere anliegende Fläche der Leber. 14 Rechter Leberlappen (Lobus hepatis dexter). 15 Der der Nierenkapsel anliegende Teil der Leber. 16 Die der rechten Dickdarmkrümmung anliegende Leberfläche.

Gallengänge: Sowohl aus dem rechten wie aus dem linken Lappen der Leber geht ein großer Gallengang hervor. Beide Gänge vereinigen sich zum *Leberteil der Gallengänge. Die Gallenblase stellt ein Reservoir für die Galle dar.* Sie steht durch den *Gallenblasengang* mit den Gallenwegen in Verbindung. Leberteil der Gallenwege und Gallenblasengang vereinigen sich zum *galleführenden Gang (Ductus choledo-*

chus), welcher auf der großen Papille des Zwölffingerdarmes mündet. Die Gallengänge haben glatte Muskulatur. Vor der Mündung besitzt der gallefführende Gang einen besonderen Ringmuskel, bei dessen Verschluß die Galle in die Gallenblase zurückgestaut wird. Während der Verdauung wird in der Wand des Zwölffingerdarmes *Cholezystokinin* gebildet, das die Entleerung der Gallenblase bewirkt. Krampfhafte Zusammenziehungen der glatten Muskulatur können sehr starke Schmerzen auslösen.

Mikroskopische Struktur ● *Das Lebergewebe gliedert sich in eine große Zahl von Leberläppchen (Lobuli hepatis) von 1 bis 2 mm Durchmesser.* Auf Querschnitten (Abb. 82) erscheinen sie sechseckig. An den sechs Ecken liegen die Äste der Pfortader, der Leberarterie und der Gallengänge. Sie sind von etwas Bindegewebe umgeben. Die *Lebersinusoide* enthalten die *Kupfferschen Sternzellen* (Abb. 14), die als Freßzellen Abwehrfunktionen haben. Das Blut fließt gegen die Lebervenen durch eine Vene *(Zentralvene)* in der Mitte des Läppchens ab. Die Galle wird in die *zwischen* den Leberzellen liegenden *Gallenkapillaren* ausgeschieden und gelangt von dort in die kleinen Gallengänge.

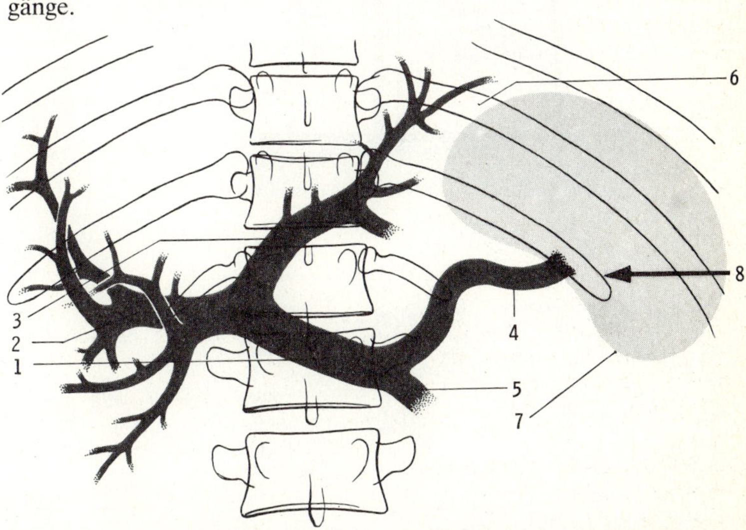

Abb. 81 **Vereinfachte Durchzeichnung des Röntgenbildes einer Darstellung der Pfortader, ihrer Wurzeln und ihrer Verzweigungen (Splenoportographie).** 1 Stamm der Pfortader (V. portae). 2 Rechter Hauptast der Pfortader (Ramus dexter v. portae). 3 Linker Hauptast der Pfortader (R. sinister v. portae). 4 Milzvene (V. lienalis). 5 Obere Mesenterialvene (V. mesenterica superior). 6 Zehnte Rippe. 7 Umriß der Milz. 8 Einstichrichtung der Kanüle durch die Rumpfwand in die Milz zum Einbringen des Röntgenkontrastmittels in die Pfortader.

Funktionen der Leber: *Die Leber ist die größte Anhangsdrüse des Verdauungsapparates.* Sie erfüllt wichtige Stoffwechselaufgaben und hat enge Beziehungen zu Blut und Kreislauf.

● *Drüsenfunktion: Bereitung von etwa 1 l Galle in 24 Stunden.* Die Absonderung erfolgt vor allem nachts.

Eigenschaften der Galle: Die Farbe ist goldgelb, die Reaktion durch doppelkohlensaures Natron alkalisch. Die Galle enthält *Wasser, Lezithin, Cholesterin, Salze der Gallensäuren, rötlichen Gallenfarbstoff (Bilirubin) und Schleim.* Blasengalle ist leicht eingedickt und enthält mehr Schleim.

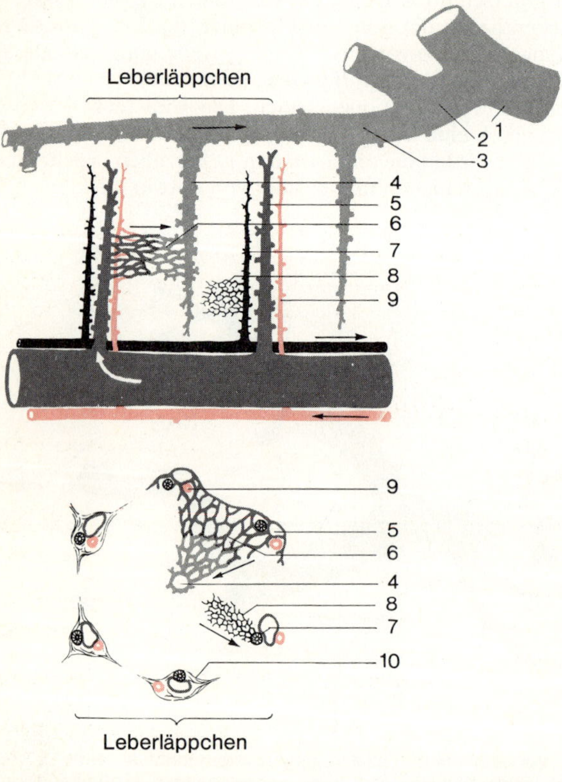

Abb. 82 **Vereinfachter Längs- und Querschnitt durch ein Leberläppchen.** Verhalten von Gefäßen und Gallengängen. 1 Lebervene. 2 Sammelvene. 3 Schaltvene. 4 Zentralvene eines Läppchens. 5 Pfortaderast. 6 Lebersinusoide. 7 Kleiner Gallengang. 8 Gallenkapillaren. 9 Ast der Leberarterie. 10 Bindegewebe zwischen den Läppchen.

Aufgaben der Galle: Zerteilung der Fette in feinste Kügelchen, welche von Pankreas-Lipase abgebaut werden können. Durch die Gallensäuren erhält die Lipase erst ihre volle verdauende Kraft (Tab. 1, S. 127). Die Gallensäuren wirken antibakteriell.

● *Bilirubinkreislauf: Ein Teil des Bilirubins wird in Form von Urobilinogen im Darm wiederaufgenommen und gelangt ins Blut, um erneut mit der Galle in Form von Bilirubin ausgeschieden zu werden.* Ein Teil geht als Sterkobilin mit dem Kot ab, welcher dieser Beimischung seine Färbung verdankt. Ein sehr kleiner Anteil des *Urobilinogens* wird im Harn ausgeschieden. Wird der Kreislauf des Bilirubins gestört, so häuft sich Bilirubin im Blut an. Es kommt zur Gelbfärbung der Augenbindehaut und schließlich der Haut *(Ikterus = Gelbsucht).* Beim *hämolytischen Ikterus* entsteht durch krankhaften Zerfall roter Blutkörperchen überschüssiges Bilirubin.

● *Stoffwechselfunktionen: Die Leber hat wichtige Funktionen im Stoffwechsel der Kohlenhydrate und der Eiweiße.*
Glykogenbildung: In den Leberzellen werden die Zucker in Form von *Glykogen* gespeichert. Nach Bedarf können diese Reserven wieder in Zucker umgewandelt werden. Speicherung von Glykogen und Freisetzung von Zucker stehen unter dem *Einfluß des Nervensystems und des hormonalen Systems. Insulin* unterstützt die Speicherung. *Adrenalin* des Nebennierenmarkes und *Glukagon* der Pankreasinseln fördern den Abbau des Leberglykogens.
Eiweißaufbau: Die Leber bildet aus Aminosäuren die *Eiweiße des Blutplasmas.* Die *Albumine* halten das Wasser in den Blutgefäßen fest. Die α- und β-*Globuline* dienen als Trägersubstanzen.
Harnstoffbereitung: In der Leber erfolgt die Bildung des Harnstoffes, Abbauprodukt des Eiweißstoffwechsels. Der Harnstoff wird auf dem Blutweg der Niere zugeführt und dort ausgeschieden.
Entgiftung: In der Leber werden gewisse Hormone und Medikamente unwirksam gemacht.

● *Funktionen für Blut und Kreislauf:*

Blutspeicher: Die Leber ist dem Herzen vorgelagert. Sie kann erhebliche Mengen Blut in den Kreislauf werfen.
Blutbildung: Im *embryonalen* Leben ist die Leber einer der wichtigsten Blutbildner, sowohl für rote wie weiße Blutkörperchen.
Blutzerstörung: Die Kupfferschen Sternzellen (Abb. 14) beteiligen sich an der Zerstörung überalterter roter Blutkörperchen: *Bilirubinbildung* aus Hämoglobin.
Eisenspeicherung: Das aus dem abgebauten Hämoglobin frei werdende Eisen wird teilweise in der Leber gespeichert.
Blutgerinnung: In der Leber wird das zur Blutgerinnung notwendige *Fibrinogen* gebildet. Das Lebergewebe speichert das *Vitamin K,* unter

dessen Mitwirkung in der Leber das für die Blutgerinnung wichtige Prothrombin entsteht (s. Blutgerinnung, S. 201).

Leberfunktionsprüfungen: Alle Funktionsprüfungen können nur Teilaspekte der Leberfunktionen erfassen.
Galaktosetest: Milchzucker wird in der Leber sehr rasch in Glukose umgebaut. Im strömenden Blut sind normalerweise nur kleinste Mengen von Galaktose nachweisbar. Werden 40 g Galaktose eingenommen und wird nach 1/2, 1, 1 1/2 und 2 Stunden der Galaktosespiegel im Blut bestimmt, so darf die Summe der 4 Bestimmungen *(Galaktose-Index)* 160 mg in 100 ml Blut nicht übersteigen.
Hippursäuretest: Benzoesäure wird in der Leber zu *Hippursäure* abgebaut und in dieser Form durch die Nieren ausgeschieden. Werden 6 g Natriumbenzoat eingenommen, so müssen nach 4 Stunden mindestens 3 g Hippursäure im Urin nachweisbar sein.
Nadelbiopsie: Mit einer Hohlnadel wird die Leber durch die Körperwand des Patienten punktiert. Der so gewonnene feine Zylinder von Lebergewebe kann histologisch oder elektronenmikroskopisch untersucht werden.

Dünndarm (Intestinum tenue)

● *Der Dünndarm (Intestinum tenue) ist der wichtigste Abschnitt der Verdauungswege. Hier werden die Nahrungsmittel in einfache Bestandteile zerlegt, welche von den Epithelzellen des Darmes aufgenommen werden können.* Der ganze Dünndarm mißt etwa 4 m.

Einteilung: Der erste kurze Abschnitt, der *Zwölffingerdarm (Duodenum),* hat die Gestalt eines liegenden, nach links offenen U. Er ist mit der Rückwand der Leibeshöhle verwachsen und umrandet den Kopf der Bauchspeicheldrüse (Abb. 72 und 74). Der Name *Zwölffingerdarm* bezieht sich auf seine Länge. In den absteigenden Teil des Duodenum münden der *galleführende Gang (Ductus choledochus)* und der *Ausführgang der Bauchspeicheldrüse (Ductus pancreaticus)*, welcher den Saft der Bauchspeicheldrüse in den Zwölffingerdarm leitet. Beide Gänge haben meist ein gemeinsames Endstück *(Ampulla hepatopancreatica)* mit einem besonderen Schließmuskel aus glatter Muskulatur. Sie mündet auf der großen *Papille des Zwölffingerdarmes.* Falls ein zweiter, zusätzlicher Pankreasgang vorhanden ist, mündet er etwas höher oben auf der kleinen Papille des Duodenum.
Der *freie Teil des Dünndarmes* ist bedeutend länger als das Duodenum. Wir unterscheiden zwei Abschnitte, das *Jejunum (Leerdarm)* und das *Ileum (Krummdarm).* Die Schlingen des freien Dünndarmes sind an einem Gekröse (Mesenterium) aufgehängt, durch welches Gefäße und Nerven an das Darmrohr herantreten und Lymphgefäße und Venen die Darmwand verlassen (Abb. 83 a).

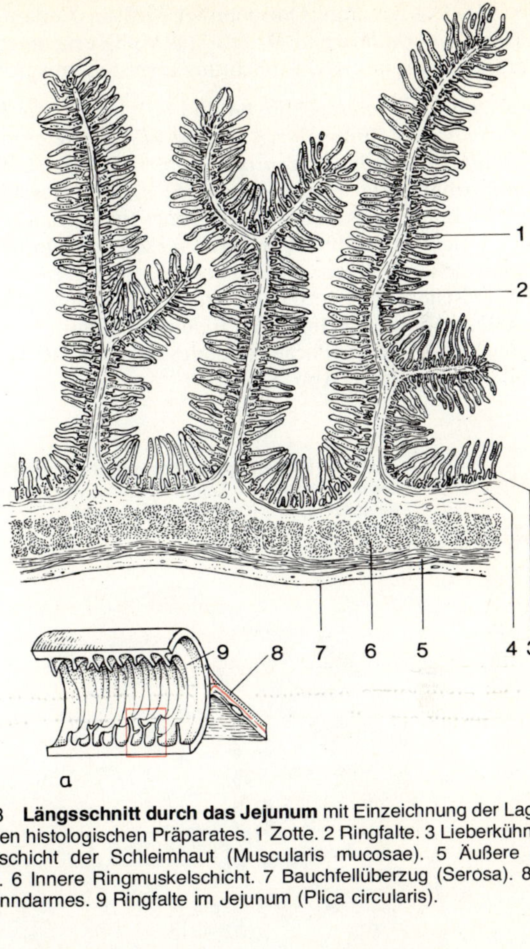

Abb. 83 **Längsschnitt durch das Jejunum** mit Einzeichnung der Lage (a) des vergrößerten histologischen Präparates. 1 Zotte. 2 Ringfalte. 3 Lieberkühnsche Drüse. 4 Muskelschicht der Schleimhaut (Muscularis mucosae). 5 Äußere Längsmuskelschicht. 6 Innere Ringmuskelschicht. 7 Bauchfellüberzug (Serosa). 8 Mesenterium des Dünndarmes. 9 Ringfalte im Jejunum (Plica circularis).

Bau: Außen ist das Darmrohr von *Bauchfell* überzogen. Dann folgt eine *Schicht glatter Muskulatur* (äußere Längs- und innere Ringmuskulatur) für die wellenförmige Bewegung. Das *submuköse Bindegewebe* dient als innere Verschiebeschicht. Der Zwölffingerdarm hat besondere, unter der Schleimhaut gelegene Schleimdrüsen, die Brunnerschen Drüsen.

Die Dünndarmschleimhaut zeigt eine Menge kleiner *Zotten* (Abb. 83, 84 und 85), welche ihr ein samtartiges Aussehen verleihen. Die Zotten zeigen aufnehmende Saumzellen und schleimbereitende Becherzellen (Abb. 85). Das gesamte Darmepithel wird im Verlauf von 3 Tagen von den Lieberkühnschen Drüsen aus völlig erneuert, wobei die überalterten Zellen in die Darmlichtung abgestoßen werden.

- *Jede Zotte hat ein Kapillarnetz* (Abb. 84 und 85), *das für die Resorption der Zucker und der Aminosäuren wichtig ist. Die Resorption der Fette erfolgt hauptsächlich in die zentrale Lymphkapillare (Chylusgefäß) und damit größtenteils in das Lymphgefäßsystem.* Besonders in den unteren Abschnitten des freien Dünndarmes findet man reichlich *Lymphfollikel,* welche in Form von *Peyerschen Platten* mehrere Zentimeter Länge erreichen können. Die *Lieberkühnschen Drüsen* in den Vertiefungen zwischen den Zotten bilden den Verdauungssaft des Dünndarmes. Der obere Abschnitt des freien Dünndarmes zeichnet sich durch *ringförmige Falten* (Plicae circulares) aus, welche die Oberfläche erheblich vergrößern (Abb. 83).

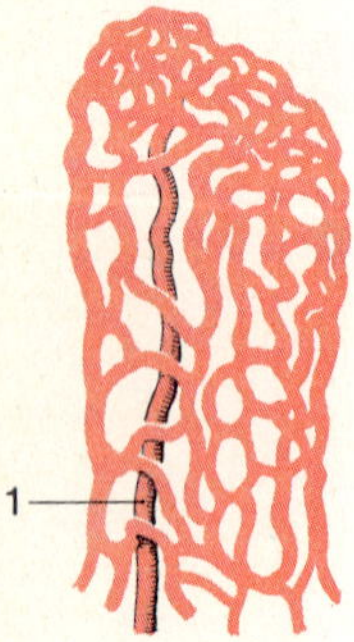

Abb. 84 **Mit farbiger Masse gefüllte Blutgefäße einer Dünndarmzotte.** 1 Zentrale Arterie, welche an der Zottenspitze in das Kapillarnetz übergeht.

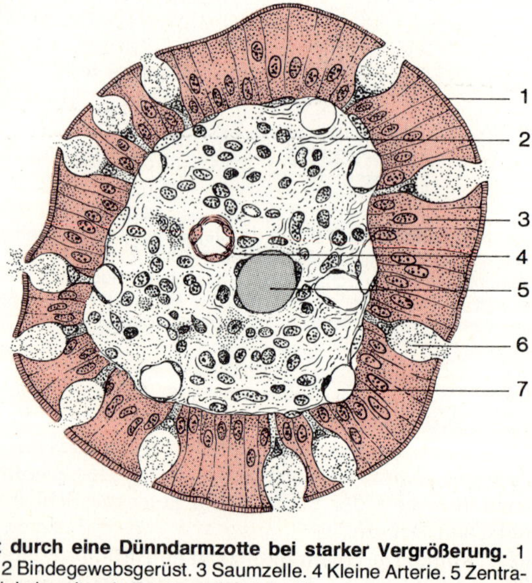

Abb. 85 **Querschnitt durch eine Dünndarmzotte bei starker Vergrößerung.** 1 Saum der Saumzellen. 2 Bindegewebsgerüst. 3 Saumzelle. 4 Kleine Arterie. 5 Zentrales Chylusgefäß. 6 Schleimbereitende Becherzelle. 7 Kapillare des Kapillarnetzes der Darmzotte.

Blutgefäßversorgung: Die Schlagadern entstammen der Bauchhöhlenschlagader (Aorta abdominalis mit A. mesenterica superior). Sie verlaufen mit den zugehörigen Venen. Der venöse Rückfluß erfolgt über die Pfortader (V. portae) zur Leber. Die Lymphbahnen laufen den Arterien entlang.

Bewegungen des Dünndarmes: Der Dünndarm zeigt zweierlei Arten von Bewegung. Die *Segmentation* besteht in abwechselnder Kontraktion und Erschlaffung der glatten Muskulatur umschriebener Abschnitte zur Durchmischung des Inhaltes.

● *Die Peristaltik ist eine wellenförmig ablaufende Bewegung zum Weiterschieben des Darminhaltes.* Es handelt sich um einen selbsttätigen (reflektorisch) gesteuerten Vorgang, welcher von den autonomen Geflechten des vegetativen Nervensystems in der Wand des Darmrohres abhängt.

Resorption im Dünndarm: Die Verdauungssäfte von Bauchspeicheldrüse und Dünndarm reagieren *alkalisch*. Der aus dem Magen in den Zwölffingerdarm austretende saure Speisebrei *(Chymus)* wird neutralisiert und reagiert schließlich leicht alkalisch.
Die *Darmlipase* spaltet Fette (Abb. 78). Das *Erepsin*, ein Gemisch verschiedener Peptidasen, wirkt auf Polypeptide und baut sie zu Aminosäuren ab (Abb. 76). Die Gruppe der *Glukosidasen* (Maltase, Saccharase und Laktase = Galaktosidase) bauen die Disaccharide Malzzucker (Maltose), Rohrzucker (Saccharose) und Milchzucker (Laktose) (Abb. 79) zu einfachen Zuckern ab: Glukose (Traubenzucker), Galaktose und Fruktose (Fruchtzucker) (Tab. 1, S. 127).

● *Die Eiweiße werden in Form von Aminosäuren, die Kohlenhydrate in Form von einfachen Zuckern und die Fette in Form von Fettsäuren und Glyzerin resorbiert. Aminosäuren und Zucker werden ins Blutgefäßsystem aufgenommen und gelangen durch die Pfortader in die Leber. Die Fette werden größtenteils in das zentrale Chylusgefäß aufgenommen, gelangen zur Zisterne (Cisterna chyli) und erreichen durch den Milchbrustgang (Ductus thoracicus) den linken Venenwinkel* (Zusammenfluß der V. jugularis interna sinistra und der V. subclavia sinistra) und somit den venösen Teil des Kreislaufes. Nur ein kleiner Teil der Fette wird der Leber zugeführt.

Dickdarm (Intestinum crassum = Colon)

● *Der Dickdarm hat eine Länge von* 1½ *bis 2 Meter.* Sein Durchmesser ist in der Regel größer als derjenige des Dünndarmes. Er umgibt den Dünndarm wie ein *Rahmen*. Seine Aufgabe ist vor allem *Wasserresorption* (ungefähr 8 l pro Tag) und Vergärung von Zellstoff. Das Colon beherbergt reichlich Bakterien (pro 1 g Fäzes 10^{10} Bakterien!) Die unbrauchbaren Reste bilden den Kot (Fäzes).

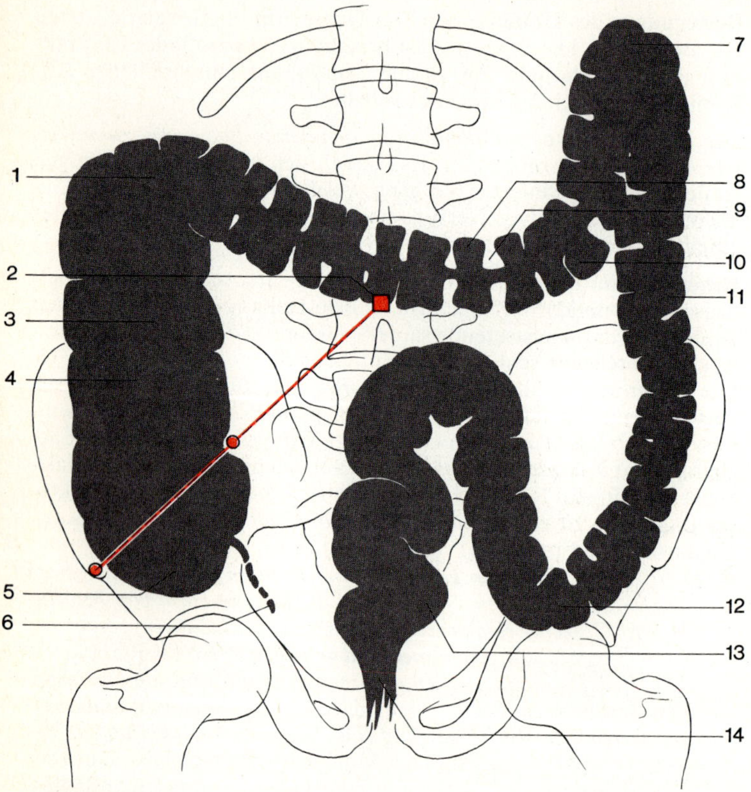

Abb. 86 **Vereinfachte Durchzeichnung einer Röntgenaufnahme nach Einlauf mit Kontrastflüssigkeit in den Mastdarm und den Dickdarm.** Die Stelle des Nabels ist durch ein viereckiges Bleiklötzchen, das einen Schatten gibt, markiert. Der McBurneysche Punkt entspricht der Einmündung des Endstückes des Ileums in den Dickdarm (Valva ileocaecalis). 1 Rechte Dickdarmkrümmung (Flexura coli dextra). 2 Nabelmarke. 3 Aufsteigender Dickdarm (Colon ascendens). 4 Beckenschaufel. 5 Blinddarm (Caecum). 6 Spitze des Wurmfortsatzes (Appendix). 7 Linke Dickdarmkrümmung (Flexura coli sinistra). 8 Quercolon (Colon transversum). 9 Einschneidende halbmondförmige Falte (Plica semilunaris). 10 Ausbuchtung (Haustrum). 11 Absteigender Dickdarm (Colon descendens). 12 Sigmaschlinge. 13 Ampulle des Mastdarmes. 14 Analkanal (Canalis analis).

Einteilung (Abb. 86): Der Kolonrahmen besteht aus

- *Blinddarm (Caecum),*
- *aufsteigendem Dickdarm (Colon ascendens),*
- *Querkolon (Colon transversum),*
- *absteigendem Dickdarm (Colon descendens),*
- *Sigmaschleife (Colon sigmoideum).*

Blinddarm: Er bildet einen blind endigenden Sack, in welchen das Endstück des Ileum im rechten Winkel einmündet. Eine besondere Klappe mit zwei Lippen *(Ileozäkalklappe)* verhindert den Rückfluß aus dem Dickdarm in den Dünndarm. Etwas seitlich und mehr hinten geht aus dem Blinddarm der *Wurmfortsatz (Appendix)* ab (Abb. 87), ein lymphatisches Organ, welches man auch als die Darmtonsille bezeichnet hat. Lymphoepitheliale Organe werden verhältnismäßig leicht bakteriell infiziert (Appendicitis!).
Aufsteigender Dickdarm: Er ist mit der Rückwand der Leibeshöhle verwachsen. Unter der Leber bildet er eine Krümmung und geht in das Querkolon über.
Querkolon: Es hat ein Gekröse (Mesenterium) und soll normalerweise nicht unter die Nabelmarke hinunterreichen. Nach links steigt es gegen die Milz auf und bildet dort eine Krümmung.
Absteigender Dickdarm: Er liegt weit hinten und links. Er ist mit der Rückwand der Leibeshöhle verwachsen.
Sigmaschleife: Sie bildet, wie ihr Name sagt, eine S-förmige Schleife (Abb. 86 und 88). Sie besitzt ein Mesenterium.

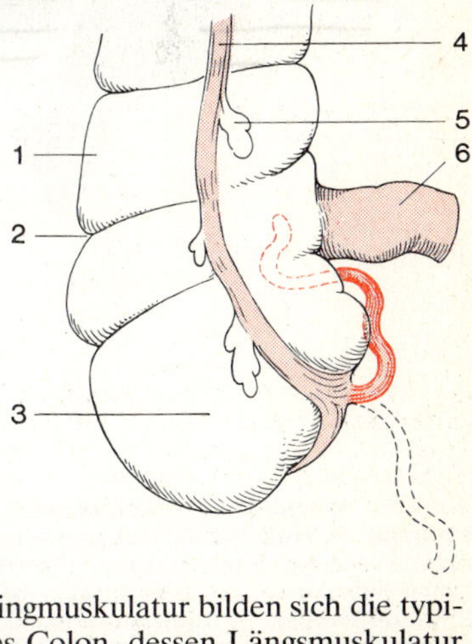

Abb. 87 **Blinddarm, Wurmfortsatz und Mündung des Endstükkes des Ileum.** Wurmfortsatz hinter dem Blinddarm gelegen. Normallage gestrichelt dargestellt. 1 Haustrum des Dickdarmes. 2 Halbmondförmige Falte (Plica semilunaris). 3 Blinddarm (Caecum). 4 Vorderes Längsmuskelband (Taenia). 5 Netzartiges Fettläppchen (Appendix epiploica). 6 Endstück des Ileum beim Übergang in die Ileozäkalklappen (Ileum terminale).

Bau: Durch die Kontraktion der Ringmuskulatur bilden sich die typischen *halbmondförmigen Falten* des Colon, dessen Längsmuskulatur in *drei Längsbändern (Tänien)* angeordnet ist (Abb. 89). Zwischen den Falten buckelt sich die Wand in Form von *Haustren* vor. Für das Colon sind die kleinen, netzförmigen Fettanhänge (Appendices epoploicae) typisch.

Bewegungen des Dickdarms: Das Colon läßt zwei verschiedene Arten der Bewegung erkennen. Wellen von *abwechselnder Zusammenziehung und Erschlaffung* laufen vom Querkolon nach *beiden Seiten* und

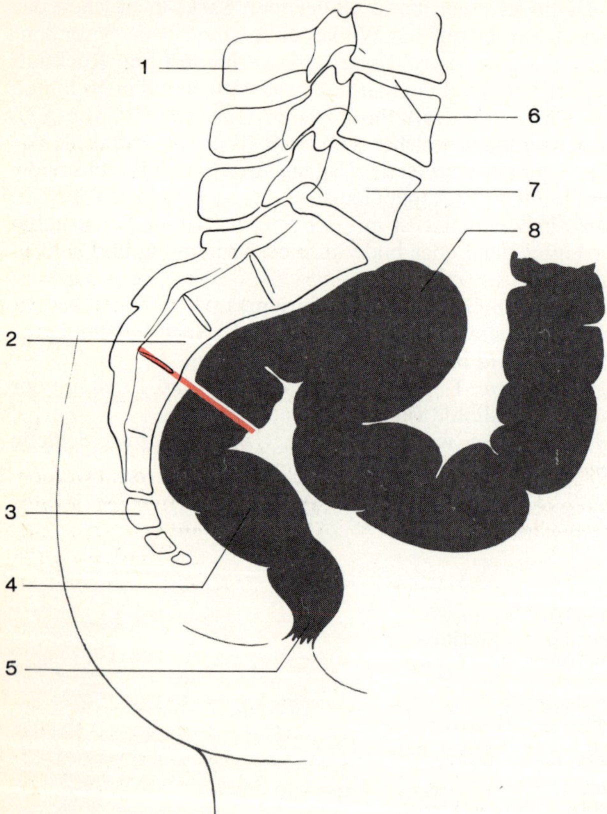

Abb. 88 **Vereinfachte Durchzeichnung einer Röntgenaufnahme von Sigmaschlinge, Mastdarm (Rectum) und Analkanal (Canalis analis) in seitlicher Aufnahme nach Kontrasteinlauf.** Grenze zwischen Sigmaschleife und Mastdarm (Rectum) in Höhe von 3. und 4. Kreuzbeinwirbel. 1 Dornfortsatz des dritten Lendenwirbels. 2 Kreuzbeinwirbel. 3 Steißbein. 4 Ampulle des Mastdarmes. 5 Analkanal (Canalis analis). 6 Zwischenwirbelscheibe (Discus intervertebralis). 7 Fünfter Lendenwirbel. 8 Sigmaschleife.

durchmischen den Inhalt. Die großen peristaltischen *Rollbewegungen* beginnen im Gebiet der rechten Kolonkrümmung und schieben den Inhalt gegen die Ampulle des Mastdarmes. Es handelt sich um einen selbsttätig (reflektorisch) gesteuerten Vorgang, welcher von den Geflechten des vegetativen Nervensystems in der Kolonwand abhängt.

Mikroskopische Struktur: Die Schleimhaut zeigt keine Zotten und ist außerordentlich reich an schleimbereitenden Becherzellen.

Mastdarm (Rectum) und Analkanal (Canalis analis)

Lage und Bau: Das Rectum steigt hinter dem Bauchfell im Retroperitonealraum ab und beginnt vor der Mitte des Kreuzbeins, in dessen Höhlung die *Ampulle*, der eigentliche *Kotbehälter*, liegt (Abb. 88). Die Ampulle geht in den *Analkanal* über. Oberhalb der Übergangszone zum *After (Anus)* zeigt die Schleimhaut *längsgestellte Falten*, die reichlich Venen enthalten (Plexus venosus rectalis). Ihre Kissenwirkung dichtet den Verschluß ab. Sackt die Wand dieser Venen aus, so entstehen *Hämorrhoiden*, welche je nach ihrer Lage zum After als innere oder äußere bezeichnet werden.

Kotentleerung: Ein *innerer Ringmuskel (M. sphincter ani internus)* aus glatter Muskulatur arbeitet *reflektorisch* und erschlafft bei entsprechender Füllung der Ampulle. Der *äußere Ringmuskel (M. sphincter ani externus)* ist quergestreift und kann *willentlich* beherrscht werden. In den äußeren Sphincter strahlt eine Art Muskeltrichter (M. levator ani) ein, welcher bei der *Stuhlentleerung (Defäkation)* den Anus nach oben zieht. Die Defäkation läuft selbsttätig unter dem Einfluß des *Parasympathicus* ab, kann aber bis zu einem gewissen Grade bewußt zurückgehalten werden.

Stuhl (Fäzes):

Normale Bestandteile: Der Stuhl besteht aus *unverdaulichen Nahrungsresten*, aus *Schleim* und *Verdauungssäften*, soweit sie nicht aufgesaugt worden sind, aus geringen Mengen von *Ausscheidungsprodukten* (Kalksalze, Schwermetallsalze) und einer großen Anzahl von *Bakterien*, vor allem Kolibazillen.

Stuhlbeschaffenheit: Wichtig ist nicht nur die *Anzahl* der Entleerungen, sondern auch *Farbe*, *Konsistenz* und *Form*. Bei *Verstopfung* (Obstipation) sind die Stühle hart und trocken. Bei *Durchfall* (Diarrhö) sind sie wäßrig oder schleimig und ungeformt. Die normale braune Farbe ist durch *Sterkobilin*, einem Abkömmling der Gallenfarbstoffe, verursacht. Helle Stühle enthalten große Mengen unverdauten Fettes. Der Mangel an Sterkobilin weist darauf hin, daß keine Galle in den

Darm gelangt. Schwarze Stühle findet man nach Einnahme von Kohle- oder Eisenpräparaten.
Krankhafte Beimischungen: Bei schlechter Verdauung treten Speisereste und *Fettseifen* im Stuhl auf, bei Entzündung verstärkte *Schleimbeimischung* oder *Eiter. Blut* aus den unteren Darmabschnitten färbt den Stuhl rot, verdautes Blut (Eisen des Hämoglobins!) gibt ihm schwarze Farbe. Von *Darmparasiten* lassen sich unter Umständen Würmer und Wurmeier nachweisen.

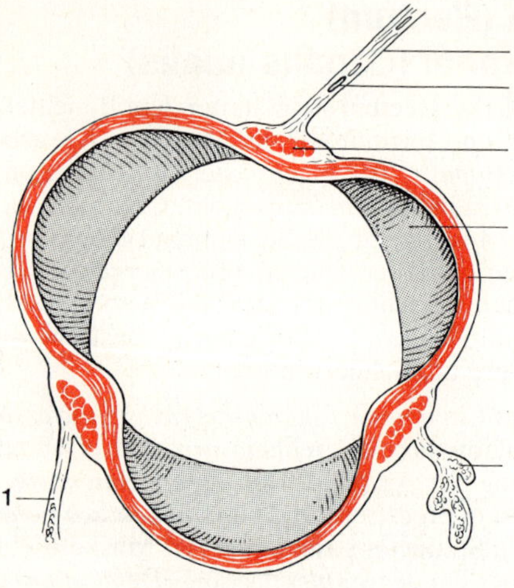

Abb. 89 **Schnitt durch das Querkolon.** Großes Netz (Omentum majus). 2 Magen-Kolon-Band (Lg. gastrocolicum). 3 Blutgefäße. 4 Quergeschnittenes Längsmuskelband (Taenia). 5 Einschneidende halbmondförmige Falte (Plica semilunaris). 6 Ringmuskulatur des Dickdarms. 7 Netzartiger Fettanhang (Appendix epiploica).

Bauchfell

Das *Bauchfell (Peritoneum)* ist die glatte Haut, welche den Bauchraum mit ihrem wandständigen Blatt *(Peritoneum parietale)* auskleidet. Das Eingeweideblatt *(Peritoneum viscerale)* überzieht die in der *Bauchhöhle liegenden (intraperitonealen) Organe* und bildet Falten (Mesenterien), an denen diese Organe aufgehängt sind.
Mesenterien besitzen der Magen, der freie Dünndarm, das Querkolon und die Sigmaschleife (Abb. 90).
Intraperitoneal liegen auch Leber und Milz, deren Bänder eigentlich Bauchfellduplikaturen sind. Das *große Netz* ist eine Bauchfellfalte, welche vom Magen ausgehend die Eingeweide bedeckt. Der Ver-

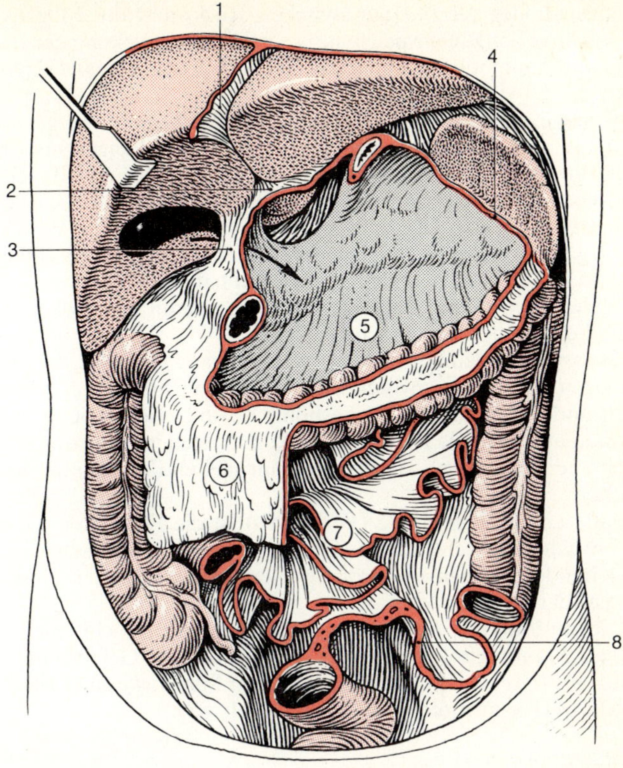

Abb. 90 **Übersicht über die Mesenterien der Bauchorgane:** Angeschnittene Mesenterien und Bänder rot. Bauchorgane rosa: in der Bauchhöhle gelegene, vom Bauchfell allseitig umgebene Organe (Leber, Milz, Querkolon) sowie sekundär an die Rückseite der Bauchhöhle angeklebte Organe (aufsteigendes Colon, absteigendes Colon, Rectum). Rückwand des Netzbeutels (Bursa omentalis) und Oberfläche des Mesocolon transversum grau. 1 Sichelförmiges Band der Leber (Lig. falciforme) und Reste des ventralen Mesenterium des Magens (der Magen ist am Magenmund und hinter dem Pförtner abgeschnitten worden). 2 Von der Leberpforte zur kleinen Magenkurvatur ziehendes Band (Omentum minus). 3 Band von der Leberpforte zum Zwölffingerdarm (Lig. hepatoduodenale). Es enthält die Pfortader, den gallenführenden Gang und die Leberarterie. 4 Reste des dorsalen Mesenterium des Magens. Der Netzbeutel (Bursa omentalis) ist durch die Wegnahme des Magens breit eröffnet. 5 Aufsicht auf das Mesenterium des Querkolon (Mesocolon transversum) und die Rückwand des Netzbeutels (Bursa omentalis). 6 Großes Netz (Omentum majus). Es hängt als Falte des dorsalen Magenmesenterium vor den Dünndarmschlingen. 7 Mesenterium des freien Dünndarmes, der weggeschnitten ist. 8 Mesenterium der abgeschnittenen Sigmaschlinge (Mesocolon sigmoideum) (Umrisse aus H. Feneis: Anatomisches Bildwörterbuch, 4. Aufl. Thieme, Stuttgart 1974).

schiebespalt des *Netzbeutels* zwischen Rückwand des Magens und Vorderwand der Bauchspeicheldrüse ist eine Aussackung der Bauchhöhle und hängt mit ihr durch das *Netzloch (Foramen epiploicum)* zusammen.

Die Organe, welche an der *Hinterwand der Leibeshöhle festgewachsen* sind (sekundär retroperitoneal gelegene Organe), zeigen nur an der Vorderfläche Bauchfell. Es gilt dies für Duodenum und Bauchspeicheldrüse sowie für aufsteigenden und absteigenden Dickdarm (Abb. 91).

Die Organe, welche im *Bindegewebe außerhalb des Bauchraumes* liegen und sich dort anlagemäßig entwickelt haben (primär retroperitoneal gelegene Organe), sind Nieren, Nebennieren und große Gefäße sowie die Organe des kleinen Beckens.

Die Bauchhöhle enthält normalerweise etwas *Flüssigkeit*, welche die kapillären Spalträume zwischen den in der Bauchhöhle liegenden Organen und der Wand der Leibeshöhle sowie zwischen benachbarten Organen ausfüllt. Die Bauchorgane können sich im Bauchraum nicht voneinander abheben, sondern sich nur gleitend aneinander vorbeischieben.

Im Falle einer Entzündung (Peritonitis) ist die Flüssigkeit vermehrt und enthält zahlreiche Zellen (Exsudat). Bei Bauchwassersucht (Aszites) handelt es sich um größere Mengen eiweißarmer Flüssigkeit (Transsudat).

Der tiefste Punkt, sozusagen der Schüttstein der Bauchhöhle, ist der *Douglas-Raum*. Er liegt bei der Frau zwischen Gebärmutter und Mastdarm (Excavatio rectouterina), beim Mann zwischen Blase und Mastdarm (Excavatio rectovesicalis) (Abb. 88).

Übersicht über den Verdauungsvorgang

1. Mundverdauung

- *Abbeißen und Zerkleinerung der Nahrung.*
- *Einspeichelung des gekauten Bissens.*
- *Beginn der Verdauung der Stärke durch Speichel-Amylase (Ptyalin):* Abbau der Stärke zu Dextrinen und Malzzucker.
- *Schlucken des eingespeichelten Bissens.*

2. Magenverdauung

- *Bildung von Magensaft:* Selbsttätige Auslösung durch Nervenreize von den Organen des Geruchs und des Geschmackes: Bildung von *Appetitsaft* im Magen.

Chemisch bedingte Magensaftabsonderung: Der Mageninhalt bedingt in der Magenschleimhaut die Bildung von *Gastrin,* das die Bildung von *verdauendem Magensaft* auslöst.
Mechanisch bedingte Magensaftabsonderung: Die Dehnung der Magenwand und die peristaltische Bewegung der Magenmuskulatur verstärken die Absonderung von verdauendem Magensaft.
Dünndarmbedingte Magensaftabsonderung: Die Verdauung im Zwölffingerdarm bewirkt selbsttätig eine Steigerung der Absonderung von verdauendem Magensaft.

- *Enzymwirkungen im Magensaft:*
  Der in der Mundhöhle beginnende Abbau von Stärke geht weiter. Beginn der Eiweißverdauung (Eiweißvorverdauung) durch *Kathepsin* und die *Pepsine:* Abbau der Eiweiße zu Albumosen und Peptonen. Einwirkung von *Labenzym auf die Milcheiweiße.*
- *Salzsäurewirkung im Magensaft:* Umwandlung der unwirksamen Pepsinogene zu Pepsinen, Bakterienvernichtung und Verquellung von Kollagenfasern.

3. Darmverdauung

- *Bildung von Bauchspeichel:* Selbsttätige Auslösung durch Nervenreize, welche die Absonderung von Bauchspeichel von der Mundschleimhaut über den *Vagus* (X. Hirnnerv) auslösen.
  Chemisch bedingte Absonderung von Bauchspeichel: Der Speisebrei bedingt in der Wand des Dünndarms die Bildung von *Sekretin* und *Pankreozymin,* die eine Absonderung von Bauchspeichel hervorrufen.
- *Enzymwirkungen im Bauchspeichel: Pancreas-Amylase* spaltet die noch nicht verdaute Stärke zu Dextrinen und zu Malzzucker.
  Die Enzymvorstufen, das *Trypsinogen* und die *Chymotrypsinogene* im Bauchspeichel, werden durch den in der Dünndarmwand gebildeten Wirkstoff *Enterokinase* zu wirksamem *Trypsin* und zu wirksamen *Chymotrypsinen umgewandelt.*
  Trypsin und *Chymotrypsine* spalten die Albumosen und die Peptone zu Polypeptiden.
  Cholesterinesterase verbindet einen Teil des Cholesterins mit Fettsäuren zu Cholesterinestern.
  Pankreaslipase baut einen Teil der Neutralfette zu Glyzerin und Fettsäuren ab.
- *Bildung von Galle:* Die *Gallensäuren* zerteilen die Neutralfette in kleine Tröpfchen und machen die Pankreaslipase wirksam.
- *Bildung von Darmsaft:* Das als *Erepsin* bezeichnete Gemisch verschiedener *Peptidasen* baut Polypeptide zu Aminosäuren ab.
  Die *Darm-Maltase* baut den Malzzucker zu Traubenzucker ab.

Die *Darm-Saccharase* baut den Rohrzucker zu Fruchtzucker und Traubenzucker ab.
Die *Darm-Galaktosidase* oder *-Laktase* baut den Milchzucker zu Galaktose und Traubenzucker ab.
Die *Darm-Lipase* spaltet einen Teil der Neutralfette in Glyzerin und Fettsäuren.

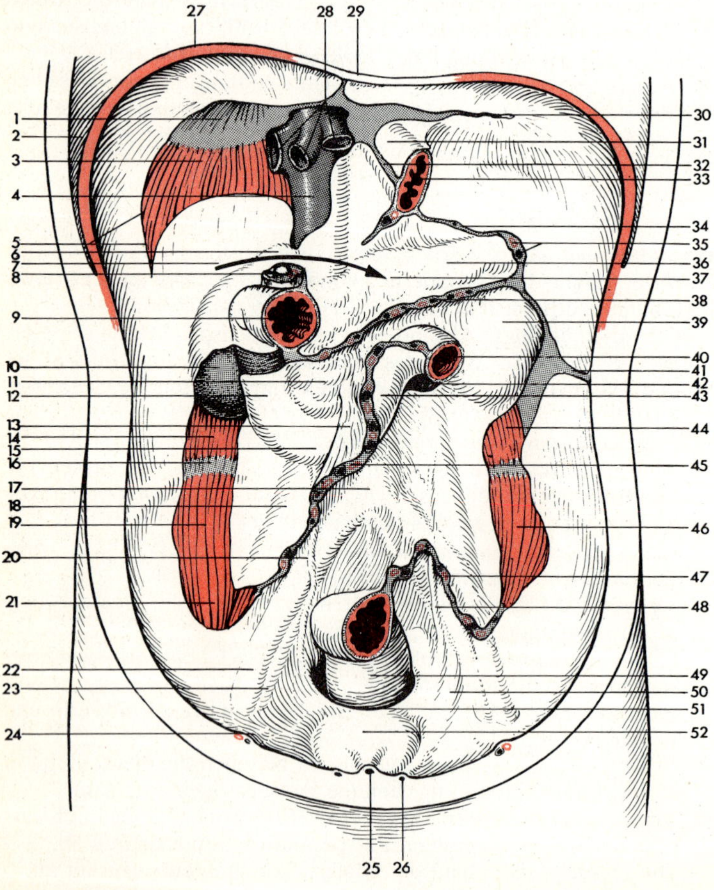

Abb. 91 **Rückwand der Leibeshöhle nach Entfernung von Leber, Magen, Milz, freiem Dünndarm und Colon. Anlagerungsflächen des bauchfellfreien Teils (Area nuda) der Leber und der retroperitonealen Kolonflächen, Haftlinien der Mesenterien.** 1 Sehnenspiegel des Zwerchfells (Centrum tendineum). 2 Spaltraum zwischen Zwerchfell und Brustwand (Recessus costodiaphragmaticus). Siehe Atemmechanik, S. 234. 3 Anlagerungsfläche der Leber (Facies nuda). 4 Untere Hohlvene (V. cava inferior), Leberteil. 5 Schnittlinie der Leberbänder (Lig. coronarium dextrum und Lig. triangulare dextrum). 6 Eingang zum Netzbeutel: Netzloch (Foramen epiploicum). 7 Pfeil im Eingang des Netzbeutels (Bursa omentalis). 8 Lig. hepatoduodenale mit 3 wichtigen Gebilden: dorsal V. portae, rechts galleführender Gang (Ductus choledochus), links Leberarterie (A. hepatica propria). 9 Schnitt durch den Bulbus des Duodenum. 10 Unterer Pol der rechten Niere: (Verwachsungsfläche der rechten Kolonflexur. 11 Kopf der Bauchspeicheldrüse (Caput pancreatis). 12 Absteigender Teil des Duodenum (Pars descendens). 13 Gefäßfalte von A. und V. mesenterica superior. 14 Verwachsungsfläche des aufsteigenden Colon mit dem viereckigen Lendenmuskel (M. quadratus lumborum). 15 Horizontaler Teil des Duodenum (Pars horizontalis). 16 Verwachsungsfläche des aufsteigenden Colon mit dem Darmbeinkamm (Crista iliaca). 17 Teilungsstelle der Aorta. 18 Wulst, hervorgerufen durch den großen Lendenmuskel (M. psoas major). 19 Verwachsungsfläche des aufsteigenden Colon mit dem Darmbeinmuskel (M. iliacus). 20 Überkreuzung des Harnleiters (Ureter) über die Beckengefäße. 21 Verwachsungsfläche des Caecum mit dem Darmbeinmuskel (M. iliacus) und dem großen Lendenmuskel (M. psoas major). 22 Äußere Beckenschlagader (A. iliaca externa) auf dem Wege zur Gefäßlücke (Lacuna vasorum). 23 Äußere Beckenvene (V. iliaca externa). 24 Untere Bauchdeckenarterie (A. epigastrica inferior) im lateralen Nabelband (Lig. umbilicale laterale). 25 Mittleres Nabelband (Lig. umbilicale medianum), Überrest des fetalen Harngangs (Urachus). 26 Mediales Nabelband (Lig. umbilicale mediale), Überrest der fetalen Nabelarterie (A. umbilicalis). 27 Rechte Zwerchfellkuppel (Diaphragma) in Ausatmungsstellung. 28 In die untere Hohlvene einmündende Lebervenen (Vv. hepaticae). 29 Sehnenspiegel des Zwerchfells (Centrum tendineum). 30 Ende des dreieckigen Leberbandes der linken Seite (Lig. triangulare sinistrum). 31 Bauchteil der Speiseröhre (Pars abdominalis oesophagi). 32 Teil des ventralen Mesenterium des Magens (Lig. hepatooesophagicum). 33 Mund der Speiseröhre (Ostium cardiacum). 34 Oberer Teil des dorsalen Mesenterium des Magens (Lig. gastophrenicum). 35 Milzarterie (A. lienalis) und Milzvene (V. lienalis) zum Milzhilus laufend. 36 Schwanzteil der Bauchspeicheldrüse (Cauda pancreatis). 37 Bauchspeicheldrüse als Rückwand des Netzbeutels (Bursa omentalis), Gleitspalt für die Formänderungen des Magens. 38 Wurzellinie (Radix) des Mesenterium des Querkolon (Mesocolon transversum). 39 Vorwölbung, bedingt durch den Fasziensack der linken Niere. 40 Übergang des Duodenum in den freien Dünndarm (Flexura duodenojejunalis). 41 Peritonalfalte zwischen Zwerchfell und linker Kolonflexur (Lig. phrenicocolicum). 42 Bauchfelltasche am Übergang des Duodenum in den freien Dünndarm (Recessus duodenalis superior und inferior). Aufsteigender Teil des Duodenum (Pars ascendens). 44 Verwachsungsfläche des absteigenden Colon mit dem viereckigen Lendenmuskel (M. quadratus lumborum). 45 Wurzellinie (Radix) des Mesenterium des Dünndarms. 46 Verwachsungsfläche des absteigenden Colon mit dem Darmbeinmuskel (M. iliacus). 47 Wurzellinie (Radix des Mesenterium des Sigmoids (= Mesocolon sigmoideum). 48 Überkreuzung des Harnleiters (Ureter) über die Beckengefäße. 49 Mastdarm (Rectum). 50 Innere Beckenschlagader (A. iliaca interna). 51 Douglas-Raum (Excavatio rectovesicalis). 52 Harnblase (Vesica urinaria).

◀

Stoffaufnahme durch die Darmschleimhaut

- *Stoffaufnahme im Dünndarm:* Die Eiweiße werden in Form von *Aminosäuren*, die Kohlenhydrate in Form von *einfachen Zuckern*, die Neutralfette teils als solche, teils in *Glyzerin und Fettsäuren* gespalten, aufgenommen. Das Cholesterin wird teils als solches, teils in Form von Cholesterinestern von den Epithelzellen der Darmschleimhaut aufgenommen.
  Aminosäuren und einfache Zucker, nur sehr wenig Fett gelangen ins Blutgefäßsystem und werden durch die Pfortader der Leber zugeführt.
  Die Fette werden größtenteils in das Lymphsystem aufgenommen und kommen durch den Milchbrustgang zum linken Venenwinkel am Hals, wo sie ins Venenblut übertreten.
- *Stoffaufnahme im Dickdarm:* Wasser.

Die Milz (Lien)

Die Milz liegt links hinten im Oberbauch und ist eine Art *Blindsack des Pfortadersystems.*

Lage und Bau: Die Milz ist von Bauchfell umgeben (intraperitoneale Lage) und legt sich *der linken Zwerchfellkuppel* an; sie berührt den Magen und die Nierenkapsel, sehr häufig auch die linke Dickdarmkrümmung.

Gefäßversorgung der Milz: Die Milz erhält das Blut durch die Milzarterie (A. lienalis). Das aus der Milz abfließende Venenblut (V. lienalis) gelangt durch die Pfortader in die Leber. Im Innern der Milz fließt das Blut in dem weichen Gewebe, das man als *rote Pulpa* bezeichnet (Abb. 92). Die *weiße Pulpa* ist lymphatisches Gewebe und umgibt in Form von Scheiden die kleineren Arterien und bildet die Milzknötchen. Besondere Hülsenkapillaren regeln den Zustrom.

Funktionen der Milz: Man kann ohne Milz leben (Splenektomie = Entfernung der Milz), weil die verschiedenen Funktionen von anderen Organen wie Lymphknoten, Leber und Knochenmark übernommen werden.

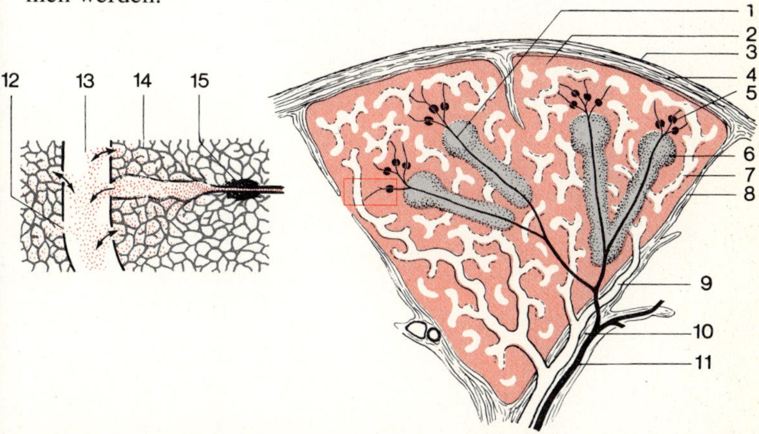

Abb. 92 **Vereinfachte Zeichnung vom inneren Bau der Milz.** 1 Ast der Milzarterie (A. lienalis). 2 Rote Pulpa. 3 Bauchfellüberzug. 4 Milzkapsel. 5 Hülsenkapillare. 6 Milzknötchen. 7 Venöser Hohlraum (Sinus) mit durchbrochener Wand. 8 Balken des Milzgerüstes. 9 Kleinere Milzvene. 10 Größerer Balken mit Gefäßen. 11 Balkenarterie. 12 Lücke eines Milzsinus. 13 Milzsinus. 14 Faserwerk der roten Pulpa. 15 Hülse einer Hülsenkapillare.

- *Blutspeicher:* Die Milz des Menschen kann sich etwa auf das Doppelte vergrößern. Zieht sich die glatte Muskulatur des Balkenwerkes und der Kapsel zusammen, so wird Blut in vermehrtem Maße der Pfortader zuströmen.
- *Bildung von Lymphozyten:* Durch die weiße Pulpa ist die Milz ein lymphatisches Organ.
- *Zerstörung von roten Blutkörperchen:* Die Retikulumzellen (s. retikuläres Bindegewebe, S. 29) der roten Milzpulpa zerstören überalterte rote Blutkörperchen.
- *Eisenspeicher:* Das bei der Zerstörung roter Blutkörperchen frei werdende Eisen wird in der Milz gespeichert und dient dem Aufbau von neuem Hämoglobin.
- *Antikörperbildung:* Die Milz ist ein wichtiges Organ der Abwehr (s. Abwehrkräfte des Körpers, S. 161).

Abwehrkräfte des Körpers (Immunität)

Unser Körper verteidigt sich gegen Krankheitserreger, Mykoplasmen (Krankheitserreger, die ihre Zellmembran eingebüßt haben), Viren (filtrierbare krankheitserregende Elementarkörperchen), entartete Eiweißmoleküle und kranke Körperzellen. Diesem Kampfe dienen zwei Abwehrsysteme, ein *zelluläres* und ein *humorales* (Abb. 93). Beide lassen sich nicht streng voneinander scheiden, da Zellen die Abwehrstoffe bilden und alle Antikörper im Blut von Zellen herstammen. Das zelluräre Abwehrsystem ist dem humoralen übergeordnet und steuert es. Die Aufgabe beider ist die Ausschaltung körperfremder Stoffe.

- **Humorales Abwehrsystem:** *Es beruht vor allem auf der Tätigkeit der B-Lymphozyten (Blutlymphozyten) und der von ihnen abstammenden Plasmazellen* (s. weiße Blutkörperchen, S. 208). Beide Zellformen kommen sowohl im Blut wie auch im Gewebe vor und bilden gegen artfremde und körpereigene Antigene *spezifische Antikörper,* welche ganz bestimmte Antigene blockieren, indem sie mit ihnen *unlösliche Immunokomplexe* bilden. Dieses spezifisch arbeitende humorale Abwehrsystem beginnt mit seiner Tätigkeit etwa ein halbes Jahr nach der Geburt. Mit fortschreitendem Alter nehmen die im Blut zirkulierenden Antikörper immer mehr zu. Es werden immer mehr Lymphozyten für spezifische Antikörperbildung in Anspruch genommen.

- **Zelluläres Abwehrsytem:** *Es verdaut die auftretenden Immunokomplexe enzymatisch oder phagozytiert sie. Als große Freßzellen (Makrophagen) haben die Zellen des retikuloendothelialen Systems* (RES, s. S. 29) *und die Monozyten in Blut und Gewebe zu gelten. Als kleine Freßzellen (Mikrophagen) werden die neutrophilen Granulozyten bezeichnet,* deren feine Granulation aus Lysosomen besteht (s. Zellorganellen, S. 5). Werden die Freßzellen überfordert, so gehen sie zugrunde, wobei ihre Fermente eine letzte, extrazelluläre Wirksamkeit entfalten. Den wichtigsten Teil des zellulären Abwehrsystems stellen die *T-Lymphozyten* (Thymuslymphozyten) dar. Sie haben im *Thymus* die Fähigkeit zur *Bildung unspezifischer Abwehrstoffe* erworben, welche der extrazellulären Verdauung dienen. Zu dieser Stoffgruppe gehören:

Interferon:	artspezifische Virusabwehrstoffe.
Lysozym:	Enzym zur Auflösung der aus Mukopolysacchariden bestehenden Schutzschicht der Zellen.

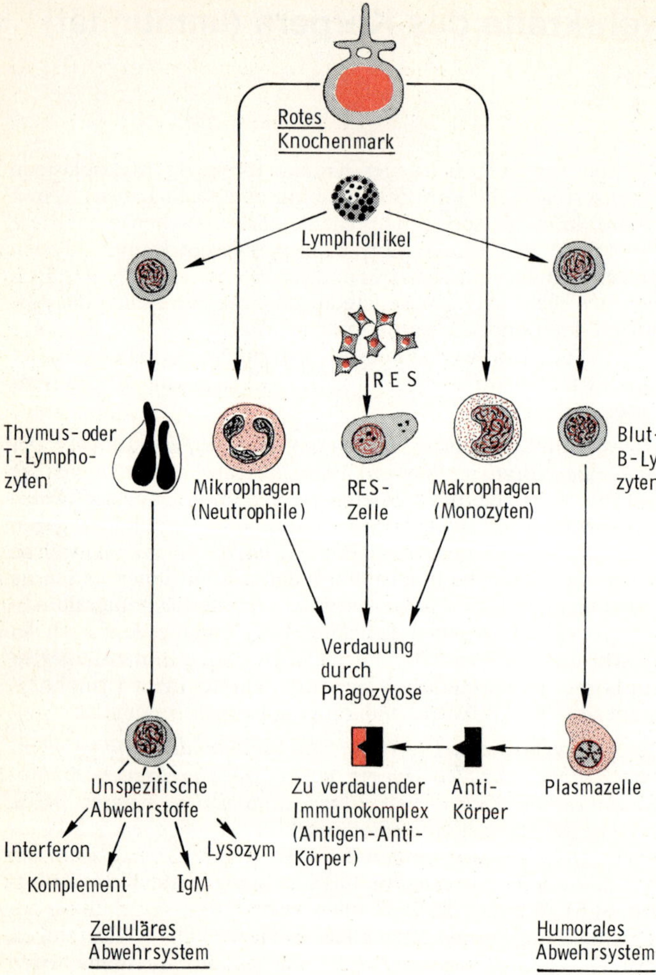

Abb. 93 **Abwehrsysteme des menschlichen Körpers.**

Komplementfaktoren: Plasmaeiweißkörper, welche die Fähigkeit haben, inkomplette (unvollständige) Antikörper mit Antigenen zur Reaktion zu bringen.

Ig: Gammaglobuline mit Antikörpereigenschaften werden als *Immunoglobuline* bezeichnet (Ig). Man kennt beim Menschen zur Zeit 5 verschiedene Gruppen von Ig: IgG, IgM, IgA, IgD und IgE. Alle Immunoglobuline sind *Glykoproteide*. Innerhalb jeder Ig-Gruppe gibt es genetisch bedingte Varianten. Es scheint, daß die Immunoglobuline strukturell uneinheitliche Körper darstellen.

IgG: Die Gammaimmunoglobuline stellen etwa ein Drittel aller Ig und Antikörper dar. IgG geht als einziges Immunoglobulin durch die Placenta in den kindlichen Kreislauf über. Das Fehlen der Gammaimmunoglobuline wird als *Agammaglobulinämie* bezeichnet und bedingt mangelnden Widerstand gegen Bakterieninfektion.

IgM: Makroimmunoglobuline (IgM) heften sich mit tentakelartigen Fortsätzen an artfremdes Eiweiß und zerstören es mit Hilfe von Komplementfaktoren.

IgA: Man findet dieses Immunoglobulin hauptsächlich in den Sekreten des Körpers.

IgD: Es kommt nur in geringer Konzentration im Serum vor.

IgE: Es hat von allen Immunoglobulinen die geringste Konzentration. Es ist verantwortlich für die unmittelbaren anaphylaktischen und allergischen Reaktionen im Körper.

Hydrolasen: Enzyme, welche an bestimmten Stellen von Molekülen Wasser einbauen und so deren Aufspaltung vorbereiten.

Das zelluläre Abwehrsystem, das *unspezifisch* arbeitet, entwickelt sich schon am Ende des 3. Schwangerschaftsmonats. Es hat als Aufgabe die gesamte immunologische Überwachung und ist dem humoralen Abwehrsystem übergeordnet. Durch extrazelluläre Verdauung der spezifischen Immunokomplexe schließt es die Arbeit der humoralen Abwehr ab.

Jeder Einbruch von Antigenen, ob sie nun von Bakterien, Viren oder Zellen, die falsche Eiweiße bilden, herstammen, rufen eine dreifache Antwort im Körper hervor:

Vermehrung von Makroglobulinen im Blutserum (IgM),
Bildung *spezifischer Antikörper*, welche die Antigene neutralisieren,
Vermehrung der *Thymuslymphozyten*.

Immunologisch gesehen ist das *Altern* durch eine Übersättigung des humoralen Abwehrsystems durch zahllose Antikörper gekennzeichnet, welche die Antwort unseres Körpers auf die von außen eingedrungenen Antigene oder im Körper selbst entstandene Zellmutationen (Autoantigene) darstellen. Die für die unspezifische Abwehr so wichtigen T-Lymphozyten nehmen mit Rückbildung des Thymus immer mehr ab. Die B-Lymphozyten und die Plasmazellen überwiegen. Die immunologische Gesamtüberwachung wird schwächer.

Kreislaufapparat

● *Ein vielzelliger Organismus braucht einen besonderen Kreislaufapparat, um das Blut in die unmittelbare Nähe aller Zellen zu bringen.*

Aufbau des Kreislaufapparates

- Der *Motor* des Kreislaufes ist das *Herz.*
- Das *Verteilungssystem wird von den Schlagadern (Arterien)* gebildet. Sie leiten das Blut vom Herzen in die Peripherie. Die große Körperschlagader (Aorta) kommt aus der linken Herzkammer und bedient den *großen* oder *Körperkreislauf.* Die Lungenschlagader (A. pulmonalis) entspringt aus der rechten Herzkammer und führt das verbrauchte Blut dem *kleinen* oder *Lungenkreislauf* zu.

Die Stromrichtung vom Herzen her oder zum Herzen hin ist allein entscheidend für die Benennung eines Gefäßes als Arterie oder Vene. Der Sauerstoffreichtum oder die Sauerstoffarmut des geleiteten Blutes spielen keine Rolle. So führen die Lungenschlagader des Erwachsenen oder die Nabelarterie des Feten „venöses" Blut, die Lungenvenen oder die Nabelvene „arterielles" Blut.

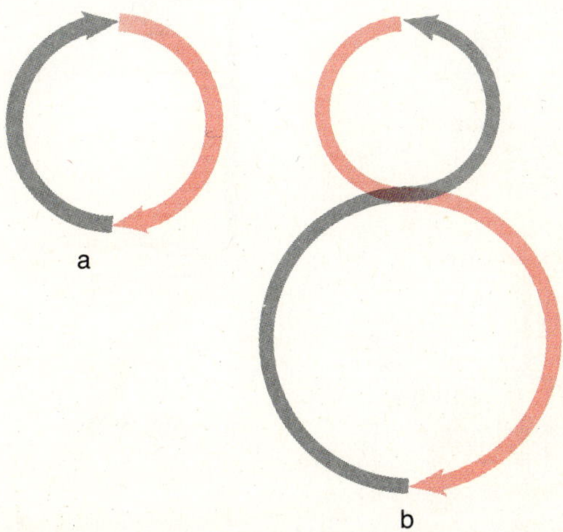

Abb. 94 a **Einfacher Kreislauf des Feten.** b **Hintereinander geschalteter großer und kleiner Kreislauf beim erwachsenen Menschen.**

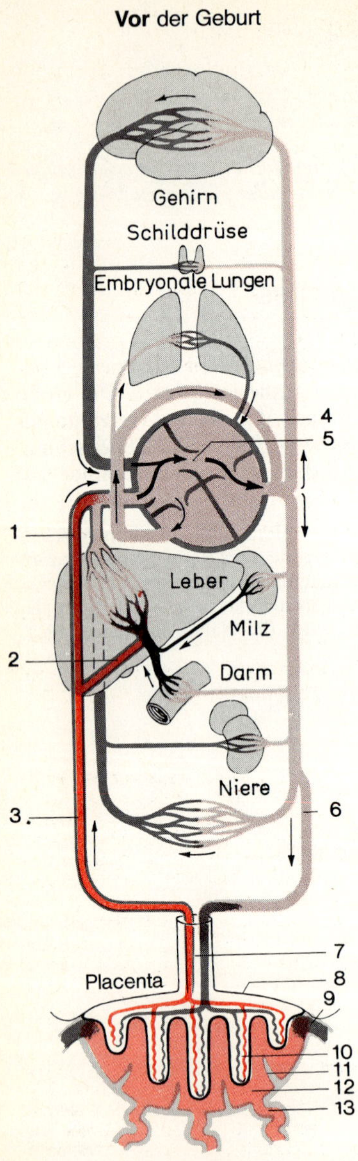

Abb. 95 a

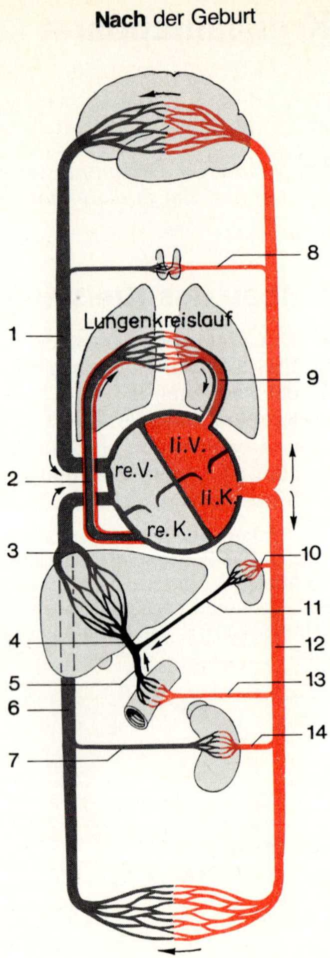

Abb. 95 b

Kreislauf vor und nach der Geburt

Vor der Geburt atmen die Lungen nicht. Das Blut wird im Mutterkuchen (Placenta) mit Sauerstoff gesättigt. Das Herz des Feten treibt das Blut in einem einfachen Kreislauf (Abb. 94). Die beiden Nabelarterien führen das sauerstoffarme Blut zum Mutterkuchen. Das arterialisierte Blut fließt durch die Nabelvene wiederum zum embryonalen Körper zurück (Abb. 95 a).

Zwei Kurzschlüsse leiten das Blut an den Lungen vorbei: Die Klappe der ovalen Grube leitet den Großteil des Blutes vom rechten in den linken Vorhof des Herzens; ein arterieller Gang (Ductus arteriosus) verbindet die Lungenschlagader mit der Aorta. Nur etwa 4 % des vom rechten Herzen ausgeworfenen Blutes gehen durch die Lungen. 96 % gelangen durch die beiden genannten Kurzschlüsse in den großen Kreislauf zurück.

Mit *Durchtrennung der Nabelschnur* ist das Neugeborene für seine Sauerstoffversorgung auf sich selber angewiesen. *Atmung und Lungenkreislauf* müssen in Gang gesetzt werden. Während des *fetalen* Lebens sind die Lungenbläschen mit *Flüssigkeit* angefüllt. Der *erste Atemzug und der erste Schrei* lösen eine Kette von Vorgängen aus, die Kreislauf und Atmung auf den extrauterinen Zustand umstellen. Der *Widerstand im Lungenkreislauf nimmt ab.* Das von der rechten Herzkammer ausgeworfene Blut kann unbehindert in die Lungenarterien und Lungenkapillaren einströmen. Sobald der *Druck im linken Vorhof des Herzes* denjenigen im rechten Vorhof übersteigt, *schließt sich die Klappe der ovalen Grube* wie ein Ventil. Auch kommt es zu einer

---

◀ Abb. 95 **Vereinfachte Darstellung des Kreislaufes vor und nach der Geburt.** a Der kleine Kreislauf ist angelegt, wird aber durch Kurzschlüsse umgangen: arterieller Kurzschluß zwischen Lungenarterie und Aorta, Klappe in der Vorhofwand. Vereinfachte Darstellung des Placentarkreislaufes. 1 Mündung der arterielles Blut führenden Nabelvene in die untere Hohlvene. 2 Abzweigungen der Nabelvene zur Pfortader (bevorzugte Stellung der Leber!). 3 Stamm der Nabelvene. 4 Arterieller Kurzschluß von der Lungenarterie (Ductus arteriosus) zur Aorta. 5 Klappe der ovalen Grube (Fossa ovalis) der Vorhofscheidewand. 6 Nabelarterien. 7 Nabelschnur mit Nabelvene und Nabelarterien. 8 Schafhautüberzug (Amnion) der Oberfläche des Mutterkuchens (Placenta). 9 Randsinus, von wo das mütterliche Blut seinen Rückfluß in die Venen nimmt. 10 Chorionzotte mit Ast der Nabelarterie und Ast der Nabelvene, die kindliches Blut enthalten. 11 Scheidewand im mütterlichen Blutraum, wodurch die Placenta in Lappen (Kotyledonen) unterteilt wird. 12 Mütterlicher Blutsee im Raume zwischen den Zotten des Chorion. 13 Mütterliche Arterien.
b Großer und kleiner Kreislauf sind hintereinander geschaltet. 1 Obere Hohlvene (V. cava superior). 2 Lungenschlagader (A. pulmonalis). 3 Lebervene (V. hepatica). 4 Pfortader (V. portae). 5 Obere Mesenterialvene (V. mesenteria superior). 6 Untere Hohlvene (V. cava inferior). 7 Nierenvene (V. renalis). 8 Schilddrüsenarterie (A. thyroidea). 9 Lungenvenen (Vv. pulmonales). 10 Milzarterie (A. lienalis). 11 Milzvene (V. lienalis). 12 Absteigende Aorta (Aorta descendens). 13 Obere Mesenterialarterie (A. mesenterica superior). 14 Nierenarterie (A. renalis).

Umkehr der Strömungsrichtung im arteriellen Gang (Ductus arteriosus): Sauerstoffreiches Blut strömt aus dem kleinen in den großen Kreislauf. Auf *vermehrte Sauerstoffspannung* antwortet der arterielle Gang mit *Verengerung*, was schließlich zu seinem Verschluß führt. Im großen Kreislauf muß das Nierenfilter, das bisher nur kleine Urinmengen ins Fruchtwasser abschied, die Ausscheidung der Schlackenstoffe, die Abgabe überflüssigen Wassers und die Konstanterhaltung des innern Milieus übernehmen. Der Geburtsvorgang ist der gefährlichste Augenblick des Lebens! Besonders bei Frühgeburten (s. S. 20) droht das *Atemnotsyndrom*.

Normalerweise ist beim Neugeborenen die Oberfläche der Lungenbläschen mit einer aus *Phospholipiden* bestehenden *Schutzsubstanz* („surfactant" oder „Antiatelektase-Faktor") überzogen, welche die *Oberflächenspannung vermindert* und so das Zusammenfallen der Lungenbläschen verhindert. Fehlt diese Schutzsubstanz oder wird sie nur ungenügend von den Lungenbläschen gebildet, so werden dieselben nur ungenügend entfaltet. Der Sauerstoffmangel verursacht in den Alveolengängen das *Ausschwitzen* einer *eiweißreichen Flüssigkeit*, die zu hyalinen Membranen erstarrt. Diese sind nicht etwa die Ursache der Atemnot, wie man lange glaubte, sondern deren Folge. Das Atemnotsyndrom tritt *eine oder auch mehrere Stunden nach der Geburt* auf und führt bei mangelnder Behandlung in Stunden oder Tagen zum Tod durch Sauerstoffmangel, Übersäuerung (Azidose) und Erschöpfung.

Nach der Geburt erst tritt der kleine Kreislauf oder Lungenkreislauf in Funktion. Großer oder Körperkreislauf und kleiner oder Lungenkreislauf sind hintereinandergeschaltet. Das Blut, welches den kleinen Kreislauf durchflossen hat, muß durch den großen Kreislauf getrieben werden, um dann erneut durch die Lungen zu fließen, und so weiter. Im großen Kreislauf bieten sich zahlreiche Durchgangsmöglichkeiten durch zahllose Kapillargebiete. Etwa $1/3$ des in den großen Kreislauf geworfenen Blutes geht zur Ausscheidung des Schlackenproduktes Harnstoff durch das Nierenfilter. Das die Baucheingeweide versorgende Blut wird mit den aufgenommenen Abbauprodukten der Kohlenhydrate und der Eiweiße durch die Pfortader (V. portae) zur Leber geführt, wo ein zweiter Kapillarkreislauf (Lebersinusoide) eingeschaltet ist, bevor das aus der Leber austretende Blut in die untere Hohlvene gelangt. Weitere besonders bevorzugte Organe im großen Kreislauf sind der Herzmuskel selber (Kranzgefäße des Herzens), das Gehirn und die Schilddrüse (Abb. 95 b)
Kreislaufzeit: Man versteht darunter die Durchlaufzeit durch den ganzen Körper. Sie beträgt im Mittel 20 Sekunden.

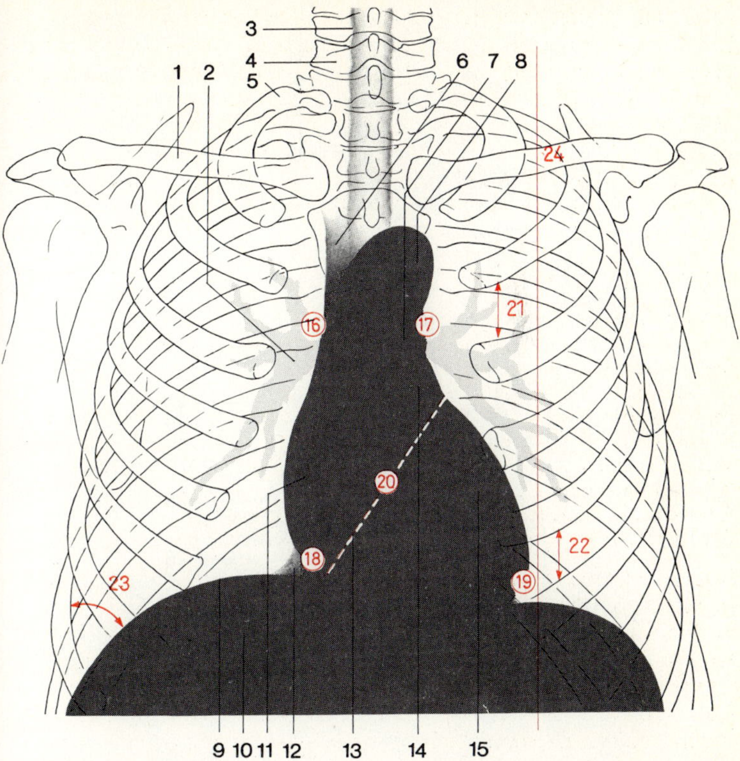

Abb. 96 **Vereinfachte Durchzeichnung eines Röntgenbildes der Brust.** Herzschatten und Lungenwurzeln (Hili) sowie die Abhörstellen der Herzklappen sind eingetragen. 1 Schlüsselbein. 2 Hilusschatten des Bronchialbaumes. 3 Aufhellung durch den Luftgehalt der Luftröhre. 4 Siebenter Halswirbel. 5 Erste Rippe. 6 Obere Hohlvene. 7 Pulmonalisbogen. 8 Aortenknopf. 9 Zwerchfellbegrenzung. 10 Leberschatten. 11 Rechter Vorhof. 12 In die untere Hohlvene einmündende Lebervenen. 13 Lage der Ebene der Herzklappen (Ventilebene). 14 Linkes Herzohr. 15 Linke Herzkammer. 16 Abhörstelle der Aortenklappe. 17 Abhörstelle der Klappen der Lungenschlagader. 18 Abhörstelle der Dreizipfelklappe (Valva tricuspidalis) = Valva atrioventricularis dextra. 19 Herzspitze: Abhörstelle der Zweizipfelklappe (Valva mitralis) = Valva atrioventricularis sinistra, Stelle des normalen Herzspitzenstoßes, der im 5. Zwischenrippenraum innerhalb der mittleren Schlüsselbeinlinie fühlbar ist. 20 Erbscher Punkt: Mitte der Klappenebene. Die Klappenebene (Ventilebene) weiß gestrichelt (vgl. Abb. 99: Aufsicht auf die Ventilebene!). 21 Zweiter Interkostalraum. 22 Fünfter Interkostalraum. 23 Spaltraum für die Entfaltung des unteren Lungenrandes bei Einatmung (Recessus costodiaphragmaticus). 24 Mittlere Schlüsselbeinlinie (Medioklavikularlinie).

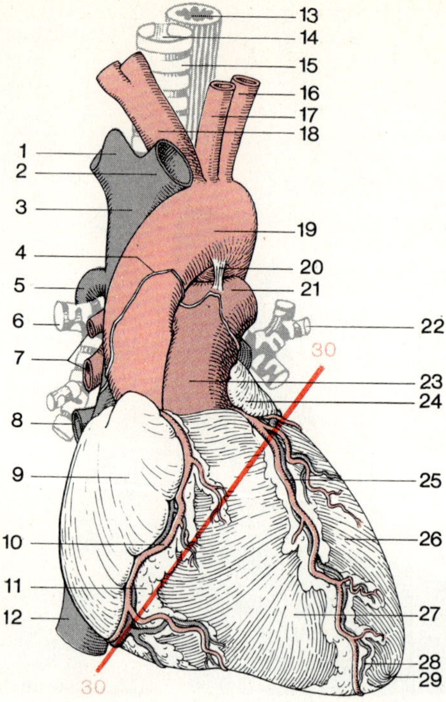

Abb. 97 **Ansicht von Herz und großen Gefäßen von vorne.** 1 Vene aus dem Kopf- und Armgebiet rechts (V. brachiocephalica dextra). 2 Vene aus dem Kopf- und Armgebiet links (V. brachiocephalica sinistra). 3 Obere Hohlvene (V. cava superior). 4 Umschlagslinie von Perikard in Epikard. 5 Hintere Brustwandvene (V. azygos). 6 Lappenbronchen im Lungenhilus. 7 Rechte Lungenarterien. 8 Rechte Lungenvenen. 9 Rechtes Herzohr (Auricula dextra). 10 Kranzgefäße der rechten Seite. 11 Fettgewebe in der Kranzfurche. 12 Brustteil der unteren Hohlvene (V. cava inferior). 13 Speiseröhre (Oesophagus). 14 Membranöse Wand der Luftröhre (Paries membranaceus). 15 Knorpelspange der Luftröhre. 16 Linke Schlüsselbeinarterie (A. subclavia sinistra). 17 Linker Karotisstamm. 18 Gemeinsamer Stamm für die rechte Carotis und die rechte Unterschlüsselbeinarterie (Truncus brachiocephalicus). 19 Aortenbogen (Arcus aortae). 20 Arterienligament (Lig. arteriosum = embryonaler Kurzschluß zwischen Pulmonalarterie und Aortenbogen). 21 Linker Ast der Lungenschlagader. 22 Die Lappenbronchen im Lungenhilus. 23 Stamm der Lungenschlagader (Truncus pulmonalis). 24 Linkes Herzohr (Auricula sinistra). 25 Absteigender Ast der linken Kranzarterie. 26 Linke Herzkammer (Ventriculus sinister). 27 Rechte Herzkammmer (Ventriculus dexter). 28 Ast einer Kranzvene. 29 Herzspitze (Apex cordis) mit Wirbel (Vortex) der Herzmuskelfasern. 30 Ventilebene des Herzens (vgl. Abb. 99: Aufsicht auf die Ventilebene des Herzens!).

Versagen von Herz und Kreislauf

Versagt das *rechte Herz*, so kommt es zu *Zyanose*, weil in der Lunge nicht genügend Blut arterialisiert wird; außerdem führt die Rückstauung zu einer schmerzhaften *Anschwellung der Leber*.
Versagt das *linke Herz*, so sinkt der Blutdruck im großen Kreislauf. Es treten *Ödeme* an den abhängigen Körperteilen auf; außerdem kommt es zur *Rückstauung in die Lunge* (Stauungsbronchitis).
Zum *Versagen des Kreislaufes (Kollaps)* kann *mangelnde Füllung* des Gefäßsystems (z. B. Blutverlust), *mangelnde Regulation* (z. B. bei Fieber oder Schock) führen oder Versagen der Herzmuskulatur.

Herz (Cor)

- *Das Herz ist ein Hohlmuskel, der durch die Zusammenziehung seiner Muskelschicht das Blut aus den Herzhöhlen auswirft.*

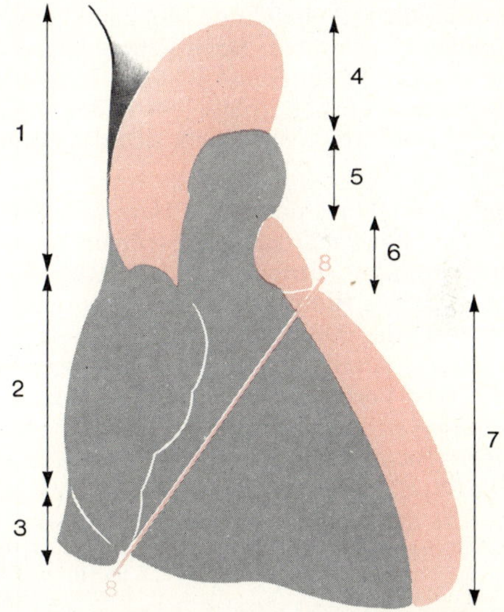

Abb. 98 **Vereinfachte Darstellung der Herzteile und der herznahen großen Gefäße, in eine Pause des Röntgenschattens eines Herzens eingetragen.** Linkes Herz rosa, rechtes Herz grau getönt. Die rechte Begrenzung des Herzschattens wird gebildet von: 1 Obere Hohlvene (V. cava superior). 2 Rechter Vorhof (Atrium dextrum). 3 Untere Hohlvene (V. cava inferior). Die linke Begrenzung des Herzschattens wird gebildet von: 4 Aortenknopf (perspektivisch verkürzter Aortenbogen). 5 Pulmonalisknopf (entspricht dem stark nach hinten gerichteten linken Hauptast der Lungenschlagader). 6 Bogen des linken Herzohres (Auricula sinistra). 7 Bogen des linken Ventrikels (Ventriculus sinister). 8 Ventilebene des Herzens (vgl. Abb. 99: Blick auf die Ventilebene des Herzens!)

Lage: Als Organ, das einem starken *Formenwechsel* seiner einzelnen Teile unterworfen ist, liegt das Herz in einer besonderen Höhle des Brustraumes, im *Herzbeutel* (Perikardsack). Dieser stellt den dem Herzen zur Verfügung stehenden Arbeitsraum dar, worin die einzelnen Herzteile sich gleitend verschieben. Der aus Bindegewebe bestehende Perikardsack liegt im *vorderen Mittelfell (Mediastinum anterius)*, ausgespant zwischen den beiden Brustfellhöhlen, dem Sehnenspiegel des Zwerchfells und den großen Gefäßen.

- *Die Größe der beiden Herzkammern entspricht ungefähr der geballten Faust des betreffenden Menschen.* Die Lage ist nach links verschoben. Normalerweise befindet sich die Herzspitze im 5. Zwischenrippenraum links (Abb. 96) innerhalb der Medioklavikularlinie (Senkrechte durch die Mitte des Schlüsselbeins).

Herzhöhlen und Herzklappen

- Das Herz zeigt vier Höhlen (Abb. 97 und 98), *zwei Vorhöfe (Atrien)* und *zwei Herzkammern (Ventrikel)*. Beim Feten hängen die beiden Vorhöfe durch eine *offene Stelle (Foramen ovale)* zusammen, so daß das Blut aus dem rechten Vorhof größtenteils in den linken Vorhof übertreten kann. Normalerweise verschließt sich das Foramen ovale nach der Geburt.

- Beim Erwachsenen sind rechtes und linkes Herz vollständig voneinander geschieden. *Das Blut fließt aus dem rechten Vorhof durch die rechte Vorhofkammeröffnung (Atrioventrikularöffnung) in die rechte Kammer.* Die Richtung des Blutstromes wird durch eine besondere *Segelklappe* (Abb. 99), die *Dreizipfelklappe (Tricuspidalis = Valva atrioventricularis dextra)* gewährleistet. *Aus dem linken Vorhof tritt das Blut durch die linke Vorhofkammeröffnung (Atrioventrikularöffnung) in die linke Kammer.* Auch hier befindet sich eine Segelklappe, die *Zweizipfelklappe* (Bicuspidalis oder Mitralis = *Valva atrioventricularis sinistra*). Die Segelklappen sind eine Bildung der inneren Herzhaut (Endokard). Aus der rechten Kammer wird das Blut durch die *Lungenschlagader (Pulmonalarterie)* in den kleinen Kreislauf geworfen.

  Das Anfangsstück der Lungenschlagader zeigt *Taschenklappen (Semilunarklappen*, Abb. 99), welche das Blut daran hindern, in die Herzkammer zurückzufallen.

  Aus der linken Kammer wird das Blut in die *Körperschlagader (Aorta)* gepreßt und gelangt so in den großen Kreislauf. Auch hier verhindern Taschenklappen einen Rückfluß des Blutes. In den rechten Vorhof münden die *beiden Hohlvenen*, welche das Blut aus der oberen und unteren Körperhälfte zum Herzen zurückführen. Auch die Sammelstelle der Kranzvenen (Sinus coronarius) mündet in den rechten Vorhof. In den linken Vorhof strömt das in der Lunge arterialisierte Blut durch die *vier Lungenvenen* ein.

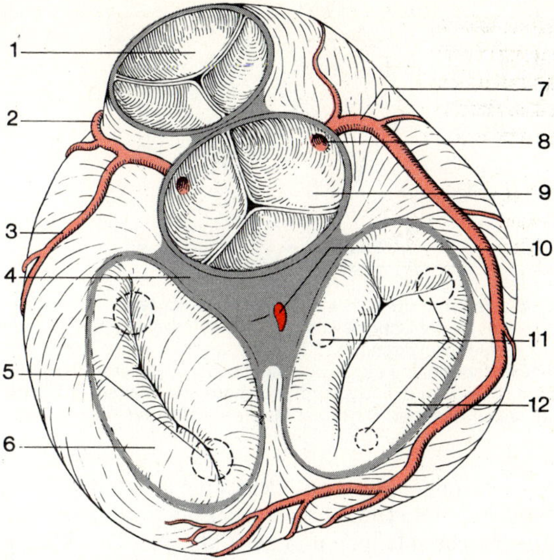

Abb. 99 **Blick auf die Klappenebene (Ventilebene) des Herzens nach Wegnahme der beiden Vorhöfe, der Lungenschlagader und der Aorta** (vgl. Abb.96–98 mit eingetragener Ventilebene des Herzens!). Man sieht die als erste Äste aus der Aorta wegziehenden Kranzarterien. Die Lage der Papillarmuskeln ist durch kleine Kreise angedeutet. 1 Semilunarklappe der Lungenschlagader. 2 Absteigender Ast der linken Kranzarterie (R. descendens). 3 Der nach hinten führende Ast der linken Kranzarterie (R. circumflexus). 4 Fibröse Klappenringe (Herzskelett) mit durchtretendem Reizleitungssystem. 5 Lage der Papillarmuskeln im linken Ventrikel. 6 Zweizipfelklappe (Mitralis = Valva atrioventricularis sinistra). 7 Rechte Kranzarterie. 8 Abgang der rechten Kranzarterie. 9 Semilunarklappe der Aorta. 10 Reizleitungssystem. 11 Lage der Papillarmuskeln im rechten Ventrikel. 12 Dreizipfelklappe (Tricuspidalis = Valva atrioventricularis dextra).

Herzwand

Die Schichten der Herzwand (Abb. 100) sind:

- *Herzinnenhaut (Endokard)*,
- *Herzmuskel (Myokard)*,
- *äußere seröse Herzhaut (Epikard)*.

Der Gleitspalt, welcher die Verformung der einzelnen Herzabschnitte durch gleitende Verschiebung ermöglicht, liegt zwischen Epikard und Perikard oder Herzbeutel.

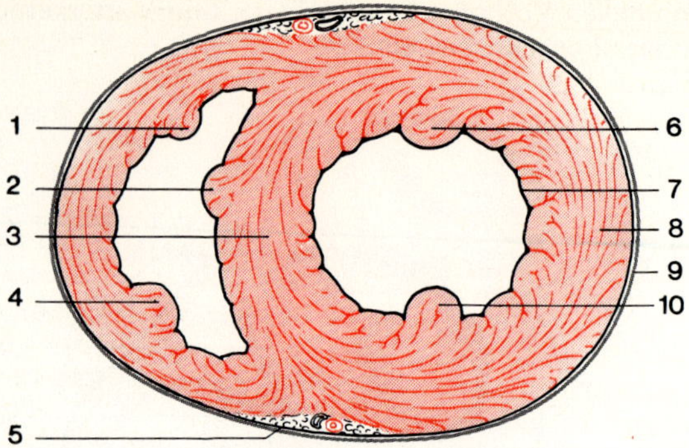

Abb. 100 **Querschnitt durch die beiden Herzkammern.** 1 Hinterer Papillarmuskel. 2 Papillarmuskel an der Scheidewand. 3 Kammerscheidewand. 4 Vorderer Papillarmuskel der rechten Herzkammer. 5 Furche zwischen beiden Herzkammern mit Ast der linken Kranzarterie, in Fettgewebe eingebettet. 6 Hinterer Papillarmuskel der linken Kammer. 7 Endokard. 8 Myokard. 9 Epikard und Perikard. 10 Vorderer Papillarmuskel der linken Kammer. Dicke der Muskelwand rechts 0,5 cm, links 1,0 cm.

Endokard: Die innere Herzhaut kleidet die Herzhöhlen aus und bildet die Herzklappen. Die Entzündung des Endokards (Endokarditis) gefährdet die Taschenklappen und Segelklappen. Die Klappen können starr werden und durch Verengung dem durchfließenden Blut Widerstand entgegensetzen *(Stenose),* oder ihr Verschluß wird ungenügend *(Insuffizienz),* so daß ein Teil des Blutes wiederum zurückgepreßt wird. In beiden Fällen muß das Herz Mehrarbeit leisten.

Myokard: Die Herzmuskulatur (Abb. 25 C) ist quergestreift. Ihre Fasern sind verzweigt. Die Kontraktion wird durch das dem Herzen eigentümliche *Reizleitungssystem* bedingt, wobei das autonome Nervensystem den Rhythmus der Kontraktion beschleunigen (Sympathicus) oder verlangsamen (Parasympathicus) kann. Durch Mehrleistung wird die Herzmuskulatur an Masse zunehmen: Einfluß von Turnen und Sport! Wird vom Herzen zuviel Arbeit verlangt, so erweitern sich zunächst die *Herzhöhlen (Dilatation),* und schließlich nimmt die Herzwand an Dicke zu *(Hypertrophie).* Für seine Arbeitsleistung braucht die Herzmuskulatur erheblich Sauerstoff, Zucker und Fettsäuren. ● *In der rechten Kammer hat der Herzmuskel eine Dicke von 0,5 cm, links eine solche von 1,0 cm, weil hier mehr Arbeit geleistet werden muß.*

Epikard: Die äußere Herzhaut ist ein glatter Überzug, vergleichbar dem Bauchfellüberzug der in der Bauchhöhle liegenden Eingeweide. Das Epikard ist das dem Herzen aufliegende (viszerale) Blatt, während der Herzbeutel (Perikard) die äußere Hülle oder das parietale

Blatt darstellt. Zwischen beiden liegt der Gleitspalt der Herzbeutelhöhle (Perikardsack), der ganz wenig Flüssigkeit enthält, wodurch die beiden Blätter wohl gegeneinander verschieblich sind, sich aber nicht voneinander abheben können.

Herzschlag (Abb. 101, 102)

● *Die Kontraktion der Herzwand wird als Systole, die Erschlaffung als Diastole bezeichnet.* Bei jedem Herzschlag folgt auf die Systole der Vorhöfe bei gleichzeitiger Diastole der Kammern die Systole der Kammern bei gleichzeitiger Diastole der Vorhöfe. Bei 75 Schlägen in der Minute liegt zwischen zwei Kontraktionen der Herzmuskulatur eine Pause von 0,4 Sekunden (vgl. Abb. 103).

Systole der beiden Vorhöfe (Abb. 101 a): Die *Vorhofkammerklappen (Atrioventrikularklappen) öffnen* sich. Das Blut strömt aus den Vorhöfen in die Kammern. Gleichzeitige *Diastole der beiden Kammern*, welche sich entspannen *(Entspannungszeit)* und mit Blut füllen *(Füllungs-*

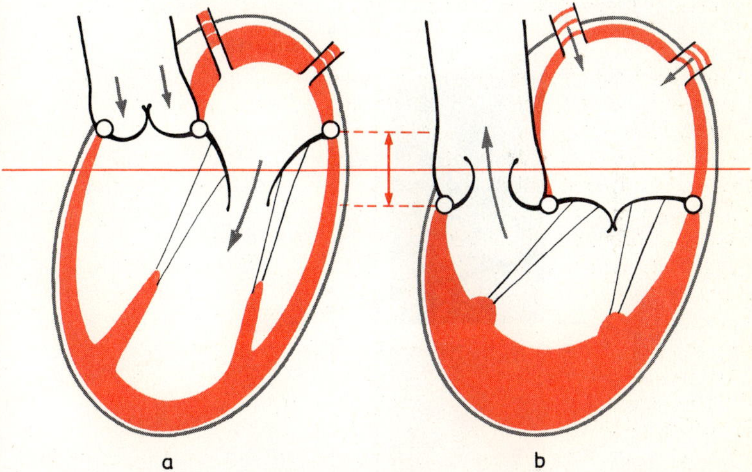

Abb. 101 **Vereinfachte Darstellung des linken Herzens im Herzbeutelraum,** der bei a und b gleich groß ist. a Systole der Vorhöfe. Die auf die herznahen Venen übergreifende Herzmuskulatur verhindert ein Zurückströmen des Blutes. Die Atrioventrikularklappen sind offen, die Semilunarklappen geschlossen. Die Kammern sind diastolisch erweitert, die Papillarmuskeln schlaff. b Systole der Kammern. Die Atrioventrikularklappen sind geschlossen. Die Papillarmuskeln sind kontrahiert. Die Sehnenfäden haben in a und in b dieselbe Länge. Sie hindern die Atrioventrikularklappen am Zurückschlagen. Die Semilunarklappen sind offen. Die Vorhöfe sind diastolisch erschlafft. Das Blut strömt aus den herznahen Venen ein. Das, was sich bei der Herztätigkeit verschiebt, ist die Ebene der Klappen (Ventilebene).

zeit). Die *Taschenklappen (Semilunarklappen)* sind geschlossen und hindern das Blut, in die Kammern zurückzusinken.

Systole der beiden Kammern (Abb. 101 b): Jede Kammersystole beginnt mit der Anspannung der Kammerwand um den Inhalt *(Anspannungszeit).* Die *Vorhofkammerklappen (Atrioventrikularklappen)* schließen sich. Die Verkürzung der *Papillarmuskeln* verhindert das Zurückschlagen der Klappensegel. Anschließend wird das Blut durch die geöffneten Taschenklappen (Semilunarklappen) aus dem rechten Ventrikel in die Lungenschlagader, aus dem linken Ventrikel in die Aorta ausgeworfen *(Austreibungszeit).* Es bleibt jedoch nach jeder Systole eine gewisse Blutmenge als *Restblut* im Herzen zurück.

Diastole der beiden Vorhöfe: Das Blut wird aus den großen herznahen Venen angesaugt.

Zeichnerische Darstellung eines Herzschlages: Bei 75 Pulsschlägen in der Minute dauert ein Herzschlag 0,8 Sek. Zeichnerisch läßt sich diese Zeitspanne durch einen Kreis mit 8 Abschnitten darstellen. Die *Vorhofsystole* dauert 0,1 Sek. Dann erschlaffen die Vorhöfe für

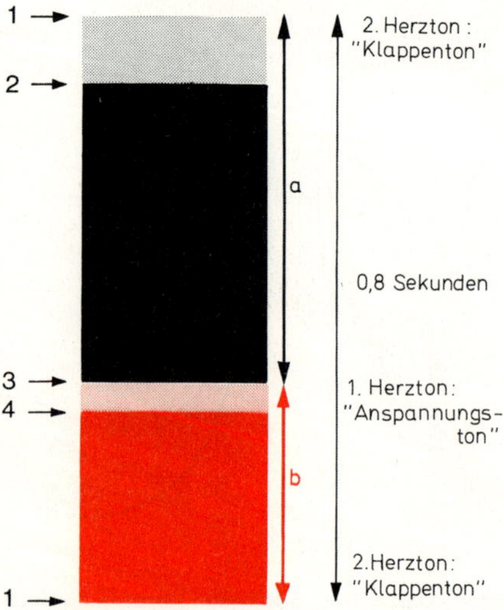

Abb. 102 **Zeichnerische Darstellung des Verhaltens der Herzkammern und der Herzklappen während eines Herzschlages.** Vorausgesetzt sind 75 Puls pro Minute (vgl. Abb. 103) oder 0,8 Sekunden pro Herzschlag. a Diastole der Kammern 0,5 Sekunden (schwarzer Pfeil): Entspannungszeit grau, Füllungszeit schwarz. b Systole der Kammern 0,3 Sekunden (roter Pfeil): Anspannungszeit rosa, Austreibungszeit rot. 1 Aorten- und Pulmonalisklappen schließen sich. 2 Vorhofkammerklappen öffnen sich. 3 Vorhofkammerklappen schließen sich. 4 Aorten-und Pulmonalisklappen öffnen sich.

0,7 Sek. Die *Systole der Kammern* folgt unmittelbar der Vorhofkontraktion. Sie dauert 0,3 Sek. Dann erschlafft die Kammermuskulatur für 0,5 Sek. Während 0,4 Sek. bleiben also sowohl Vorhöfe wie Kammern schlaff (Abb. 103).

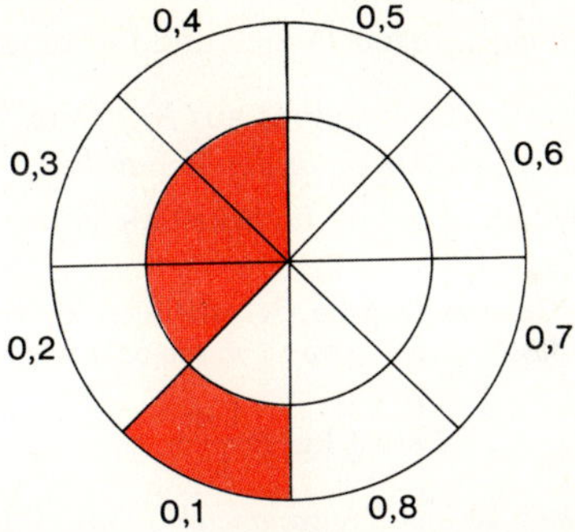

Abb. 103 **Zeichnerische Darstellung des Herzschlages.** Die 8 Kreisabschnitte entsprechen einer Dauer von 0,8 Sekunden (Voraussetzung dazu ist die Annahme von 75 Pulsschlägen in der Minute). Rot außen: Systole der Vorhöfe, Rot in der Mitte: Systole der Kammern.

Herztöne

● *Bei jedem Herzschlag hört man normalerweise zwei Töne.* Die beginnende Kammersystole erzeugt den ersten, *dumpferen* Herzton: *Anspannungston* der Herzmuskulatur. Der Schluß der Semilunarklappen der Aorta und Pulmonalis ist als zweiter, kürzerer und *hellerer Klappenton* hörbar. Störungen der Ventilfunktion der Herzklappen sind von Veränderungn der Herztöne begleitet, die als *Klappengeräusche* hörbar sind. Die Abhörstellen der Herzklappen sind in Abb. 96 eingetragen. Sie liegen mit Ausnahme derjenigen der Dreizipfelklappe nicht über den Klappen selbst, sondern dort, wo die *vom Blutstrom fortgeleiteten* Töne oder Geräusche am deutlichsten hörbar sind. Beim *Phonokardiogramm* wird der Herzschall als Kurve aufgeschrieben.

Künstliche Reizung des Herzens

● Reizt man ein stillstehendes Froschherz elektrisch, so ruft jeder genügend starke Reiz eine *vollständige* Kontraktion hervor *(Alles-oder-nichts-Gesetz)*. Zwischen zwei erfolgreichen Einzelreizen liegt stets eine Zeit *von 0,1 Sek.*, während welcher jeder neue Reiz erfolglos ist (Refraktärperiode). Werden künstliche Reize während der normalen

Schlagfolge so gesetzt, daß sie nicht in die Refraktärzeit fallen, dann treten *Extrasystolen* auf, die von einer postextrasystolischen Pause gefolgt sind.

Herzarbeit und Förderleistung des Herzens

Physikalische Vorbemerkungen: Arbeit und Leistung sind *verschiedene* Begriffe:

- *Arbeit* ist das Ergebnis aus *Kraft mal Weg*,
- *Leistung* ist *Arbeit in der Zeiteinheit.*

Das internationale System nimmt als Einheiten Meter (m), Kilogramm (kg), Sekunde (s) und Ampere (A).

Die *Einheit der Kraft* ist das *Newton (N)*, definiert als Kraft, welche einer *Masse von 1 kg* eine *Beschleunigung von 1 m pro Sekunde im Quadrat* erteilt:

$$1\,\text{N} = 1\,\text{kg} \cdot \frac{1\,\text{m}}{\text{s}^2}$$

Die *Einheit der Arbeit* ist der *Newtonmeter (Nm)*. Im einfachsten Fall erfolgt die Verschiebung durch die Kraft 1 N um 1 m gegen die Erdbeschleunigung, welche einen mittleren Wert von $\frac{9{,}81\,\text{m}}{\text{s}^2}$, vereinfacht $\frac{10\,\text{m}}{\text{s}^2}$ oder $\frac{10\,\text{m}}{1^2}$, hat

Die Einheit der Leistung ist die Einheit der *Arbeit in der Zeiteinheit von einer Sekunde.*

Herzarbeit: Jede Kontraktion sowohl des linken wie des rechten Ventrikels wirft je zwischen 70 und 100 ml Blut in die Aorta bzw. in die Lungenschlagader. Multipliziert man dieses *Schlagvolumen* mit dem dabei entwickelten *Druck*, so erhält man die *Arbeit* pro Herzschlag.

Berechnung: Nimmt man als mittleren Aortendruck 100 mm Quecksilbersäule oder 1,3 m Wassersäule und als Schlagvolumen 70 g (1 ml Blut wiegt ungefähr 1 g) an, so ergibt sich:

Arbeit der linken Kammer $= 1{,}3\,\text{m} \cdot 0{,}07\,\text{kg} \cdot \frac{10\,\text{m}}{\text{s}^2} = 0{,}9\,\text{Nm}$ pro Systole.

Der mittlere Druck in der Lungenschlagader beträgt etwa $^1/_5$ des Drucks in der Aorta, also ungefähr 20 mm Quecksilbersäule oder 0,26 m Wassersäule. Bei einem Schlagvolumen von 70 g ergibt sich:

Arbeit der rechten Kammer $= 0{,}26\,\text{m} \cdot 0{,}07\,\text{kg} \cdot \frac{10\,\text{m}}{\text{s}^2} = 0{,}2\,\text{Nm}$ pro Systole.

Man kann somit bei Körperruhe die *Herzarbeit pro Herzschlag* mit *1 Nm* (0,9 Nm + 0,2 Nm = 1,1 Nm) ansetzen. Das ergibt bei einer Pulsfrequenz von 70 Schlägen in der Minute eine *Tagesarbeit von rund 100 000 Nm* und entspricht der Arbeit eines Mannes, der einen Sack voller Kartoffeln auf den Eiffelturm tragen würde.

Förderleistung des Herzens ● Multipliziert man das *Schlagvolumen* mit der *Pulszahl* pro Minute, so erhält man das *Herzminutenvolumen* (HMV). Bei normaler Förderleistung werden *5 bis 7 l Blut in der Minute* aus der linken Herzkammer ausgestoßen.
Abhängigkeit der Förderleistung: Die Förderleistung des Herzens hängt in erster Linie von der *diastolischen Füllung* ab, also vom Blutangebot. Je stärker die Herzmuskelfasern gedehnt werden, um so kräftiger ziehen sie sich zusammen, und um so mehr Blut wird gefördert. Mit steigender Herzleistung nehmen *Sauerstoffbedarf* und Nährstoffverbrauch zu. Reizung der sympathischen Herznerven (s. Sympathicus und Ergotropie, S. 350) kann die *Reservekraft* des Herzens steigern.

Elektrokardiogramm (EKG oder ECG)

Bei der Kontraktion der Herzmuskulatur treten elektrische Schwankungen von einigen Millivolt auf (1 Volt = 1000 mV). Das in der Klinik gemessene EKG ist ein Summenpotential aus vielen einzelnen Aktionspotentialen. Es zeigt die Form eines zweiphasigen Aktionsstromes, dessen Aufzeichnung Zacken bildet, welche die Bezeichnungen PQRST erhalten haben. P entspricht der Erregung im Vorhofgebiet. Es folgt die Überleitungszeit von etwa 0,2 Sekunden. QRS kennzeichnet die Ausbreitung der Erregung im Reizleitungssystem. T den Erregungsrückgang (Abb. 104). Beim Patienten werden die elektrischen Aktionsströme des Herzens nicht vom Herzen selbst, sondern von bestimmten Körperteilen abgeleitet.

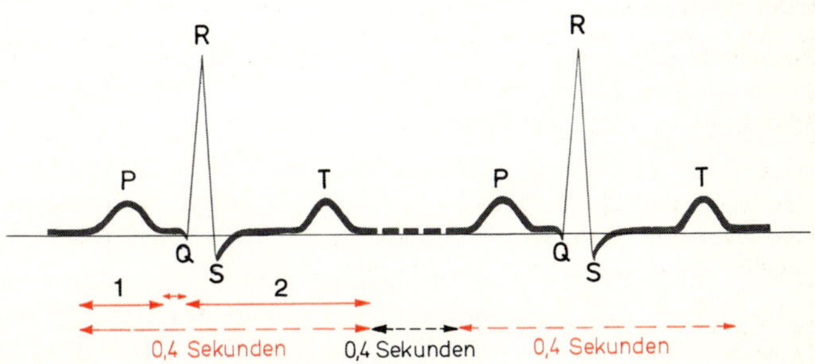

Abb. 104 **Typisches EKG mit PQRS- und T-Zacke.** 1 Erregung im Vorhof. 2 Kammerkomplex. Rot gestrichelt: Ablauf der Erregung während eines Herzschlages. Schwarz gestrichelt: Zeit zwischen zwei Herzschlägen. Bei 75 Puls in der Minute (Beispiel Abb. 103) dauert der Erregungsablauf während eines Herzschlages 0,4 Sekunden, die Zeit zwischen zwei Herzschlägen ebenfalls 0,4 Sekunden.

Periphere Standardableitungen

1. Ableitung: Elektroden an beiden Armen.
2. Ableitung: Elektroden am rechten Arm und am linken Bein.
3. Ableitung: Elektroden am linken Arm und am linken Bein.

Unipolare Ableitungen: Die herznahe (differente) Elektrode liegt auf der Brustwand, im Innern der Speiseröhre oder im Magengrund.

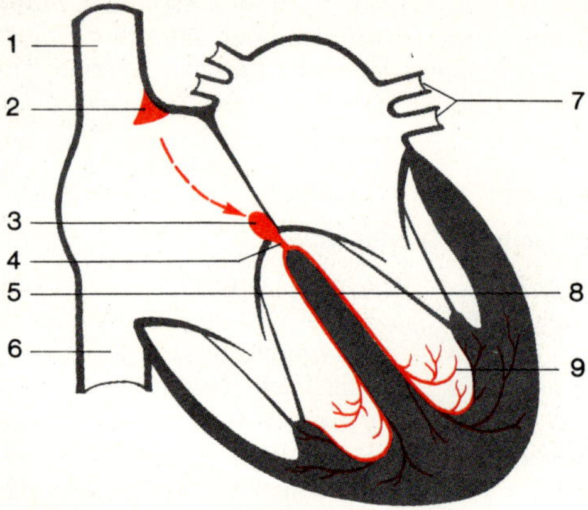

Abb. 105 **Reizleitungssystem des Herzens.** 1 Obere Hohlvene (V. cava superior). 2 Sinusknoten. 3 Vorhofkammerknoten. 4 Hissches Bündel. 5 Rechter Schenkel des Hisschen Bündels. 6 Untere Hohlvene (V. cava inferior). 7 Linke Lungenvenen (Vv. pulmonales sinistrae). 8 Linker Schenkel des Hisschen Bündels. 9 Purkinje-Fasern.

Reizleitungssystem

- *Der normale Rhythmus des Herzens beträgt 70–80 Pulsschläge pro Minute.* Er ist jedoch abhängig von Alter, Geschlecht und dem Einfluß des vegetativen Nervensystems.
  - Herzfrequenz des Erwachsenen etwa 70 pro Minute
  - Herzfrequenz des Kindes etwa 90 pro Minute
  - Herzfrequenz des Neugeborenen etwa 130 pro Minute

Das Herz bildet die für seine Muskelkontraktion notwendigen Erregungen selber: *Eigengesetzlichkeit (Autonomie)* des Herzrhythmus. Die Autorhythmie entsteht im Reizleitungssystem. Die Reizbildung nimmt ihren Ausgang vom *Sinusknoten* (Keith-Flack). Er wird als Schrittmacher des Herzens bezeichnet. Die Erregung erreicht über die Vorhofmuskulatur, welche dadurch zur Kontraktion angeregt wird, den *Atrioventrikularknoten* (Aschoff-Tawara) (Abb. 105), folgt dem *Hisschen Bündel,* läuft in dessen Schenkeln spitzenwärts, verteilt sich mittels der Purkinje-Fasern in der Kammermuskulatur und löst deren Kontraktion aus. Die Tätigkeit des Sinusknoten ist *temperaturabhängig*. Bei Erwärmung des Herzens nimmt die Schlagfolge zu. Wird die Überleitung vom Sinusknoten zum Vorhofkammerknoten völlig oder teilweise unterbrochen, so kommt es zu *totalem* oder *partiellem Herzblock* mit Verlangsamung der Schlagfolge (Frequenz). Ungeordnete Reize führen zu unkoordinierten Kontraktionen: *Herzflimmern*. Vorhofflimmern beeinträchtigt die Herztätigkeit, Kammerflimmern führt zum Tode.

Vegetative Herznerven

Die vom Reizleitungssystem abhängige Autorhythmie des Herzens kann vom vegetativen Nervensystem beeinflußt werden. Die *vegetativen Herznerven* wirken nicht nur auf die *Schlagfrequenz*, sondern auch auf die *Erregbarkeit* und auf die *Erregungsleitung* sowie auf die *Kontraktionskraft*. Die Herznerven des Vagus (X. Hirnnerv) wirken *bremsend*, diejenigen des *Sympathicus fördernd*. Bei Verminderung der Schlagfolge sprechen wir von *Bradykardie*, bei Frequenzsteigerung von *Tachykardie*. Bei Vagusreiz wird Azetylcholin im Herzen freigesetzt, bei Sympathikusreizung *Adrenalin und Noradrenalin* (vgl. periphere autonome Bahnen, S. 343). Azetylcholin ist noch in einer Verdünnung von 1:1 Million herzwirksam.

Untersuchung des Herzens

Um sich eine Vorstellung von Größe, Tätigkeit und Leistung des Herzens zu bilden, werden folgende *klinische Untersuchungsmethoden* benützt:

Palpation: Man kann durch Betasten den Herzspitzenstoß im 5. Interkostalraum links feststellen. Normalerweise liegt er innerhalb der Medioklavikularlinie.

Perkussion: Durch Beklopfen kann man die Herzdämpfung feststellen, die uns über Form und Größe des Herzens Auskunft gibt.

Auskultation: Mit dem Hörrohr (Stethoskop) hört man die normalen Herztöne ab. Auskultationsstellen siehe Abb. 96. Die Klappen werden nicht dort abgehört, wo sie liegen, sondern wo der Blutstrom Töne oder Geräusche am deutlichsten zu Gehör bringt. Bei Klappenfehlern oder Lücken in den Scheidewänden treten Geräusche auf.

Durchleuchtung (Radioskopie) und Röntgenbild (Radiographie): Die Röntgenuntersuchung gibt sehr zuverlässig über Form, Größe und Bewegung des Herzens und der herznahen Gefäße Auskunft.

Elektrokardiogramm: Das EKG gestattet eine Beurteilung des Erregungsablaufes und des Zustandes der Herzmuskulatur.

Arbeitsprüfung des Herzens: Die Funktionsprüfung mittels Kniebeugen oder Treppensteigen führt zu einer Arbeitsbelastung und gestattet, die Leistungsfähigkeit des Myokards zu beurteilen.

Pulsqualitäten:

Als Pulsqualitäten gelten *Frequenz, Regelmäßigkeit* (Rhythmus), *Härte, Größe und Geschwindigkeit* des Pulses.

1. *Frequenz:* Man meint damit die Zahl der Herzschläge in der Zeiteinheit und spricht von *verlangsamtem* oder *beschleunigtem* Puls. ● *Die normale Pulsfrequenz liegt bei 60–80 Pulsschlägen in der Minute.* Beim Kind ist die Pulsfrequenz größer als beim Erwachsenen, beim Untrainierten größer als beim Trainierten.
2. *Regelmäßigkeit:* Man unterscheidet *regelmäßigen und unregelmäßigen* Puls. Die Regelmäßigkeit hängt vom *Herzrhythmus* ab. Eine geringe Arrhythmie, hervorgerufen durch die Atemtätigkeit, ist als normal zu betrachten.
3. *Härte:* Gemeint ist die *Unterdrückbarkeit* des Pulses. Man kann so den *systolischen* Druck des Herzens grob abschätzen. Ein harter Puls entspricht hohem, ein weicher niedrigem systolischem Druck des Herzens.
4. *Größe:* Es handelt sich um eine Schätzung der *Druckamplitude* zwischen systolischem und diastolischem Druck des Herzens. Es wird damit ungefähr das *Schlagvolumen* des Herzens beurteilt.
5. *Geschwindigkeit:* Man versteht darunter die Druckveränderungen während eines einzelnen Pulsschlags. Sie kann schneller *(schnellender Puls)* oder langsamer sein.

Arterieller Blutdruck (TA = Tensio arterialis)

Ein gedehnter elastischer Körper speichert Energie und kann sie wiederum abgeben. Die *Dehnbarkeit der Aortenwand* (Abb. 106) verwandelt den rhythmisch pulsierenden Blutstrom in einen unvollkommen gleichmäßigen Blutstrom *(Windkesselfunktion der Aorta).* Wenn das Blut aus der linken Herzkammer in die Aorta ausgetrieben wird, so entsteht eine Druckwelle, welche die Wand der Arterien kurzfristig dehnt. Man kann die *Pulswelle* mit dem Finger über einer oberflächlichen Arterie (Radialarterie: Pulsstelle) tasten.

● *Als systolischen Blutdruck bezeichnet man den arteriellen Druck während der Kammersystole.* Er beträgt im Alter von 20 Jahren etwa *120 mm Quecksilbersäule* (Hg). Mit jedem weiteren Lebensjahrzehnt nimmt der systolische Druck normalerweise um etwa 5 mm zu. Ein systolischer Druck über 150 mm Hg ist auch bei alten Menschen als erhöht anzusehen. Er ist in erster Linie der Ausdruck der Herzleistung. *Der diastolische Blutdruck ist der arterielle Druck bei Ventrikeldiastole.* Er ist in erster Linie der Ausdruck der Elastizität der Arterienwände. Er beträgt beim 20jährigen normalerweise etwa *80 mm Quecksilbersäule.* Ein diastolischer Druck über 100 mmHg ist stets als krankhaft zu bezeichnen.

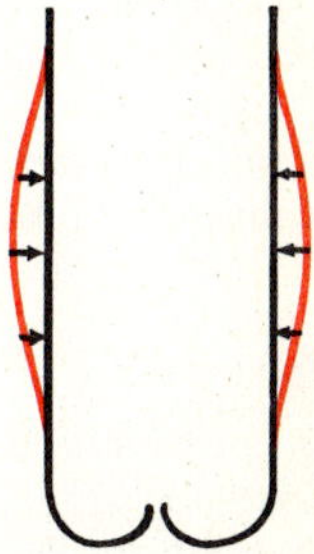

Abb. 106 **Windkesselfunktion der Aorta.**
Rot: Wand bei Systole. Schwarz: Wand bei Diastole.

Man mißt den systolischen und diastolischen Blutdruck, indem man dem Patienten eine *Gummimanschette mit einem Druckmesser (Manometer) um den Oberarm* legt. Ist der Druck in der Manschette so groß, daß er die Oberarmarterie gerade völlig abklemmt (Verschwinden des peripheren Pulses!), so entspricht er dem systolischen Druck. Senkt man langsam den Druck in der Manschette, so treten beim Durchschlagen der systolischen Druckwelle Druckschwankungen im Manometer auf. Im Augenblick, wo die Pulswelle vollständig ungehindert durchtritt, verschwinden diese Druckschwankungen. In diesem Augenblick entspricht der Druck in der Manschette dem diastolischen Blutdruck (Abb. 107).
Die festgestellten Werte sind abhängig von Alter, Geschlecht, Arbeit oder Ruhe. Auskultiert man mit dem Hörrohr die Armarterie in der Ellenbeuge, so hört man das Durchschlagen des Pulses als Geräusch. Der Beginn dieses Geräusches zeigt den systolischen, das Ende den diastolischen Druck an.
Reflektorische Steuerung des arteriellen Blutdruckes: Der arterielle Blutdruck (Abb. 108) wird selbsttätig (reflektorisch) vom Zentrum für Kreislaufregulierung im Hirnstamm gesteuert. Wichtige Stellen der *Druckregistrierung (Pressorezeptoren)* sind der *rechte Vorhof* und die *linke Kammer* des Herzens, der *Aortenbogen* und der *Carotissinus* (Teilungsstelle der Halsschlagadern). Die im Hirnstamm ausgelösten Reflexe (s. Zentrum für Kreislaufregulierung, S. 317) wirken sich auf Herz, Arterien, Venen und Hypophysenhinterlappen aus.
Abhängigkeit des arteriellen Blutdruckes: Der arterielle Blutdruck hängt von der Füllung des Gefäßsystems, von der Herzarbeit, von der

Elastizität der Arterienwände, vom Widerstand in der Peripherie und schließlich von der Viskosität (innere Reibung) des Blutes ab.

Ausschüttung des Nebennierenmarkhormons *Noradrenalin* bewirkt einen plötzlichen Anstieg des Blutdruckes. Gefäßerkrankungen und Entzündungen der Nieren können zur Bildung von *Renin* führen und so einen krankhaften Hochdruck verursachen.

Plasmakinine sind aus Aminosäuren bestehende Stoffe (Peptide), welche eine blutdrucksenkende Wirkung haben und durch besondere Enzyme (Kininasen) aus dem Gewebe freigesetzt werden. Die bekanntesten dieser Kinine sind das Bradykinin, das Kallidin und das Kallikrein (s. hormonähnliche Stoffe, S. 296).

Venenpuls

Der arterielle Puls erschöpft sich in den *muskulären Arteriolen (Widerstandsgefäße)*. Das krankhafte *Pulsieren herznaher großer Venen* entsteht durch *Änderung ihrer Füllung* unter unmittelbarem Einfluß des *rechten Vorhofes* und ist diagnostisch von Bedeutung.

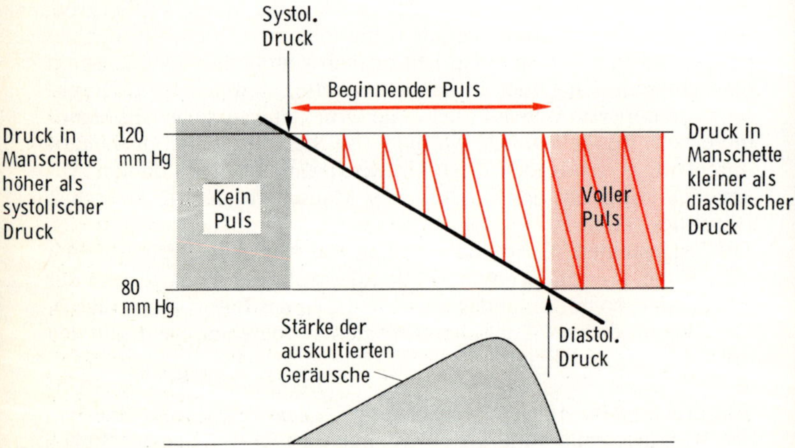

Abb. 107 **Zeichnerische Darstellung des Durchschlagens des Pulses bei sinkendem Druck in der Manschette.**

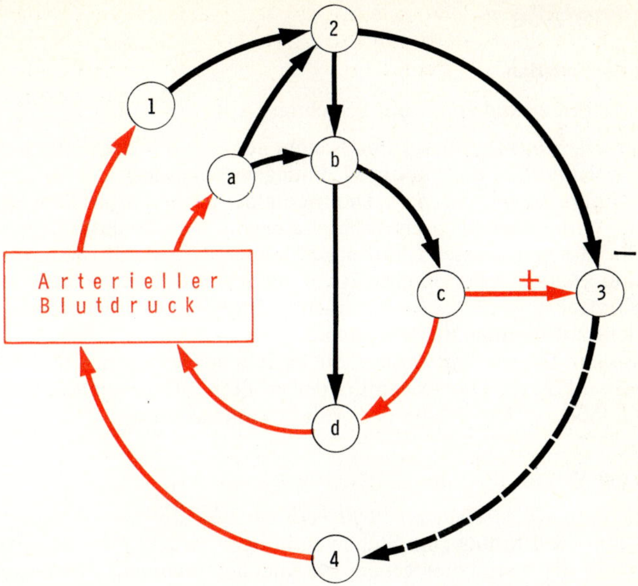

Abb. 108 **Vereinfachte Darstellung der in die Regelung des arteriellen Blutdrucks eingreifenden Faktoren.** Rot: Blutweg. Schwarz: Nervenleitung. *Schwarz gestrichelt:* Reizleitungssystem des Herzens. 1 Druckempfänger im Aortenbogen: Sie melden erhöhten Blutdruck über den Depressornerven dem Zentrum des N. vagus im Boden der Rautengrube. 2 Vaguszentrum: Der Vagusnerv beeinflußt im Sinne der Hemmung (−) den Sinusknoten des Reizleitungssystems des Herzens. 3 Sinusknoten des Herzens: Die Herzfrequenz sinkt ab, ebenso die vom Herzen geförderte Blutmenge im linken Herzventrikel. 4 Linke Herzkammer: Das Herzminutenvolumen sinkt und damit auch der systolische Druck in den Arterien. a *Druckempfänger im Karotissinus:* Die Druckempfänger registrieren den arteriellen Druck und melden ihn dem Kreislaufzentrum über den Karotissinusnerven. b Kreislaufzentrum: Vom Blutkreislauf wird auf dem Nervenweg die Muskulatur der kleinsten Arterien beeinflußt. Gleichzeitig reizt das Kreislaufzentrum auf dem Nervenweg das Nebennierenmark. c Nebennierenmark: Das vom Mark der Nebennieren ausgeschüttete Noradrenalin wirkt auf dem Blutweg. Es beschleunigt die Tätigkeit des Sinusknotens des Herzens und verengt die glatte Muskulatur der kleinsten Arterien. d Glatte Muskulatur der Arteriolen: Ihre Kontraktion bringt den arteriellen Blutdruck zum Ansteigen. Gleichzeitig nimmt die zum Herzen zurückfließende Blutmenge ab.

Blutgefäße

Bau der Arterien

Die **Arterienwand** zeigt drei Schichten (Abb. 109)

- *Innere Schicht (Intima):* Sie besteht aus einem platten einschichtigen Endothel, das auf etwas Bindegewebe aufliegt.
- *Mittlere Schicht (Media):* Die Media der großen arteriellen Stämme enthält reichlich elastische Lamellen, die sich unter dem Einfluß des systolischen Blutdruckes dehnen. Die Media der mittleren und kleinen Arterien enthält vor allem glatte Muskelzellen, deren Kontraktion die Lichtung einengt. Ihre Innervation kommt aus dem autonomen Nervensystem.
- *Äußere Schicht (Adventitia):* Sie besteht aus kollagenen und elastischen Fasern. Die Adventitia der größten Arterien enthält kleine Gefäße zur Ernährung der Wand (Vasa vasorum).

Bau der Venen

- *Verletzung einer Schlagader läßt hellrotes Blut stoßweise hervorspritzen.* Um die Blutung zum Stehen zu bringen, drückt man die Arterie oberhalb der Verletzung gegen den Knochen *(manuelle Kompression)* und legt dann eine *Umschnürung* an, bis das Gefäß entweder genäht oder *unterbunden* werden kann. Die Umschnürung eines Gefäßes muß stets mit Angabe der Zeit gemacht werden, da eine zu lange dauernde Umschnürung das Gewebe gefährdet.

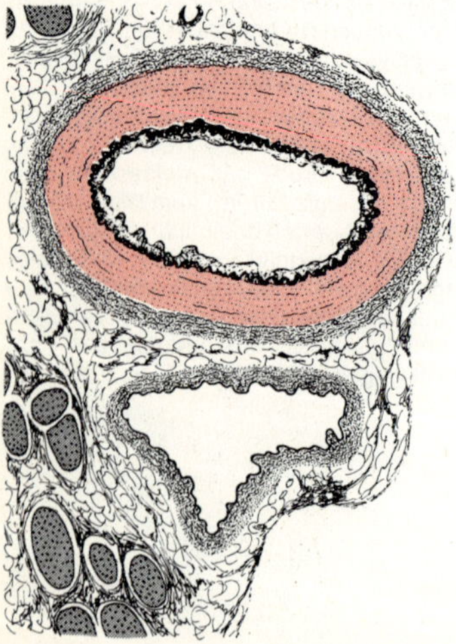

Abb. 109 **Arteria (oben) und Vena (unten) brachialis.** Arterie vom muskulären Typ. Keine auffällige Schichtenbildung der Venenwand. (Unten links: Nerv quergeschnitten). Vergrößerung etwa 40fach. (aus H. LEONHARDT: Histologie, Zytologie und Mikroanatomie des Menschen, 5. Aufl. Thieme, Stuttgart 1977).

Die **Wandschichten der Venen** setzen sich weniger klar ab (Abb. 109). An zahlreichen Stellen zeigen die Venen *Klappen*, welche die Richtung des Blutstromes garantieren.

● *Aus einer verletzten Vene quillt dunkelrotes Blut gleichmäßig heraus.* Eine Venenblutung bringt man durch *Kompressionsverband* zum Stehen.

Venen und Venulen werden *kapazitive Gefäße* genannt, weil sie je nach Zustand ihrer Wandmuskulatur ein veränderliches Reservoir darstellen.

Haargefäße: Sie sind sehr fein. Ihre Wand ist dünn und gestattet den Stoffdurchtritt. Zwischen den Endothelzellen können sich weiße Blutkörperchen durchzwängen (Diapedese) und so ins umgebende Gewebe auswandern.

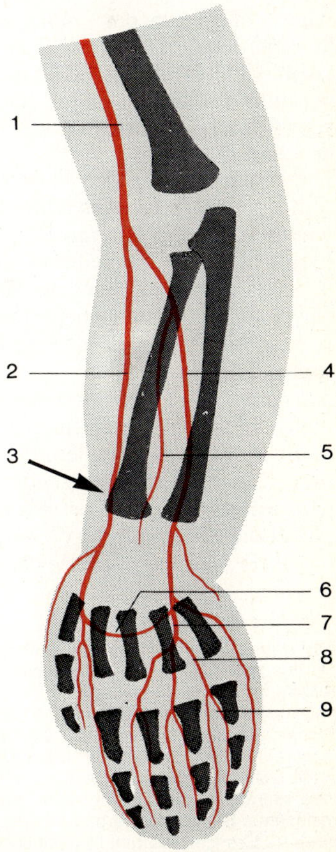

Abb. 110 **Vereinfachte Durchzeichnung eines Röntgenbildes des Armes eines älteren menschlichen Feten mit durch Kontrastsubstanz dargestellten Arterien.** 1 Oberarmschlagader (A. brachialis). 2 Radialarterie (A. radialis). 3 Pulsstelle. 4 Ulnararterie (A. ulnaris). 5 Zwischenknochenarterie (A. interossea anterior). 6 Tiefer Hohlhandbogen (Arcus palmaris profundus). 7 Unvollständiger oberflächlicher Hohlhandbogen (Arcus palmaris superficialis). 8 Mittelhandarterie (A. digitalis palmaris communis). 9 Fingerarterie (A. digitalis palmaris propria).

Kollateralkreislauf

An zahlreichen Stellen des Körpers bestehen *Umwegmöglichkeiten*, auf denen das Blut in ein bestimmtes Gebiet gebracht werden kann. Lassen sich diese Nebenwege so ausweiten, daß trotz Unterbrechung des Hauptweges eine genügende Blutversorgung gewährleistet ist, so spricht man von *Umgehungskreislauf (Kollateralkreislauf)*.
Arterien dürfen nur dort unterbunden werden, wo erfahrungsgemäß ein genügender Kollateralkreislauf möglich ist. Der Verschluß einer *Endarterie* führt zum Absterben des Gewebes, bei Teilen einer Extremität zu *Nekrose*, bei Herz, Nieren oder Lungen zum *Infarkt*.

Die wichtigsten Arterien

Alle Schlagadern des *großen Kreislaufes* gehen aus einem einzigen Stamm, der *Aorta*, hervor. Sie entspringt aus der linken Herzkammer (Abb. 111), steigt auf, bildet den *Aortenbogen*, um links vor der Wirbelsäule abwärts zu laufen. Oberhalb des Zwerchfells spricht man vom *Brustteil*, unterhalb des Zwerchfells vom *Bauchteil der absteigenden Aorta*.
Die ersten Äste aus der Aorta sind die *Kranzarterien* für die Muskelwand des Herzens. Aus dem Aortenbogen entspringt rechts der *gemeinsame Stamm für Halsschlagader und Unterschlüsselbeinschlagader* (Truncus brachiocephalicus), links die *gemeinsame Halsschlagader* (Carotis communis) und die *linke Unterschlüsselbeinarterie* (A. subclavia sinistra). Die gemeinsame Halsschlagader teilt sich in die *Gehirnkarotis* (A. carotis interna) und die *Gesichtskarotis* (A. carotis externa). Die Unterschlüsselbeinschlagader (Abb. 112) geht in die *Achselarterie (A. axillaris)* und diese in die *Oberarmarterie (A. brachialis)* über, um sich in der Ellenbeuge in *Speichen-* und *Ellenarterie (A. radialis, A. ulnaris)* zu teilen, die Unterarm und Hand versorgen. Aus dem Brustteil der absteigenden Aorta gehen die *Interkostalarterien (Aa. intercostales)* hervor. Als unpaarer Ast geht vom Bauchteil der Aorta die *Zöliakaarterie (Truncus coeliacus)* ab, unmittelbar darunter die *obere Mesenterialarterie (A. mesenterica superior)*. Paarig entsprin-

---

Abb. 111 **Übersicht über die wichtigsten Arterien.** 1 Untere Schilddrüsenarterie (A. thyroidea inferior). 2 Unterschlüsselbeinarterie (A. subclavia). 3 Gemeinsamer Stamm für rechte Carotis und rechte Unterschlüsselbeinarterie (Truncus brachiocephalicus). 4 Aortenbogen (Arcus aortae). 5 Absteigende Aorta (Aorta descendens). 6 Stamm des Truncus coeliacus. 7 Obere Mesenterialarterie (A. mesenterica superior). 8 Nierenarterie (A. renalis). 9 Untere Mesenterialarterie (A. mesenterica inferior). 10 Äußere Beckenschlagader (A. iliaca externa). 11 Leistenband. 12 Hirnkarotis (A. carotis interna). 13 Gesichtskarotis (A. carotis externa). 14 Karotisteilungsstelle. 15 Gemeinsamer Stamm der Carotis. 16 Linke Unterschlüsselbeinarterie (A. subclavia sinistra). 17 Grenze zwischen Unterschlüsselbeinarterie und Achselarterie (A. axillaris). ▶

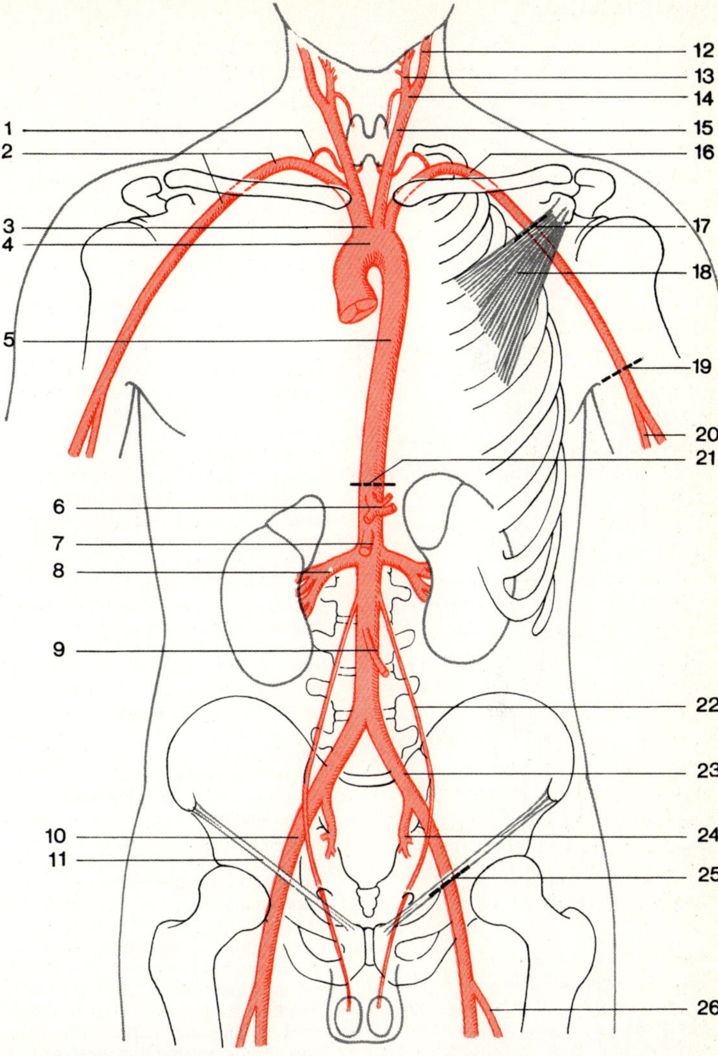

18 Der kleine Brustmuskel (M. pectoralis minor). 19 Grenze zwischen A. axillaris und Armarterie. 20 Tiefe Oberarmarterie (A. profunda brachii). 21 Grenze zwischen Brustteil und Bauchteil der Aorta. 22 Hodenarterie (A. testicularis). 23 Gemeinsame Beckenschlagader (A. iliaca communis). 24 Innere Beckenschlagader (A. iliaca interna). 25 Grenze zwischen äußerer Beckenschlagader und Oberschenkelschlagader (A. femoralis). 26 Tiefe Oberschenkelschlagader (A. profunda femoris).

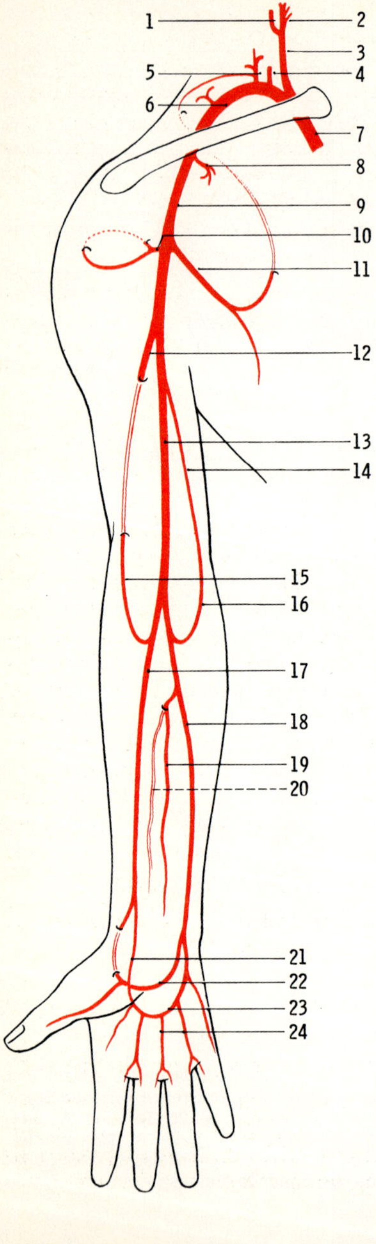

Abb. 112 **Die wichtigsten Schlagadern der oberen Gliedmaße.** 1 Hirnkarotis (A. carotis interna). 2 Gesichtskarotis (A. carotis externa). 3 Gemeinsamer Stamm der Carotis (A. carotis communis). 4 Wirbelsäulenarterie (A. vertebralis). 5 Schilddrüsen-Hals-Arterienstamm (Truncus thyrocervicalis). 6 Unterschlüsselbeinarterie (A. subclavia). 7 Gemeinsamer Stamm für die rechte Carotis und rechte Unterschlüsselbeinarterie (Truncus brachiocephalicus). 8 Brust-Schulterhöhen-Arterie (A. thoracoacromialis). 9 Achselarterie (A. axillaris). 10 Arterienring des Oberarmknochens (A. circumflexa humeri anterior und A. circumflexa humeri posterior mit gemeinsamem Ursprung). 11 Unterschulterblattarterie (A. subscapularis). 12 Tiefe Oberarmarterie (A. profunda brachii). 13 Oberarmarterie (A. brachialis). 14 Obere ulnare Kollateralarterie (A. collateralis ulnaris superior). 15 Rückläufiger Ast der Radialarterie (A. recurrens radialis). 16 Rückläufiger Ast der Ulnararterie (A. recurrens ulnaris). 17 Radialarterie (A. radialis). 18 Ulnararterie (A. ulnaris). 19 Vordere Zwischenknochenarterie (A. interossea anterior). 20 Hintere Zwischenknochenarterie (A. interossea posterior). 21 Arterie des Daumenballens (R. palmaris superficialis). 22 Tiefer Hohlhandbogen (Arcus palmaris profundus). 23 Oberflächlicher Hohlhandbogen (Arcus palmaris superficialis). 24 Gemeinsame Fingerarterien der Hohlhand (Aa. digitales palmares communes).

Schlagadern der Vorderseite rot, Schlagadern der Rückseite rot gerandet.

gen die *Nierenarterien (Aa. renales)*, wiederum unpaar ist die *untere Mesenterialarterie (A. mesenterica inferior)*. Die Aorta teilt sich in die beiden *gemeinsamen Beckenschlagadern (Aa. iliacae communes)*, aus denen eine *innere (A. iliaca interna)* und eine *äußere (A. iliaca externa)* hervorgehen. Die innere Beckenschlagader versorgt die Beckenwand und die Beckenorgane. Die direkte Fortsetzung der äußeren Beckenschlagader ist die *Oberschenkelschlagader (A. femoralis)* (Abb. 113), die in die *Kniekehlenschlagader (A. poplitea)* übergeht, dann sich in *vordere und hintere Schienbein- (A. tibialis anterior, A. tibialis posterior)* und in *Wadenbeinarterie (A. peronaea)* aufteilt.

Die *Lungenschlagader (Truncus pulmonalis)* des *kleinen Kreislaufes* entspringt aus der rechten Kammer und führt als *Aa. pulmonales dextra und sinistra* das Blut zu den Lungen.

Die wichtigsten Venen

Die Venen begleiten die Arterien (Abb. 114, 115 und 116) und werden entsprechend benannt. Bei den kleineren Venen sind es zwei, welche in der Regel die Arterie begleiten.
Die *Drosselvene (V. jugularis interna)* und die *Unterschlüsselbeinvene (V. subclavia)* sammeln sich links und rechts zu einem *gemeinsamen Stamm (Vv. brachiocephalicae)*. Aus diesen beiden Stämmen bildet sich die *obere Hohlvene (V. cava superior)*, welche aus dem Brustgebiet die *Azygosvene* aufnimmt. Die *untere Hohlvene (V. cava inferior)* nimmt die Venen aus dem Bauchbereich und dem Bereich der unteren Extremität auf. Die beiden Hohlvenen münden in den rechten Vorhof des Herzens (Abb. 95). Die von den unpaaren Bauchorganen wegziehenden Venen bilden die *Pfortader (V. portae)*, die zur Leberpforte zieht. Die *Lebervenen (Vv. hepaticae)* münden unmittelbar unter dem Zwerchfell in die untere Hohlvene. Die Lungenvenen führen das sauerstoffgesättigte Blut zum linken Vorhof des Herzens zurück.

Physikalische Grundlagen des Blutstromes (Hämodynamik)

Die Herztätigkeit wirkt sich als *Druck* und *Geschwindigkeit* auf das Blut in den Gefäßen aus. Grundlegend für das Verständnis der Hämodynamik sind:

- der *Widerstand in den peripheren Gefäßen*,
- das *Vorhandensein von Regulationsmechanismen* und
- das *Gegenspiel gefäßeigener und äußerer Empfänger* (Rezeptoren).

Widerstand: Für Strömung in parallelen Schichten (laminäre Strömung) in engen Röhren mit starren Wänden gilt in der Physik das *Gesetz von Poiseuille*. Es ist auch weitgehend für die Blutzirkulation gültig: Die Durchflußmenge (ml/min) nimmt mit der zur Verfügung ste-

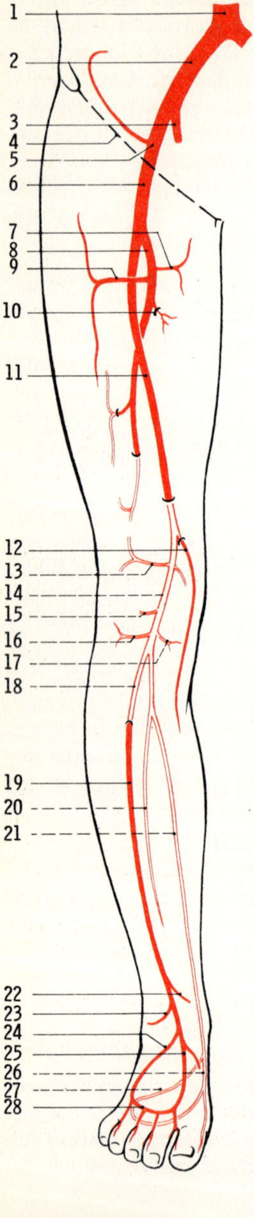

Abb. 113 **Die wichtigsten Schlagadern der unteren Gliedmaße.** 1 Bauchteil der Aorta (Aorta abdominalis). 2 Gemeinsame Beckenschlagader (A. iliaca communis). 3 Innere Beckenschlagader (A. iliaca interna). 4 Leistenband (Lig. inguinale). 5 Äußere Bekkenschlagader (A. iliaca externa). 6 Oberschenkelschlagader (A. femoralis). 7 Innere Kollateralarterie (A. circumflexa femoris medialis). 8 Tiefe Oberschenkelschlagader (A. profunda femoris). 9 Laterale Kollateralarterie (A. circumflexca femoris lateralis). 10 Erster perforierender Endast der tiefen Oberschenkelschlagader (A. perforans prima). 11 Oberschenkelschlagader (A. femoralis) vor ihrem Eintritt in den Adduktorenkanal. 12 Absteigende Kniearterie (A. genus descendens). 13 Obere laterale Kniegelenksarterie (A. genus superior lateralis). 14 Kniekehlenarterie (A. poplitea). 15 Mittlere Kniegelenksarterie (A. genus media). 16 Untere laterale Kniegelenksarterie (A. genus inferior lateralis). 17 Untere mediale Kniegelenksarterie (A. genus inferior medialis). 18 Vordere Schienbeinarterie (A. tibialis anterior) beim Abgang aus der Kniekehlenarterie. 19 Vordere Schienbeinarterie (A. tibialis anterior) vor der Zwischenknochenmembran. 20 Fibulararterie (A. peronaea). 21 Hintere Schienbeinarterie (A. tibialis posterior). 22 Mediale Knöchelarterie (Rr. malleolares mediales). 23 Laterale Knöchelarterien (Rr. malleolares laterales). 24 Laterale Fußwurzelarterie (A. tarsea lateralis). 25 Fußrückenarterie (A. dorsalis pedis). 26 Mediale Fußsohlenarterie (A. plantaris medialis). 27 Laterale Fußsohlenarterie (A. plantaris lateralis). 28 Arterienbogen des Fußrückens (A. arcuata) mit den Abgängen der Metatarsalarterien.

Schlagadern der Vorderseite rot, Schlagadern der Rückseite rot gerandet.

henden potentiellen *Energie der Herztätigkeit* zu. Je größer die *Viskosität* des Blutes ist und je länger der *Weg* in dem betreffenden System wird, um so weniger Flüssigkeit kann durchfließen. Beim Blutgefäßsystem muß außerdem noch die *Spontanneigung zum Verschluß* in Rechnung gestellt werden. Es gibt somit einen kritischen Druck, bei welchem das System nicht mehr offengehalten werden kann. In diesem Augenblick wird der Widerstand unendlich groß. Von Einheit des Widerstands spricht man, wenn bei einem Druck von 1 mm Hg 1 ml Blut pro Minute durchfließt.

Regulationen: Das Kreislaufsystem wird durch Zusammenziehen der Gefäße (Vasokonstriktion) und Gefäßerweiterung (Vasodilation) reguliert. *Sympathikusreiz,* auf *glatte Muskelzellen* wirkende Stoffe und Substanzen, welche die *gefäßeigenen Rezeptoren* stimulieren, bewirken Gefäßverengerung. Die Gefäßerweiterung ist stets *passiv:* Abnahme des Reizzustandes des Sympathicus oder Abnahme *lokal* gefäßerweiternder Stoffe (CO_2-Spannung des Blutes, Einfluß der Hormone Adrenalin und Noradrenalin). Die Gefäße lebenswichtiger Organe (Hirn, Lungen, Herz, Nieren) arbeiten weitgehend unabhängig von Einflüssen des autonomen Nervensystems.

Gefäßeigene und äußere Rezeptoren: Zu den *gefäßeigenen* Rezeptoren gehören die Druckempfänger *(Barorezeptoren)* und die auf chemische Reize ansprechenden Empfänger *(Chemorezeptoren).* Beide haben *Kontrollfunktion.* Die *äußeren Rezeptoren* liegen vor allem in den Muskeln und Gelenken. Sie melden ohne Rücksicht auf die gefäßeigenen Rezeptoren die Bedürfnisse nach vermehrter Durchblutung ihrer Gebiete und durchbrechen somit ständig das Spiel der gefäßeigenen Kontrollorgane.

Druckverhältnisse: In den großen Arterien fällt der Druck nur wenig ab. ● *Der Widerstand liegt im Gebiet der kleinsten Schlagadern (Arteriolen), der Kapillaren und der kleinsten Blutadern (Venulen).* Hier erfolgt deshalb auch der *größte Druckabfall:* von etwa 85 mmHg auf etwa 15 mmHg (Abb. 117). Der Lungenkreislauf und die *venöse Seite* des großen Kreislaufes arbeiten mit *geringem Druck.* In den großen, *herznahen Venen* ist der Druck auf 5 bis 0 mmHg abgesunken. In Herznähe kann selbst ein *Sog* auftreten (Luftembolie!). Die Fortbewegung des Blutes in den Venen hängt von zahlreichen Faktoren ab. Neben dem Druck im Bereich der Haargefäße *(Kapillardruck)* spielt der *Druck der Eingeweide,* die *Bewegungen der Skelettmuskulatur,* der *Sog der Einatmung* und schließlich die *Schwerkraft* eine Rolle, wobei die *Venenklappen* die Stromrichtung zum Herzen garantieren. Die durchschnittlichen Blutdruckwerte in den verschiedenen Abschnitten des großen Kreislaufes sind schematisch in Abb. 118 eingetragen.

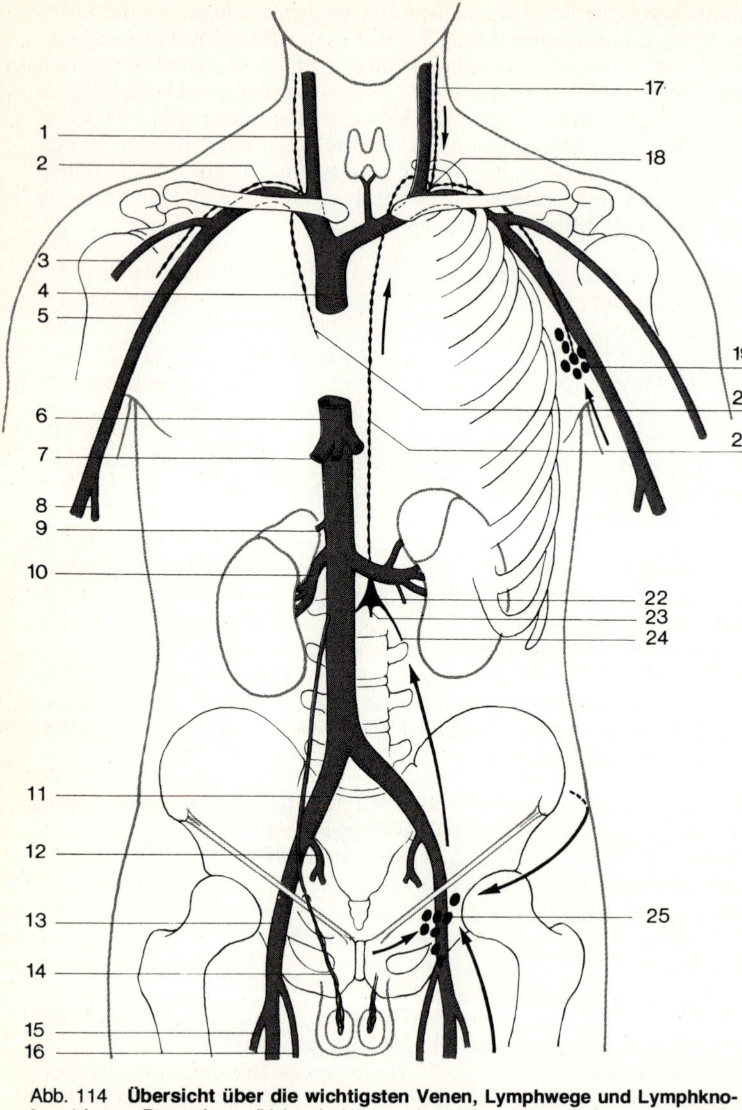

Abb. 114 **Übersicht über die wichtigsten Venen, Lymphwege und Lymphknoten.** 1 Innere Drosselvene (V. jugularis interna). 2 Unterschlüsselbeinvene (V. subclavia). 3 V. cephalica. 4 Obere Hohlvene (V. cava superior). 5 Achselvene (V. axillaris). 6 Untere Hohlvene (V. cava inferior). 7 Lebervenen (Vv. hepaticae). 8 V. basilica. 9 Vene der Nebenniere (V. suprarenalis). 10 Nierenvene (V. renalis). 11 Gemeinsame

Blutstrom: Die *Stromgeschwindigkeit* ist um so kleiner, je größer die Breite des Strombettes ist. *Am raschesten fließt das Blut in der Aorta.* Die Strömungsgeschwindigkeit kann hier bis zu 50 cm in der Sekunde betragen. Der Gesamtquerschnitt aller Haargefäße ist 600–800mal größer als derjenige einer Aorta. Im Kapillargebiet strömt das Blut am langsamsten. In den Hohlvenen fließt es wiederum ziemlich schnell. Der Gesamtquerschnitt beider Hohlvenen ist etwa doppelt so groß wie derjenige einer Aorta.

Verteilung des Blutes. *Die Gesamtblutmenge genügt nicht zum Auffüllen des ganzen Gefäßsystems.* Es können jeweils nur ganz bestimmte Gebiete vollständig versorgt werden. Während der Verdauung sind es die Gefäße des Magen-Darm-Kanals, bei sportlicher Anstrengung die Gefäße der Muskeln und die Kranzgefäße des Herzens, bei Wärmeeinwirkung die Gefäße der Haut. Im Gebiet der Hirngefäße bleibt die Füllung nahezu unverändert.
Die Kapillarisierung der Gewebe verändert sich nach dem verschiedenen Engergiebedarf der Organe. Etwa $^1/_5$ der Gesamtblutmenge bleibt als Depot in Lungen und Leber und kann bei Bedarf der Zirkulation zugeführt werden.

Beim Übergang vom Liegen *(Klinostatismus)* zum Stehen *(Orthostatismus)* kommt es zu Blutandrang in der unteren Körperhälfte bei gleichzeitigem Blutentzug in der oberen. Die venöse Blutzufuhr zum Herzen nimmt ab: Herzschlagvolumen und arterieller Blutdruck werden kleiner. Beim Gesunden sammeln sich in wenigen Sekunden 300 bis 350 ml Blut in der unteren Körperhälfte an. Zur Korrektur muß der Tonus des *Sympathicus* erhöht sowie *Adrenalin* und *Noradrenalin* (Katecholamine, s. Hormone S. 289) freigesetzt werden. Gleichzeitig wird das Renin-Angiotensin-System (s. hormonähnliche Stoffe, S. 296) zur Tätigkeit angeregt. Dank dieser Regulation strömt genügend venöses Blut ins rechte Herz, und das Herzschlagvolumen kann auf gleicher Größe gehalten werden. Tritt der normale Ausgleich mit Verzögerung ein, so kommt es zum *orthostatischen Syndrom* mit Sehstörungen, Kopfschmerzen, Ohrensausen, Herzklopfen, Müdigkeit, Schwindel, Blässe und kaltem Schweiß. Ja es kann zu Bewußtlosigkeit und Herzstillstand kommen *(orthostatischer Kollaps).*

◀ Beckenvene (V. iliaca communis). 12 Innere Beckenvene (V. iliaca interna). 13 Oberschenkelvene (V. femoralis). 14 Rankengeflecht (Plexus pampiniformis). 15 Tiefe Oberschenkelvene (V. femoralis profunda). 16 Große Saphenavene (V. saphena magna). 17 Lymphstamm am Hals. 18 Einmündung der Lymphwege in den Venenwinkel. 19 Lymphknoten der Achselhöhle. 20 Bronchomediastinaler Lymphstamm. 21 Milchbrustgang (Ductus thoracicus). 22 Lymphzisterne (Cisterna chyli). 23 Lymphstamm von den Eingeweiden. 24 Lumbaler Lymphstamm. 25 Lymphknoten der Leistengegend.
Die schwarzen Pfeile geben die Verlaufsrichtung des Lymphstromes an.

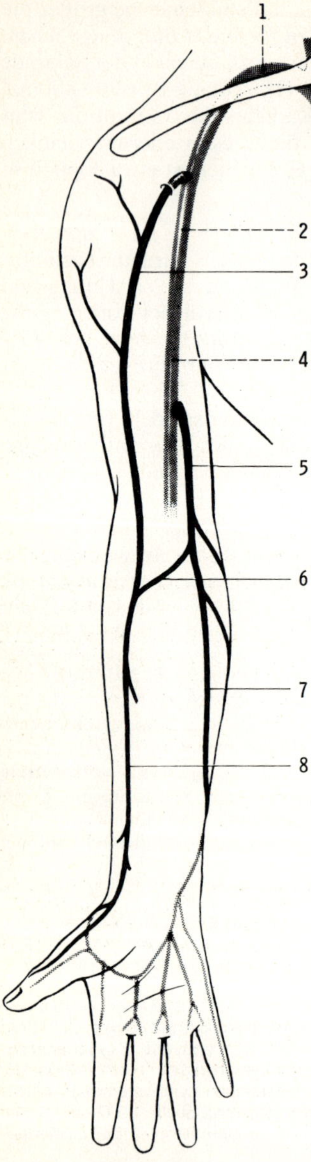

Abb. 115

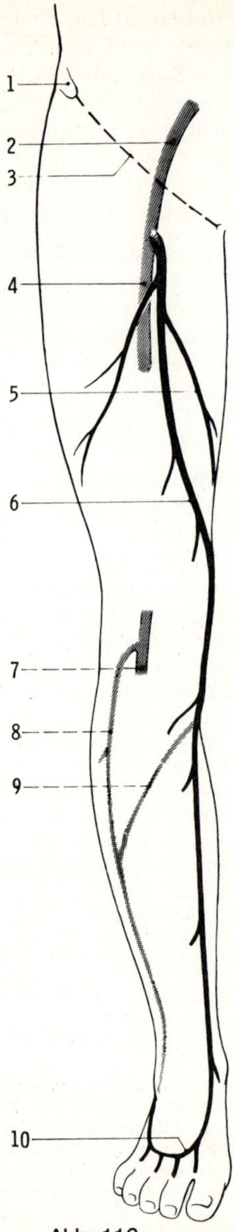

Abb. 116

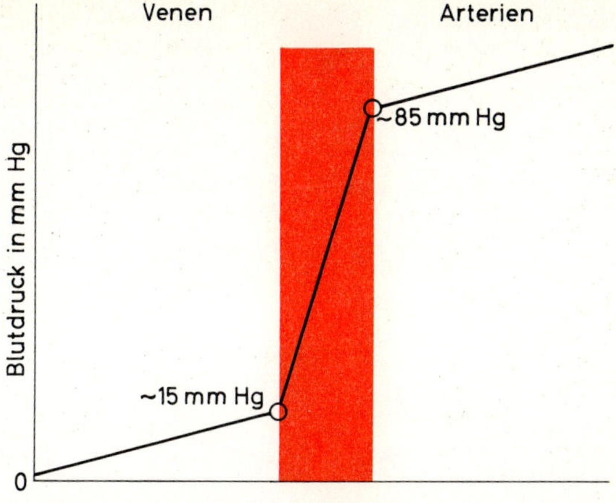

Abb. 117 **Vereinfachte zeichnerische Darstellung des Blutdruckabfalles im Bereich der Arteriolen, Kapillaren und Venulen** (rot).

Venöse Zirkulationsstörungen: Schließen in schwachen, erweiterten Venen (Krampfadern) die Klappen nicht mehr genügend, so kommt es zu einem Zurückfließen venösen Blutes, wodurch der Abfluß der im arteriellen Schenkel abfiltrierten Gewebeflüssigkeit behindert wird. Es werden Stoffe freigesetzt, welche die Durchgängigkeit der Kapillarwände erhöhen (Histamin, Serotonin, Kinine). Plasmaeiweiße treten aus. Durch den erhöhten Gewebedruck wird die arterielle Blutzufuhr gedrosselt. Die Ernährung des Gewebes leidet. Wird schließlich der Lymphabfluß ungenügend, so kommt es zu einem durch Rückstauung bedingten *chronischen Ödem* (s. S. 171).

◀ Abb. 115 **Die wichtigsten Blutadern der oberen Gliedmaße.** 1 Unterschlüsselbeinvene (V. subclavia). 2 Achselvene (V. axillaris). 3 ,,Kopfwärtslaufende" Vene (V. cephalica). 4 Oberarmvene (V. brachialis). 5 ,,Königsvene" (V. basilica). 6 Verbindungsvene der Ellenbeuge (V. mediana cubiti). 7 Einzugsgebiet der V. basilica kleinfingerseitig. 8 Einzugsgebiet der V. cephalica daumenseitig.
Hautvenen schwarz, tiefe Blutadern grau.

Abb. 116 **Die wichtigsten Blutadern der unteren Gliedmaße.** 1 Oberer Darmbeinstachel. 2 Äußere Beckenvene (V. iliaca externa). 3 Leistenband. 4 Oberschenkelvene (V. femoralis). 5 Akzessorische Hautvene der Innenseite der unteren Gliedmaße (V. saphena accessoria). 6 Große Hautvene der Innenseite der unteren Gliedmaße (V. saphena magna). 7 Kniekehlenvene (V. saphena parva). 9 Verbindung zwischen den Venengebieten der V. saphena parva und der V. saphena magna. 10 Venenbogen des Fußrückens (Arcus venosus dorsalis pedis).
Hautvenen der Vorderseite schwarz, tiefe Venen und Hautvenen der Rückseite grau.

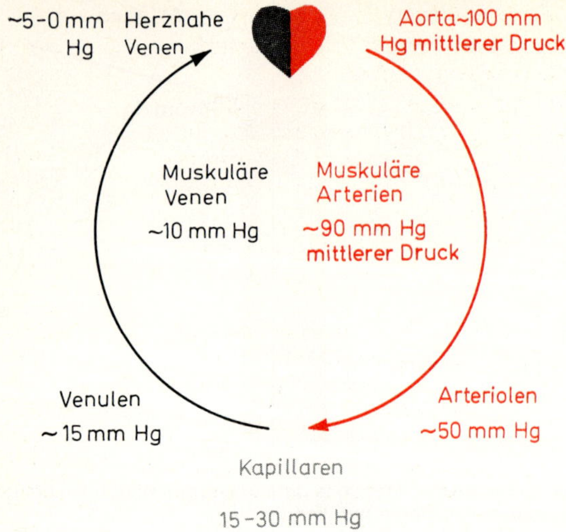

Abb. 118 **Durchschnittliche Blutdruckwerte in den verschiedenen Abschnitten des großen Kreislaufes bei liegendem Patienten.**

Blut

Das Blut können wir als ein Gewebe auffassen, dessen Zellen in Flüssigkeit aufgeschwemmt sind.

- *45% des Blutes sind Blutzellen (rote und weiße Blutkörperchen, Blutplättchen) und 55% sind Blutplasma* (Abb. 119). Der Apparat, der den Anteil der Blutzellen durch scharfes Zentrifugieren bestimmt, wird *Hämatokrit* genannt. Die Säule der Blutzellen stellt den *Hämatokritwert* dar. Er kann als *prozentualer Anteil der Zellen* am Gesamtvolumen bezeichnet werden. Mangel an Blutzellen wird *Oligozythämie*, Überschuß *Polyzythämie* genannt.

Aufgaben des Blutes

Das Blut erfüllt *Transport-, Eigen- und Abwehrfunktionen.*

Zu den **Transportfunktionen** rechnen wir:

- *Respiratorische Funktion:* Die roten Blutkörperchen binden den Sauerstoff, der durch Atmung aufgenommen wird. Die Kohlensäure wird vor allem im Blutplasma transportiert, welches die Kohlensäure an die Lungenbläschen abgibt.

- *Ernährungsfunktion:* Das Blut trägt die zum Stoffwechsel notwendigen Nährstoffe an die Gewebezellen heran.
- *Entschlackung:* Das Blut bringt die Schlakkenstoffe des Stoffabbaues an die Orte ihrer Ausscheidung: Die Lunge gibt Wasserdampf und Kohlensäure ab, die Niere den Harnstoff.
- *Humorale Funktion:* Das Blut ist das Vehikel für Hormone, Antikörper, Vitamine und Enzyme.
- *Osmotische Regulation:* Auf dem Blutweg werden Wasser und Salze im Körper verteilt, zur Steuerung des osmotischen Drukkes der Körperflüssigkeiten.
- *Wärmeregulation:* Die mehr oder weniger große Blutversorgung eines Körperteils führt zu einer mehr oder weniger starken Erwärmung und Wärmeabgabe (s. „Wärmehaushalt", S. 118)!

Eigenfunktionen sind *Pufferung* und *Blutgerinnung*.

Abwehrfunktionen: Dazu gehören *Antikörperbildung* und *Phagozytose* (s. „Abwehrkräfte des Körpers", S. 161).

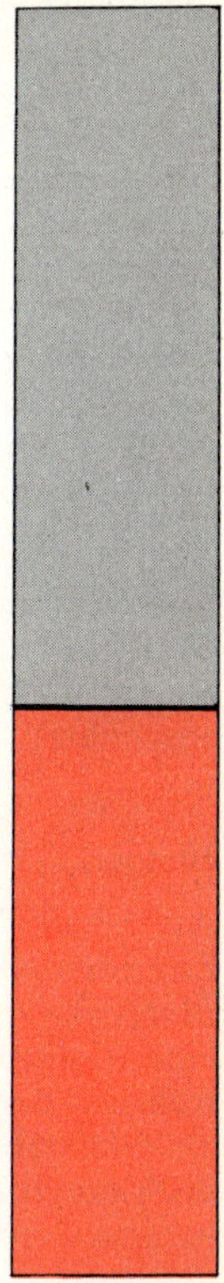

Abb. 119 **Vereinfachte zeichnerische Darstellung des Anteils der Blutzellen.** Rote Blutzellen rosa, weiße Blutzellen schwarz, Blutplasma grau.

Eigenschaften des Blutes

- **Farbe:** *Blut, das mit Sauerstoff gesättigt ist, erscheint hellrot; venöses Blut ist dunkler.* In dünner Schicht erscheinen die roten Blutkörperchen gelbgrünlich. Das Blutplasma wird durch geringe Mengen rötlichgelben Gallenfarbstoffes (Bilirubin) gelblich gefärbt. Bei starker Beladung mit Fetttröpfchen erscheint das Blutplasma milchig.

Zusammensetzung: Die im Blut enthaltenen Stoffe zeigen eine verhältnismäßig große Beständigkeit dank der Regulationsvorgänge, welche ständig auf das Blut einwirken: Atmung, Verdauung, Ausscheidung. Unter dem Begriff *Homöostase* versteht man die Konstanz des inneren Milieus. Sie betrifft sowohl das Blutplasma (S. 202 u. f.) sowie auch die Blutzellen (S. 205 u. ff.).

Menge: Ein Mensch von 75 kg Gewicht besitzt etwa 6 l Blut. Die Gesamtmenge ist mit 8 % des Körpergewichts zu veranschlagen.

$$\frac{\text{Gewicht} \times 8}{100}$$

Die *Blutmenge (Blutvolumen)* eines Menschen kann genau bestimmt werden, indem man eine bekannte Menge eines Stoffes, der entweder an die roten Blutkörperchen gebunden wird oder sich der Blutflüssigkeit beimischt, in die Blutbahn einbringt. Nach völliger Durchmischung kann aus der *Verdünnung* das Blutvolumen errechnet werden. Eine zu kleine Gesamtblutmenge wird als *Oligovolämie*, eine zu große als *Hypervolämie* bezeichnet.
Ein Blutverlust von 10 % wird gut ertragen, ein Blutverlust von 30 % ist gefährlich, ein solcher von 50 % der Gesamtblutmenge ist tödlich.

Sauerstoffsättigung: Die maximale Sauerstoffsättigung des *arteriellen* Blutes beträgt *21 Vol.%*, die des *venösen* Blutes *12 bis 14 Vol.%*. Die Sauerstoffbindungfähigkeit des Blutes wird *nicht einmal zur Hälfte* ausgenützt.

Blutgerinnung

Außerhalb der Gefäße gerinnt das Blut. ● *Unter dem Einfluß von Enzymen und Kalzium wandelt sich die Vorstufe des Faserstoffes der Blutgerinnung, das Fibrinogen, in Faserstoff (Fibrin) um.* Es bildet sich eine Blutkruste, welche die Wunde verschließt. Rührt man das Blut während der Gerinnung mit einem Glasstab um, so bleibt das Fibrin am Glasstab hängen; das Blut gerinnt nicht. Die Blutgerinnung kann auch durch Zusatz von *Zitronensäure* oder *Kleesäure (Oxalsäure)* gehemmt werden, ebennso durch *Heparin*, einen gerinnungshemmenden Stoff in der Leber (Hepar), der auch in den basophilen Granulozyten enthalten ist.
Ist das Endothel eines Gefäßes geschädigt, so kommt es zur intravaskulären Blutgerinnung. Es bildet sich ein *Thrombus*, der die Lichtung des Gefäßes verlegen kann. Wird ein Thrombus losgerissen (*Embolie*), so kann er ein kleineres Gefäß verstopfen: Im kleinen Kreislauf kann das zu Lungenembolie unter Störung des Gasstoffwechsels, im großen Kreislauf zu Hirnembolie (Apoplexie) mit zentralen Lähmungen führen. Bei der *Bluterkrankheit (Hämophilie)* unterbleibt die normale Blutgerinnung. Kleine Verletzungen können tödlich werden. Bei der *Hämophilie A* fehlt das antihämophile Globulin (Faktor VIII).
Mangel an Blutplättchen, Kalzium, Vitamin K und Prothrombin führt zu Störungen der Blutgerinnung und damit zu abnormer Blutungsbereitschaft *(hämorrhagischen Diathesen)* (Abb. 121).

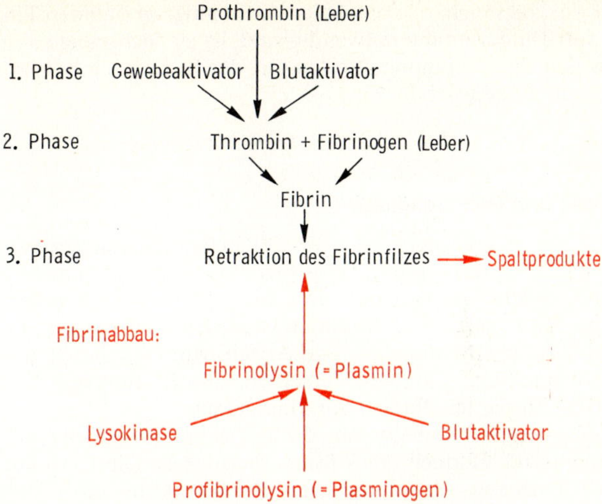

Abb. 120 **Phasen der Blutgerinnung und des Fibrinabbaus.**

1. Phase: Im Blut ist normalerweise *Prothrombin* vorhanden. Es wird in der *Leber* unter Mitwirkung von *Vitamin K* gebildet.
In Gegenwart von *zerfallenden Blutplättchen (Thrombozyten)*, elektrisch geladenen Kalziumatomen *(Kalziumionen)*, *antihämophilem Globulin (Faktor VIII) und anderen* Faktoren – es werden gegenwärtig 13 verschiedene Gerinnungsfaktoren unterschieden – wird Prothrombin in Thrombin umgewandelt. Die Gesamtheit dieser wirksamen Faktoren wird als *Plasma-Thromboplastin-Komplex oder Blutaktivator* bezeichnet. Daneben gibt es auch einen ähnlichen *Gewebe-Thromboplastin-Komplex oder Gewebeaktivator*. Bei der normalen Blutgerinnung wirken beide Aktivatoren zusammen.
2. Phase: Das entstandene Thrombin führt das Fibrinogen des Blutplasma in *Fibrin* über. Dieses bildet einen Faserfilz, dessen Maschen Blutzellen umschließen.
3. Phase: Die Fasern des Fibrinfilzes ziehen sich zusammen *(Retraktion)*. Man unterscheidet den *Blutkuchen* und die ausgepreßte Flüssigkeit *(Blutserum)*. Der Faserfilz verfestigt sich und kann so eine kleine Lücke in der Gefäßwand verschließen.
Fibrinolyse: Im normalen Blutplasma kommt auch die Vorstufe des Enzyms *Fibrolysin* vor, welches ein Gerinnsel wieder auflösen kann. Unter normalen Umständen besteht ein Gleichgewicht zwischen Fibrinbildung und Fibrinauflösung (Fibrinolyse).

Aufgabe der zahlreichen, kompliziert ineinander greifenden Faktoren, die zur Blutgerinnung notwendig sind, ist es, Sicherung dafür zu sein, daß sich die Gerinnung auf den Ort der Verletzung beschränkt und nicht zur Lebensgefahr wird.

Blutungszeit und Gerinnungszeit

Unter *Blutungszeit* versteht man die Zeitspanne bis zur *vorläufigen* Blutstillung durch die Bildung eines Pfropfes (Agglutinationspfropf) aus verklebenden Blutplättchen. Bei einer kleinen Stichverletzung beträgt die Blutungszeit 2–3 Minuten. Ist die Blutungszeit *verlängert*, so spricht das für eine ungenügende Anzahl von Blutplättchen oder für eine mangelhafte Tätigkeit derselben. Die Blutungszeit betrifft nur die Blutstillung im Bereich der Haargefäße.
Unter *Gerinnungszeit* versteht man die Zeitspanne bis zur *endgültigen* Blutstillung durch Bildung eines festen Gerinnsels. Die Gerinnungszeit dauert länger als die Blutungszeit. Sie beträgt bei einer kleinen Stichverletzung bis zu 8 Minuten.
Zur *Förderung der Blutgerinnung* bei Verletzungen und Operationen werden sowohl Thrombin wie auch Fibrinogenpräparate verwendet.

Blutplasma

Die wichtigsten Stoffe des Blutplasmas sind *Wasser, Salze, Eiweiße, nicht-eiweißartige stickstoffhaltige Substanzen und Nährstoffe.*

- **Wasser:** Plasma enthält zu 90 % Wasser. *Gesamtblut* besteht somit rund zur *Hälfte* aus Wasser.
- **Salze:** Die wichtigsten Salze sind *Natrium-, Kalium- und Kalziumsalze in Form von Chloriden, Karbonaten und Phosphaten.* Am wichtigsten für die osmotische Regulation ist das *Kochsalz* (NaCl); 100 ml (tausendster Teil von 1 l entspricht rund 1 ml) Blutplasma enthalten 0,6 bis 0,7 NaCl.
- **Eiweißkörper:** Zu den wichtigsten Bluteiweißen rechnen wir die *Albumine, die Alpha- (α-), Beta- (β-) und Gamma- (γ-) Globuline* und das *Fibrinogen.* Als *Eiweißquotienten* bezeichnet man das Verhältnis von Albumin zu Gesamtglobulin. Der Mittelwert liegt bei 1,72. Die Trennung der verschiedenen Plasmaeiweiße erfolgt nach *Löslichkeit* in Wasser und Salzlösungen sowie nach *elektrischer Ladung.* Die Trennung im elektrischen Feld wird als *Elektrophorese* bezeichnet. Die γ-Globuline spielen eine wichtige Rolle für die Immunisierungsvorgänge. Das Fibrinogen ist der Ausgangstoff für die Blutgerinnung. 100 ml Blutplasma enthalten rund 7 g Eiweiß.

Mittlerer Eiweißgehalt:

Auf 100 ml Blutplasma rechnet man im Mittel:

Albumine	4,04 g	
Globuline	2,34 g	
α-Globuline		0,79 g
β-Globuline		0,81 g
γ-Globuline		0,74 g
Fibrinogen	0,34 g	
Gesamteiweiß	6,72 g	

● *Aufgaben der Bluteiweiße:*

1. *Transportform der Eiweiße:* Als *Bluteiweiße* gelangen gewisse Eiweißkörper zu den Zellen.
2. *Vehikelfunktion:* Die Bluteiweiße können andere Stoffe wie Cholesterin, Fettsäuren, Hormone oder Hämoglobin mit sich tragen.
3. *Blutviskosität:* Die hochmolekularen Bluteiweiße sind für die Zähflüssigkeit des Blutes verantwortlich.
4. *Wasseraustausch mit Gewebe:* Die Bluteiweiße haben wasseranziehende Kraft. Sie sind für den *kolloidosmotischen* Druck des Blutes verantwortlich (s. Bildung des Harns, S. 246).
5. *Immunisierung:* Die *Immunoglobuline* sind γ-Globuline mit der Eigenschaft, Antikörper zu bilden (s. Abwehrkräfte des Körpers, S. 161).

● **Nicht-eiweißartige stickstoffhaltige Substanzen:** *Der Harnstoff ist das hauptsächlichste Abbauprodukt des Eiweißstoffwechsels.* Auf 100 ml Blutplasma findet man 0,025 g oder 25 mg%. Der Harnstoffgehalt ist ein Maß für die Leber- und Nierentätigkeit. Bei der Urämie ist der Harnstoffgehalt größer als normal. Neben Harnstoff kommen auch kleine Mengen von *Harnsäure,* dem Endprodukt des Stoffwechsels der Kernsäuren, vor.

● **Nährstoffe:** *Der wichtigste Nährstoff ist die Glukose.* Der Zuckerspiegel des Blutes wird hormonal geregelt: Insulin senkt ihn, Adrenalin und Glukagon bringen ihn zum Ansteigen (s. hormonale Drüsen, S. 289 und 290). Normalerweise finden wir 0,08 bis 0,1 g Traubenzucker auf 100 ml oder 80–100 mg% (Glukose ist der Energielieferant für die Muskelkontraktion). *Fette* können in Form feinster Tröpfchen im Blutplasma vorkommen (Chylomikronen) oder an Eiweiß gebunden sein (Fettsäuren, Cholesterin).

Normalwerte für Fette sind beim *nüchternen* Menschen:
Gesamtlipide im Mittel 530 mg/100 ml (385–675 mg%),
Cholesterin zwischen 200 und 250 mg/100 ml (128–347 mg%).

Cholesterin: Es findet sich teils im Blutplasma, teils in den Zellen. Es ist *bedeutungslos für den Energiehaushalt des Körpers,* ist aber wichtig für den Aufbau *biologischer Membranen.* Es bildet die Grundlage für den Aufbau der *Steroidhormone* (Sexualhormone und Hormone der Nebennierenrinde, s. Inkretorische Organe, S. 288, sowie von *Provitamin D.*
Das Ansteigen im Blutplasma ist durch Abwanderung aus den Zellen und durch Resorption im Anfangsteil des Jejunum bedingt. 90 % allen synthetisierten Cholesterins stammt aus den Lieberkühnschen Drüsen des Darms (s. S. 146) sowie aus der Leber.

Triglyzeride: wichtige Quelle von *Reserveenergie.* Die Bildung in den Fettzellen erfolgt aus freien Fettsäuren und α-Glycerophosphat, das aus dem Kohlenhydratstoffwechsel stammt. Förderung der α-Glycerophosphatbildung durch Insulin. Bei Insulinmangel Hemmung. Der Fettabbau (Lipolyse) wird durch das Enzym Lipase gesteuert. Die frei werdenden Fettsäuren erreichen auf dem Blutweg die Leber. Für den Transport werden Cholesterin, Triglyzeride und Phospholipide an Proteine gebunden (Plasmalipoproteine). Die Zunahme der Plasmalipide ist eine der Voraussetzungen für das Entstehen der Arteriosklerose.

Pufferung: Blutplasma reagiert leicht laugenartig (alkalisch). Der Einfluß eindringender sauer oder basisch reagierender Stoffe auf die Reaktion des Blutes kann weitgehend ausgeglichen werden. Man nennt diese Ausgleichsfähigkeit des Blutes *Pufferung.* Gegenüber Säuren ist das Blut besser gepuffert als gegenüber Basen. Bei Stoffwechselstörungen entstehen meist sauer reagierende Substanzen. Die wichtigste Puffersubstanz des Blutes ist das *Hämoglobin* der roten Blutkörperchen. Es übernimmt 90 % der gesamten Pufferung. Sauerstoffgesättigtes Hämoglobin (Oxyhämoglobin) bindet basische Stoffe, die bei Sauerstoffabgabe (reduziertes Hämoglobin) wieder frei werden. Für die übrigen 10 % der Pufferung sind *anorganische Salze (Phosphate* und *Bikarbonate)* sowie *Plasmaeiweißkörper* verantwortlich. Unter *Alkalireserve* des Blutes versteht man die Menge basischer Substanzen, welche zur Bindung von Kohlensäure zur Verfügung steht. Wird vom Blut CO_2 aufgenommen, so wird bei gleichzeitiger Sauerstoffabgabe Alkali in den roten Blutkörperchen freigesetzt.

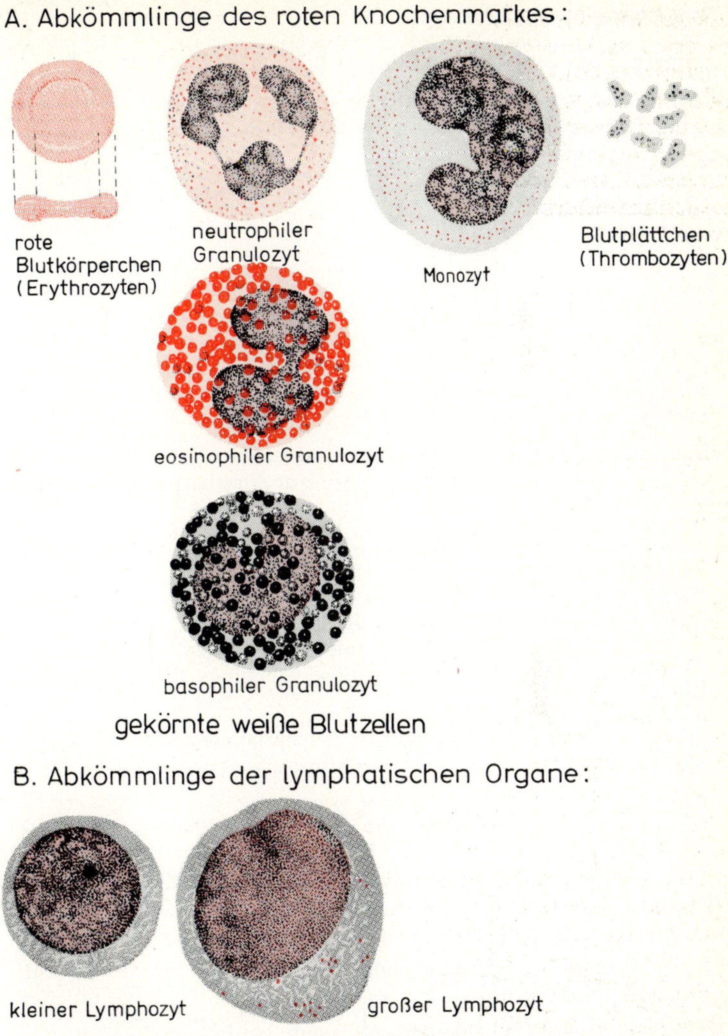

Abb. 121 **Die Blutzellen.** A Abkömmlinge des Knochenmarks sind die Erythrozyten, die Granulozyten, die Monozyten (teilweise) und die Blutplättchen (Thrombozyten). B Abkömmlinge der lymphatischen Organe sind die kleinen und die großen Lymphozyten.

Die Auszählung der einzelnen Blutzellen ergibt den Prozentanteil.

Granulozyten, Lymphozyten und Monozyten werden als weiße Blutkörperchen *(Leukozyten)* zusammengefaßt.

Rote Blutzellen (Erythrozyten)

Aufgabe: Sauerstofftransport.

Gestalt: *Kernlose, verformbare, beiderseitig eingedellte Scheibchen* (Abb. 121 und 124) von gelbgrünlicher Farbe.

● **Anzahl:** *1 mm^3 Blut enthält normalerweise etwa fünf Millionen Erythrozyten* (Mann: 4,5–5,5, Frau: 4,0–5,0 Millionen). Bei Aufenthalt in großen Höhen nimmt diese Zahl zu. Die gesamte Oberfläche ist mit rund 3000 m^2 zu veranschlagen.

Bau: Rote Blutkörperchen bestehen zu 75 % aus *Wasser*. Sie enthalten *Kaliumsalze* und *Hämoglobin*. Das *Häm* ist der aktive, *Eisen* enthaltende Anteil und ist mit dem Globin, einem Eiweiß, verbunden. Beim Mann sind in 100 ml Blut 14–18 g Hämoglobin (Hb) enthalten, welches Sauerstoff binden *(Oxyhämoglobin)* und ihn wieder abgeben kann *(reduziertes Hämoglobin)*, bei der Frau 12–16 g.

Färbeindex (FI): Der Färbeindex ist eine Verhältniszahl zwischen dem Hämoglobingehalt in % der Norm zur Anzahl roter Blutkörperchen in % der Norm:

$$FI = \frac{\text{Hämoglobingehalt in \% der Norm}}{\text{Erythrozytenzahl in \% der Norm}}$$

Ein Fl von 1 entspricht der Norm. Bei *hypochromen Anämien* im Gefolge von Blutungen, Eisenmangel oder Infektion sinkt Fl unter 1. Bei *hyperchromen Anämien*, z. B. perniziöse Anämie (s. Avitaminose B_{12}, S. 114) steigt Fl über 1.

Färbekoeffizient (FK): Häufiger als der Färbeindex wird der Färbekoeffizient des einzelnen roten Blutkörperchens gebraucht.

$$FK = \frac{\text{HB-Gehalt in g\% mal 10}}{\text{Millionen Erythrozyten pro mm}^3}$$

Blutkörperchensenkungsgeschwindigkeit (Sedimentierung): Wird Blut ungerinnbar gemacht, so setzen sich die roten Blutkörperchen aus der Suspension, in der sie sich befinden, ab.

Die Senkungsgeschwindigkeit hängt von der Art der Eiweiße im Blutplasma ab. Normale Werte:

- *Nach 1 Stunde:* bei Männern bis 3 mm, bei Frauen bis 9 mm.
- *Nach 2 Stunden:* bei Männern bis 4 mm, bei Frauen bis 12 mm.

Die Senkungsgeschwindigkeit steigt bei *infektiösen Prozessen* und beim Auftreten gewisser *bösartiger Geschwülste* an.

Hämolyse: Tritt das Hämoglobin aus den Erythrozyten in das Blutplasma über, so wird das Blut *lackfarben*. Hämolysierend wirken destilliertes Wasser, Fettlösungsmittel (Äther, Chloroform), Ammonium, Saponine, Gallensäuren, Schlangengift und – bei Überdosierung – gewisse Medikamente. Hämolyse kann auch bei Bluttransfusion, wenn Spender- und Empfängerblut nicht übereinstimmen, auftreten.

Lebensdauer: Ein rotes Blutkörperchen lebt *ungefähr vier Monate*. Die Zerstörung erfolgt durch das retikuloendotheliale Gewebe in *Milz, Leber und Knochenmark* (s. retikuläres Bindegewebe S. 29). Das *Eisen* wird gespeichert und zum Aufbau neuer Erythrozyten verwendet. 200 Milliarden roter Blutkörperchen gehen normalerweise pro Tag zugrunde. Durch Aufspaltung des Hämoglobins entsteht das *Bilirubin* (Bilirubinkreislauf: Leber–Darm–Blut–Leber, s. S. 143). *Porphyrine* sind eisenfreie Abbauprodukte des Hämoglobins. Normalerweise kommen sie nur in sehr kleinen Mengen vor. Bei gewissen Vergiftungen oder bei PP-Avitaminose (s. Vitamine S. 113) treten sie vermehrt in Blut und Harn auf. Es entstehen zentralnervöse Störungen. Die Haut wird lichtempfindlich.

Bildung der Erythrozyten (Erythropoiese): Beim Embryo werden die roten Blutkörperchen in den Gefäßinseln, später in Leber, Milz und Knochenmark gebildet; nach der Geburt nur noch im *roten Knochenmark:* Wirbelkörper, Sternum (Sternalpunktion!), platte Knochen und Epiphysen der Röhrenknochen.

Retikulozyten: Die jüngsten roten Blutzellen im strömenden Blut (2–20 ‰) zeigen mit besonderen Färbungen feine Körnchen, die oft durch netzartige Strukturen verbunden sind (Retikulozyten).

Eisenstoffwechsel: Kleine Mengen zweiwertigen Eisens werden im Dünndarm aufgenommen. Dreiwertiges Eisen kann in Form von Ferrisäure absorbiert werden. An Eiweiß gebunden, bildet es die Reserveform *Ferritin*, welche in Milz, Leber und Knochenmark eingelagert wird. Das Blut transportiert das Eisen in Bindung an ein Plasmaglobulin (Transportform = Transferrin). Das beim Aufbau von Hämoglobin frei werdende Eisen (Häm-Eisen) wird größtenteils zum Wiederaufbau von Blutfarbstoff verwendet. Bei großen Blutverlusten kann der Hämoglobinbedarf so erheblich werden, daß er nur durch Blutübertragung (Transfusion) gedeckt werden kann. Bei übermäßiger Eisenanhäufung tritt in bestimmten Organen ein als *Hämosiderin* bezeichneter eisenhaltiger Farbstoff auf.

Kohlenmonoxyd und Hämoglobin: Bei einem Gehalt von nur 0,3 % Kohlenmonoxyd (CO) in der eingeatmeten Luft werden schon 80 % des Bluthämoglobins besetzt und fallen somit für den Sauerstofftransport aus. Es kommt zu *innerer Erstickung*. CO ist ein *farb- und geruchloses Gas*, das bei unvollständiger Verbrennung entsteht. Es findet sich in erheblicher Konzentration in den Abgasen von Explosionsmotoren (Gefahr bei laufendem Motor in geschlossener Garage).

Myoglobin: Sauerstoffbindender roter Farbstoff der Muskeln. Es handelt sich um ein Hämoglobin, welches dem niederen Sauerstoffdruck der Muskelzellen angepaßt ist.

Weiße Blutzellen (Leukozyten)

Vorkommen: Knochenmark, Blut, lymphatische Organe, Lymphe, Gewebeflüssigkeit, Gehirnrückenmarkflüssigkeit, Flüssigkeit der Körperhöhlen.

- **Anzahl:** *1 mm³ Blut enthält 6000–8000 Leukozyten* (Abb. 121 und 124).

  Leukopenie bei weniger als 5000 pro 1 mm³.
  Leukozytose bei mehr als 10 000 pro 1 mm³.

- **Arten:** *Die gekörnten weißen Blutzellen (Granulozyten) unterscheiden sich nach dem färberischen Verhalten: Neutrophile, Eosinophile* und *Basophile*. Die feine Körnelung der Neutrophilen verhält sich neutral gegen Farbstoffe. Die groben Körner der Eosinophilen lassen sich mit sauren Farben, z. B. Eosin, deutlich darstellen. die kräftige Körnelung der Basophilen wird durch basische Farbstoffe hervorgehoben. Je älter die Neutrophilen sind, um so stärker erscheint ihr Kern unterteilt *(Segmentkernige)*, während junge Neutrophile *stabkernig* sind. Die verhältnismäßig großen *Monozyten* haben einen nierenförmigen Kern von wolkiger Struktur. Ihr sich schwach basisch anfärbendes Zytoplasma enthält staubförmige, azurophile Körnchen. Die kleinen und großen *Lymphozyten* zeichnen sich durch dichte, kugelige Kerne und einen sehr schmalen, sich basisch färbenden Zytoplasmasaum aus. Große Lymphozyten können vereinzelte staubförmig feine Körnchen enthalten.

Normale Leukozytenformel: Zählt man Leukozyten differenziert aus, so erhält man bestimmte Prozentzahlen, die im Verhältnis zueinander etwas variieren können.

Beispiel:		*Normalwerte:*
65 %	Neutrophile Granulozyten (Abb. 121)	56–75 %
2 %	Eosinophile Granulozyten	2– 4 %
0,5 %	Basophile Granulozyten	0– 1 %
27,5 %	Lymphozyten	20–35 %
5 %	Monozyten	4– 8 %
100 %	Gesamtzahl der Leukozyten	

Neutrophile treten vermehrt bei *akuten Infektionen* (Eiterbildung) auf. Der Prozentsatz der Lymphozyten nimmt bei *chronischen Infektionen* zu. die Eosinophilen im Blut nehmen bei *allergischen und parasitären Erkrankungen* zu (Empfindlichkeit gegen artfremdes Eiweiß, Eingeweidewürmer).
Ein Infektionsherd lockt die Leukozyten an. Die Gefäße bringen vermehrt Blut heran. Der Infektionsherd schwillt an, wird heiß und schmerzhaft. Unter dem Einfluß eiweißverdauender Enzyme der Neutrophilen bildet sich der *Eiter*.

Herkunft der Leukozyten: Die *Granulozyten* und wohl auch der Großteil der *Monozyten* entstammen dem *Knochenmark*. Die *Lymphozyten* werden in den lymphatischen Organen, vor allem in den *Lymphknoten* (Abb. 127), gebildet.

Lebensdauer: Granulozyten leben 6–10 Tage, Lymphozyten 4 bis 6 Monate.

Eigenschaften: Die Granulozyten zeigen amöboide Beweglichkeit (Amöbe = einzelliges Urtierchen) sowie Durchtritt durch die Kapillarwand *(Diapedese)*. Sie können Bakterien und kleine Teilchen aufnehmen (Phagozytose). Große Freßzellen *(Makrophagen):* Retikuloendothelzellen und Monozyten. Kleine Freßzellen *(Mikrophagen):* Neutrophile. Bei der staubförmigen Körnelung der Neutrophilen hadelt es sich um *lysosomenartige Zellorganellen* (s. S. 5), die Hydrolasen enthalten, Enzyme, welche durch Einbau von Wasser zwischen bestimmte Teile von Molekülen deren Aufspaltung in die Wege leiten. Die Leukozyten sind außerdem Träger von Proteasen und Oxydasen. Die Granula der Basophilen enthalten *Heparin*. Die *Blutlymphozyten (B-Lymphozyten)* und die von ihnen abstammenden *Plasmazellen* beteiligen sich wesentlich an der Bildung spezifischer Immun- oder Antikörper (s. „Die Abwehrkräfte des Körpers [Immunität]“, S. 161).

Blutplättchen (Thrombozyten)

Bildung: Im Knochenmark aus den *Knochenmarksriesenzellen (Megakaryozyten)*.

● **Anzahl:** *1 mm³ Blut enthält 150 000 bis 300 000 Blutplättchen* (Abb. 121).

Lebensdauer: Etwa 4 Tage.

Aufgabe: Wichtige Rolle bei der Blutgerinnung und der Blutstillung. Mangel an Blutplättchen (Thrombopenie) führt zu Blutungsneigung (hämorrhagische Diathesen). Die Blutplättchen enthalten beträchtliche Mengen von *Serotonin* (s. S. 294).

Bluttransfusion und Blutgruppen

Transfusionen werden zur *Auffüllung des Blutvolumens,* zur Behandlung von *Anämien* und *Blutungsübeln,* zur *Entgiftung* (Austauschtransfusion!) und zur Hebung der *Abwehrkräfte* gemacht.
Akute Gefahren der Transfusion sind *Überlastung des Kreislaufs* und *serologisch bedingte Zwischenfälle* (Agglutination, Hämolyse). *Spätfolgen* können *Infektionen* (Hepatitis!) und *Sensibilisierungen* sein.
Bei Blutverlust kann man Salz- oder Glukoselösungen, kolloidale Eiweißlösungen, Blutplasma oder Vollblut in die Blutbahn einbringen. *Isotonische Salz- oder Zuckerlösungen,* wie z. B. physiologische Kochsalzlösung 0,9 %, Ringer-Lösung oder Tyrode-Lösung bleiben nur verhältnismäßig kurze Zeit im Gefäßsystem. *Kolloidale Lösungen* sind

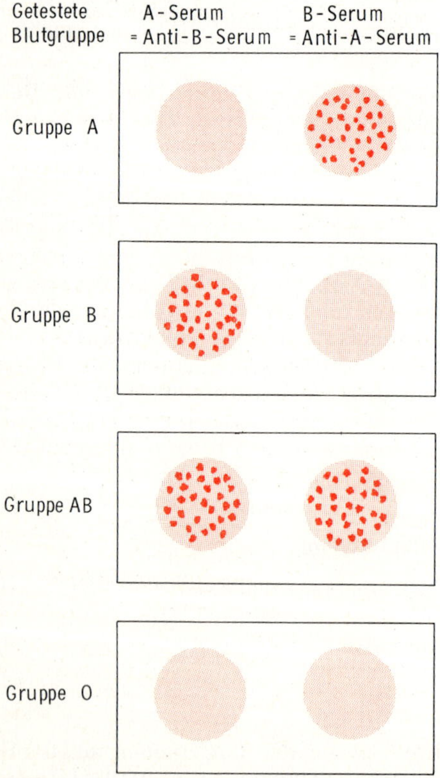

Abb. 122 **Vereinfachte Darstellung der mit Testserum auftretenden Agglutinationen.** Bestimmung der Blutgruppe.

schon besser; am besten aber ist die Transfusion von *Vollblut,* weil damit auch die roten Blutkörperchen übertragen werden. Zunächst muß jedoch geprüft werden, ob der Empfänger das Spenderblut verträgt. Deshalb werden die Blutgruppen geprüft.

- *Man unterscheidet vier Blutgruppen: A, B, AB und 0 (Null).* Bei der Blutgruppe A gibt es *Untergruppen,* die sich durch ihre Stärke unterscheiden: A_1, A_2, A_1B, A_2B und andere. Sie spielen für die Bluttransfusion kaum eine Rolle.
Die *Eigenschaften A und B* (Agglutinogene A und B) sind an die Oberfläche der roten Blutkörperchen gebunden, während im Blutplasma *Antikörper (Agglutinine)* Anti-A und Anti-B (α und β) vorkommen können.

Wer die *Blutgruppe A* hat, besitzt in seinem Blutplasma Antikörper (Agglutinine) Anti-B oder β, welche Blutkörperchen der Gruppe B miteinander verkleben. Wer die *Blutgruppe B* hat, besitzt in seinem Blutplasma Antikörper (Agglutinine) Anti-A oder α, welche Blutkörperchen der Gruppe A zusammenballen. Menschen mit *Blutgruppe AB* haben in ihrem Blutplasma keine Antikörper (Agglutinine), sonst würden ja ihre eigenen Blutkörperchen miteinander verkleben. Menschen mit der *Blutgruppe 0* haben in ihrem Blutplasma beiderlei Antikörper (Agglutinine): Anti-A oder α und Anti-B oder β.

- *Es muß bei der Transfusion das Plasma des Empfängers so beschaffen sein, daß es die Blutkörperchen des Spenders nicht agglutiniert,* was zu schweren Störungen oder zum Tode führen würde. Die sichere Methode ist die Übertragung von gruppengleichem Blut.
Zur *Bestimmung der Blutgruppen* bringt man auf einen Objektträger je einen Tropfen A-Serum (enthält Anti-B-Agglutinine) und einen Tropfen B-Serum (enthält Anti-A-Agglutinine). Dann setzt man an beiden Stellen ein Tröpfchen des zu untersuchenden Blutes bei und schaukelt den Objektträger zwecks Durchmischung von Testseren und Blut. Nach den auftretenden Agglutinationsreaktionen (Abb. 122) bestimmt man die Blutgruppe. Die *Eldon-Karte* verwendet statt flüssiger Testseren solche in getrockneter Form, die man mit etwas destilliertem Wasser in Lösung bringt. Da die Blutgruppen vererbt werden, kommt ihnen auch beim forensischen *Vaterschaftsnachweis* Bedeutung zu, weil in bestimmten Fällen die Vaterschaft mit Sicherheit ausgeschlossen werden kann. Dabei kommt auch dem *M-Faktor,* dem *N-Faktor und* dem *P-Faktor,* nebst anderen Faktoren, Bedeutung zu.
Besonders wichtig ist das *Blutkörperchenmerkmal „Rhesus“* (Rh-Faktor D). Werden einem Meerschweinchen wiederholt rote Blutkörperchen des Rhesusaffen eingespritzt, so bildet sich im Blutserum ein *Agglutinin,* das nicht nur die Erythrozyten des Rhesusaffen, sondern in

85 % auch diejenigen des Menschen zusammenballt. Man bezeichnet den agglutinierenden Faktor mit „Rh". 15 % der Menschen besitzen ihn nicht, sind „rhesusnegativ". Bei *Bluttransfusion* ist auf den Rhesusfaktor zu achten. Wird einem rhesusnegativen Menschen rhesuspositives Blut transfundiert, so bewirkt dies im Blut die Bildung von Antirhesusfaktoren. Der Empfänger wird gegen rhesuspositives Blut *sensibilisiert*. Eine zweite Transfusion von rhesuspositivem Blut kann gefährlich werden.

Das Kind einer rhesusnegativen Mutter und eines rhesuspositiven Vaters kann, falls es den Rhesusfaktor vom Vater geerbt hat, im Blute der Mutter die Bildung von *Antirhesusfaktoren* hervorrufen. Dem ersten Kind schaden in der Regel diese Antikörper noch nicht. Das 2. Kind leidet gewöhnlich unter einer mäßigen Anämie. Beim 3. Kind kommt es zu schwerem Ikterus. Das 4. Kind stirbt infolge Hydrops (Wassersucht) in der Gebärmutter ab. Es kommt zur Totgeburt. Beim 3. Kind, wo wegen Rhesusunverträglichkeit von Mutter und Kind krankhafte Folgen zu erwarten sind, kommt es zum *Morbus haemolyticus neonatorum* mit schwerster Gelbsucht, Blutungen und Anämie. Solche Kinder können gerettet werden, wenn die Entbindung vor dem normalen Termin eingeleitet und innerhalb von 24 Stunden nach der Geburt das ganze Blut durch Transfusion ersetzt wird (Blutaustausch-Transfusion). Noch besser ist die *Rhesusprophylaxe*. Durch frühzeitige Einspritzung eines Antirhesus- Immunoglobulins kann die Sensibilisierung der rhesusnegativen Mutter durch einen eventuellen Rhesusfaktor ihres ersten rhesuspositiven Kindes vermieden werden.

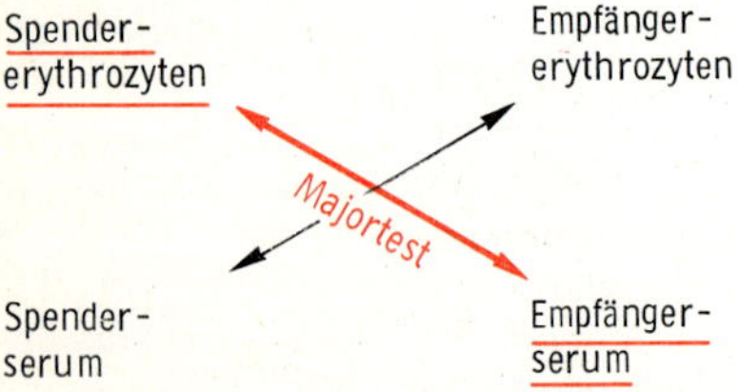

Abb. 123 **Kreuzprobe.**

Das rhesuspositive Kind wird dadurch vor der Hämolyse geschützt.

Unter *Kreuzprobe* oder *serologischer Verträglichkeitsprobe* versteht man die *direkte* Kontrolle des Verhaltens der Spenderblutkörperchen im Blutserum des Empfängers und der Empfängerblutkörperchen im Blutserum des Spenders. Meist wird nur die erste Hälfte der Probe, die *Hauptkreuzprobe* oder der *Majortest*, gemacht (Abb. 123).

Ein Tropfen Spenderblutkörperchen (Erythrozytensediment der Blutkonserve) wird in zwei Tropfen Empfängerserum, dem zur Erzielung einer optimalen Viskosität ein Tropfen 20%iger Rinderalbuminlösung zugesetzt worden ist, aufgeschwemmt. Das Gemisch bleibt 10 Minuten bei Zimmertemperatur in einer feuchten Kammer und wird dann von Auge beurteilt. Dann stellt man das Gemisch 20 Minuten bei 37 °C in den Brutschrank und prüft es makro- und mikroskopisch. Tritt *Agglutination* oder *Hämolyse* auf (Kreuzprobe), so ist ein Transfusionszwischenfall zu erwarten. Bleiben die roten Blutkörperchen einzeln, dann sind weder blockierende Antikörper noch Rhesusunverträglichkeit zu befürchten.

Spezialkonserven: Neben *Frischblut* und *Vollblutkonserven* werden in bestimmten Fällen Spezialkonserven verwendet. Die *Erythrozytenkonserve* ist angezeigt, wenn dem Patienten vor allem rote Blutkörperchen zugeführt werden müssen (Blutverlust, Anämie). *Plättchenpräparate* (Blutplättchen enthaltendes Plasma oder Plättchenkonzentrate) werden bei Blutungsübeln angewendet. *Plasmakonserven* werden vor allem zur Volumenauffüllung bei Verbrennungen gebraucht. Unter den *Plasmafraktionen* spielen die *Gammaglobuline* therapeutisch eine wichtige Rolle (Viruskrankheiten, Agammaglobulinämie).

Lymphsystem

Lymphe

- *Sie bildet sich aus der Gewebeflüssigkeit (Abb. 124).* Weil die Wände der Haargefäße wie ein Ultrafilter wirken, enthält die Lymphe erheblich weniger Eiweiße als die Blutflüssigkeit. *Im übrigen entspricht ihre Zusammensetzung ungefähr derjenigen der Blutflüssigkeit.* Während

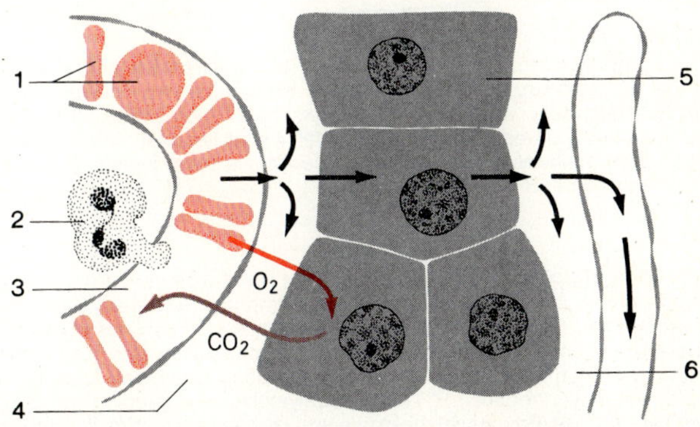

Abb. 124 **Vereinfachte Darstellung des Gas- und Flüssigkeitsaustausches zwischen Kapillaren und Gewebezellen.** Bildung der Lymphe und ihres Abflusses in die Lymphkapillaren. 1 Rote Blutkörperchen. 2 Aus der Kapillare auswanderndes weißes Blutkörperchen. 3 Kapillare. 4 und 6 Zwischenzelliger Raum. 5 Gewebezellen.

der Verdauung erscheint die Lymphe in den Lymphgefäßen der Darmzotten (zentrale Chylusgefäße) durch den großen Gehalt an Fettkügelchen milchig getrübt. In einem Tag werden in unserem Körper 2–3 l Lymphe gebildet.

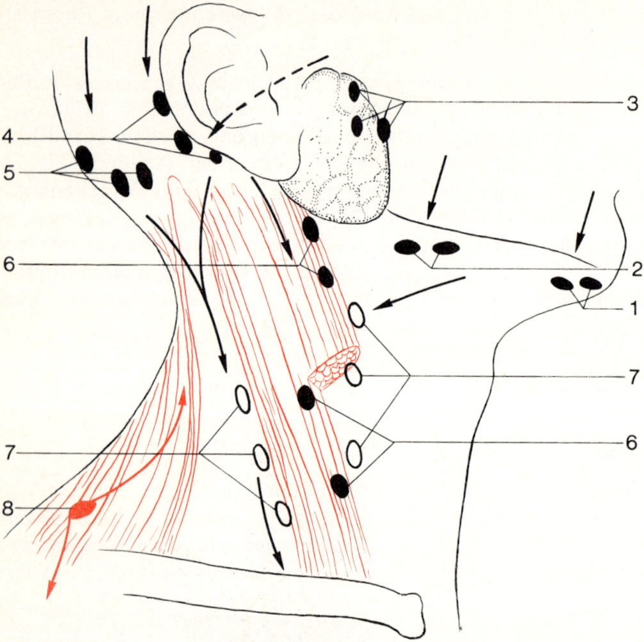

Abb. 125 **Lymphknotenstationen im Kopf-, Hals- und Nackengebiet. Abfluß der Lymphe bei Nackenfurunkel.** Oberflächliche Nodi lymphatici schwarz, tiefe Nodi lymphatici hell. Glandula parotis grau. 1 Nodi lymphatici submentales. 2 Nodi lymphatici submandibulares. 3 Nodi lymphatici parotidei. 4 Nodi lymphatici occipitales. 5 Nodi lymphatici retroauriculares. 6 Nodi lymphatici cervicales superficiales. 7 Nodi lymphatici cervicales profundi. 8 Nackenfurunkel.

Abb. 126 **Lymphknoten des Rumpfes.** 1 Tiefe Halslymphknoten (Nodi lymphatici cervicales profundi). 2 Achsellymphknoten (Nodi lymphatici axillares). 3 Tracheobronchiale Lymphknoten (Nodi lymphatici tracheobronchiales superiores et inferiores). 4 Lymphknoten des Lungenhilus (Nodi lymphatici bronchopulmonales et pulmonales). 5 Brustbeinlymphknoten (Nodi lymphatici parasternales). 6 Lymphknoten der Leberpforte (Nodi lymphatici hepatici). 7 Tiefe Bauchlymphknoten (Nodi lymphatici coeliaci). 8 Lymphknoten von Bauchspeicheldrüse und Milz (Nodi lymphatici pancreaticolienales). 9 Lumbale Lymphknoten (Nodi lymphatici lumbales). 10 Lymphknoten im Gekröse des Darmes (Nodi lymphatici mesenterici). 11 Lymphknoten entlang der Bekkenschlagader (Nodi lymphatici iliaci. 12 Lymphknoten der Innenseite der Bauchdekken (Nodi lymphatici epigastrici) (nach FENEIS Anat. Bildwörterbuch, 7. Aufl. Thieme, Stuttgart 1977). ▶

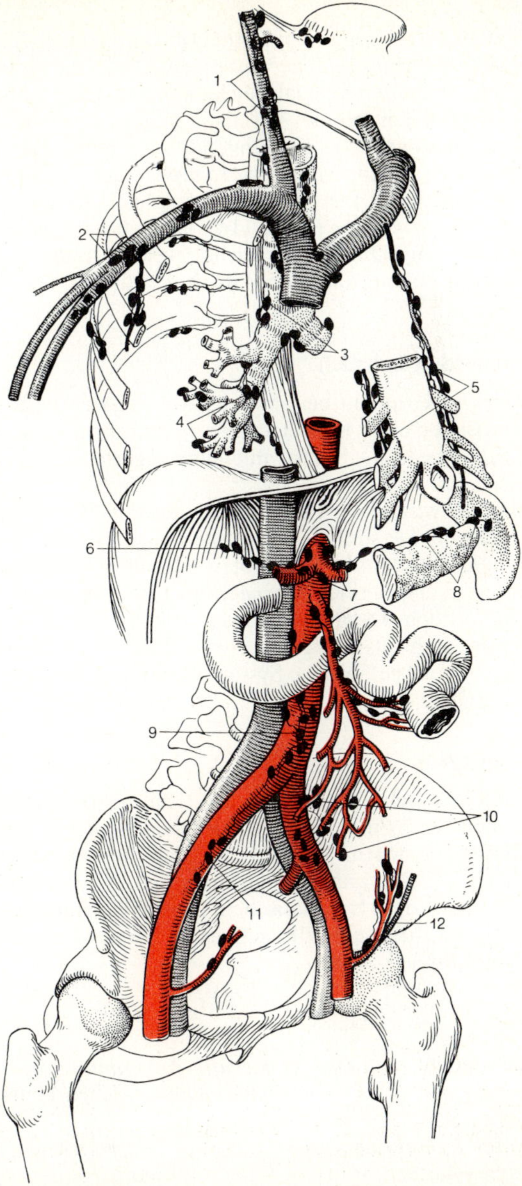
1
2
3
4
5
6
7
8
9
10
11
12

Lymphgefäße

Das Lymphgefäßsystem beginnt in Form blind endigender *Lymphkapillaren,* die sich zu *Lymphgefäßen* vereinigen. Die Lymphgefäße sind dünnwandig und enthalten sehr zahlreiche *Klappen.* Eine größere Anzahl von Lymphgefäßen mündet jeweils in einen *Lymphknoten,* aus welchem ein einziges größeres Lymphgefäß hervorgeht. Bei Entzündung (Lymphangitis) zeichnen sich die Lymphgefäße als rote, druckempfindliche Streifen ab. Die größeren Lymphgefäße sammeln sich schließlich zu *Lymphstämmen* (Abb. 114). Der größere Lymphstamm ist der *Milchbrustgang* (Ductus thoracicus), welcher an der Lymphzisterne (Abb. 114) beginnt und am Hals in den linken Venenwinkel mündet.

Lymphknoten (Nodi lymphatici)

Sie liegen meist in Gruppen beisammen (Abb. 125 und 126). Jeder Lymphknoten ist von einer Kapsel umgeben. Im Innern findet sich *retikuläres Bindegewebe* (s. S. 29) mit eingelagerten *Lymphozyten* (Abb. 127).
Die Lymphknoten wirken wie Filter und dienen der Abwehr von Entzündungsvorgängen. Sie sind die wichtigste Stelle für die Bildung von Lymphozyten. Entzündete Lymphknoten schwellen, fühlen sich heiß an und sind druckempfindlich *(Lymphadenitis).* Karzinome breiten sich vor allem auf dem Lymphwege aus und können in den Lymphknoten Tochtergeschwülste *(Metastasen)* bilden. Die *lymphatische Leukämie* ist eine sehr gefährliche Systemerkrankung der Lymphknoten.

Lymphatische Organe

Zu den Organen, welche *Lymphozyten* bilden, gehören neben den *Lymphknoten* die *Milz,* die *Thymusdrüse,* die *Mandeln* (Tonsillae), die *Appendix* des Blinddarms sowie die kleinen, unscharf abgegrenzten *Lymphfollikel,* die im ganzen Darmrohr und in den Atemwegen zerstreut sind. Aus den lymphatischen Organen wandern ständig *Lymphozyten* (s. S. 208: weiße Blutzellen) und ein Teil der Monozyten in die Lymphflüssigkeit ein.

Ödem

Unter Ödem versteht man eine *krankhafte Ansammlung von Gewebeflüssigkeit* zwischen den Gewebezellen. Die Ursachen können verschiedener Natur sein:
Blockierung des Lymphrückflusses (z. B. bei der tropischen Fadenwurmkrankheit Filariose) führt zu Lymphstauung.

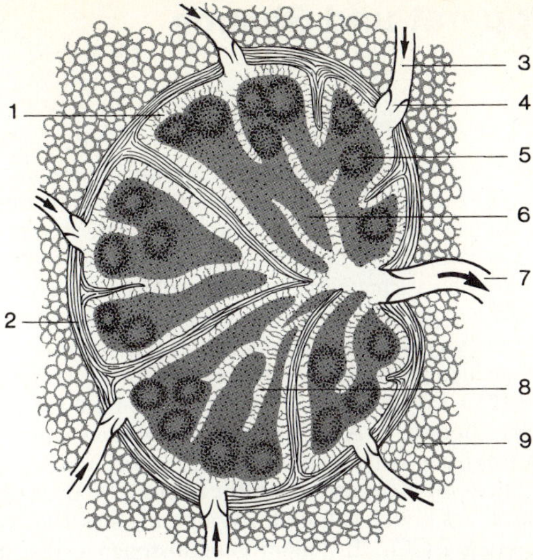

Abb. 127 **Bau eines Lymphknotens.** 1 Randsinus des Lymphknotens. 2 Kapsel. 3 Zuführendes Lymphgefäß (Vas afferens). 4 Klappen des Lymphgefäßes. 5 Lymphfollikel der Rindenschicht. 6 Markstrang. 7 Wegführendes Lymphgefäß (Vas efferens). 8 Intermediärsinus mit Gitterfasern. 9 Fettgewebe.

Zu hoher Druck in der venösen Seite des großen Kreislaufes (z. B. bei Erlahmen des rechten Herzens) kann den Rückstrom der Gewebeflüssigkeit hindern. Kreislaufbedingte Ödeme bevorzugen die *abhängigen* Körperteile.
Albuminmangel im Blut (z. B. bei Nierenentzündung) kann die Ursache für ein ungenügendes Rückströmen von Gewebeflüssigkeit in die venöse Seite des Kapillarnetzes sein.
Anhäufung von Eiweißstoffen im zwischenzelligen Raum sowie abnorme Durchlässigkeit der Kapillaren (z. B. bei Insektenstichen und umschriebenen Infekten) können lokale Ödeme verursachen.

Atemapparat und Stimme

- *Die Atmung führt zu stufenweiser Verbrennung von Kohlenstoff und Wasserstoff mit Hilfe von Sauerstoff.* Es handelt sich um einen *Energie* liefernden, zum Leben notwendigen Vorgang. Die Atemluft enthält etwa *20 % Sauerstoff* (O_2), der Rest besteht aus Stickstoff. Die Edelgase (1 %) können vernachlässigt werden. Mit zunehmendem *Alter* nimmt infolge des geringeren Stoffwechsels der Sauerstoffverbrauch ab. Bei *Anstrengung* steigt der Stoffwechsel und damit auch der Sauerstoffverbrauch an. Bei der Verbrennung durch Atmung entsteht *Kohlensäure* (CO_2), Wasserdampf, Wärme und freie Energie, die für Muskel- oder chemische Arbeit gebraucht werden kann. Dank der entstehenden Wärme haben wir eine *Körpertemperatur zwischen 36,5 und 37 °C.* Steigt die Körpertemperatur über 42 °C oder sinkt sie unter 35 °C, so ist das Leben in Gefahr. Während eines Tages produziert der Mensch *1000 l* CO_2. In einem geschlossenen Lokal nimmt der Sauerstoffgehalt rasch ab. In der freien Natur regenerieren die grünen Pflanzen die Luft, indem sie die Kohlensäure verarbeiten.

Äußere und innere Atmung

Äußere Atmung: *Mit Hilfe unserer Respirationsorgane atmen wir den Sauerstoff der Luft ein und atmen Kohlendioxyd und Wasserdampf aus.* Dabei wird nur etwa $^1/_5$ *des verfügbaren Sauerstoffes* ausgewertet. Der Austausch erfolgt in den Lungenalveolen (Abb. 128).

Sauerstoff- und Kohlensäuretransport auf dem Blutweg: Der in das Blut übertretende Sauerstoff wird zur Hauptsache umkehrbar an das *Hämoglobin* der roten Blutkörperchen gebunden und so in den großen Kreislauf gebracht. Arterielles Blut kann etwa 21 Vol.% Sauerstoff binden. Venöses Blut enthält davon noch 12 bis 14 Vol.%. Die normale Aufnahmefähigkeit für Sauerstoff wird nicht einmal zur Hälfte ausgenützt. Aus den Zellen tritt die Kohlensäure ins *Blutplasma* über und wird, teils gelöst, teils an Bikarbonat, teils an Eiweiß gebunden, im Blutplasma befördert, um in den Lungenbläschen in die Atemluft überzugehen. 100 ml Blut enthalten ungefähr 50 ml *Kohlensäure.* Davon sind nur etwa 2 ml in der Blutflüssigkeit gelöst. Ungefähr 40 ml sind in Form von *doppelkohlensauren* Salzen (Hydrogenkarbonate) *chemisch* gebunden, zum Teil als doppelkohlensaures Natron in der Blutflüssigkeit, zum Teil als doppelkohlensaures Kalium im Innern der roten Blutkörperchen. Etwa 8 ml bilden mit dem roten

Blutfarbstoff eine chemische Verbindung *(Karbaminohämoglobin)*. Trotz der Leichtigkeit, mit der die chemischen Bindungen der Kohlensäure wieder gelöst werden können, wird beim Gasaustausch in den Lungen nur ein kleiner Teil der verfügbaren Kohlensäure abgegeben. Ein genügend hoher Kohlensäurespiegel im Blut ist zur ständigen Reizung des Atemzentrums unerläßlich.

Innere Atmung: Die Zellen nehmen den auf dem Blutweg herangeführten Sauerstoff auf und oxydieren mit Hilfe ihrer Atmungsenzyme organische Verbindungen. Diese Stoffwechselvorgänge sind sehr vielgestaltig und laufen mit Hilfe zahlreicher *Enzyme* ab, die je eine besondere Reaktion zu steuern haben. Ein Oxydationsvorgang kann durch Anfügen von Sauerstoff vor sich gehen *(aërobe Reaktion)*. Er kann aber auch Abgabe von Wasserstoff *(anaërobe Reaktion)* bedeuten. Die Energieproduktion *unter Sauerstoffverbrauch* erfolgt in den *Mitochondrien* (s. S. 5). Die *ohne Beteiligung von Sauerstoff* durch Gärung gewonnene Energie im *Zytoplasma* ist viel weniger bedeutend. In beiden Fällen wird als Energiespeicherstoff *Adenosintriphosphat (ATP)* gebildet (s. S. 5 und 7).

Respiratorischer Quotient (RQ): Mit entsprechend gebauten Apparaten kann die Menge Sauerstoff, welche in einer bestimmten Zeit der Atemluft entnommen worden ist, und die in der gleichen Zeit ausgeatmete Kohlensäure bestimmt werden. Das Verhältnis von Menge CO_2 zu Menge O_2 ergibt den respiratorischen Quotienten (RQ):

$$\bullet\ RQ = \frac{\text{Menge } CO_2}{\text{Menge } O_2}$$

RQ unterrichtet uns, *welche Stoffgruppen* im Körper durch Atmung verbrannt werden. Bei reiner Kohlenhydratverbrennung ist RQ = 1. Bei der Verbrennung von Eiweißen sinkt RQ auf 0,8. Bei ausschließlicher Fettverbrennung kann RQ = 0,7 werden.

Atemapparat

Die Atemwege lassen die Atemluft durchtreten. Die *oberen Atemwege* umfassen Nasenhöhlen und den oberen und mittleren Teil des Rachens (Pharynx). Zwischen oberen und unteren Atemwegen liegt der *Kehlkopf* (Larynx). Zu den *unteren Atemwegen* rechnen wir Luftröhre (Trachea), Stammbronchen und Bronchialbaum.
Der Atemkammerraum wird von den *Lungenbläschen (Alveolen)* der Lungen (Pulmones), welche von Lungenfell (Pleura pulmonalis) überzogen sind, gebildet.

- *Die mechanischen Vorgänge der Erweiterung und Verengerung des Brustraumes führen zum Einströmen von Luft in die Lungen und zum Auspressen von Luft aus den Lungen.*

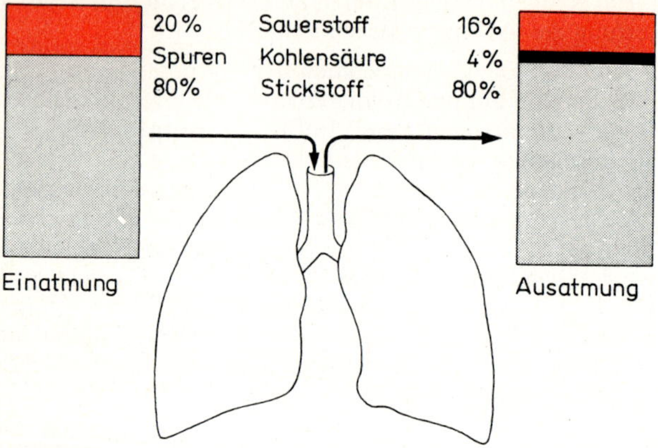

Abb. 128 **Vereinfachte Darstellung der Zusammensetzung der Einatmungsluft und der Ausatmungsluft.** Sauerstoff rot, Kohlensäure schwarz, Stickstoff grau.

Nasenhöhlen

Lage und Bau: Die beiden Nasenhöhlen (Abb. 129 und 130) sind durch eine *Scheidewand (Septum nasi)*, die teils knöchern (vertikale Lamelle des Siebbeins und das Pflugscharbein), teils knorpelig ist, voneinander getrennt. Das Dach der Nasenhöhle wird von den *Siebplatten (Laminae cribrosae)* des Siebbeins gebildet, welche die Riechfäden (Nn. olfactorii) aus der Nase entlassen. Der Boden entspricht dem *harten und weichen Gaumen (Palatum durum und Palatum molle)*. Am harten Gaumen beteiligen sich die Gaumenfortsätze des Oberkieferknochen und die horizontale Lamelle der Gaumenbeine (s. Palatum, S. 99). Die Seitenwände werden vom *Siebbeinlabyrinth* begrenzt, welches beiderseits die *obere und mittlere Muschel (Concha nasalis superior und Choncha nasalis media)* in die Nasenhöhle hinein vorspringen läßt. Die untere Nasenmuschel (Concha nasalis inferior) hat eine eigene knöcherne Grundlage. Die Nasenmuscheln (Conchae

---

Abb. 129 **Mittelschnitt durch den Kopf eines erwachsenen Mannes.** Verdauungswege in verschiedenen Rosatönen. Atemwege hell- und dunkelgrau. 1 Nasenrachenraum (Pars nasalis des Pharynx). 2 Wulst des Tubenknorpels (Torus tubarius). 3 Eingang zur Ohrtrompete (Tuba auditiva). 4 Rückwand des Rachens. 5 Mittlerer Ra- ▶

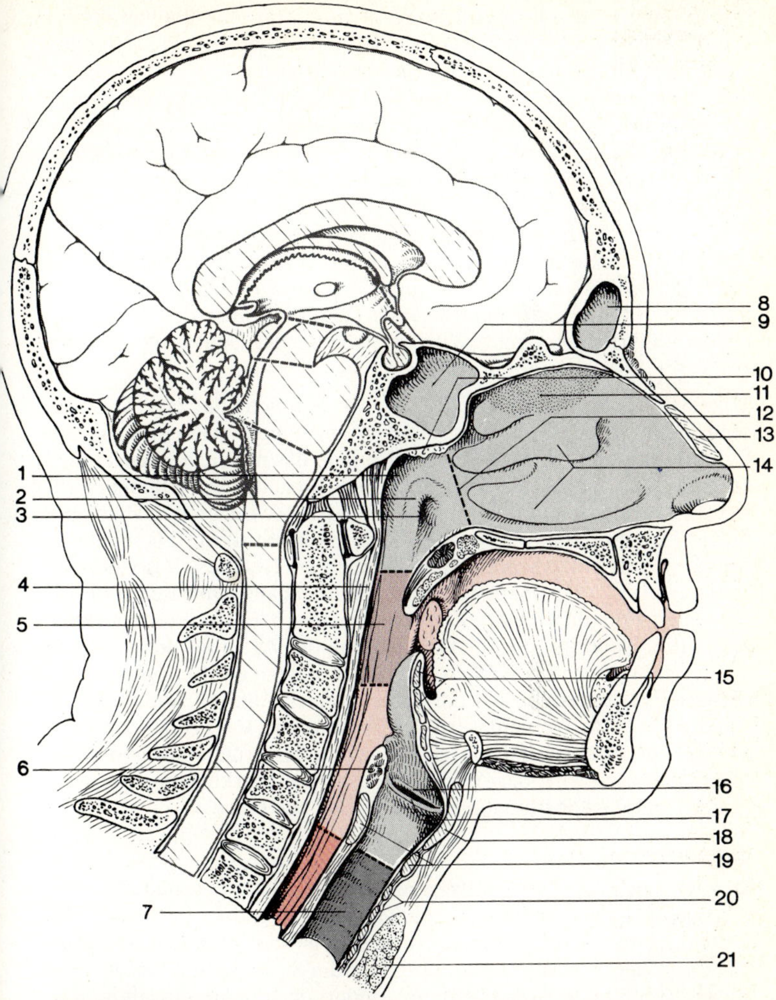

chenraum (Pars oralis des Pharynx). 6 Stellknorpelmuskulatur. 7 Luftröhre (Trachea). 8 Stirnbeinhöhle (Sinus frontalis). 9 Keilbeinhöhle (Sinus sphenoidalis). 10 Rachenmandel (Tonsilla pharyngea). 11 Riechregion der Nasenhöhle (Regio olfactoria). 12 Übergang von Nasenhöhle zu Pharynx (Choana). 13 Knorpel des Nasenrückens. 14 Nasenmuscheln (Conchae nasales). 15 Kehldeckel (Epiglottis). 16 Taschenband (Plica vestibularis). 17 Stimmband (Plica vocalis). 18 Mittelschnitt durch den Schildknorpel (Cartilago thyroidea). 19 Mittelschnitt durch Ring und Platte des Ringknorpels (Cartilago cricoidea). 20 Knorpelspangen der Luftröhre. 21 Isthmusteil der Schilddrüse.

nasales) begrenzen die *Nasengänge (Meatus nasi)*. Nach außen öffnen sich die Nasenhöhlen im Nasenloch. Der Übergang zum Pharynx wird rechts und links durch die *Choanae* gewährleistet.
Der Zusammenhang von Nasenhöhle mit der Stirnbeinhöhle *(Sinus frontalis)*, mit der Kieferhöhle *(Sinus maxillaris), mit der Keilbeinhöhle (Sinus sphenoidalis)*, mit dem *Tränennasengang (Ductus lacrimonasalis)*, mit dem *Nasen-Rachen-Raum* und durch die dort endigende *Ohrtrompete* mit dem *Mittelohr (Cavum tympani)*, schließlich über Pharynx mit dem *Kehlkopf* und mit den *unteren Atemwegen* erklärt die *vielfachen Infektionsmöglichkeiten:* Sinusitis frontalis und maxillaris, Pharyngitis, Otitis media, Laryngitis, Tracheitis und Bronchitis. Verbiegungen der Nasenscheidenwand, Deformationen des Gaumens, Verdickung der Muscheln, Wucherungen der Rachentonsille können die Nasenatmung behindern.

Mikroskopische Struktur: Die Nasenschleimhaut hat eine Gesamtoberfläche von 140–160 cm^2 und ist mit einem mehrstufigen, mit Flimmerhaaren (Zilien) besetzten Epithel, das reichlich Becherzellen enthält (Abb. 13 E), überzogen. Die Ultrastruktur der Zilien besteht aus 2 Zentralfäden und 9 peripheren Fäden. Zwischen den Zilien befinden sich interziliäre Mikrovilli ohne innere Struktur. Die bindegewebige Schicht der Schleimhaut ist reich an Gefäßen, besonders an großen venösen Räumen, welche die Schleimhaut sehr rasch zum Anschwellen bringen können. Zahlreiche gemischte Drüsen sondern die Nasenflüssigkeit ab, die zur Befeuchtung der Atemluft dient. Da die Wellenbewegungen der Zilien den Nasenschleim um 1 cm pro Stunde verschieben, erneuert sich die Schleimschicht alle 10 Stunden vollständig. Sensible Nervenfasern des Trigeminus (V. Hirnnerv) versorgen die Nasenschleimhaut. Durch Reizung des Trigeminus in der Nasenschleimhaut wird der *Niesreflex* ausgelöst. Starke Reize wie Ammoniak haben selbsttätigen *Atemstillstand* zur Folge.

Aufgaben:

- *Riechfunktion:* Der Eingang zu den Atemwegen enthält in seinen obersten Abschnitten *Riechschleimhaut* (Regio olfactoria). Die Riechzellen (Abb. 223) gestatten eine gewisse *chemische Untersuchung* der Atemluft. Ihre Erregung durch den guten Geruch von Speisen führt selbsttätig zur Absonderung von Appetitsaft im Magen.
- *Erwärmung der Atemluft:* Die vorspringenden *Nasenmuscheln* mit ihrer stark mit *Gefäßen* versehenen Schleimhaut erwärmen die Atemluft.
- *Anfeuchten der Atemluft:* Die Absonderung der *Becherzellen* und der *Nasendrüsen* sowie die Tränenflüssigkeit, welche durch die Mündung des *Tränennasenganges* (Ductus lacrimonasalis) in den

unteren Nasengang tritt, führen zu einer Sättigung der durchstreichenden Atemluft mit Wasserdampf, so daß sie den Kehlkopf, die unteren Luftwege und den Atemkammerraum nicht mehr reizt (Vorteile der Nasenatmung!).

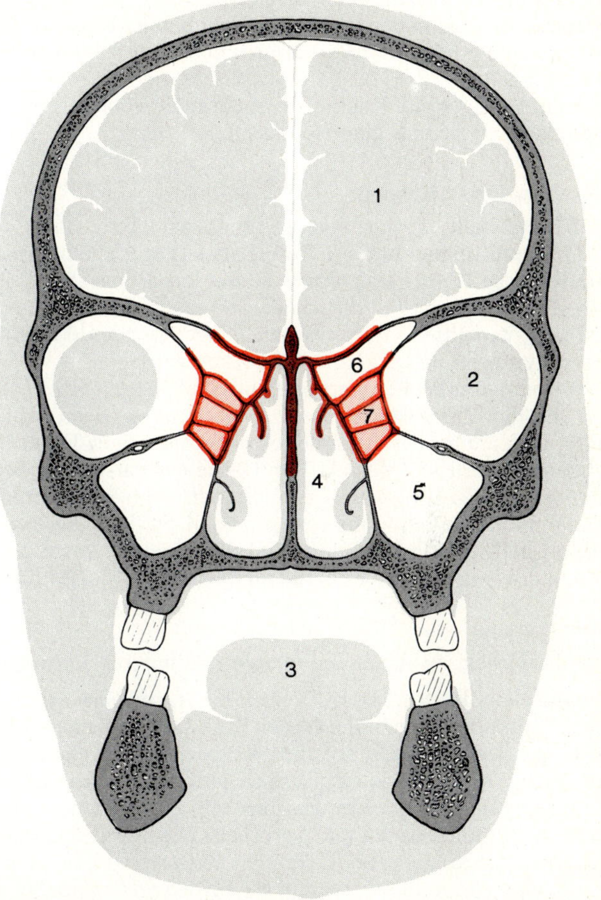

Abb. 130 **Frontalschnitt durch den Kopf eines Erwachsenen.** 1 Schädelhöhle mit Gehirn (Stirnlappen). 2 Augenhöhle (Orbita) mit Augapfel. 3 Mundhöhle mit Zunge. 4 Nasenhöhle mit Nasenmuscheln. 5 Kieferhöhle (Sinus maxillaris). 6 Teil der Stirnbeinhöhle (Sinus frontalis). 7 Siebbeinzellen (Cellulae ethmoidales).
Beachte die zentrale Lage des Siebbeins, das rot hervorgehoben ist. Siebbeinzellen rosa getönt.

- *Säuberung der Atemluft:* Der *Schleimüberzug* bringt Staub, Kohle und andere Teilchen zum Haften. Durch die Bewegungen der *Flimmerhaare* werden sie verhältnismäßig rasch gegen die Nasenlöcher oder gegen den Rachen befördert.
- *Resonanzorgan:* Die luftgefüllten Nebenhöhlen im Oberkiefer (Sinus maxillaris), im Stirnbein (Sinus frontalis), im Keilbein (Sinus sphenoidalis) und in den Siebbeinlabyrinthen (Cellulae ethmoidales) spielen die Rolle von *Resonatoren* und beeinflussen die *Klangfarbe* der Stimme.
- *Isolation:* Luftgefüllte Räume, die mehr oder weniger geschlossen sind, erweisen sich als gute Isolatoren.

Rachen = Schlund (Pharynx)

Der *Pharynx* gehört mit seinem mittleren Teil (Pars oralis) (Abb. 129) und seinem unteren Teil (Pars laryngea) zum *Speiseweg.* Die obere Etage (Pars nasalis) und die mittlere Etage sind Teile des *Atemweges.* ● *Speiseweg und Atemweg kreuzen sich in der Pars oralis des Pharynx,* wo mittels Gaumensegel, Zungengrund und Kehldeckel der Atemweg beim Schlucken unterbrochen wird.
In die *Pars nasalis* mündet rechts und links die *Ohrtrompete (Tuba auditiva),* die den *Druckausgleich mit dem Mittelohr* beim Schlucken herstellt, wodurch für das Trommelfell die notwendigen Funktionsbedingungen gewährleistet werden. Am Dache der Pars nasalis liegt die *Rachenmandel (Tonsilla pharyngea),* die sich beim Kind vergrößern und dadurch die Nasenatmung verlegen kann. Sie kann auch zu einer Infektionsquelle für das Mittelohr und die Nasenhöhle werden. Die Rachenmandel wird in der Pubertät weitgehend zurückgebildet.

Kehlkopf (Larynx)

Der Kehlkopf liegt zwischen den oberen und unteren Luftwegen.

Kehlkopfskelett: Es wird vom *Zungenbein (Os hyoideum)* und von den Kehlkopfknorpeln gebildet (Abb. 131). Das U-förmige *Zungenbein (Os hyoideum)* besteht aus dem Körper, zwei großen und zwei kleinen Hörnern. Es ist wie eine Zwischensehne zwischen die Mundbodenmuskeln und die geraden Halsmuskeln eingelassen und bewegt sich beim Schlucken, Kauen und Sprechen. Die knorpelige Basis des Kehlkopfs ist der *Ringknorpel (Cartilago cricoidea).* Er bildet vorne einen Ring, hinten eine Platte, worauf die beiden *Stellknorpel (Cartilagines arytaenoideae)* mit Gelenken drehbar beweglich sitzen. Nach vorn wird der Kehlkopf durch den *Schildknorpel (Cartilago thyroidea)* abgeschirmt, dessen beide untere Hörner mit dem Ringknorpel gelenkig verbunden sind. Der Schildknorpel ist mit einer Membran am Zungenbein aufgehängt (Abb. 131, 133 und 165). Vor dem Schildknorpel liegt die *Schilddrüse (Glandula thyroidea)*, ein wichtiges hormonales Organ zur Regulierung des Stoffwechsels (s. S. 284). Beim Manne springt infolge stärkeren Wachstums, bedingt durch die männlichen Geschlechtshormone, der Schildknorpel in Form des Adamsapfels (Prominentia laryngea) vor. Die größere Länge der Stimmbänder bedingt die tiefere Stimme.

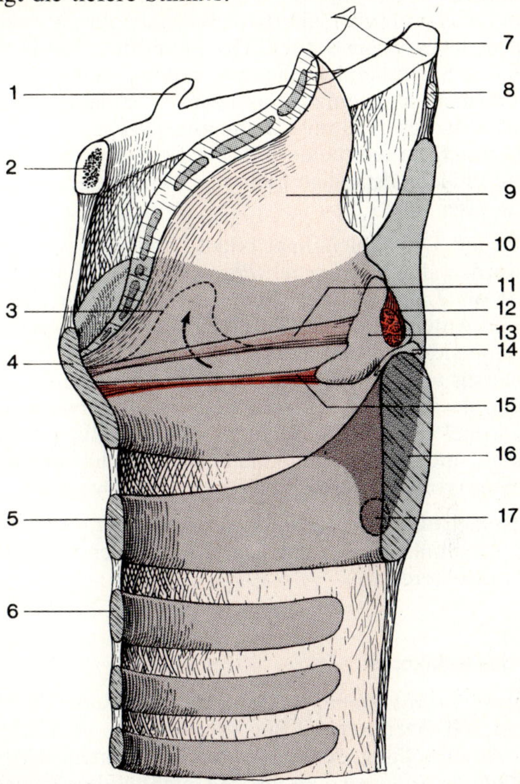

Abb. 131 **Mittelschnitt durch den Kehlkopf (Larynx).** 1 Kleines Zungenbeinhorn (Cornu minus des Os hyoideum). 2 Mittelschnitt durch den Zungenbeinkörper. 3 Kehlkopfsack (Ventriculus laryngis). 4 Mittelschnitt durch den Schildknorpel (Cartilago thyroidea). 5 Mittelschnitt durch den Ring des Ringknorpels (Cartilago cricoidea). 6 Mittelschnitt durch eine Knorpelspange der Luftröhre. 7 Großes Horn des Zungenbeins (Cornu majus des Os hyoideum). 8 Cartilago triticea. 9 Kehldeckel (Epiglottis). 10 Oberes Horn des Schildknorpels. 11 Taschenband (Plica vestibularis). 12 Stellknorpelmuskulatur. 13 Stellknorpel (Cartilago arytaenoidea). 14 Gelenk zwischen Aryknorpel und Platte des Ringknorpels. 15 Stimmband (Lig. vocale). 16 Mittelschnitt durch die Platte des Ringknorpels (Cartilago cricoidea). 17 Gelenk zwischen dem unteren Horn des Schildknorpels und der Außenfläche des Ringknorpels.

Kehlkopfmuskulatur: Die *äußeren Kehlkopfmuskeln,* die zu den geraden Halsmuskeln gehören, bewegen den Larynx als Ganzes. Die Muskulatur, welche sich vorne zwischen Ringknorpel und Unterrand des Schildknorpels ausspannt, kann den Schildknorpel kippen (Abb. 132) und so die Länge der Stimmbänder beeinflussen. Die *inneren Kehlkopfmuskeln* drehen die Stellknorpel (Abb. 132). Der *Öffner* (M. cricoarytaenoideus posterior) gibt den Durchgang für die Atemluft frei. Die Gruppe der *Schließer* schließt die Stimmritze, während die Muskulatur in den Stimmbändern deren Spannung reguliert. Die inneren Kehlkopfmuskeln sind vom rückläufigen Ast (N. laryngeus recurrens) des Vagus versorgt. Teilweise Lähmung *(Rekurrensparese)* betrifft stets den Öffner. Ist dies beiderseits der Fall, so droht akute Erstikkung. Beidseitige vollständige Lähmung *(Rekurrensparalyse)* läßt die Stimmritze offen.

Inneres Relief: Die Schleimhaut bildet bandartige Vorsprünge; die unteren werden als *Stimmbänder (Plicae vocales)* bezeichnet, während die oberen als *Taschenbänder (Plicae vestibulares)* an der Stimmbildung keinen Anteil haben, sondern reichlich mit Drüsen besetzt sind. Die Stimmbänder sind zwischen Schildknorpel und Stimmbandfortsatz (Processus vocalis) des Stellknorpels ausgespannt. Der Eingang zum Kehlkopf wird vom *Kehldeckel (Epiglottis)* überwölbt. Dieser elastische Knorpel deckt beim Schlucken den Kehlkopfeingang. Zwischen Stimmband und Taschenband bildet die Schleimhaut eine mehr oder weniger große Aussackung (Ventriculus laryngis).

Kehlkopfspiegelbild: Die *Laryngoskopie* gestattet, am Lebenden die Funktion der Stimmbänder und den Zustand der Kehlkopfschleimhaut zu kontrollieren.

Funktion des Kehlkopfs:

- *Durchgang für die Atemluft:* Der Larynx verbindet die oberen mit den unteren Atemwegen. Bei *Verschluß des Kehlkopfeinganges* durch Anschwellung der Schleimhaut (Insektenstich!) oder bei *Verschluß der Stimmritze* droht die Gefahr akuter Erstickung. Die Umgehung des Hindernisses durch *Tracheotomie* und Einsetzen einer Kanüle in die Luftröhre kann lebensrettend wirken.
- *Stimmorgan:* Der Kehlkopf ist einem Blasinstrument vergleichbar. Die Schwingungen der Stimmbänder führen zu Schwingungen der Luftsäule. Wir erzeugen mittels Durchpressen von Ausatmungsluft durch die geschlossene Stimmritze *Töne,* die wir zu *Vokalen* umformen. Die *Konsonanten* dagegen sind *Geräusche,* die wir mit Hilfe von Lippen, Zähnen, Zunge und Gaumen erzeugen. Vokale und Konsonanten bilden die Sprache.

- *Schutz der unteren Atemwege durch Hustenreflex:* Gelangen Fremdkörper in den Kehlkopf, so werden sie mittels eines Hustenstoßes nach außen befördert, indem der Verschluß der Stimmritze explosionsartig überwunden wird. Es treten dabei Luftgeschwindigkeiten bis zu 120 m/sec an der Stimmritze auf.

Stimme: Die Sprache ist ein *Symbol* zur Mitteilung unserer Gedanken. Sie setzt sich aus Tönen und Geräuschen zusammen. Zur Charakterisierung eines Tones gehören Höhe, Stärke und Klangfarbe.
Höhe des Tones: Die Tonhöhe hängt von der *Anzahl Schwingungen* pro Zeiteinheit ab. Je stärker verkürzt und gespannt die Stimmbänder sind, um so höher ist der erzeugte Ton.
Stärke des Tones: Die Tonstärke hängt vom *Ausschlag (Amplitude) der erzeugten Schwingungen* ab, somit vom Druck, womit die Ausatmungsluft durch die Stimmritze gepreßt wird.

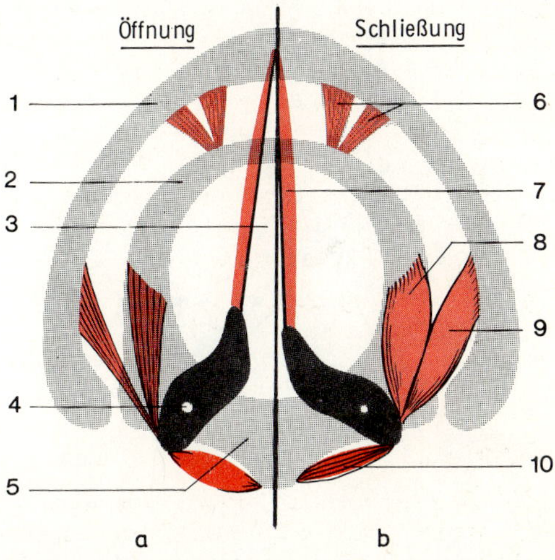

Abb. 132 **Vereinfachte Aufsicht auf das Kehlkopfskelett und die es bewegenden inneren Kehlkopfmuskeln.** 1 Schildknorpel. 2 Ring des Ringknorpels. 3 Stimmritze (Rima glottidis). 4 Achse der Drehbewegungen des Stellknorpels (Cartilago arytaenoidea). 5 Platte des Ringknorpels. 6 Muskulatur zwischen Ringknorpel und Unterrand des Schildknorpels für die Kippbewegung und die grobe Stimmbandspannung (M. cricothyroideus). 7 Stimmbandmuskel zur Feineinstellung der Stimmbandspannung (M. vocalis). 8 und 9 Gruppe der Schließer (M. cricoarytaenoideus lateralis und M. thyroarytaenoideus). 10 Der Öffner (M. cricoarytaenoideus posterior).
a Kontraktion des Öffners, Erschlaffen der Schließer: Die Stimmritze wird geöffnet.
b Kontraktion der Schließer, Erschlaffen des Öffners: Die Stimmritze wird geschlossen. Diese Stellung entspricht einer teilweisen Lähmung des rückläufigen Kehlkopfastes (N. laryngeus recurrens, Rekurrensparese).

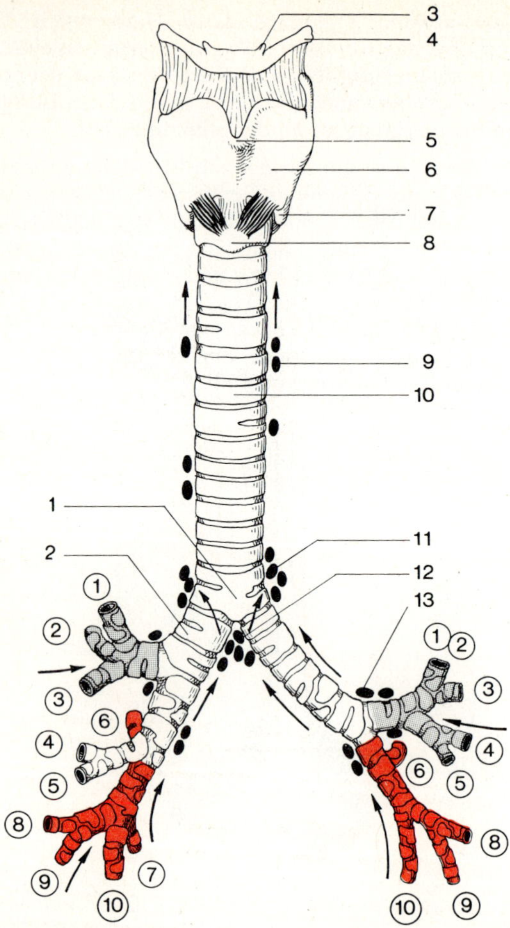

Abb. 133 **Vorderansicht von Kehlkopf, Luftröhre, Stammbronchen, Lappenbronchen und Segmentbronchen.** Gebiet des Oberlappens grau, Gebiet des Mittellappens hell, Gebiet des Unterlappens rot. Darstellung des Lymphabflusses aus den Lungen und Darstellung der wichtigsten Lymphknotenstationen. Die Segmentbronchen tragen die Nummern der entsprechenden Lungensegmente. 1 Teilungsstelle der Luftröhre (Bifurcatio tracheae). 2 Rechter Stammbronchus. 3 Kleines Zungenbeinhorn (Cornu minus). 4 Großes Zungenbeinhorn (Cornu majus). 5 Adamsapfel (Prominentia laryngea). 6 Schildknorpel (Cartilago thyroidea). 7 Unteres Horn des Schildknorpels mit Gelenk. 8 Ring des Ringknorpels (Cartilago cricoidea). 9 Tracheale Lymphknoten. 10 Knorpelspange der Luftröhre. 11 Tracheobronchiale Lymphknoten. 12 Lymphknoten der Teilungsstelle. 13 Hiluslymphknoten (Nodi lymphatici bronchopulmonales).

Klangfarbe: Die Klangfarbe beruht auf der *Anzahl und Art der mitschwingenden Obertöne,* die in den Resonatoren erzeugt werden. In diesem Sinne wirken Rachen, Nasenhöhle und Nebenhöhlen auf die Klangfarbe der Stimme.

Luftröhre, Stammbronchen und Bronchialbaum

● *Luftröhre, Stammbronchen und Bronchialbaum bilden die unteren Luftwege.*

Luftröhre (Trachea): Die Luftröhre (Abb. 133) ist keineswegs ein starres Rohr. Je nach Kopfstellung unterliegt sie einem beträchtlichen Lagewechsel. Auf Zug verlängert sie sich erheblich. Ihre Lichtung kann durch Eindellung der membranösen Rückwand verschlossen werden. Sie ist der erste Abschnitt der unteren Luftwege. Sie *gabelt sich* und geht in die beiden Stammbronchen über. *15 bis 20 U-förmige Knorpelspangen* versteifen die Wand (Abb. 133), die nur hinten membranös ist. ● *Die Trachea ist etwa 12 cm lang und liegt vor der Speiseröhre,* teilweise im Gebiet des Halses, teilsweise im Gebiet des Brustraumes. Das Innere der Luftröhre ist von Schleimhaut ausgekleidet, die einen ähnlichen Aufbau aufweist wie diejenige der Nasenhöhle.

Stammbronchen: *Der linke Stammbronchus läuft weniger steil abwärts als der rechte und ist länger* (Abb. 133). Über ihm liegen der Aortenbogen und der linke Ast der Pulmonalarterie. Fremdkörper geraten meistens in den rechten Stammbronchus.

Bronchialbaum: *In der Lungenwurzel (Lungenhilus) teilen sich die Stammbronchen in Lappenbronchen auf* (rechts drei, links zwei) für die entsprechenden Lungenlappen. Aus den Lappenbronchen gehen die *Segmentbronchen* hervor (Abb. 133), die sich zu wiederholten Malen in immer feinere Äste aufteilen. Die letzten Aufzweigungen sind die *Bronchioli,* welche keinerlei Knorpel mehr, aber reichlich *glatte Muskulatur* aufweisen. Der Krampfzustand dieser glatten Muskelzellen verursacht das *Asthma bronchiale.* Man kann den Muskelkrampf durch Reizung des Sympathicus oder durch Dämpfung des Parasympathicus günstig beeinflussen.

Lungen und Brustfell

● *Die Lungen sind paarige Organe, welche von Lungenfell (Pleura pulmonalis) überzogen, in den Pleurahöhlen liegen.*

Lage und Bau der Lungen: Auf beiden Seiten ragt die *Lungenspitze (Apex pulmonis)* über das Schlüsselbein empor und ist in der oberen Schlüsselbeingrube der Untersuchung durch Abhören und Beklopfen zugänglich. Die Medialseite der Lungen liegt dem *Herzbeutel* und den *großen Gefäßen*, die Außenfläche der *Brustwand*, die Basis dem *Zwerchfell* an.

● *Die rechte Lunge wird durch zwei tief einschneidende Spalten (Fissuren) in drei Lappen (Lobi) unterteilt: Oberlappen, Mittellappen und Unterlappen* (Abb. 134). *Die linke Lunge hat nur eine Spalte und daher nur zwei Lappen:* Das Mittellappengebiet ist mit dem Oberlappen zusammengeschmolzen. Der große Lappenspalt (Fissura obliqua), welcher von hinten oben nach vorn unten zieht, grenzt den Unterlappen nach oben ab. Ober- und Mittellappen schauen gegen vorn, während der Unterlappen den größten Teil der Rückfläche der Lungen ausmacht.

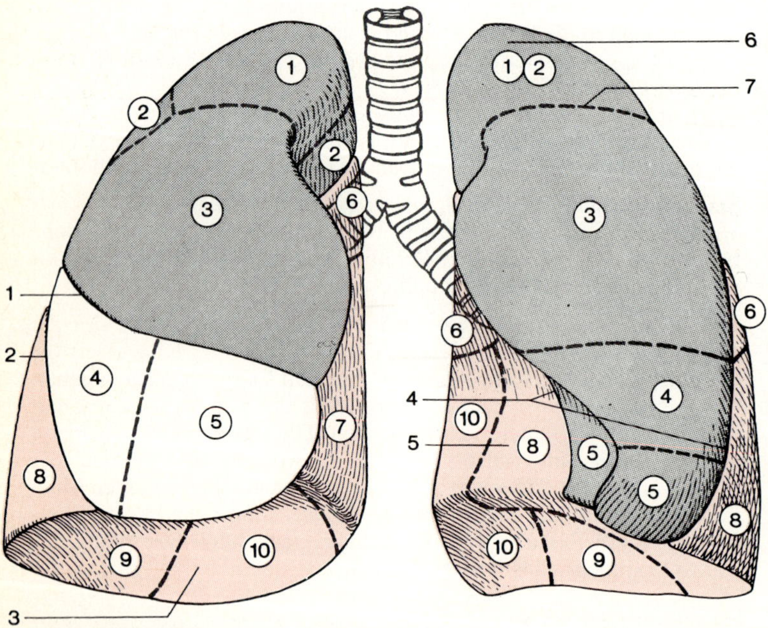

Abb. 134 **Vorderansicht von Luftröhre, Stammbronchen, rechter und linker Lunge.** Die Segmente der Lungenlappen sind mit den Nummern 1–10 eingetragen. Gebiet des Oberlappens grau, Gebiet des Mittellappens hell, Gebiet des Unterrlappens rosa. 1 Waagrechte Lappenspalte zwischen Ober- und Mittellappen (Fissura horizontalis). 2 Große schräge Lappenspalte rechts (Fissura obliqua). 3 Unterfläche der Lunge (Basis). 4 Große schräge Lappenspalte links (Fissura obliqua). 5 Dem Herzen entsprechende Eindellung des linken Lungenlappens (Impressio cardiaca). 6 Lungenspitze (Apex pulmonis). 7 Eingetragene Segmentgrenze.

Die *Fissuren* oder *Interlobärspalten* gestatten eine gleitende Verschiebung der Lungenlappen gegeneinander. Diese lassen sich wiederum in Abschnitte unterteilen, die eine gewisse Selbständigkeit aufweisen: die *Lungensegmente*. Jeder dieser Abschnitte wird durch einen Segmentbronchus versorgt. Sie werden mit den Ziffern 1–10 bezeichnet und spielen für die Röntgendiagnostik, die Bronchoskopie, Bronchographie (s. S. 239) und für chirurgische Eingriffe eine Rolle.

- *Die Medialfläche der Lunge zeigt die Lungenwurzel (Lungenhilus), wo Bronchen, Arterien und Nerven eintreten und Venen und Lymphgefäße herauskommen.* Die *Lymphknoten* bilden eine wichtige Station im

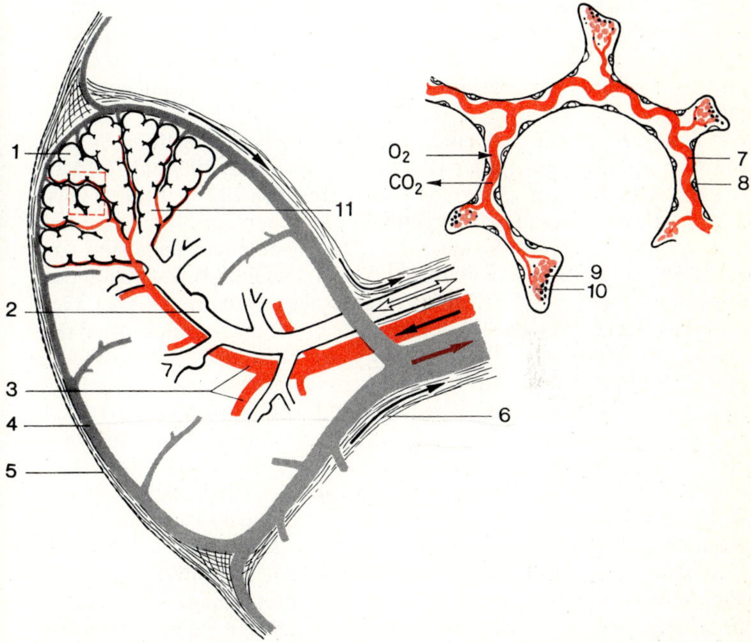

Abb. 135 **Vereinfachte Darstellung eines Lungenläppchens (Lobulus pulmonis) mit vergrößerter Darstellung eines Lungenbläschens (Alveolus).** 1 Lungenbläschen (Alveolensäckchen oder Sacculus alveolaris). 2 Letzte Verzweigung des Bronchialbaumes (Bronchiolus respiratorius). 3 Ast der Lungenschlagader. 4 Die aus dem Läppchen herausführenden Lungenvenen. 5 Lungenfell (Pleura pulmonalis). 6 Bindegewebige Scheidewand. Der eingetragene Pfeil gibt die Richtung der abströmenden Lymphe an. 7 Kapillarnetz benachbarter Alveolen. 8 Nischenzellen der Alveolenwand. 9 Querschnitte der elastischen Ringfasern am Alveoleneingang. (Die elastischen Fasern der Alveolenwand sind nicht dargestellt.) 10 Glatte Muskulatur am Alveoleneingang. 11 Alveolengang (Ductus alveolaris).

Lungenhilus (Nodi lymphatici bronchopulmonales). Sie vergrößern sich bei entzündlichen Erkrankungen der Lunge! Der *Röntgenschatten* der normalen Lungenwurzel wird vor allem durch die Aufteilung der Arterien und Venen bedingt. Die Hiluslymphknoten spielen normalerweise kaum eine Rolle für die Schattenbildung, wohl aber, wenn sie krankhaft vergrößert sind.

Atemkammerraum und Gasaustausch: Die Bronchiolen gehen in *Alveolengänge* über, die in die Lungenbläschen führen. Sämtliche *Alveolen (Lungenbläschen),* welche von einem Bronchiolus abhängen, bilden ein *Lungenläppchen (Lobulus) von* 1 bis 1½ cm Durchmesser (Abb. 135). Der Rand des Läppchens ist häufig durch Kohlenstaub in den Lymphgefäßen schwarz hervorgehoben. Lymph- und Blutabfluß erfolgt an der Außenseite des Läppchens. In das Innere des Läppchens dringen der Bronchiolus und ein kleiner Ast der Lungenschlagader.
Ein Lungenbläschen hat einen Durchmesser von ungefähr ⅕ mm. Für *beide* Lungen zusammen rechnet man zwischen 300 und 750 Millionen *Lungenbläschen,* die eine *Fläche von etwa 200 m²* für den Gasaustausch darstellen. Die Lungenalveolen haben ein Stützgerüst aus elastischen Fasern und Gitterfasern. Die Alveoleneingänge sind von glatten Muskelfasern umgeben (Abb. 135, Detailbild). Zwischen den Alveolen liegt ein ausgedehntes, verzweigtes Kapillarnetz (Abb. 135) von etwa 300 m² für *beide* Lungen. Hier findet unter dem Einfluß des jeweiligen Teildruckes (Partialdruck) der Gase der Austausch von Sauerstoff und Kohlensäure statt. Es handelt sich um einen rein physikalischen Vorgang. Gase wandern stets vom Orte höheren Druckes zu einem Orte niederen Druckes. Auf Meereshöhe hält der Luftdruck einer Quecksilbersäule von 760 mm Höhe das Gleichgewicht. Von dieser Luft sind 20 % oder ⅕ Sauerstoff. Der Teildruck des Sauerstoffes beträgt somit 760 mm : 5 = 152 mm Quecksilbersäule. Diese vereinfachte Rechnung berücksichtigt allerdings den Einfluß des Wasserdampfes nicht. Bei der Einatmung füllen etwa 140 cm³ der Einatmungsluft den Raum der Atemwege (toter Raum). Nur derjenige Anteil, der in den Atemkammerraum gelangt, beteiligt sich am Gasaustausch. Die ausgeatmete Luft ist eine Mischung von Alveolarluft und Luft im toten Raum.

Lungenfell und Brustfell: Es handelt sich um *glatte Häute,* die mit dem Bauchfell vergleichbar sind. Das Viszeralblatt liegt als *Lungenfell (Pleura pulmonalis)* der Oberfläche der Lunge an, das *Rippenfell (Pleura parietalis)* kleidet die Pleurahöhle aus (Abb. 136 a), wobei es Rippen, Zwerchfell und Mediastinalwand überzieht. Beide Blätter sind reich mit sensiblen Nerven versorgt.

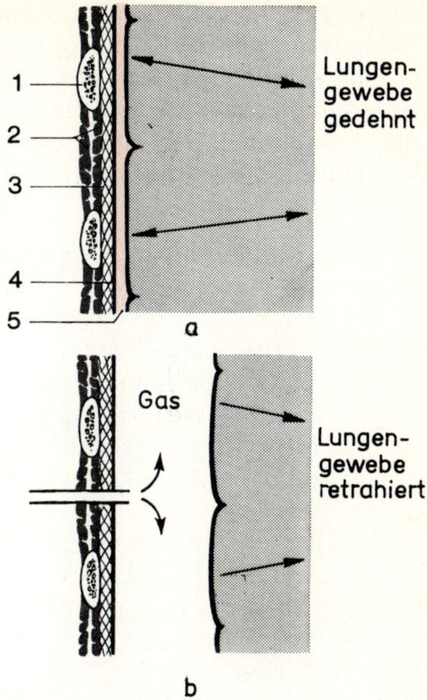

Abb. 136 a **Normales Verhalten von Lungenoberfläche und Brustwand.** b **Bei Pneumothorax hat sich die Lunge gegen die Lungenwurzel zurückgezogen.** 1 Rippe. 2 Äußere und innere Zwischenrippenmuskeln. 3 Innere Bindegewebslage der Brustwand (Fascia endothoracica). 4 Rippenfell, Teil der Pleura parietalis. 5 Mit etwas Flüssigkeit gefüllter Gleitspalt. Wegen dieses Flüssigkeitsfilmes kann sich die Lunge von der Brustwand nicht abheben, wohl aber sich gleitend ihr entlang verschieben. Sobald Gas oder Luft in den Gleitspalt dringt, zieht sich die Lunge gegen den Lungenhilus zurück: Retraktion der Lunge.

Zwischen beiden Blättern liegt ein *Gleitspalt,* der *Pleuraspalt,* welcher von ganz wenig Flüssigkeit erfüllt ist. Wegen dieses *Flüssigkeitsfilmes* kann sich die Lunge nicht von der Brustwand abheben, sondern nur sich ihr entlang *gleitend verschieben.* Vergrößert sich der Brustraum, so folgen die Lungen der Ausweitung des Raumes. Es kommt zur Einatmung (Inspiration). Bei *Pneumothorax* (Abb. 136 b) wird Luft oder Gas in den Pleuraspalt eingebracht. Jetzt kann sich die Lunge abheben und sich ihrer elastischen Spannung gemäß gegen die Lungenwurzel zurückziehen. Entzündliche Veränderungen der Pleura führen zu *trockener oder nasser Brustfellentzündung (Pleuritis sicca bzw. exsudativa:* Tuberkulose!).

Atemmechanik

● *Die Luft wird durch Erweiterung des Brustraumes in die Lungen eingesaugt und durch Verkleinerung des Brustraumes wiederum ausgepreßt* (Abb. 137). Die Lungen folgen *passiv* diesen Bewegungen des Brustraumes.

Einatmung (Inspiration): Bei der Einatmung vergrößert sich der Inhalt des Brustraumes, weil sich das *Zwerchfell* zusammenzieht. Seine

Kuppeln flachen sich ab. Dabei entfaltet sich der *Spaltraum zwischen Brustwand und Zwerchfell (Recessus costodiaphragmaticus)*. Der untere Lungenrand muß sich ausdehnen und tritt seitlich sowie hinten 3–4 cm tiefer. Die Verschiebung des unteren Lungenrandes bei Ein- und Ausatmung kann durch Beklopfen (Perkussion) überprüft werden. Die Treppenmuskulatur (Mm. scaleni) stellt die beiden obersten

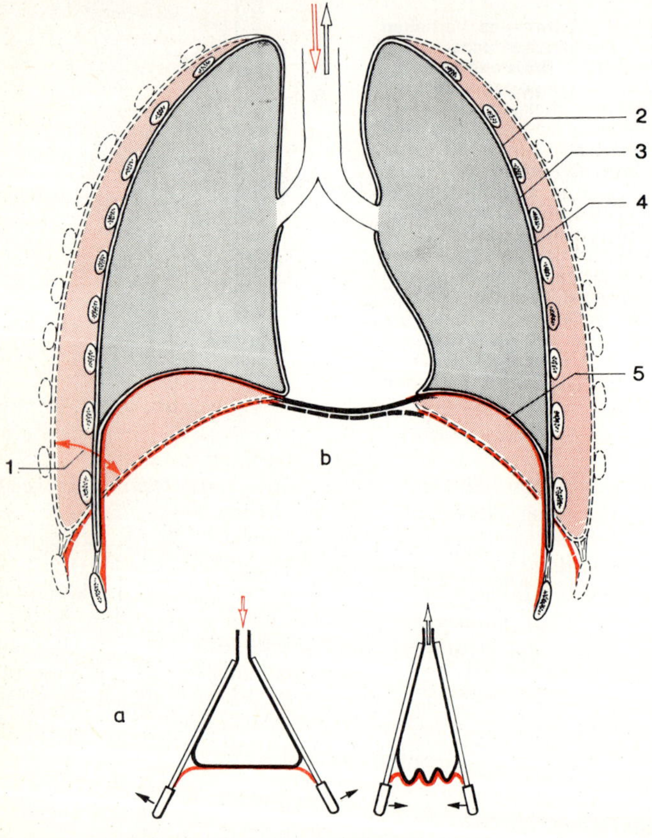

Abb. 137 a **Vergleich der Lungen mit einem Blasebalg:** Wird der Inhalt vergrößert, so strömt Luft ein, wird er verkleinert, so wird Luft ausgepreßt. b **Vereinfachter Frontalschnitt durch die beiden Pleurahöhlen mit Lungen.** Ausgezogene Striche geben die Lage von Brustwand und Zwerchfell bei Ausatmung an, unterbrochene Striche die Lage bei Einatmung. 1 Entfalteter Spaltraum zwischen Zwerchfell und Brustwand (Recessus costodiaphragmaticus). 2 Brustfell (Pleura parietalis). 3 Lungenfell (Pleura pulmonalis). 4 Von Flüssigkeitsfilm erfüllter Pleuraspalt (Verschiebespalt). 5 Zwerchfellkuppel.

Rippen fest. Durch die Kontraktion der *Interkostalmuskeln* werden die Rippen gehoben. Dabei nimmt der Brustraum von vorn nach hinten und seitlich an Größe zu. Bei angestrengter Einatmung kann man die auf den Brustkorb übergreifenden Gliedmaßenmuskeln als *Atemhilfsmuskeln* einsetzen, falls die Hände sich an einer Stütze anklammern.

Ausatmung (Exspiration): Das erschlaffte Zwerchfell wird durch den Druck im Bauchraum in Form von *zwei Kuppeln* nach oben gewölbt. Die sehnige Mitte des Zwerchfells (Centrum tendineum) verschiebt sich dabei kaum. Der *Spaltraum zwischen Zwerchfell und Brustwand* wird geschlossen, indem sich das Brustfell in diesem Bereich aufeinanderlegt. Durch Kontraktion der Bauchmuskeln *(Bauchpresse)* kann die Ausatmung verstärkt werden. Die *Erschlaffung der zur Einatmung führenden Muskeln* überliefert den Brustkorb seinen eigenen Federkräften. Sein Durchmesser verringert sich von vorn nach hinten und auch seitlich. Durch die Verkleinerung des Inhalts des Brustraumes zieht sich die Lunge ihrer Elastizität folgend zusammen. Die Luft strömt nach außen: Exspiration.

Zwerchfellatmung und Brustwandatmung: Dem Zwerchfell kommt die Hauptaufgabe zu.

● *Beidseitige Lähmung des Zwerchfells (N. phrenicus) führt zum Ersticken.* Die Zwerchfellatmung wird durch die Brustwandatmung unterstützt. Je geringer die Dehnbarkeit des Brustkorbes mit zunehmendem Alter wird, um so mehr tritt die Brustwandatmung zurück.

Atemrhythmus: Die Atembewegungen werden vom *Atemzentrum* im verlängerten Mark gesteuert. Das Atemzentrum erhält seine Meldungen von den feinen Ästen des *Vagus* in den Lungenalveolen *(nervöse Steuerung)*, von *Chemorezeptoren* im Karotis- und Aortenglomus, welche durch das Absinken des Sauerstoffdrucks im Blut (Hypoxie) und vom *CO_2-Gehalt des Blutes (chemische Steuerung)* gereizt werden. Das Atemzentrum (s. S. 317, Abb. 182) gibt über den N. phrenicus für die Kontraktion des Zwerchfells und über die Zwischenrippennerven die Antriebe für die Zwischenrippenmuskulatur. Die *normale Atemfrequenz* beträgt

● beim Neugeborenen	40 Atemzüge in der Minute
● beim 20jährigen	20 Atemzüge in der Minute
● beim 30jährigen	16 Atemzüge in der Minute

Sobald Muskelarbeit geleistet wird, steigt der CO_2-Gehalt des Blutes an. Das Atemzentrum wird gereizt. Die *Reizung des Atemzentrums* kann man auch durch Medikamente erreichen. Der Atemrhythmus ist *willkürlich* beeinflußbar. Bei manchen Krankheitsbildern ist der Atemtypus verändert. *Cheyne-Stokessches* Atmen, eine Serie tiefer

Atemzüge, welchen eine Verflachung der Atmung vorausgeht und nachfolgt, mit anschließender längerer Pause, ist meist von schlechter Vorbedeutung. Erschwerte Atmung wird als *Dyspnoe* bezeichnet, Atemunterbrechung als *Apnoe*. Mangelnde Sauerstoffsättigung des Blutes führt zu *Zyanose* mit bläulicher Verfärbung der Lippen. Der Sauerstoffmangel im Gewebe wird als *Anoxie* bezeichnet. Unter *Asphyxie* versteht man den drohenden Erstickungstod bei ungenügender Sauerstoffzufuhr.

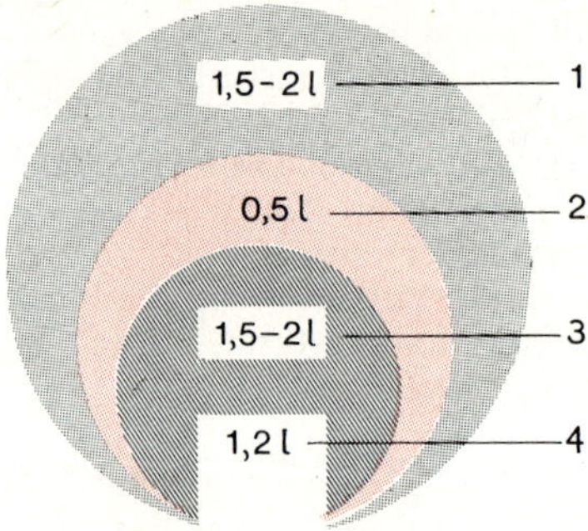

a

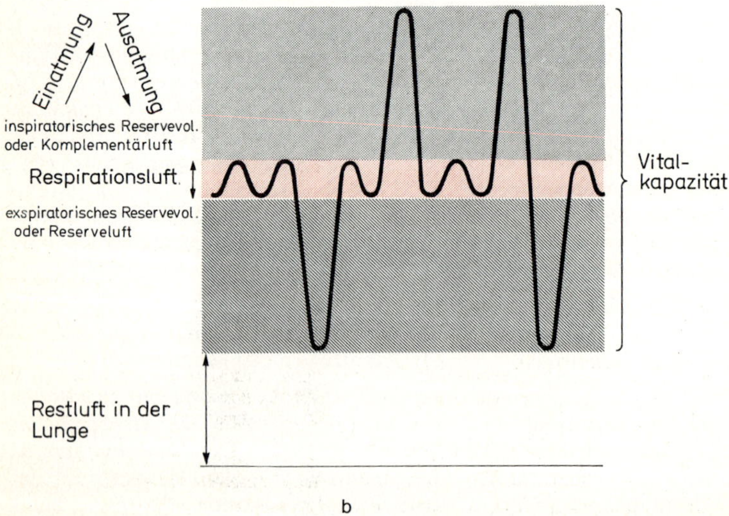

b

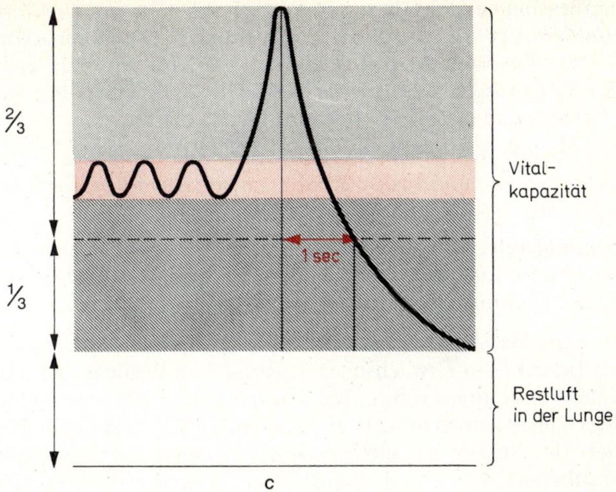

Abb. 138 a **Vereinfachte Darstellung der Atemgrößen.** 1 Inspiratorische Reserveluft. 2 Atemluft. 3 Exspiratorische Reserveluft. 4 Restluft. b **Aufzeichnung der Luftmenge:** Bei normaler Ein- und Ausatmung (Respirationsluft oder normale Atemluft), bei tiefer Einatmung (inspiratorisches Reservevolumen) und tiefer Ausatmung (exspiratorisches Reservevolumen). Vitalkapazität = Respirationsluft + inspiratorische Reserveluft + exspiratorische Reserveluft. c **Aufzeichnung eines Atemstoßes (Tiffeneau-Test).** Nach tiefster Einatmung sollen in einer Sekunde mindestens 2/3 der Vitalkapazität ausgeatmet werden.

Atemvolumen: Beim Atmen ist der Luftwechsel in der Lunge nicht vollständig; sie wird beim Ausatmen nicht vollständig entleert und beim Einatmen nicht maximal gefüllt. Bei normaler Atmung atmen wir nur etwa 0,5 l Luft ein und aus *(Respirationsluft* oder normales Atemvolumen).
Nach einer normalen Einatmung können wir weitere 1,5 – 2 l einatmen (inspiratorische Reserveluft). Nach einer normalen Ausatmung können wir noch weitere 1,5 – 2 l ausatmen (exspiratorische Reserveluft). Was auch nach tiefster Ausatmung noch in der Lunge zurückbleibt, beträgt etwa 1,2 l: Restluft *(Residualluft)* (Abb. 138 a).

● **Vitalkapazität (maximales Atemvolumen):** *Wir verstehen darunter das Volumen Luft, das wir nach tiefster Einatmung vollständig ausatmen können* (Abb. 138 b), somit die Summe aus Respirationsluft, inspiratorischem Reservevolumen und exspiratorischem Reservevolumen. Eine normale Vitalkapazität beträgt *3,5 bis 6 l.* Gute Sportler und gute Sänger haben eine beträchtliche Vitalkapazität.

Atemstoß: Man versteht darunter das Luftvolumen, das *nach tiefster Einatmung in der ersten Sekunde* ausgestoßen werden kann. Normalerweise werden beim Atemstoß etwa 2/3 *der Vitalkapazität* ausgeatmet. Der *Atemstoßtest (Tiffeneau-Test)* gibt über einen die Ausatmung behindernden Prozeß Auskunft (Abb. 138 c).

Atemgrenzwert: Atmet man während einer Minute möglichst tief und möglichst rasch ein und aus, so erhält man den *Atemgrenzwert*. Er beträgt etwa das 18- bis 20fache der Vitalkapazität.

Ventilationsgröße: Das *Atemminutenvolumen (Ventilationsgröße)* erhält man, wenn man die Atemluft mit der Anzahl der Atemzüge in der Minute multipliziert (z. B. $16 \times 500\ cm^3 = 8000\ cm^3 = 8\ l$).

Der normale Bedarf an Atemluft: Für eine optimale Sauerstoffversorgung braucht ein Erwachsener in Ruhe 7–8 l Luft in der Minute (normale Ventilationsgröße). Bei starker körperlicher Anstrengung steigt der Sauerstoffverbrauch: Es werden bis 90 l Luft in der Minute benötigt. Pro Stunde hat ein Erwachsener einen durchschnittlichen Frischluftbedarf von rund $30\ m^3$. Bei normaler Lufterneuerung braucht er einen Mindestluftraum von $15\ m^3$. Ein Kleinkind hat einen Frischluftbedarf von rund $10\ m^3$ pro Stunde. Bei normaler Lufterneuerung ist ein minimaler Luftraum von $5\ m^3$ notwendig. Vor allem Schulzimmer und Schlafsäle haben den erwähnten Zahlen Rechnung zu tragen.

Wichtigste Atemgrößen:

- *Statische Größen:*

  Respirationsvolumen = Atemluft,
  inspiratorische Reserveluft,
  exspiratorische Reserveluft,
  Vitalkapazität (VK) = maximales Atemvolumen,
  maximales Lungenvolumen = in der Lunge enthaltene Luft.

- *Dynamische Größen:*

  Atemstoßwert = Sekundenvolumen,
  Atemgrenzwert = größtmögliche Atemluftmenge in der Minute,
  Ventilationsgröße = Atemminutenvolumen.

Untersuchung der Lungen:

Atemfrequenz: Anzahl Atemzüge in der Minute.
Perkussion: Lufthaltiges Lungengewebe gibt einen hellen (tympanitischen) Klopfschall. Durch Beklopfen kann bei stärkster Ein- und Ausatmung die Verschieblichkeit des unteren Lungenrandes festgestellt werden. Flüssigkeitsansammlungen oder Krankheitsherde, wel-

che mit einem Verlust der Luftfüllung der Lungenbläschen einhergehen, können den Klopfschall dämpfen.
Auskultation: Mit dem Hörrohr (Stethoskop) lassen sich die normalen Geräusche bei Ein- und Ausatmung sowie krankhafte Veränderungen dieser Geräusche abhören.
Durchleuchtung (Radioskopie) und Röntgenbild (Radiographie): Die Röntgenuntersuchung gibt sehr zuverlässig Auskunft über die Ausdehnung und den Luftgehalt der Lungen. Der Gefäßbaum der Lungenwurzel stellt sich als Schatten dar (Hilusschatten). Krankhaft veränderte Lymphknoten der Lungenwurzel können den Hilusschatten vergrößern.
Bronchographie: Bringt man mit einer Sonde ein Röntgenkontrastmittel, das sich auf die Schleimhaut der Bronchen legt, in den Bronchialbaum, so erhält man ein *Bronchogramm,* das über die Anordnung und den Durchmesser der Bronchen orientiert.
Bronchoskopie: Mit Hilfe eines in die oberen Luftwege eingeführten Instrumentes kann die Beschaffenheit der Schleimhaut von Luftröhre und Bronchialbaum betrachtet werden.
Statische Belüftungsgrößen: Sie unterrichten über die Fassungskraft der Lungen unter bestimmten gegebenen Bedingungen. Sie werden mit dem Spirometer gemessen.
Dynamische Belüftungsgrößen: Sie geben Auskunft über den Atemvorgang. Auch dazu bedient man sich des Spirometers.
Chemische Untersuchung: Sauerstoffaufnahme und Abgabe von Kohlendioxyd in Ruhe und bei Arbeit lassen sich durch Untersuchung der Luft in den Lungenbläschen und durch Untersuchung der Blutgase bestimmen.
Auswurf: Das unter krankhaften Bedingungen ausgehustete Sputum kann auf Zellen und Krankheitserreger untersucht werden.

Künstliche Atmung: Künstliche Atmung ersetzt die natürliche Atmung, wenn bei noch erhaltener Herztätigkeit die Atembewegungen ausbleiben (Scheintod bei Ertrinken, bei elektrischen Unfällen, Vergiftungen).
Methode in Rückenlage (SILVESTER-THOMSON): Der Retter kniet über dem Verunglückten und bringt die gestreckten Arme in Diagonalstellung. Dann beugt er sie und preßt mit ihrer Hilfe den Brustkorb des Verunglückten zusammen. Der eigene Atemrhythmus gibt das Tempo von Ein- und Ausatmung an. Sie hat mehrere Nachteile. Die Bewegung der Arme des Verunfallten durch den Retter ist sehr ermüdend. Die Zunge kann zurücksinken und die Atemwege verlegen. Schleim, Schaum oder Erbrochenes wird nicht abfließen. Man muß die Schultern des Verunfallten hochlagern, um den Kopf in überstreckte Stellung bringen zu können.

Methode in Bauchlage (Holger-Nielsen-Schaefer-Hederer): Der Retter kniet über dem auf dem Bauche liegenden Verunglückten. Er drückt mit seinem ganzen Gewicht mit flachen Händen auf die untere Brustkorbgegend (Ausatmung) und läßt wiederum los (Einatmung). Dabei hält er sich an seinen eigenen Atemrhythmus. Diese Methode ist gut. Schleim, Schaum oder Erbrochenes wird aus dem Mund ausfließen. Die Zunge hängt nach vorn. Die zu leistende Arbeit ist relativ wenig ermüdend.

Rescue breathing, Insufflation oder Mund-Nase-Beatmung: Der Verunglückte liegt auf dem Rücken. Der Retter kniet auf Höhe des Kopfes seitlich daneben. Mit der einen Hand umfaßt er das Kinn, den Daumen auf dem geschlossenen Mund. Die andere Hand liegt auf der Stirn, so daß der Kopf des Verunglückten *stark* zurückgebogen ist. Nach stärkster Einatmung preßt der Retter seinen Mund um die Nasenöffnungen des Verunglückten und atmet kräftig aus. Dann atmet er selber wieder forciert ein, um die Luft bei maximaler Ausatmung in die Luftwege des Verunglückten zu pressen. Der Vorteil dieser Methode ist, daß sie auch bei Thoraxverletzungen brauchbar ist und auch bei alten Leuten mit starrem Thorax beatmend wirkt. Es braucht jedoch Übung dazu. Nachteile sind, daß ein Teil der eingeblasenen Luft in den Verdauungstrakt gelangen kann, daß die Ein- und Ausatmung des Retters verstärkt sein muß, daß die Flüssigkeit in die Atemwege eingepreßt wird, daß die starke Hyperextension des Kopfes Kraft braucht und daß die Methode sehr unangenehm sein kann.

Maschinelle künstliche Beatmung: Eine maschinelle künstliche Beatmung ist in entsprechend ausgerüsteten Rettungsstationen möglich.

Harnapparat

- *Zum Harnapparat gehören die beiden Nieren, die Nierenkelche, die Nierenbecken, die beiden Harnleiter, die Blase und die Harnröhre.*

Aufgaben des Harnapparates

Der Harnapparat erfüllt die lebenswichtigen Aufgaben der *Ausscheidung (Exkretion)* und der *Regelung (Regulation)* des Flüssigkeitshaushaltes.

Ausscheidung von Stoffwechselprodukten:

- *Ausscheidung von Harnstoff und Harnsäure:* Die Nieren sind der Ausscheidungsort für das *Abbauprodukt des Eiweißstoffwechsels* und das Abbauprodukt der *Nukleinsäuren.*
- *Ausscheidung giftig wirkender Substanzen:* Die meisten Gift- und Arzneistoffe werden in der Leber umgebaut und in chemisch unwirksamer Form durch die Nieren ausgeschieden.

Regelung der Körperflüssigkeit:

- *Wasserhaushalt:* Die Nieren spielen eine wichtige Rolle im Wasserhaushalt des Körpers.
- *Gleichgewicht des Salzhaushaltes:* Das Gleichgewicht im Körper zwischen *Natrium- und Kalziumsalzen* hängt wesentlich von den Nieren ab.
- *Regelung des osmotischen Druckes:* Durch die Ausscheidung von Salzen nehmen die Nieren Einfluß auf den osmotischen Druck der Körperflüssigkeiten.
- *Regelung des Säure-Basen-Gleichgewichtes:* Durch die Bildung entsprechender Salze können die Nieren einen Überschuß an sauren oder alkalischen Bestandteilen ausscheiden.

Nieren (Renes)

- *Die Nieren sind neben den Lungen das wichtigste Ausscheidungsorgan (Exkretionsorgan). Sie regeln den Wasser- und Salzhaushalt des Körpers.*

Lage und Bau: Die Nieren liegen in der *Lendengegend* beiderseits der Wirbelsäule hinter der Bauchhöhle *(retroperitoneale Lage)* (Abb. 139). Die rechte Niere liegt *unterhalb der Leber*, die linke *un-*

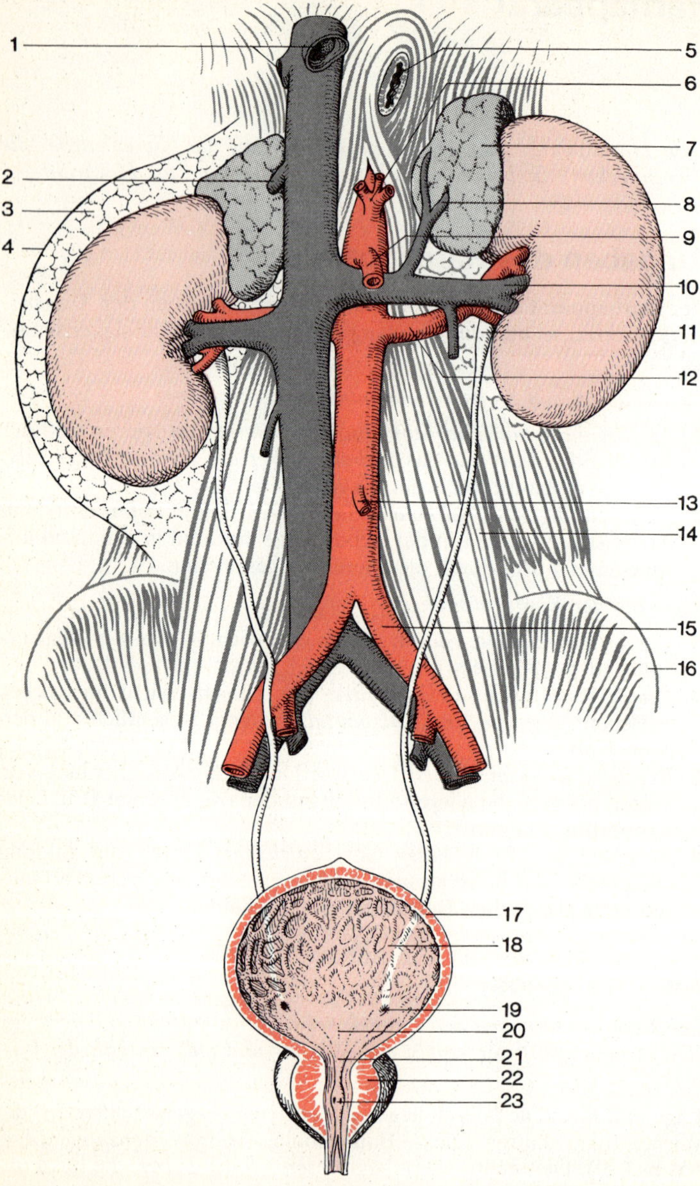
1
2
3
4
5
6
7
8
9
10
11
12
13
14
15
16
17
18
19
20
21
22
23

terhalb der Milz. Meist ist die rechte Niere etwas tiefer gelegen als die linke. Der obere Nierenpol kann die *11. Rippe* erreichen, der untere Nierenpol soll nicht unter den Beckenkamm absinken (Nephroptose). Eine Niere wiegt etwa *150 g,* ist ca. 12 cm lang, 6 cm breit und 3 cm dick. Sie hat die Form einer Bohne. An der eingedellten Stelle befindet sich der *Nierenhilus,* wo die Arterien und autonomen Geflechte eintreten, die Venen, die Lymphgefäße und das Nierenbecken austreten. Als Nierenbucht *(Nierensinus)* bezeichnet man die Grube, welche Nierenbecken, Gefäße und Nerven sowie Bindegewebe und Fettgewebe enthält.

Befestigung der Niere: Die Nieren sind von einer *Fettkapsel* (Capsula adiposa) umgeben, welche einen bindegewebigen Sack *(Fasziensack)* ausfüllt, der gegen die Mittellinie des Körpers hin geöffnet ist (Abb. 139). Wird dieses Baufett eingeschmolzen, so wird die Niere abnorm beweglich (Ren mobilis).

Mittelschnitt durch die Niere: Ein Mittelschnitt zeigt Mark (Medulla) und Rinde (Cortex) (Abb. 140). Das *Nierenmark* enthält die geraden Anteile der Nierenkanälchen und die Sammelrohre. Es wird von 10 bis 20 *Nierenpyramiden* gebildet, in welchen die Sammelrohre und die Henleschen Schleifen liegen. Die Spitze jeder Pyramide bildet eine *Nierenpapille,* welche die feinen Öffnungen der Sammelrohre aufweist. Die breite Grundfläche der Pyramide ist gegen die Rinde gerichtet und läuft in Form von *Markstrahlen* gegen die Rinde aus. Die dunklere *Rinde* bildet eine äußere Schicht und senkt sich zwischen die Pyramiden in Form der *Nierensäulen (Columnae renales)* ein.

● *Die Nierenrinde enthält die Nierenkörperchen (Glomeruli) und die gewundenen Abschnitte der Nierenkanälchen.*

Blutgefäßversorgung der Niere: Durch die beiden Nierenarterien wird den Nieren ungefähr $1/3$ *der Gesamtblutmenge im großen Kreislauf* zugeführt. Die Nierenarterie teilt sich in die interlobären Arterien, aus welchen die Radiärarterien hervorgehen, welche ihrerseits

---

◀ Abb. 139 **Lage von Nieren und Nebennieren mit Gefäßen, Harnleiter und Harnblase (aufgeschnitten).** 1 Lebervenen. 2 Rechte Nebennierenvene. 3 Fettkapsel der Niere (Capsula adiposa renis). 4 Fasziensack der Niere. 5 Speiseröhre beim Durchtritt durch das Zwerchfell. 6 Truncus coeliacus. 7 Nebenniere (Glandula suprarenalis). 8 Linke Nebennierenvene. 9 Obere Mesenterialarterie. 10 Nierenvene. 11 Harnleiter (Ureter). 12 Nierenarterie. 13 Untere Mesenterialarterie. 14 Hüft-Lenden-Muskel (M. iliopsoas). 15 Gemeinsame Beckenschlagader (A. iliaca communis). 16 Beckenkamm (Crista iliaca). 17 Blasenmuskulatur (M. detrusor vesicae). 18 Relief der Blasenschleimhaut. 19 Harnleiterschlitz (Ureterenmündung). 20 Glattes Dreieck der Blasenschleimhaut (Trigonum vesicae). 21 Blasenhals (Collum vesicae). 22 Vorsteherdrüse (Prostata). 23 Samenhügelchen (Colliculus seminalis) mit Öffnungen der Spritzgänge (Ductus ejaculatorii).

die *zuführenden Arteriolen der Glomeruli* abgeben. Das Kapillarnetz eines Nierenkörperchens wird von einer zuführenden Arteriole (Vas afferens) gespeist. Eine *wegführende Arteriole* (Vas efferens) von kleinerem Durchmesser leitet das Blut wieder aus dem Glomerulus heraus. Hernach geht es in das Kapillarnetz über, welches die Nierenkanälchen umspinnt, und sammelt sich in Venen.

● *Die Nierenvenen münden in die untere Hohlvene.*

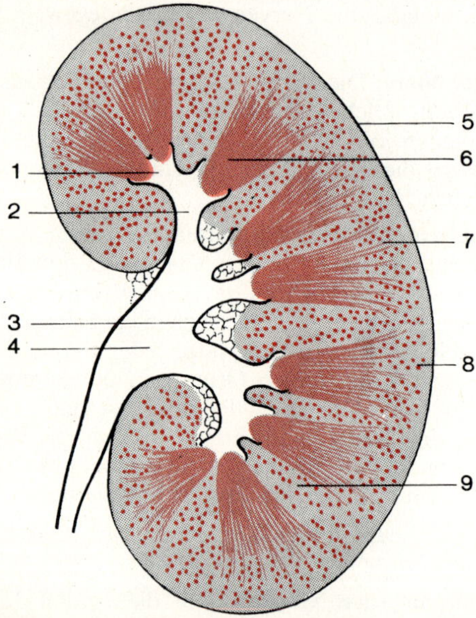

Abb. 140 **Vereinfachter Mittelschnitt durch eine Niere.** 1 Kleiner Nierenkelch (Calix minor). 2 Großer Nierenkelch (Calix major). 3 Fettgewebe der Nierenbucht (Nierensinus). 4 Nierenbecken (Pelvis renalis). 5 Bindegewebige Kapsel der Niere (Capsula fibrosa). 6 Nierenpyramide. 7 Markstrahl. 8 Nierenkörperchen (Glomerulus) der Rinde. 9 Nierensäule (Columna renalis).

Mikroskopische Struktur: ● *Das Nierengewebe besteht aus Nephronen (Glomerulus + Kanälchen), welche die Bau- und Arbeitseinheiten darstellen,* aus Gitterfasern und etwas Bindegewebe. Für *jede* Niere rechnet man mit etwa *einer Million Nierenkörperchen* und etwa *10 km Nierenkanälchen.* Das Nierenkörperchen besteht aus Kapillarschlingen, welche in die *Bowmansche Kapsel* eingestülpt erscheinen. Man unterscheidet an ihm einen *Gefäßpol,* wo zuführende und wegführende Arterien liegen, und einen *Harnpol,* welcher den Übergang zum

Nierenkanälchen mit seinem gewundenen *Hauptstückteil* darstellt (Abb. 141). Der gewundene Teil des Hauptstückes ist der Ort der Rückresorption von Wasser und von Zucker. Ihm folgt ein gerader Hauptstückteil, woran sich die dünne *Henlesche Schleife* anschließt. Sie geht in den geraden Teil des *Zwischenstückes* über, welchem der gewundene Teil dcs Zwischenstückes folgt. Das Schaltstück mündet in das *Sammelrohrsystem*, das auf der Nierenpapille feine Öffnungen bildet.

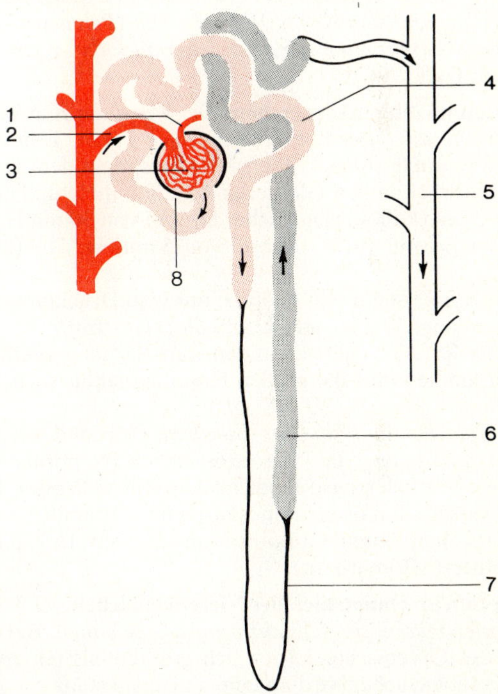

Abb. 141 **Arbeitseinheit des Nierengewebes: Nephron.** 1 Wegführende Arteriole (Vas efferens). 2 Zuführende Arteriole (Vas afferens). 3 Haarschleifen des Nierenkörperchens (Glomerulus), umgeben von der Bowman-Kapsel. 4 Hauptstück des Nierenkanälchens. 5 Sammelrohr. 6 Mittelstück des Nierenkanälchens. 7 Henle-Schleife des Nierenkanälchens. 8 Bowmann-Kapsel.

Bildung des Harns

- *In 24 Stunden fließen etwa 1500 l Blut durch die Nieren. Aus dem arteriellen Blut wird durch den Blutdruck ein Teil der Flüssigkeit durch das Glomeruluskapillarnetz ausgepreßt: Ultrafiltrat. Durch Rückgewinnung (Rückresorption) und Absonderung (Sekretion) wird dieses Ultrafiltrat (Primärharn) zum Urin.*

- *Der Harn tritt durch die Poren der Nierenpapillen in die Nierenkelche (Calices renales) und von da ins Nierenbecken (Pelvis renalis). Durch peristaltische Kontraktionen der Harnleitermuskulatur wird er in die Blase gepreßt* (Abb. 142).

- **Ultrafiltration im Nierenkörperchen:** *Die Wand der Kapillarschlingen verhält sich wie ein Filter mit äußerst feinen Poren.* Der Filtrationsdruck von 35 mmHg (Quecksilbersäule) entspricht dem Unterschied zwischen Blutdruck in den Glomeruli von 70 mmHg und dem Druck des Bluteiweißes (kolloidosmotischer Druck) von 30 mmHg und dem Druck in der Bowmanschen Kapsel von 5 mmHg: 70−(30 + 5) = 35 mmHg.
  Die Ultrafiltration ist ein rein *passiver,* nur vom Druckunterschied abhängiger Vorgang. Wasser und *kleinmolekulare Stoffe* werden durch die Wand der Kapillarschlingen in den Kapselraum gepreßt, während die Blutkörperchen und die großen Eiweißmoleküle nicht durchtreten können.
  Rote Blutkörperchen im Urin oder Eiweiß im Urin sind meist der Ausdruck einer *Schädigung der Nierenkörperchen* (Nephritis = Nierenentzündung). Normalerweise gehen ins Ultrafiltrat Wasser, Harnstoff, Harnsäure, Salze, Glukose, Aminosäuren und Vitamin C über. In 24 Stunden entstehen durch Ultrafiltration aus den 1500 l Blut etwa 150 l Ultrafiltrat (Primärharn).

- **Rückresorption im Hauptstück der Nierenkanälchen:** *99 % des Ultrafiltrates werden teils passiv, teils aktiv zurückgewonnen.* Bei der Rückresorption der *Glukose* handelt es sich größtenteils um eine Zellarbeit. Der Traubenzucker wird an eine Trägersubstanz gebunden und so durch die Epithelzellen geschleust: 99 % werden im gewundenen Hauptstückteil, 0,9 % durch die Epithelien der Sammelrohre aufgenommen, 0,1% geht dem Körper verloren und tritt in den Harn über. Zucker im Urin ist durch einen zu hohen Blutzuckerspiegel bedingt, wobei die Nierenkanälchen mit der Rückresorption nicht mehr nachkommen (Überschreitung der *maximalen Transportkapazitat)* oder in ihrer Funktion gestört sind (renaler Diabetes).
  In den Nierenkanälchen wird neben Wasser auch eine beträchtliche Menge von Natriumionen sowie Aminosäuren rückresorbiert. 85 % der Natriumsalze werden im Anfangsteil und 14,5 % im Endabschnitt

des Nierenkanälchens wieder aufgenommen. 0,5 % wird mit dem Harn ausgeschieden.
97 % des im Ultrafiltrat ausgeschiedenen Jods werden rückresorbiert.

Sekretion: Neben rein passiver Ultrafiltration und teils aktiver, teils passiver Rückgewinnung spielt auch Ausscheidung eine Rolle. Die Epithelien des distalen Anteils des Nierenkanälchens sezernieren aktiv *Kalium*. Auch für *Kreatinin*, ein Abbauprodukt von Kreatin, und *Hippursäure* ist Sekretion sichergestellt.

Harnstofftransport: Für den Transport des Harnstoffes in die Lichtung der Harnkanälchen spielen eine Rolle:

- *Wassermitreißeffekt:* Das durch die Epithelzellen der Wand des Harnkanälchens tretende Wasser schleppt Harnstoff mit sich.
- *Diffusionsstrom:* Ist die Konzentration des Harnstoffes auf beiden Seiten des Epithels der Kanälchenwand verschieden, so stellt sich ein dem Druckgefälle entsprechender Diffusionsstrom ein.
- *Aktiver Transport:* Bei eiweißarmer Ernährung würden Wassermitreißeffekt und Diffusionsstrom nicht zum Transport genügen: Die Epithelzellen des Harnkanälchens scheiden aktiv Harnstoff aus.

Regulierung der Harnbereitung: Die Rückresorption von Wasser in den Nierenkanälchen steht vor allem unter *hormonaler Kontrolle*. Das vegetative Nervensystem beeinflußt nur indirekt, über das Gefäßsystem, die Harnbereitung. Das wirksame Hormon ist das *Adiuretin* des Hypophysenhinterlappens, das ausgesprochen diuresehemmend wirkt. Die Rückresorption von Natrium wird von den *Mineralokortikoiden*, Hormonen der Nebennierenrinde, geregelt. *Parathormon* (s. Epithelkörperchen, S. 287) vermindert die Rückresorption von Phosphat.

Ausscheidungsfähigkeit (Clearance): Clearance heißt Klärung oder Reinigung. Zur Prüfung der *Ausscheidungsfähigkeit* der Nieren benützt man meist *Inulin* oder *Paraaminohippursäure*, welche fast in derselben Menge im Urin ausgeschieden werden, in welcher sie durch die Membran der Nierenkörperchen abfiltriert wurden. Kennt man die Menge des zugesetzten Stoffes in 1 ml Blutplasma und die Konzentration des Stoffes in der während 1 Minute ausgeschiedenen Harnmenge, so kann man die pro Minute von dem zugesetzten Stoff gereinigte Menge Blutplasma errechnen:

$$\text{Clearance} = \frac{\text{Stoffmenge in mg pro 100 ml im Urin}}{\text{Stoffmenge in mg pro 100 ml Blutplasma}} \cdot \text{Minute}$$

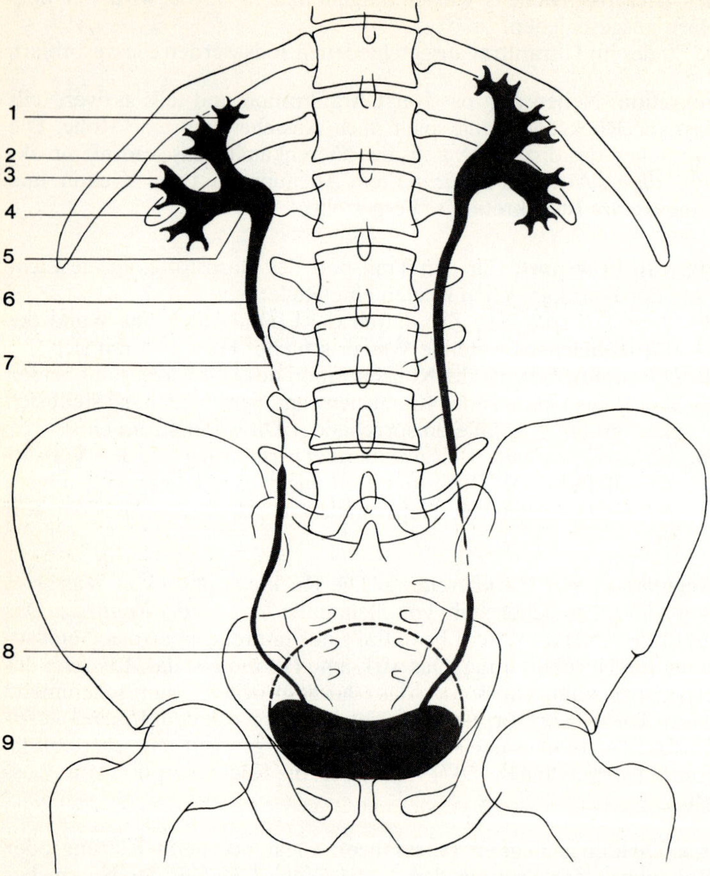

Abb. 142 **Vereinfachte Durchzeichnung einer Röntgenaufnahme von Nieren und Harnblase nach intravenöser Einspritzung eines Röntgenkontrastmittels** (intravenöses Zystopyelogramm). Darstellung von Nierenbecken, Harnleitern und Blase. 1 Kleiner Kelch (Calix minor) des Nierenbeckens. 2 Großer Kelch (Calix major) des Nierenbeckens. 3 Aussparung, hervorgerufen durch eine Nierenpapille (Papilla renalis). 4 Zwölfte Rippe. 5 Nierenbecken (Pelvis renalis). 6 Harnleiter (Ureter). 7 Durch Peristaltik zusammengepreßte Stelle des Harnleiters. 8 Umriß einer stark gefüllten Blase: Kugelform. 9 Blase bei mäßiger Füllung: Schalenform.

Eigenschaften des Harns

- **Quantität:** *Beim Erwachsenen werden in 24 Stunden 1 bis 1½* l Urin gebildet.

Farbe: hellgelb bis dunkelgelb.

Reaktion: leicht sauer. Bei Pflanzenkost auch leicht alkalisch.

Zusammensetzung:

- *Organische Substanzen: Harnstoff* als Abbauprodukt des Eiweißstoffwechsels. Pro Tag werden 25–30 g Harnstoff ausgeschieden. Die *Harnsäure* ist das Abbauprodukt der Kernsäuren (Nukleinsäuren). Die täglich ausgeschiedene Menge schwankt zwischen 0,5 und 1 g. Ferner werden im Harn pro Tag 2-3 g *Kreatinin,* ein Abbauprodukt des Muskelstoffwechsels, und ungefähr 0,7 g Hippursäure ausgeschieden. Normaler Urin enthält kein *Kreatin.*
- *Anorganische Substanzen:* Natrium, Kalium, Kalzium, Magnesium und Ammoniak werden mit Säuren zu *Salzen* verbunden, die im Bodensatz des Harns (Urinsediment) (Abb. 143) häufig Kristalle bilden. Die häufigsten Salze sind Chloride, Sulfate, Phosphate, Karbonate, Oxalate und Urate.
- *Farbstoffe: Urochrom,* ein Eiweißabbauprodukt, gibt dem Harn die normale Farbe. In sehr kleinen Mengen wird auch *Urobilinogen,* ein Abkömmling des Bilirubins, ausgeschieden. Bei erhöhtem Bilirubinspiegel im Blut wird auch das Bilirubin in den Harn übertreten. Der Harn erhält eine braune Farbe.
- *Wasser:* Etwa 95% des Harns sind Wasser.

Urinsediment: Beim Zentrifugieren von Urinproben findet man normalerweise im Bodensatz kleine Mengen, häufig kristallin ausfallender Salze (Abb. 143):

Kalzium-, Magnesium- und Ammoniumphosphat,
Kalziumoxalat,
Kalzium- und Natriumkarbonat,
Harnsäure.

Unter krankhaften *Bedingungen* findet man *rote Blutkörperchen* (meist Nephritis), *weiße Blutkörperchen* (entzündliche Prozesse) sowie *Epithelzellen* der Niere und der Harnwege. In schweren Fällen können *Zylinder* aus Erythrozyten, Leukozyten oder Eiweißen auftreten. Solche Zylinder sind Ausgüsse der Nierenkanälchen. Unter krankhaften Bedingungen können auch *Aminosäuren,* wie Leuzin und Tryosin, im Sediment auftreten.

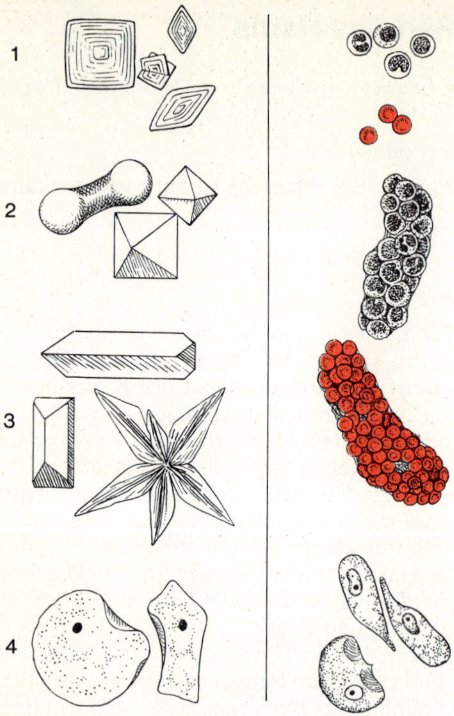

Abb. 143 **Harnsediment.** Normale Bestandteile: 1 Harnsäure in Tafelform. 2 Kalziumoxalat in Hantelform und in Form von achtflächigen Körpern. 3 Tripelphosphat (Ammonium-Magnesium-Phosphat) in Form von sargdeckelähnlichen Prismen. 4 Plattenepithel der äußeren Geschlechtsorgane, der Scheide oder der Vorhaut. Krankhafte Bestandteile: 5 Leukozyten. 6 Erythrozyten. 7 Leukozytenzylinder. 8 Erythrozytenzylinder. 9 Epithelzellen der ableitenden Harnwege.

Funktionsprüfungen der Niere

Zucker- und Eiweißprobe.
Untersuchung des *Harnsedimentes.*
Verdünnungs- und *Konzentrationsversuch* nach Wasserstoß (Volhard).
Intravenöses (Abb. 142) oder retrogrades *Pyelogramm.*
Chromozystoskopie: Ausscheidung von intravenös injiziertem Farbstoff (Methylenblau oder Indigokarmin) und Kontrolle des Übertrit-
n gefärbtem Harn in die Blase.

Nadelbiopsie der Niere: Mit einer Hohlnadel kann die Niere durch die Körperwand des Patienten punktiert werden. Der so gewonnene feine Zylinder von Nierengewebe kann histologisch oder elektronenmikroskopisch untersucht werden.

Pharmakologie der Nierenfunktion

Harntreibende Stoffe werden als *Diuretika* bezeichnet. Koffein, Theobrombin und Theophyllin, die als Wirkstoffe in Kaffee, Kakao und Tee vorkommen, wirken durch Gefäßerweiterung auf die Nierentätigkeit.
Therapeutisch werden fast ausschließlich diuretische Sulfonamide verwendet.
Besondere, in der Niere entstehende Stoffe (Renin, Angiotensin) steigern den arteriellen Blutdruck (s. hormonähnliche Stoffe, S. 296).

Nierenkelche und Nierenbecken

● *Jede Nierenpapille steckt in einem Nierenkelch.* Ein Nierenbecken von *dendritischer oder Bäumchenform* weist kleine und große Kelche auf. Beim *plumpen (ampullären)* Nierenbecken haben wir nur eine Sorte von Kelchen, die unmittelbar ins Nierenbecken münden. Die Form von Kelchen und Nierenbecken kann mit Hilfe von Röntgenkontrastmittel dargestellt werden. Wird die Substanz intravenös gespritzt und von der Niere ausgeschieden, so spricht man von *intravenösem Zystopyelogramm* (Abb. 142). Wird dagegen die Kontrastsubstanz via Harnröhre, Harnblase mit Hilfe einer Sonde in den Harnleiter eingebracht, so spricht man von *retrogradem Pyelogramm.*

Harnleiter (Ureteren)

● **Lage:** *Die Harnleiter sind etwa 25 cm lang.* Sie steigen vor den Querfortsätzen der Lendenwirbel abwärts, überschreiten die Grenze des großen und des kleinen Beckens, wobei sie die *großen Beckengefäße kreuzen.* Schließlich münden sie an der Hinterseite der Blase, wobei sie die Blasenwand schief durchsetzen. Dadurch entsteht eine Art Druckverschluß, welcher eine Rückstauung nach oben verhindert: *Ureterenschlitz* (Abb. 139). Gefahr der Rückstauung bei überdehnter Blase.

Bau: Die Harnleiter, wie auch die Nierenbecken und die Harnblase sind von *Übergangsepithel* (Abb. 13 F) ausgekleidet. Zwei bis drei Schichten von *glatter Muskulatur* verursachen peristaltische Bewegungen, die den Urin bis in die Blase vorwärtstreiben. Die Lichtung des zusammengezogenen Harnleiters ist sternförmig. Normalerweise verlaufen in der Minute 2–3 peristaltische Wellen über den Harnleiter hinweg.

Harnblase (Vesica urinaria)

- *Die Harnblase ist ein muskulomembranöser Behälter* (Abb. 139) *für den Urin.*

Lage: Die Harnblase liegt im kleinen Becken, *hinter der Schamfuge*, über welche sie nur bei stärkerer Füllung emporsteigt. Beim Manne befindet sich die Blase *vor dem Rectum* und liegt der *Vorsteherdrüse (Prostata)* auf. Bei der Frau ist sie der *Gebärmutter und der Scheide vorgelagert.*

- **Blasenfüllung:** *Die normale Fassungskraft beträgt zwischen 150 und 500 ml.* Bei stärkster Füllung kann die Harnblase 1 l oder mehr enthalten. Eine volle Blase hat *Kugelform*, eine wenig gefüllte *Schalenform* (Abb. 142). Für die Blasenspülung braucht man etwa 120 ml Flüssigkeit, um die glatte Muskulatur nicht zur Kontraktion zu reizen.

Wandbau: Die äußere Oberfläche der Blase ist von *Bauchfell* überzogen, das leicht verschieblich ist und sich dem verschiedenen Füllungszustand anpassen kann. Die äußere Wandschicht besteht aus vielfach verflochtener, *glatter Muskulatur* zur Entleerung der Blase (M. detrusor); die innere Wandschicht aus einer *Schleimhaut* mit *Übergangsepithel* (Abb. 13 F). Im *Blasendreieck (Trigonum vesicae)*, das zwischen den Harnleiterschlitzen und dem Abgang der Harnröhre liegt, ist die Schleimhaut glatt, während sie in den übrigen Abschnitten zusammenhängende Falten bildet. Mit Hilfe des *Zystoskopes* kann die Schleimhaut der Blase beim Lebenden beobachtet werden.

Schließmuskeln der Blase: Der Abfluß des Harns wird durch zwei Schließmuskeln gehemmt. Der *obere Ringmuskel* ist glattmuskelig und liegt am Blasenhals (M. sphincter urethrae superior). Er arbeitet selbsttätig (reflektorisch). Der *untere Ringmuskel* (M. sphincter urethrae inferior) wird von quergestreifter, willkürlich innervierter Muskulatur des bindegewebigen Beckenbodens gebildet (Abb. 144).
Beim Manne kann Vergrößerung der Prostata (Prostatahypertrophie) den Abfluß des Harns hemmen.

Innervation der Harnblase: Die glatte Blasenmuskulatur ist vom *vegetativen Nervensystem* versorgt. Unter dem Einfluß des *Sympathicus* erschlafft die Blasenwandmuskulatur, und der glatte Ringmuskel zieht sich zusammen. Die Blase füllt sich. Unter dem Einfluß des *Pa-*
pathicus erschlafft der glatte Ringmuskel, und es kontrahiert

sich die Wandmuskulatur. Die Harnblase entleert sich: *Miktion*. Der Entleerungsvorgang ist reflektorisch gesteuert, doch können wir mit Hilfe des quergestreiften Ringmuskels der Entleerung entgegenwirken.

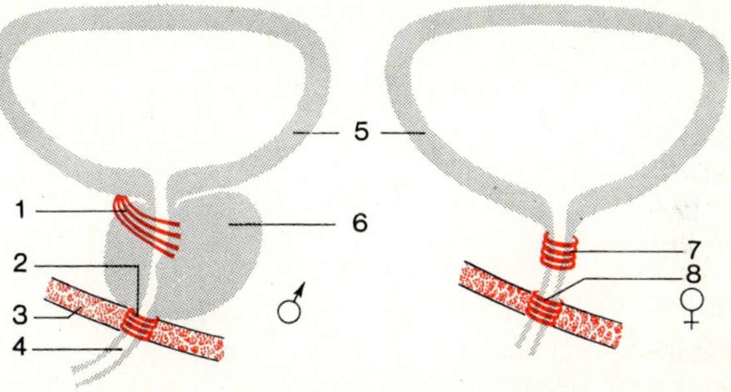

Abb. 144 **Schließmuskeln der Harnröhre beim männlichen und weiblichen Geschlecht.** 1 Oberer glattmuskeliger, unwillkürlicher Ringmuskel der männlichen Harnröhre (M sphincter urethrae superior). 2 Unterer quergestreifter, willkürlich innervierter Ringmuskel (M. sphincter urethrae inferior). 3 Der querverlaufende Muskel des bindegewebigen Beckenbodens (M. transversus perinei profundus). 4 Lichtung der Harnröhre (Urethra). 5 Blasenwandmuskulatur (M. detrusor vesicae). 6 Vorsteherdrüse (Prostata). 7 Oberer glattmuskeliger, unwillkürlicher Ringmuskel der weiblichen Harnröhre (M. sphincter urethrae superior). 8 Unterer quergestreifter, willkürlich innervierter Ringmuskel (M. spincter urethrae inferior).

Harnröhre (Urethra)

Die Harnröhrenschleimhaut weist zahlreiche *kleine Schleimdrüsen* auf (Glandulae urethrales). Die Einführung eines *Katheters* zur künstlichen Entleerung der Blase ist bei der Frau leicht, beim Manne wesentlich schwieriger.

Harnröhre des Mannes

Beim Manne ist die Harnröhre *20 bis 25 cm lang* und zeigt bei schlaff herunterhängendem männlichem Glied *zwei typische Krümmungen*. Die Harnröhrenmündung liegt an der Spitze der *Eichel (Glans penis)*. Der erste Teil der Harnröhre durchsetzt die *Prostata*, der zweite Teil durchbohrt den *bindegewebigen Beckenboden*, der dritte Abschnitt liegt im Innern des *Harnröhrenschwellkörpers (Corpus spongiosum penis)* des männlichen Gliedes (Abb. 145). Im Grunde handelt es sich beim Mann um eine *Harn-Samen-Röhre*. Es ist der gemeinsame Endabschnitt sowohl des Harn- wie des Geschlechtssystems.

Harnröhre der Frau

Bei der Frau ist die Harnröhre kurz: *2,5 bis 4 cm*, und verläuft gestreckt (Abb. 152 und 153). Sie mündet auf einer kleinen Vorwölbung im *Scheidenvorhof (Vestibulum vaginae)*.

Geschlechtsapparat

Durch den Geschlechtsapparat und die von ihm ausgehende *hormonale Wirkung* wird der Mensch männlich oder weiblich geprägt. Die andere Aufgabe der Geschlechtsdrüsen ist die Bildung der *Geschlechtszellen.* Die Verschmelzung von Samenzelle und Eizelle in der Befruchtung (s. Abb. 6) ist die Grundlage für die Entstehung neuen Lebens und seiner weiteren Entwicklung.

Geschlechtliche Differenzierung

Die Geschlechtsmerkmale unterscheiden die beiden Geschlechter. Die *primären Geschlechtsmerkmale* sind die Geschlechtsdrüsen, die in ihrer Ausbildung von den Geschlechtschromosomen abhängen (s. Abb. 7). Die *sekundären Geschlechtsmerkmale* hängen von der Einwirkung der Geschlechtsdrüsen ab. Sie sind teils geschlechtlicher, teils außergeschlechtlicher Natur. Zu den sekundären Geschlechtsmerkmalen genitaler Natur gehören die Ausbildung der ableitenden Geschlechtswege mit ihren Anhangsdrüsen und die Gestaltung der äußeren Geschlechtsorgane, die Schambehaarung und der Geschlechtstrieb. Die sekundären Geschlechtsmerkmale außergeschlechtlicher Natur betreffen die Maßverhältnisse der Körperteile, die Verteilung des Fettpolsters, die Entwicklung der Brustdrüse, das Wachstum des Kehlkopfes, dessen Änderung zum Stimmbruch in der Pubertät führt, ferner das sexuelle Verhalten und die besondere Affektivität.

Echte Zwitter (Hermaphroditen) besitzen sowohl Hoden- wie auch Eierstockgewebe. Bei *Scheinzwittern (Pseudohermaphroditen)* entsprechen die äußeren Gechlechtsorgane nicht dem Geschlecht der Keimdrüsen.

Neben der anatomischen Einteilung in echte Zwitter und Scheinzwitter kennt man *Fehlformen durch abnorme Zahl der* Geschlechtschromosomen: XO, XXX, XXXX, XXXXX; XXY, XXXY, XXXXY; XYY, XXYY, XXXYY. Steigende X-Zahlen sind von zunehmender Neigung zu Debilität und Mißbildungen gekennzeichnet.

Das *Klinefelter-Syndrom* ist der häufigste Typ der chromosomal bedingten Intersexualität (2 % der männlichen Bevölkerung). Die *Geschlechtschromosomen XXY* sind auf das Fehlen der Reduktion des X-Chromosoms der Mutter, seltener des Vaters bei der Meiose zurückzuführen. Die Hoden sind atrophisch und bilden keine befruchtungsfähigen Spermien. Patienten mit Klinefelter-Syndrom zeigen eunuchoiden Hochwuchs und eher feminine Fettverteilung. Sie haben Neigung zu Knochenentkalkung (Osteoporose) und zeigen meist X-Bein-Stellung. Die Intelligenz ist wenig beweglich.

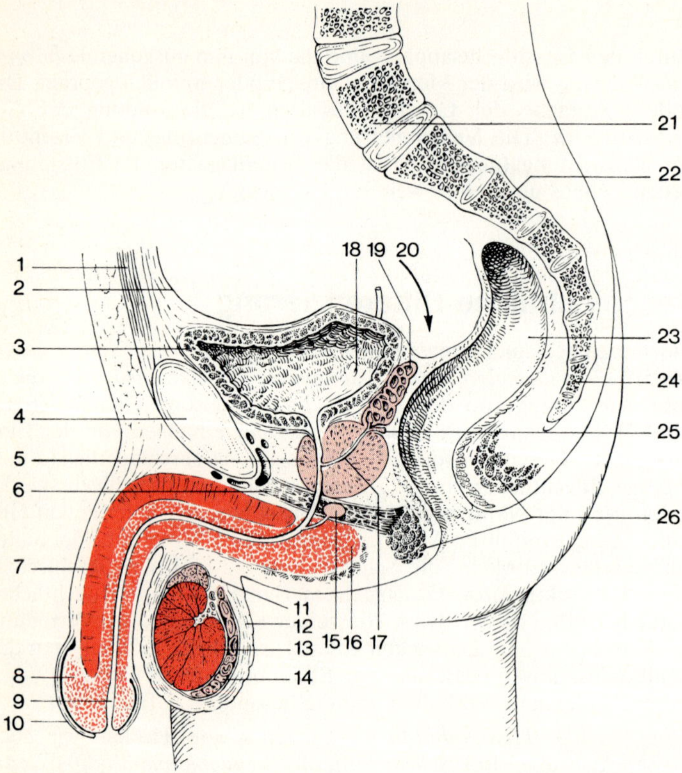

Abb. 145 **Mittelschnitt durch ein männliches Becken.** 1 Bauchwandmuskulatur. 2 Bauchfell (Peritoneum). 3 Glatte Muskulatur der Harnblasenwand. 4 Schambeinfuge (Symphysis pubica). 5 Vorsteherdrüse (Prostata). 6 Bindegewebiger Beckenboden (Diaphragma urogenitale). 7 Schwellkörper des männlichen Gliedes (Corpus cavernosum penis). 8 Eichel (Glans penis). 9 Kahnförmige Grube der Harnröhre (Fossa navicularis). 10 Vorhaut (Praeputium). 11 Nebenhodenkopf (Caput epididymidis). 12 Hodensack (Scrotum). 13 Hoden (Testis). 14 Nebenhodenschweif (Cauda epididymidis). 15 Schleimdrüse des bindegewebigen Beckenbodens (Glandula bulbourethralis). 16 Zwiebel (Bulbus) des Harnröhrenschwellkörpers. 17 Spritzgang (Ductus ejaculatorius). 18 Schlitz des Harnleiters. 19 Bläschendrüse (Vesicula seminalis). 20 Douglasscher Raum. 21 Fünfter Lendenwirbel. 22 Kreuzbein. 23 Mastdarm (Rectum). 24 Steißbein. 25 Letzter Abschnitt des Samenleiters. 26 Äußerer willkürlich innervierter Schließmuskel des Mastdarms (M. sphincter ani externus).

Pubertät

Im Kindesalter schüttet die Hypophyse wenig Gonadostimuline aus (s. Hypophysenvorderlappen, S. 281). Die Geschlechtsdrüsen bilden nur geringe Mengen von Geschlechtshormonen. Im *Entwicklungsalter* (Pubertät) verändern sich die den Hormonhaushalt regelnden Enzymsysteme. ● Die *körperliche Geschlechtsreife* setzt in Mitteleuropa *bei Knaben mit ungefähr 13 Jahren, bei Mädchen mit ungefähr 12 Jahren* ein. Sie ist von starkem Wachstum *(puberale Streckung)* begleitet (s. Wachstumsperioden, S. 23). Beim Mädchen beginnt gleichzeitig der weibliche Zyklus (1. Monatsblutung = Menarche). Die Pubertät im engeren Sinn steht unter dem Einfluß des erwachenden Geschlechtstriebes und dauert etwa 3–4 Jahre. Sie ist durch stürmische Gefühlsschwankungen gekennzeichnet. Die charakterlich-seelische Reifung beansprucht etwa die doppelte Zeitspanne. *Akzeleration* nennt man die Vorverschiebung der körperlichen Reife, mit welcher die charakterlich-seelische Reifung nicht immer entsprechend Schritt hält.

Kastration und Sterilisation

● *Unter Kastration versteht man die Wegnahme oder vollständige Zerstörung der Geschlechtsdrüsen, Hoden oder Eierstöcke.* Die Kastration führt nicht nur zu *Unfruchtbarkeit (Sterilität)*, sondern auch zu *tiefgreifenden hormonalen Störungen.*

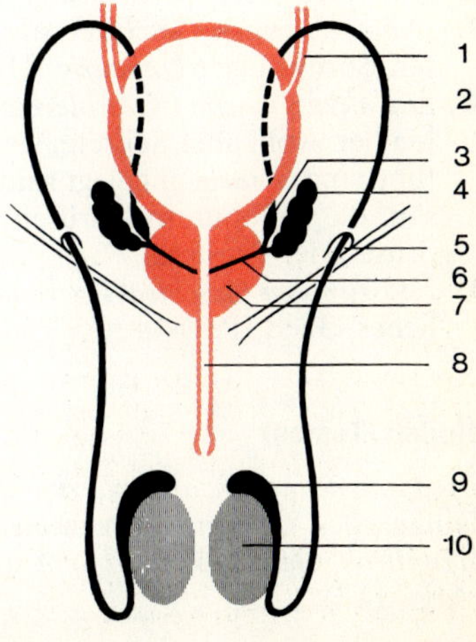

Abb. 146 **Verlauf der ableitenden Samenwege.** 1 Harnleiter (Ureter). 2 Samenleiter (Ductus deferens). 3 Erweiterung des Samenleiters (Ampulla ductus deferentis). 4 Bläschendrüse (Vesicula seminalis). 5 Leistenkanal (Canalis inguinalis). 6 Spritzgang (Ductus ejaculatorius). 7 Vorsteherdrüse (Prostata). 8 Harn-Samen-Röhre (Urethra). 9 Nebenhoden (Epididymis). 10 Hoden (Testis).

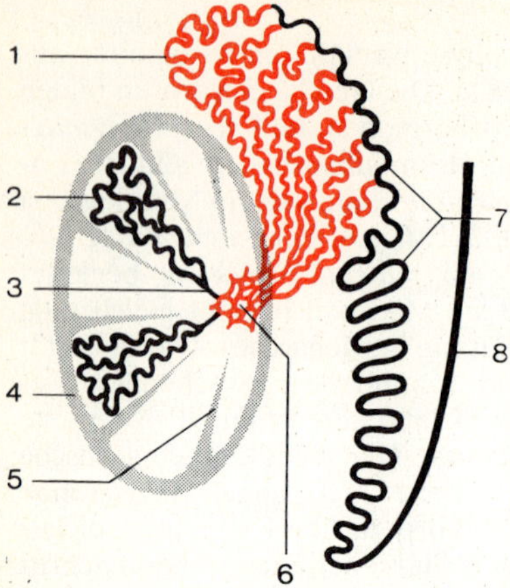

Abb. 147 **Kanälchen in Hoden und Nebenhoden.** 1 Ausführendes Kanälchen (Ductus efferens) des Nebenhodenkopfes. 2 Gewundenes samenbildendes Kanälchen des Hodens (Tubulus seminiferus contortus). 3 Gerades Hodenkanälchen (Tubulus rectus). 4 Bindegewebshülle des Hodens (Tunica albuginea). 5 Bindegewebige Scheidewand des Hodens (Septulum testis), welche zwei Hodenläppchen (Lobuli testis) voneinander trennt. 6 Hodennetz (Rete testis). 7 Nebenhodengang (Ductus epididymidis). 8 Samenleiter (Ductus deferens).

- *Als Sterilisation bezeichnet man die dauernde Unfruchtbarmachung durch Unterbindung oder Durchtrennung der beiden Samenleiter oder der beiden Eileiter,* so daß sich Samenzellen und Eizellen nicht mehr vereinigen können. Eine Befruchtung ist nicht mehr möglich.

Männlicher Geschlechtsapparat

Zum männlichen Geschlechtsapparat (Abb. 145) gehören:

- *Die beiden Geschlechtsdrüsen des Mannes:* die Hoden.
- *Die ableitenden Geschlechtswege. Paarig:* Nebenhoden, Samenleiter, Spritzgänge. *Unpaarig:* Harn-Samen-Röhre (Abb. 145).
- *Die akzessorischen Geschlechtsdrüsen:* Sie stellen keine Samenzellen her, wohl aber Sekrete, welche für deren Funktion von Bedeutung sind. *Paarig* angelegt sind die Nebenhoden, die Bläschendrüsen, die Bulbourethraldrüsen; *unpaar* angelegt ist die Vorsteherdrüse oder Prostata.
- *Die äußeren Geschlechtsorgane:* Hodensack (Scrotum) und männliches Glied (Penis).

Hoden (Testes)

- *Die Hoden sind sowohl exokrine wie endokrine Drüsen.* Sie bilden die *Samenzellen (Spermien)* in ihren gewundenen Hodenkanälchen und *männliche Geschlechtshormone* in den Leydigschen Zwischenzellen (Abb. 148).

Form und Lage: Die Hoden sind ungefähr pflaumengroße Organe, die in besonderen *Hüllen* in einer Hauttasche, dem *Hodensack (Scrotum)*, untergebracht sind (Abb. 145). Der durch die Verlagerung nach außen bedingte Temperaturunterschied ist entscheidend für die Bildung der Samenzellen.

Bau: Jeder Hoden ist von einer *Bindegewebshülle (Tunica albuginea)* umgeben, von welcher zarte *Scheidewände (Septula testis)* in die Tiefe ziehen und mehr als *200 Läppchen (Lobuli testis)* abgrenzen. In jedem Läppchen findet man 2–3 *gewundene Hodenkanälchen*, in deren Epithel in besonderen Reifevorgängen aus Ursamenzellen Samenfäden entstehen (Abb. 147, 148). Bei diesem Reifevorgang wird durch Verminderung der Kernschleifen (Meiosis, Reduktionsteilung) der Chromosomensatz auf die Hälfte herabgesetzt (haploider Chromosomensatz).

Die *Samenfäden (Spermien)* sind geschwänzte, bewegliche Zellen (Abb. 149) von ungefähr $^1/_{20}$ mm Länge. Der Kopf enthält das Kernmaterial, das der Erbträger väterlicherseits ist. Das gelenkig bewegli-

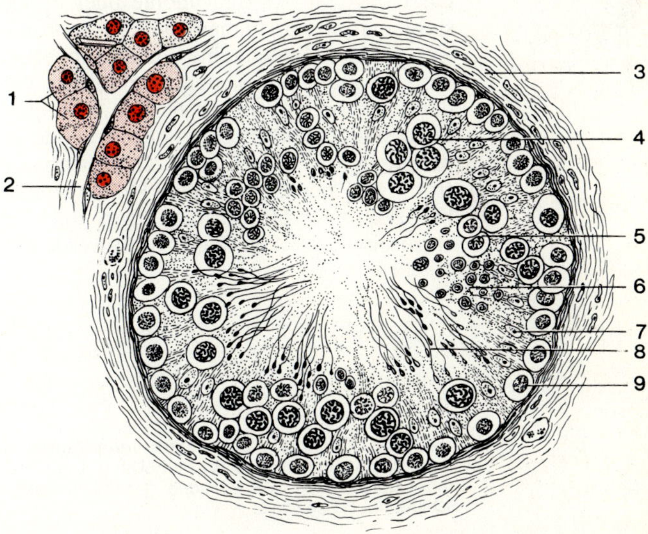

Abb. 148 **Vergrößerter Schnitt durch ein samenbildendes, gewundenes Hodenkanälchen und das Zwischengewebe.** 1 Leydigsche Zwischenzellen. 2 Gefäß. 3 Umhüllendes Bindegewebe. 4 Heranwachsende Samenzellen (Spermatozyten). 5 Reifende Samenzellen (Präspermiden). 6 Reifende Samenzellen nach der zweiten Reifeteilung (Spermiden). 7 Sertolische Stützzellen. 8 Samenfäden (Spermien). 9 Ursamenzellen (Spermatogonien).

che *Mittelstück* liefert die Bewegungskraft. Der *Schwanz* kann das Spermium durch schlängelnde Bewegung mit einer Geschwindigkeit von *3 bis 4 mm in der Minute* vorwärtsbewegen. Durch die Gebärmutterhöhle und die Eileiter wandern die Samenfäden aufwärts bis zur Begegnung mit der Eizelle. Treffen sie keine Eizelle an, so werden sie schließlich von weißen Blutkörperchen aufgenommen.
Die zwischen den gewundenen Hodenkanälchen gelegenen *Leydigschen Zwischenzellen* (Abb. 148) bereiten das *männliche Geschlechtshormon Testosteron*, welches direkt an die Blutbahn abgegeben wird.

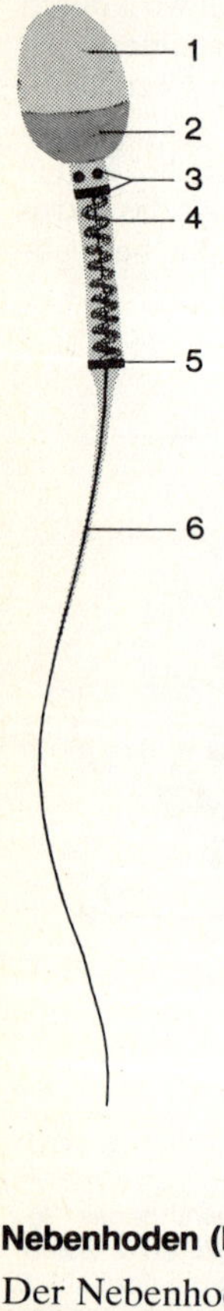

Entwicklung: Beim Embryo bilden sich die Hodenanlagen als Falten an der Hinterwand der Leibeshöhle. Erst unmittelbar vor der Geburt steigen sie *durch den Leistenkanal* in den Hodensack hinunter, wobei sie von einem besonderen Fortsatz des Bauchfells (Processus vaginalis peritonei) umgeben werden. Bleiben die Hoden in der Bauchhöhle oder im Leistenkanal, so spricht man von *Kryptorchismus*. Ein in der Bauchhöhle zurückgebliebener Hoden kann keine Samenzellen bilden. Wird der Kryptorchismus vor dem 3. Lebensjahr festgestellt, so kann eine entsprechende Behandlung mit placentarem Choriongonadotropin (s. Placenta, S. 19) das Hinuntersteigen bewirken. Kryptorchismus kann auch auf chirurgischem Wege angegangen werden.

Abb. 149 **Zeichnung einer stark vergrößerten Samenzelle.** 1 Kopfkappe. 2 Becherhülse. 3 Kopfscheibe und Querscheibe. 4 Spiralfaden des Mittelstücks. 5 Schlußring. 6 Schwanz.

Nebenhoden (Epididymis)

Der Nebenhoden liegt dem *oberen Pol* des Hodens und seiner *hinteren Kante* an. Man unterscheidet am Nebenhoden, der nichts anderes ist, als eine Zusammenfassung zahlreicher gewundener Kanalabschnitte, einen *Kopf*, einen *Körper* und einen *Schweif*. Die aus dem Hoden ausführenden Kanälchen nehmen Flüssigkeit auf, bewegen durch die Flimmerhaare ihrer Epithelzellen die unreifen Hodenspermien weiter und sondern Reifungsstoffe ab. Während der Wanderung durch den Nebenhodengang erlangen die Samenfäden ihre volle Reife. Im Nebenhodenschweif werden sie *gespeichert*. Die saure Reaktion des Sekretes und der Mangel an Sauerstoff legen die Samenfäden still. Beim Samenerguß (Ejakulation) werden sie durch die Zusammenziehung der glatten Muskulatur des Nebenhodenganges aus dem Nebenhodenschweif ausgetrieben.

Samenleiter (Ductus deferens)

Der Samenleiter folgt auf den Nebenhodenschweif. Er steigt im Innern des Samenstranges zum Leistenkanal auf, läuft seitlich an der Harnblase vorbei, kommt zwischen Harnleiter und Blasenwand zu liegen und erweitert sich an der Rückseite der Harnblase zu einer *Ampulle*. Bevor der Samenleiter in die Vorsteherdrüse (Prostata) eindringt, nimmt er den Ausführgang der Bläschendrüse (Vesicula seminalis) auf (Abb. 150).

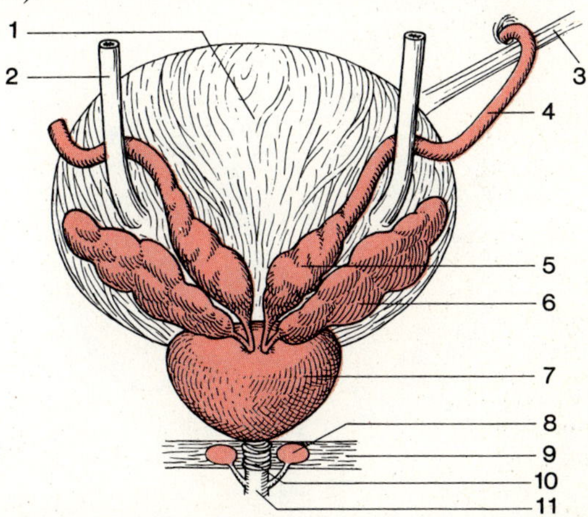

Abb. 150 **Aufsicht auf Harnblase und Prostata von hinten.** 1 Glatte Muskulatur der Blasenwand (M. detrusor vesicae). 2 Harnleiter (Ureter). 3 Leistenband (Lig. inguinale) mit Ausgang aus dem Leistenkanal. 4 Samenleiter (Ductus deferens). 5 Erweiterung des Samenleiters (Ampulla ductus deferentis). 6 Bläschendrüse (Vesicula seminalis). 7 Vorsteherdrüse (Prostata). 8 Schleimdrüse des bindegewebigen Bekkenbodens (Glandula bulbourethralis). 9 Muskulatur des bindegewebigen Beckenbodens (Diaphragma urogenitale). 10 Unterer quergestreifter, willkürlich versorgter Ringmuskel der männlichen Harnröhre. 11 Harnröhre (Urethra) mit einmündenden Bulbourethraldrüsen.

Spritzgänge (Ductus ejaculatorii)

Die Spritzgänge bilden die Fortsetzung der Samenleiter im Innern der Prostata. Sie enden mit schlitzförmigen Öffnungen auf dem Samenhügelchen (Colliculus seminalis) (Abb. 139), um welches die feinen Mündungen der Prostatadrüsen liegen, deren Sekret gleichzeitig mit dem Austreten der Samenflüssigkeit in die Harnröhre entleert wird.

Harn-Samen-Röhre (Urethra)

Vom Blasenhals bis zur Spitze der Eichel haben Exkretionssystem und männlicher Geschlechtsapparat eine gemeinsame Strecke: die Harn-Samen-Röhre (Urethra). Sie liegt zunächst in der *Prostata* (Pars prostatica), dann dringt sie durch den *bindegewebigen Beckenboden* (Pars membranacea) (Abb. 145) und liegt schließlich innerhalb des *Harnröhrenschwellkörpers* des männlichen Gliedes (Pars spongiosa) (Abb. 145 und 151).

Akzessorische Geschlechtsdrüsen des Mannes

Die *Bläschendrüsen* und die *Prostata* sondern ein *alkalisches Sekret* ab, das die *Beweglichkeit* der ruhiggestellten Samenfäden entfacht und

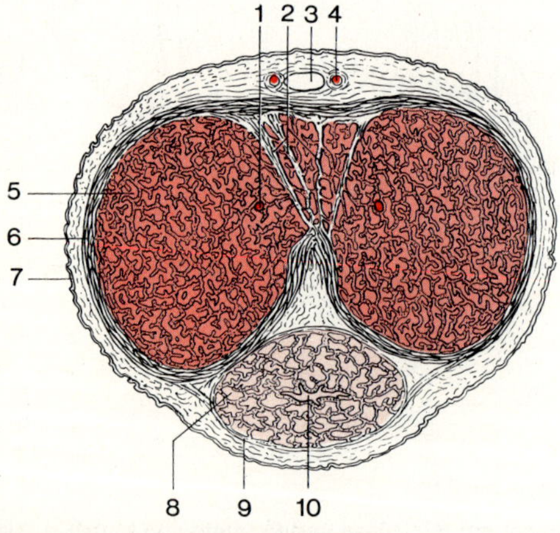

Abb. 151 **Querschnitt durch das männliche Glied.** 1 Tiefe Schlagader des Penis (A. profunda penis). 2 Scheidewand (Septum penis) zwischen den beiden Penisschwellkörpern. 3 Obere Vene des Penis (V. dorsalis penis). 4 Obere Schlagader des Penis (A. dorsalis penis). 5 Blutgefüllte Räume (Lakunen) des Penisschwellkörpers (Corpus cavernosum penis). 6 Derbe, bindegewebige Hülle (Tunica albuginea und Fascia penis). 7 Äußere Haut. 8 Blutgefüllte Räume (Lakunen) des Harnröhrenschwellkörpers (Corpus spongiosum penis). 9 Bindegewebshülle des Harnröhrenschwellkörpers. 10 Harnröhre (Urethra).

somit zur Befruchtung beiträgt. Die Prostata ist aus verschiedenen Lappen aufgebaut. Im vorgerückten Alter kommt es verhältnismäßig häufig zu einer *Hypertrophie des Mittellappens (Prostatahypertrophie).* Dadurch kann der Blasenausgang völlig verschlossen werden. Es kommt zu Überfüllung der Blase und Rückstauung des Urins in die Nieren. Die beiden *Bulbourethraldrüsen (Cowpersche Drüsen)* sind Schleimdrüsen, welche die Urinreste in der Harn-Samen-Röhre unwirksam machen. Die Bulbourethraldrüsen liegen hinter der Zwiebel des Harnröhrenschwellkörpers im bindegewebigen Beckenboden.

Äußere männliche Geschlechtsorgane

Der *Hodensack (Scrotum)* besitzt eine gerunzelte, von Unterhautfettgewebe freie Haut mit reichlich *glatten Muskelzellen* (Tunica dartos). So kann der Hodensack bei kalter Temperatur die Hoden näher an den Körper ziehen; bei großer Wärme dagegen erschlafft die glatte Muskulatur des Hodensackes. Der gleichen *Temperaturregelung* dient auch die *quergestreifte Muskulatur (M. cremaster),* welche Schlingen um Hoden und Nebenhoden bildet. Normalerweise ist die Temperatur im Hodensack um 2 bis 4° C tiefer als in der Bauchhöhle. Dieser Temperaturunterschied ist notwendig für die Reifung der Samenfäden.

Penis: Das männliche Glied ist das *Begattungsorgan.* Es wird von drei Schwellkörpern gebildet. Der *Harnröhrenschwellkörper (Corpus spongiosum penis)* enthält die Harn-Samen-Röhre. Er verbreitert sich hinten zur Zwiebel und bildet vorn die *Eichel (Glans penis).* Die Eichel wird von einer zurückstreifbaren Hautfalte, der *Vorhaut (Praeputium),* umhüllt. Ist die Vorhautöffnung zu eng, so daß die Eichel bei der Aufrichtung des Gliedes (Erektion) nicht aus der Vorhaut hervortreten kann, so spricht man von *Vorhautenge (Phimose).* Die beiden *Penisschwellkörper (Corpora cavernosa penis)* entspringen vom Unterrand des knöchernen Beckens. Sie bestehen aus Schwellgewebe und werden durch eine derbe Bindegewebshülle zu einer funktionellen Einheit zusammengefaßt.

Erektion und Ejakulation

Die *Aufrichtung* des männlichen Gliedes *(Erektion)* ist die Vorbedingung zur Einführung in die Scheide und damit zum Geschlechtsverkehr. Durch Reizung der sensiblen Endkörperchen der Eichel oder unter psychischem Einfluß kommt es zur Erektion. Es handelt sich um einen *Reflex der arteriellen Gefäße* des Gliedes. Arterielles Blut strömt in die Räume der Schwellkörper ein; die glatte Muskulatur dieser Hohlräume erschlafft, und gleichzeitig wird der venöse Rück-

fluß gestaut. Die Schwellkörper vergrößern sich. Die Bindegewebshüllen straffen sich. Das Glied richtet sich auf und wird hart. Der Erektionsreflex läuft im *Parasympathicus* ab und hat sein Zentrum im Kreuzbeinteil des Rückenmarks.
Der *Samenerguß (Ejakulation)* ist ein durch den *Sympathicus* gesteuerter Reflex, dessen Zentrum im Lendenmark liegt. Die ganze *glatte Muskulatur* in Nebenhoden, Samenleiter, Bläschendrüsen und Prostata zieht sich zusammen. Die Samenflüssigkeit wird in die Harn-Samen-Röhre gepreßt und gleichzeitig mit dem Sekret der akzessorischen Geschlechtsdrüsen durchmischt Durch ruckweise *Kontraktion der Beckenbodenmuskulatur* wird das Ejakulat ausgestoßen. *In den 2 bis 3 ml Samenflüssigkeit (Ejakulat) befinden sich 200–300 Millionen Samenfäden,* gelegentlich auch wesentlich mehr. Bei der Ejakulation wird der Samenspeicher des Nebenhodenschweifes entleert. Ein zweiter Erguß enthält meist weniger Samenfäden. In einer dritten Ejakulation fehlen sie in der Regel völlig.

Männliches Klimakterium

Ein eigentliches Klimakterium, wie bei der Frau, kommt beim Mann nicht vor. Die Keimdrüsentätigkeit hat meist schon vom 25. Lebensjahr an langsam abgenommen. Die *„Existenzkrise am Scheitelpunkt"* kann schon mit 40, aber auch erst mit 60 Jahren auftreten. Das Schwinden der Virilität und das Gefühl der beruflichen Ersetzbarkeit kann zu depressiven Zuständen führen. Oft treten Schlaflosigkeit, Affektlabilität und mannigfaltige vegetative Störungen auf. Es hängt für das Alter viel davon ab, wie diese „Stunde der Existenzvertiefung" bestanden wird.

Weiblicher Geschlechtsapparat

Zum weiblichen Geschlechtsapparat (Abb. 152) gehören:

- *Die beiden Geschlechtsdrüsen der Frau:* die Eierstöcke.
- *Ableitende Geschlechtswege.* Sie sind teils *paarig:* Eileiter; teils *unpaarig:* Gebärmutter und Scheide.
- *Akzessorische Geschlechtsdrüsen.* Die Gebärmutterdrüsen und die Vestibulardrüsen oder Bartholinschen Drüsen.
- *Äußere Geschlechtsorgane:* Ihre Gesamtheit wird als *Vulva* bezeichnet. Unpaar ist die Clitoris, während der Scheidenvorhof von den beiden kleinen (Labia minora) und den beiden großen Schamlippen (Labia majora) umschlossen wird (Abb.153).
- *Weibliche Brust* (Mamma): Wichtiges sekundäres Geschlechtsmerkmal außergenitaler Natur.

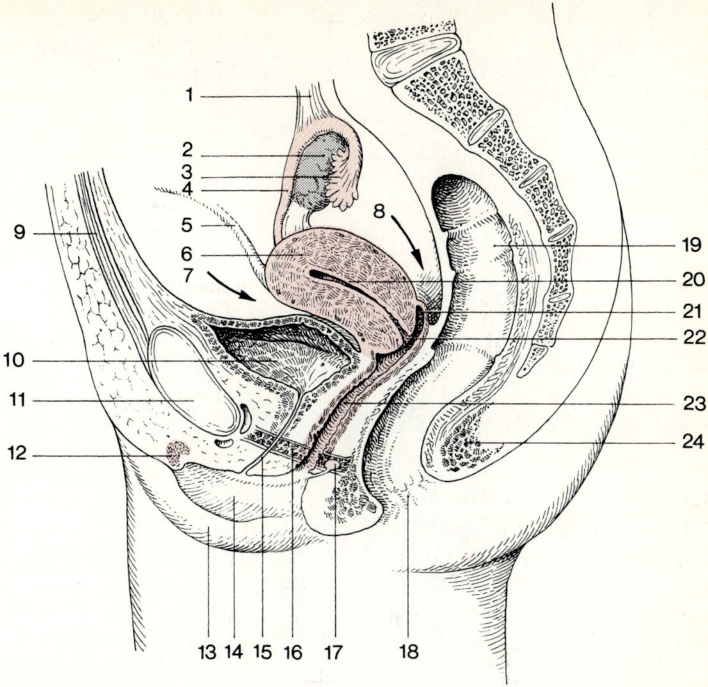

Abb. 152 **Mittelschnitt durch ein weibliches Becken.** 1 Aufhängeband des Eierstockes (Lig. suspensorium ovarii). 2 Eierstock (Ovar). 3 Fransentrichter des Eileiters (Fimbria tubae uterinae). 4 Eileiter (Tuba uterina). 5 Rundes Führungsband der Gebärmutter (Lig. teres uteri). 6 Glatte Muskulatur (Myometrium) der Gebärmutter. 7 Vordere Aushöhlung (Excavatio vesicouterina). 8 Douglasscher Raum (Excavatio rectouterina). 9 Bauchwandmuskulatur. 10 Harnblase. 11 Schambeinfuge (Symphysis pubica). 12 Schwellgewebe des Kitzlers (Clitoris). 13 Große Schamlippe (Labium majus). 14 Kleine Schamlippe (Labium minus). 15 Weibliche Harnröhre (Urethra). 16 Bindegewebiger Beckenboden (Diaphragma urogenitale). 17 Vorhofdrüse (Glandula vestibularis major). 18 After (Anus). 19 Mastdarm (Rectum). 20 Schleimhaut (Endometrium) der Gebärmutter. 21 Hinteres Scheidengewölbe (Fornix vaginae). 22 Äußerer Muttermund (Ostium uteri). 23 Scheide (Vagina). 24 Äußerer willkürlich versorgter Schließmuskel des Mastdarms.

Eierstöcke (Ovarien)

● *Die Eierstöcke* (Abb. 152, 153 und 154) *sind sowohl exokrine wie endokrine Drüsen.* Sie bilden in den Eibläschen (Follikeln) die *Eizellen* und die *Follikelhormone*, im Gelbkörper das *Gelbkörperhormon.*

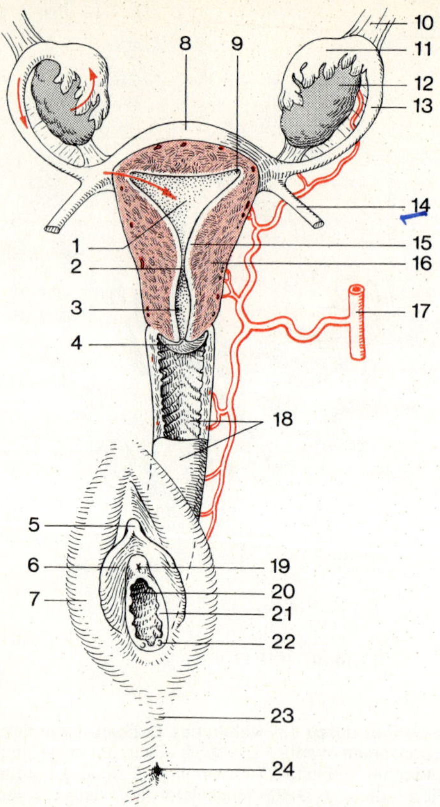

Abb. 153 **Vereinfachter Schnitt durch Gebärmutter und Scheide mit Aufsicht auf die Eierstöcke und die Eileiter. Die äußeren Geschlechtsorgane.** Künstliche Entfaltung der Schamlippen zur Darstellung des Scheidenvorhofs. 1 Gebärmutterhöhle (Cavum uteri). 2 Innerer Muttermund (Orificium internum). 3 Halskanal (Canalis cervicalis). 4 Äußerer Muttermund (Ostium uteri) und Scheidenteil der Gebärmutter (Portio). 5 Kitzler (Clitoris). 6 Kleine Schamlippe (Labium minus). 7 Große Schamlippe (Labium majus). 8 Gebärmuttergrund (Fundus uteri). 9 Tubenwinkel. 10 Aufhängeband des Eierstockes (Lig. suspensorium ovarii). 11 Fransentrichter des Eileiters (Fimbria tubae uterinae). 12 Eierstock (Ovarium). 13 Erweiterung des Eileiters (Ampulla tubae uterinae). 14 Rundes Führungsband (Lig. teres uteri) der Gebärmutter (Uterus). 15 Gebärmutterschleimhaut (Endometrium). 16 Muskelwand der Gebärmutter (Myometrium). 17 Aus der inneren Beckenschlagader abgehende Gebärmutterschlagader (A. uterina). 18 Scheide (Vagina) mit Schleimhautfalten. 19 Mündung der Harnröhre (Urethra). 20 Mündung der Scheide. 21 Jungfernhäutchen (Hymen). 22 Mündung der Vorhofdrüse (Glandula vestibularis major). 23 Damm (Perineum). 24 After (Anus).

Form und Lage: Die Eierstöcke haben die *Form und Größe einer Mandel* und sind mit Bändern zwischen Gebärmutter und Beckenwand aufgehängt. Ihre Lage an der *Grenze des großen und des kleinen Beckens* entspricht etwa der Teilungsstelle in äußere und innere Beckenschlagader. Durch eine besondere Bauchfellfalte *(Mesovar)* sind sie an der Rückseite des breiten Mutterbandes (Lig. latum) befestigt.

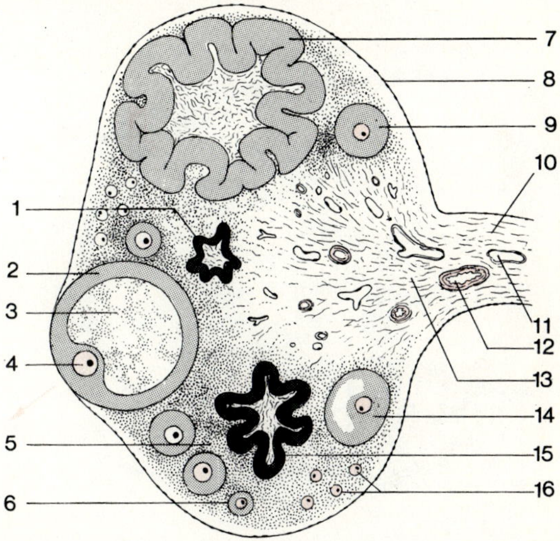

Abb. 154 **Vereinfachter, vergrößerter Schnitt durch einen Eierstock mit allen Bildungen, die beobachtet werden können.** 1 Rückgebildetes Eibläschen (atretischer Follikel). 2 Reifes Eibläschen. 3 Follikelflüssigkeit (Liquor folliculi). 4 Eizelle im eibergenden Hügel (Cumulus oophorus). 5 Gewebe der Rindenschicht (Cortex). 6 Erste Anlage eines Eibläschens (Primärfollikel). 7 Gelbkörper (Corpus luteum). 8 Oberflächenepithel („Keimepithel"). 9 Sekundärfollikel. 10 Bauchfellfalte (Mesovar). 11 Vene. 12 Arterie. 13 Gewebe der Markschicht (Medulla). 14 In Bildung begriffenes reifes Eibläschen (Tertiärfollikel). 15 Narbe eines rückgebildeten Gelbkörpers. 16 Ureier (Oogonien).

Bau: Der Eierstock besteht aus *Mark* und *Rinde* (Abb. 154). Die Markschicht ist bindegewebig und enthält zahlreiche Gefäße. Die Rindenschicht enthält die *Eibläschen (Follikel)*. In *beiden* Eierstöcken sind etwa 400 000 Anlagen von Eibläschen *(Primärfollikel)* enthalten, die sich während der Embryonalentwicklung bilden, indem sich die Ureizellen mit einer einfachen Lage von Hilfszellen umgeben. Der größte Teil geht zugrunde *(Follikelatresie)*. In der geschlechtsreifen Zeit können nur etwa 300 bis 400 Eibläschen reifen. Im *Sekundärfollikel* sind die umgebenden Hilfszellen mehrschichtig geworden.

Im *reifen Bläschenfollikel (Tertiärfollikel)* hat sich eine Höhle gebildet, welche von *Follikelflüssigkeit* erfüllt ist. Darin sind die Follikelhormone (Östrogene) enthalten. Ein reifer Bläschenfollikel (Abb. 155) rückt langsam gegen die Oberfläche. Der Flüssigkeitsdruck und die Wirkung eiweißverdauender Enzyme führen schließlich zum Aufplatzen im *Follikelsprung (Ovulation)*.

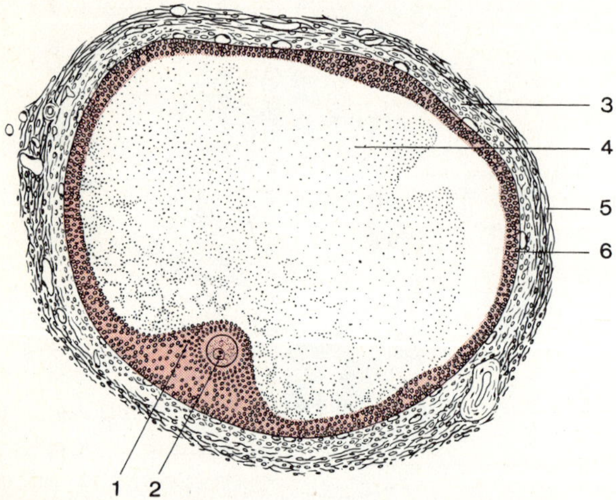

Abb. 155 **Sprungreifes Eibläschen einer jungen Frau.** 1 Eibergender Hügel (Cumulus oophorus). 2 Kern der Eizelle. 3 Innere Bindegewebshülle (Tunica interna). 4 Follikelflüssigkeit (Liquor folliculi). 5 Äußere Bindegewebshülle (Tunica externa). 6 Follikelepithel.

Die ausströmende Follikelflüssigkeit schwemmt die Eizelle mit einem Kranz von Hilfszellen (Corona radiata) heraus, wobei die Eizelle vom Fransentrichter des Eileiters aufgefangen wird (Abb. 156).

Das im Eierstock zurückbleibende Follikelepithel wird zum *Gelbkörper (Corpus luteum)* umgebaut, indem die Zellen einen leuchtend gelben Farbstoff einlagern. Normalerweise bleibt ein solcher Gelbkörper zwei Wochen in Tätigkeit und sondert Gelbkörperhormon (Gestagene), aber auch Follikelhormone ab *(Menstruationsgelbkörper)*. Im Falle einer Befruchtung bleibt der Gelbkörper bis zum 4. Monat erhalten *(Schwangerschaftsgelbkörper)* (Abb. 157). Schließlich wird er in seiner hormonalen Tätigkeit durch den Mutterkuchen (Placenta) abgelöst.

Die interstitiellen Zellen des Eierstocks scheiden männliche Geschlechtshormone (Androgene) ab.

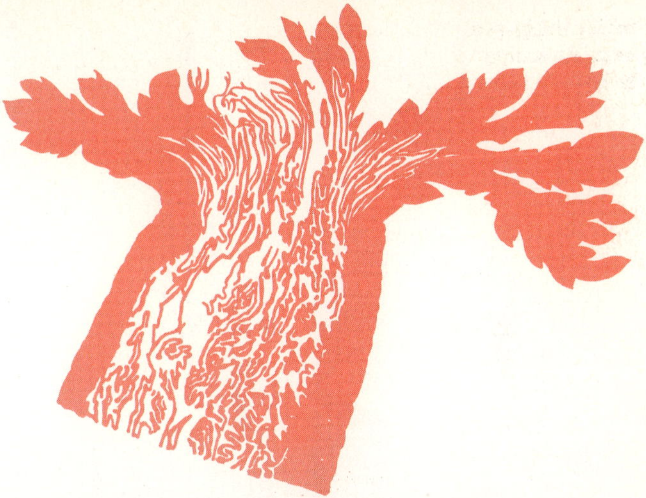

Abb. 156 **Längsschnitt durch einen menschlichen Eileiter.** Fransentrichter und untereinander zusammenhängende Falten der Eileiterschleimhaut.

Ovarieller und uteriner Zyklus: Eireifung, Ovulation und Gelbkörperbildung im Eierstock werden durch die *Gonadotropine* oder *Gonadostimuline,* Hormone des Hypophysenvorderlappens, gesteuert. Das im Follikel gebildete *Follikulin* und das im Gelbkörper bereitete *Lutein (Gelbkörperhormon oder Gestagen)* sowie Follikulin (Östrogen) wirken über das Blut auf die Gebärmutterschleimhaut. Dem *ovariellen Zyklus,* welcher durch das *Follikelreifungshormon (FSH)* und das *Luteinisierungshormon (LH)* des Hirnanhanges gesteuert wird, entspricht ein *uteriner Zyklus* mit Aufbau, drüsigem Umbau, Abbau der Gebärmutterschleimhaut und Blutung (Menstruation) (Abb. 158 und 159).

- *Follikelphase:* Die Gebärmutterschleimhaut beginnt sich aus den Drüsenresten neu aufzubauen *(Proliferationsphase).*
- *Eisprung (Ovulation):* Es handelt sich um das zentrale Geschehen sowohl im ovariellen wie im uterinen Zyklus. Die auf die Ovulation folgenden Stunden entscheiden über die Befruchtung des Eies.
- *Gelbkörperphase:* Während die Follikelreifung eine verschieden lange Zeit beanspruchen kann, bleibt der Gelbkörper, falls keine Befruchtung erfolgt ist, ziemlich genau zwei Wochen in Funktion. Die Gebärmutterschleimhaut beginnt sich umzubauen *(Sekretions-*

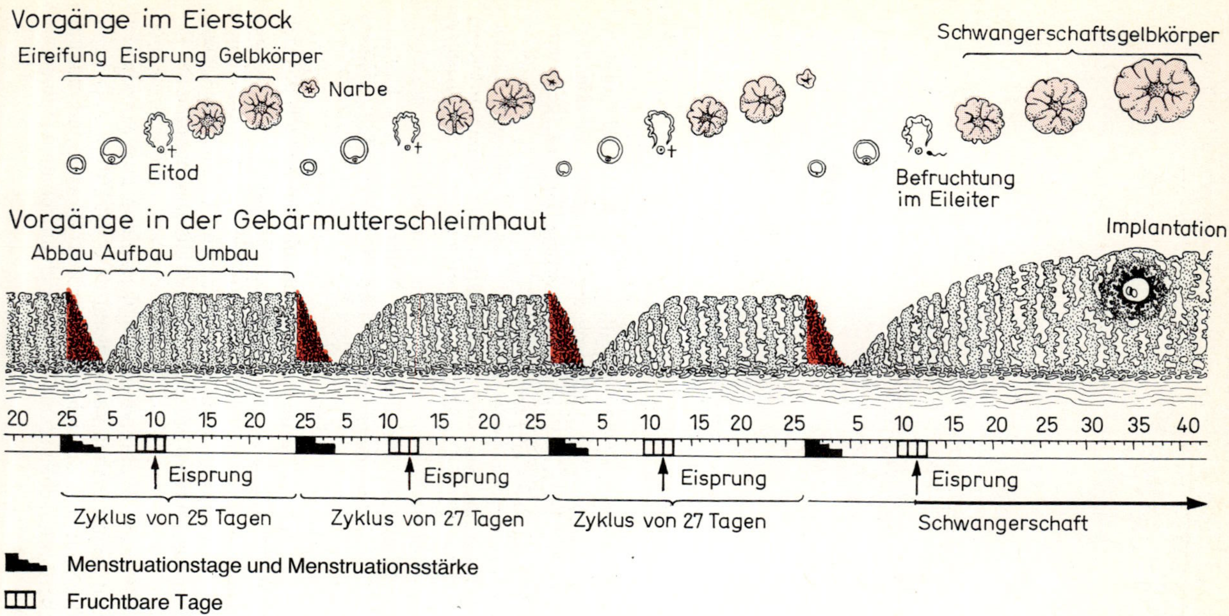

Abb. 157 **Schematische Darstellung der zyklischen Veränderungen im Eierstock und in der Gebärmutterschleimhaut.** Nach Rückbildung des Gelbkörpers wird die Schleimhaut der Gebärmutter unter Blutung abgebaut (Menstruation). Wird die Eizelle befruchtet, so entwickelt sich der Gelbkörper zu einem Schwangerschaftsgelbkörper. Die Gebärmutterschleimhaut wird zur Schwangerschaftsschleimhaut (Decidua) umgebildet.

phase). Die Drüsenabsonderung der Gebärmutterschleimhaut kommt in Gang. Die Schleimhaut ist zur Aufnahme eines befruchteten Eies bereit *(Nidation oder Implantation des Eies)*.

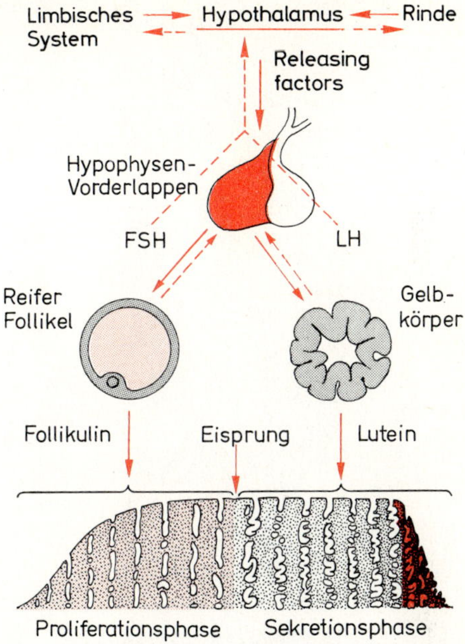

Abb. 158 **Steuerung der Reifung des Eibläschens und der Gelbkörperbildung im Eierstock durch den Hypophysenvorderlappen.** Beeinflussung des Gebärmutterzyklus durch Follikel- und Gelbkörperhormon.

Steuerung der Geschlechtsfunktion der Frau: Nervöse und hormonale Reize führen in der Hypothalamusgegend des Zwischenhirns zur Bildung von „*releasing hormones*" (s. Adenohypophyse S. 282). Diese bewirken im Hypophysenvorderlappen eine Ausschüttung von *Gonadostimulinen*, welche den Eierstock zur Bildung *weiblicher Geschlechtshormone* anregen. Die Ovarialhormone und die Gonadostimuline wirken auf den Hypothalamus zurück *(Rückkoppelung)*, welcher auch vom *limbischen System* (s. S. 332) und von der *Formatio reticularis* (s. S. 315) beeinflußt wird. In diesem *hormonalen Funktionskreis* (Abb. 160) ist jeder Reizempfänger zugleich auch Sender von Informationen. Fehlschaltungen im Gebiet des Eierstockes, des Hypophysenvorderlappens oder der Hirnzentren führen zu Erkrankungen.

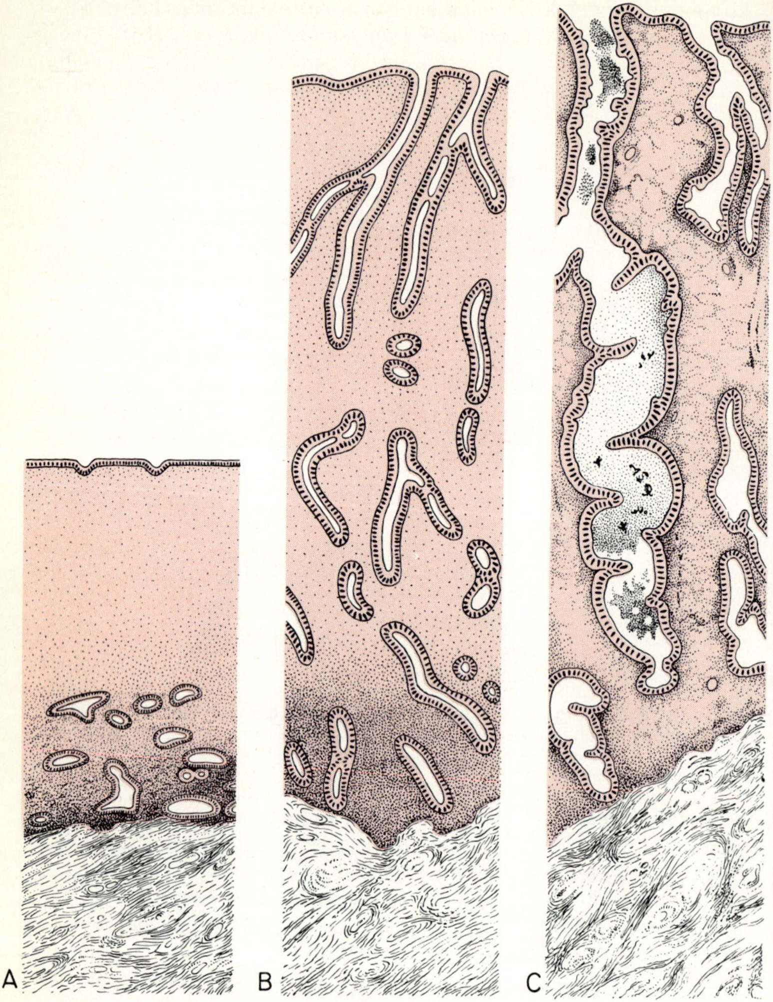

Abb. 159 **Schleimhaut der menschlichen Gebärmutter in drei verschiedenen Stadien des Zyklus.** A 6 Tage nach der Menstruation. Von den Drüsenresten aus hat sich eine neue Schleimhaut gebildet. B 12 Tage nach der Menstruation, Ende der Proliferationsphase. Die Schleimhaut zeigt langgestreckte, verzweigte Drüsenschläuche. C 26 Tage nach der Menstruation, Ende der Sekretionsphase. Die erweiterten und stark gewundenen Drüsenschläuche sezernieren.

Klimakterium: Man versteht darunter den Zeitraum zwischen *Erschöpfungsbeginn* der Eierstöcke (Präklimakterium) bis zum fast völligen *Einstellen ihrer Tätigkeit.* Mit 40 bis 50 Jahren werden Ovulation und Gelbkörperbildung seltener. Die Monatsblutungen werden unregelmäßig und bleiben schließlich ganz aus. Weil zuwenig weibliche Geschlechtshormone gebildet werden, fällt in der *Menopause* (kritisches Alter) die natürliche Bremswirkung auf die Entstehung von „releasing hormones" im Hypothalamus weg. Der Hypophysenvorderlappen schüttet vermehrt gonadotrope Hormone aus, worauf die Eierstöcke nicht mehr mit gesteigerter Tätigkeit antworten können. Gleichzeitig werden auch andere glandotrope Hormone vermehrt abgeschieden. Es kommt zu Störungen im Hypophysen-Hypothalamus-System, oft verbunden mit übermäßiger Tätigkeit der Schilddrüsen, verstärkter Tätigkeit der Nebennierenrinde sowie vasomotorischen Gefäßstörungen (Wallungen, arterieller Hochdruck). Die Frau wird empfindlich und leidet an Schlaflosigkeit. Das Zentralproblem ist die „Lebensangst" verbunden mit Abnahme der Durchhaltekraft und Beginn des Altwerdens (Involution). Die Folge sind mehr oder weniger ausgesprochene körperliche und psychische Fehlsteuerungen (klimakterische Beschwerden), die erst verschwinden, wenn die allgemeine Alterung zu einem neuen hormonalen Gleichgewicht auf niedrigerer Basis geführt hat (Postklimakterium). Eine gewisse Vermännlichung (Virilisierung) wird auf die Tätigkeit der interstitiellen Zellen zurückgeführt.

Menstruation: Ist das Ei nicht befruchtet worden, so stellt der Gelbkörper nach zwei Wochen seine Tätigkeit ein. Die hormonale Umstellung bewirkt Blutaustritt in die Schleimhaut und schließlich Abbau der Schleimhaut unter Blutung *(Menstruations- oder Regelblutung). Die Dauer eines Zyklus schwankt zwischen 28 und 32 Tagen,* kann aber kürzer oder länger sein. Jede Frau weist eine ihr eigentümliche *Schwankungsbreite* der Zyklen auf. Da die Samenzellen im weiblichen Körper nur etwa einen Tag befruchtungsfähig bleiben und die Eizelle nach der Ovulation nur während Stunden befruchtungsfähig ist, entfallen auf jeden Zyklus nur etwa drei fruchtbare Tage. Da sich jedoch die Dauer der Zyklen ändert und der Eisprung nicht ohne weiteres feststellbar ist, müssen die fruchtbaren Tage statistisch errechnet werden. Schreibt eine Frau ihre Zyklen während längerer Zeit auf, so ergibt sich aus diesen Aufzeichnungen die Schwankungsbreite. Als *möglicherweise fruchtbare Tage* sind dann diejenigen zu rechnen, die mit dem 17. Tag vor der kürzesten Periode beginnen und mit dem 13. Tag vor der längsten Periode enden. Eine solche Errechnung hat nur *statistischen Wert,* das heißt, sie wird richtig sein, wenn sich die Schwankungsbreite nicht ändert (Methode der natürlichen Empfängnisbeschränkung).

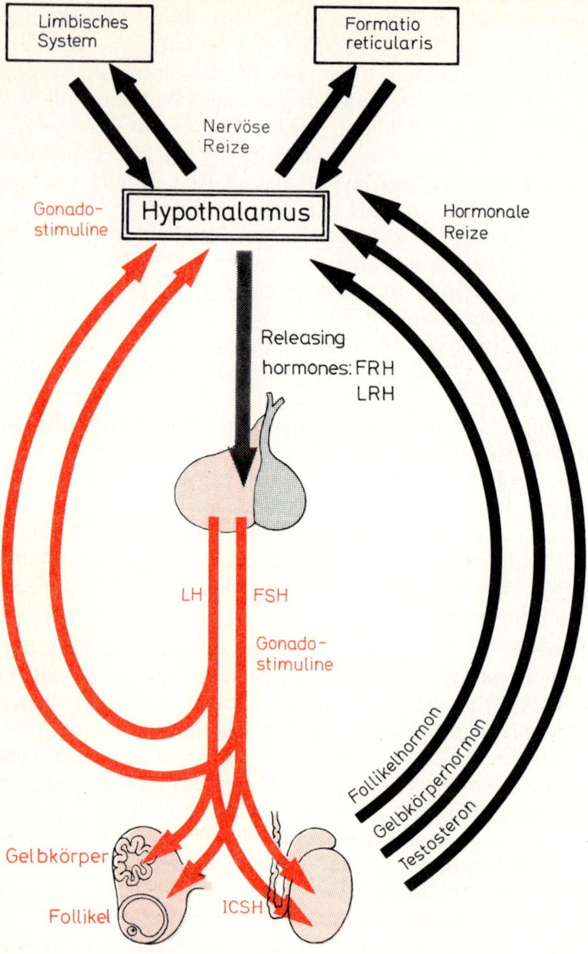

Abb. 160 **Vereinfachte Darstellung des Funktionskreises von Steuerung und Rückkoppelung im weiblichen und im männlichen Geschlechtsapparat.** Nervöse (und hormonale?) Reize spielen eine Rolle im Zentralnervensystem (limbisches System und Formatio reticularis ⇄ Hypothalamus). Hormonale Reize vermitteln die gegenseitige Einflußnahme von Hypothalamus ⇄ Hypophyse (releasing hormones, Gonadostimuline) sowie von Hypophyse ⇄ Geschlechtsdrüsen (Gonadostimuline männliche und weibliche Geschlechtshormone).

Eileiter (Tubae)

Die *Eileiter* (Abb. 153) sind zwei *bleistiftdicke Kanäle*, die sich vom Eierstock zum Tubenwinkel der Gebärmutter erstrecken. Sie liegen oben in der Bauchfellfalte, die als breites Mutterband (Lig. latum) von der Kante der Gebärmutter quer zur Wand des kleinen Beckens zieht. Ihre Schleimhaut weist *Flimmerzellen* auf, die Wand enthält *glatte Muskulatur*. Der gegen die Gebärmutterhöhle gerichtete Flimmerstrom und die wurmförmigen Bewegungen der Eileitermuskulatur schieben das Ei in 3–4 Tagen gegen die Gebärmutterhöhle.
Das freie Ende des Eileiters bildet einen *Wimpertrichter (Fimbria tubae)* (Abb. 156), welcher sich an jene Stelle des Eistockes anlegt, wo der reife Bläschenfollikel springen wird. Die *Erweiterung der Tube (Ampulla tubae)* im äußeren Drittel ist normalerweise der *Ort der Befruchtung*. Wird beim Eisprung das Ei von der Tube nicht aufgenommen, aber befruchtet, so kommt es zu einer *Bauchhöhlenschwangerschaft*. Wird ein befruchtetes Ei auf seiner Tubenwanderung zurückgehalten, so entsteht eine *Tubenschwangerschaft*. In beiden Fällen treten meist schwere Blutungen auf.

Gebärmutter (Uterus)

Die *Gebärmutter* liegt zwischen Blase vorn und Mastdarm hinten (Abb. 152 und 153) und hat die Gestalt und Größe einer Birne. Man unterscheidet einen *Gebärmuttergrund (Fundus uteri)*, einen *Körper (Corpus uteri)*, eine enge Stelle *(Isthmus uteri)* und den *Gebärmutterhals (Cervix uteri)*, der teilweise als *Portio* in die Scheide eingelassen ist, welche an der Rückseite ein deutliches *Gewölbe (Fornix vaginae)* bildet. Die Gebärmutterhöhle ist spaltförmig und geht nach unten in den Halskanal über. An den Tubenwinkeln münden die Eileiter in die Gebärmutterhöhle.
Die *Gebärmutterwand* besteht aus einer dicken Schicht glatter Muskulatur *(Myometrium)* (Abb. 161), die sich während der Schwangerschaft beträchtlich vermehrt. die Kontraktionen dieser Muskelschicht, welche als *Geburtswehen* empfunden werden, treiben am Ende der Schwangerschaft das geburtsreife Kind aus, wobei der Halskanal erweitert wird (Abb. 11). Mutterkuchen und Eihäute werden als Nachgeburt ausgestoßen. Die innere Schleimhautschicht *(Endometrium)* (Abb.161) enthält die Uterindrüsen. In dieser Schleimhaut nistet sich das befruchtete Ei ein (Implantation). Es ernährt sich zunächst von der Drüsenabsonderung, bis es den Anschluß an die mütterlichen Gefäße gefunden hat. Wird das Ei nicht befruchtet, so geht es mit der Regelblutung ab. Außen ist die Gebärmutter teils von Bauchfell umhüllt *(Perimetrium)*, teils von Bindegewebe umgeben *(Parametrium)*.

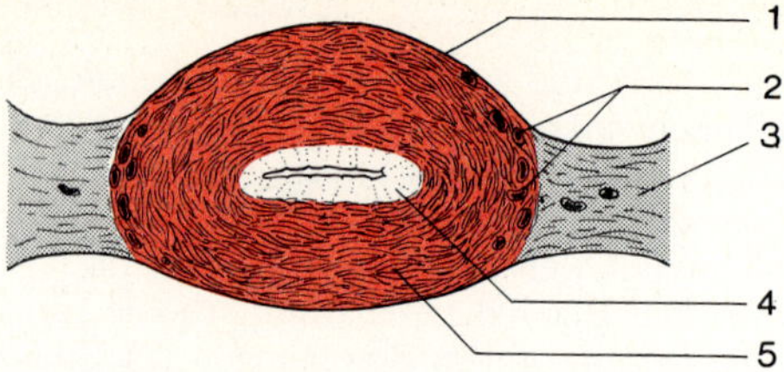

Abb. 161 **Querschnitt durch eine menschliche Gebärmutter.** 1 Bauchfellüberzug (Perimetrium). 2 Anschnitt von Zweigen der Gebärmutterarterie. 3 Breites Mutterband (Lig. latum uteri), das Beckenbindegewebe (Parametrium) bildend. 4 Gebärmutterschleimhaut (Endometrium). 5 Glatte Muskulatur (Myometrium).

Scheide (Vagina)

Die Scheide ist ein muskulomembranöser Schlauch, welcher in seinem untersten Abschnitt durch eine ringförmige Falte, das *Jungfernhäutchen (Hymen)*, teilweise verschlossen wird. Beim ersten Geschlechtsverkehr reißt dieses Häutchen ein (Defloration). Nach der ersten Geburt bleiben davon nur mehr kleine Wärzchen übrig.
Die Scheide (Abb. 152 und 153) ist das *Begattungsorgan*. Beim Geschlechtsverkehr wird die Samenflüssigkeit in der Gegend des äußeren Muttermundes abgelagert. Die Samenfäden wandern aus eigener Kraft durch den alkalischen Schleimpfropf des Halskanals, gelangen in die Gebärmutterhöhle und von hier in die Eileiter. Bei der Geburt ist der Scheidenschlauch ein Abschnitt, durch welchen das Kind ausgetrieben werden muß.

Akzessorische Geschlechtsdrüsen der Frau

Die *Gebärmutterdrüsen* sondern einen alkalischen Schleim ab. Im Verein mit der *sauren Scheidenflüssigkeit*, welche duch den bakteriellen Abbau von Glykogen in Milchsäure angesäuert wird, stellt er eine wirksame Schranke gegen bakterielle Infektion dar. Die *Vorhofdrüsen oder Bartholinschen Drüsen* sind Schleimdrüsen, welche den Scheidengang anfeuchten. Sie entsprechen den Bulbourethraldrüsen des Mannes.

Äußere weibliche Geschlechtsorgane

Sie werden durch die beiden *großen Schamlippen (Labia majora)*, zwei von Fettgewebe unterpolsterten Hautfalten, und die beiden *kleinen Schamlippen (Labia minora)* gebildet, die reich mit Nerven versorgt sind und Schwellkörper enthalten. Die Schamlippen umschließen den

Scheidenvorhof (Vestibulum vaginae), in welchen vorn die Harnröhre, weiter hinten die Scheide mündet. An der vorderen Kommissur der kleinen Lippen liegt der *Kitzler (Clitoris)*, ein kleines unpaares, von Schwellkörpergewebe gebildetes Organ, das reichlich Nervenendigungen enthält. Normalerweise liegen die Schamlippen einander an, so daß vom Scheidenvorhof nur ein schmaler Spalt zu sehen ist. Die Gesamtheit der äußeren weiblichen Geschlechtsorgane wird als *Vulva* bezeichnet (Abb. 153).

Brustdrüsen (Mammae)

Sie entwickeln sich in der Pubertät unter hormonalem Einfluß.

Bau: Die Brustdrüse besteht aus Drüsengewebe, reichlich Fett und Bindegewebe.

Milchsekretion: Während der Schwangerschaft entwickelt sich unter dem Einfluß von *Follikulin und Lutein* das Drüsengewebe. Die Brustdrüse nimmt an Größe zu. Der Warzenhof wird stärker pigmentiert, und die Brustwarze tritt stärker hervor. Nach der Geburt kommt es zum Einschießen der Milch. Die Drüse bildet zunächst *Vormilch (Kolostrum)*, eine stark eiweißhaltige Flüssigkeit. Die *Milch* selber ist eine Aufschwemmung von Fettkügelchen in Flüssigkeit, die Eiweiß und Zucker enthält (Abb. 162). Die Muttermilch ist für den Säugling die beste Ernährungsform, da sie seinen Bedürfnissen angepaßt ist.

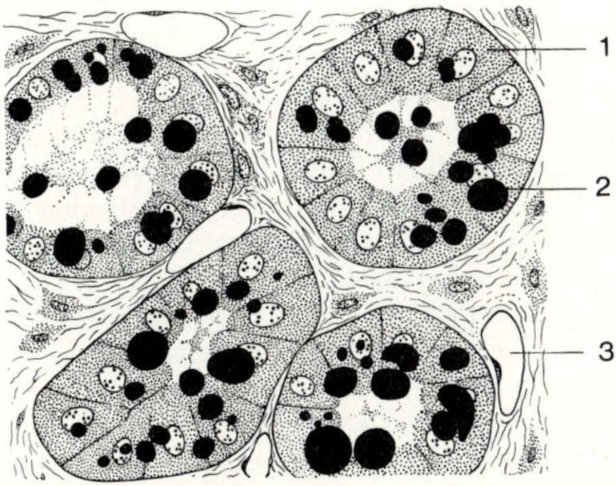

Abb. 162 **Vergrößerter Schnitt durch eine milchbildende Brustdrüse.** Die Drüsenzellen bilden die Fettkügelchen der Milch. Die Fetteinschlüsse der Zellen sind mit Osmium schwarz angefärbt. 1 Drüsenzelle. 2 Fettkügelchen. 3 Gefäß.

Steuerungssysteme

Organe und Systeme müssen im Interesse des Organismus zu einem *ausgeglichenen Zusammenspiel* kommen, um das für den Gesamtorganismus notwendige *Gleichgewicht* aller Tätigkeiten herzustellen. Bald müssen einzelne Organe oder Systeme zu vermehrter Tätigkeit *angeregt*, bald müssen sie in ihrer Tätigkeit *gebremst* werden. Um die für das Leben notwendigen Bedingungen zu erhalten, muß der Organismus trotz wechselnder Umwelt ein möglichst gleichbleibendes inneres Milieu schaffen. Alle Steuerungen verfügen über *automatische Rückkoppelung*, die eine Selbstregulierung gestattet.

● *Zur Abstimmung der Tätigkeiten untereinander verfügt unser Körper über zwei Steuerungssysteme: die Hormone und das Nervensystem.* Die *endokrinen Drüsen* bilden die Hormone, welche auf dem Blutweg im Körper kreisen. Ihre Wirkung ist *langsam und allgemein*. Das *zerebrospinale* und das *autonome Nervensystem* arbeiten mit *nervösen Impulsen*, die *rasche und genaue* Meldungen gestatten. Die Meldungen mit Hilfe von Hormonen entsprechen der Geschwindigkeit der Blutströmung, beanspruchen somit Sekunden oder Bruchteile einer Minute. Die Informationsübermittlung im Nervensystem dauert dagegen nur Millisekunden bis Sekunden. Die Leitgeschwindigkeit im Nerven beträgt 1 bis 100 m in der Sekunde. Da jedoch an den Endorganen Stoffe freigesetzt werden, stellt die Nervenleitung nur einen Sonderfall der hormonalen Steuerung dar. In beiden Fällen wird eine chemische Reaktion ausgelöst. Beide Systeme arbeiten in *gegenseitiger Abhängigkeit*. Die Hormone beeinflussen das Nervensystem: Alle inkretorischen Organe sind reich mit vegetativen Nerven versehen. Besondere Orte gegenseitiger Beeinflussung sind Hypophyse und Nebenniere. Die Hypophyse hängt als Hirnanhang am Boden des Zwischenhirns und ist mit ihm durch ihren Stiel verbunden. Gewisse Hormone des Hinterlappens, wie das antidiuretische Hormon des Wasserhaushaltes, werden von Nervenzellen gebildet: *Neurosekretion oder Neurokrinie*. Die entsprechenden Hormone gelangen im Achsenzylinder von Nervenfasern in den Hinterlappen der Hypophyse.
Von gleicher Abkunft wie das sympathische Nervensystem ist das *Nebennierenmark*, ein wichtiges Organ gegenseitiger Beeinflussung von hormonalem System und autonomem Nervensystem. Das Gebiet der Nebenniere ist reichlich vom Bauchgeflecht (Plexus coeliacus) aus innerviert. Andererseits sind die Produkte der hormonalen Sekretion des Nebennierenmarkes, Adrenalin und Noradrenalin, Wirkstoffe,

die auch an den Endigungen des sympathischen Nervensystems gebildet werden.

Hormonale Steuerung

- *Die Hormondrüsen (endokrine Drüsen) geben ihre Wirkstoffe an das Blut ab.* Die Hormone erreichen mit dem Blut alle Körperzellen; wenn sie nur an bestimmten Zellen zur Auswirkung kommen, müssen diese Zellen über *spezifische Empfänger (Rezeptoren)* verfügen. In entsprechender Weise muß die Steuerung der Hormonbildung über entsprechende Rezeptoren in den hormonbildenden Organen verfügen.

Die endokrinen Organe (Abb. 163) gehören teils dem Nervensystem an, wie der *Hinterlappen des Hirnanhanges (Neurohypophyse)* und die *Zirbeldrüse (Corpus pineale)* sowie das *Nebennierenmark;* teils werden sie in Verbindung mit dem Verdauungsapparat angelegt, wie der *Vorderlappen des Hirnanhanges (Adenohypophyse), die Schilddrüse,* die *Nebenschilddrüsen* und der *Thymus* sowie der *Inselapparat* des Pan-

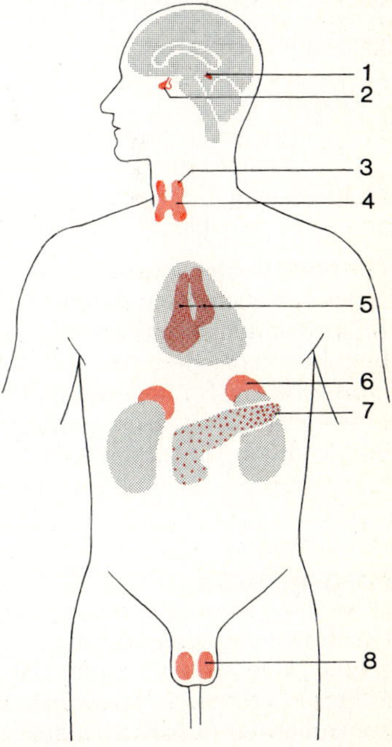

Abb. 163 **Lage der Hormondrüsen im Körper.** 1 Zirbeldrüse (Corpus pineale). 2 Hypophyse. 3 Epithelkörperchen (Glandulae parathyroideae). 4 Schilddrüse (Glandula thyroidea). 5 Thymus, vor dem Herzbeutel liegend. 6 Nebenniere (Glandula suprarenalis), auf dem oberen Pol der Niere sitzend. 7 Inselapparat des Pancreas. 8 Geschlechtsdrüsen: In der Zeichnung sind Hoden (Testes) eingetragen; für einen weiblichen Körper müßten im kleinen Becken die beiden Eierstöcke (Ovarien) eingezeichnet werden.

creas; teils sind sie Abkömmlinge des Bauchfells, wie die *Geschlechtsdrüsen* und die *Nebennierenrinde*.

Allgemeine Eigenschaften: Hormone unterscheiden sich von Vitaminen dadurch, daß sie *im Körper* selbst gebildet werden und *regulierend* in die *Enzymsysteme* eingreifen, während die *Vitamine* mit der *Nahrung* aufgenommen und meist als *Wirkgruppe in Enzyme* eingebaut werden.

- *Die Inkrete der Hormondrüsen spielen eine Rolle für Wachstum, Stoffwechsel und Fortpflanzung.* Sie beeinflussen tiefgreifend das *psychische Verhalten*. Einzelne Hormondrüsen sind während des ganzen Lebens tätig. Andere, wie die Geschlechtsdrüsen, sind erst von der Pubertät an in voller Funktion. Die Thymusdrüse wird zu diesem Zeitpunkt schon rückgebildet. In ihrem Bau zeichnen sich die inkretorischen Organe duch großen *Gefäßreichtum* und das *Fehlen eines Ausführganges* aus.

Hormone: Die Bezeichnung stammt aus dem Griechischen und besagt Antriebsstoffe. Die Hormone sind *chemisch genau bestimmte Substanzen*, welche eine *ihnen eigentümliche Tätigkeit* auf bestimmte Organe oder Gewebe entfalten, sowohl im Sinne des Anreizes wie des Bremsens. Typisch für die Hormone ist ferner, daß sehr *geringe Mengen* äußerst wirksam sind. Die Wirkung ist jedoch *nicht* auf die Art beschränkt: Die Hormone höherer Tiere sind auch beim Menschen wirksam.
Der *Transport im Blut* erfolgt durch Bindung an Eiweiße. Der Abbau erfolgt verhältnismäßig *rasch*. Die Abbauprodukte werden hauptsächlich duch die *Nieren*, zu einem kleineren Teil durch die *Galle* und zu einem sehr kleinen Teil mit dem Stuhl ausgeschieden.

Hormonale Störungen: Zu Störungen kann es durch *Unterfunktion (Hyposekretion)* oder durch *Überfunktion (Hypersekretion)* kommen. Im ersten Fall könnte man ein entsprechendes hormonales Organ überpflanzen. Therapeutisch führt man Organextrakte oder reine Hormone zu. Im anderen Fall kann man einen Teil der übermäßig funktionierenden Drüse entfernen oder durch antagonistisch wirkende Stoffe die Hormonwirkung einschränken.

Hypophyse

- *Die Hypophyse (Hirnanhang) ist die Zentralstelle der hormonalen Regelung.* Von ihr aus werden alle anderen hormonalen Organe beeinflußt und gesteuert. An sie gehen anderseits die Rückmeldungen der kontrollierten Organe (Feedback).

- **Form und Lage:** *Die Hypophyse ist ein bohnenförmiges Gebilde, etwa doppelt so breit wie lang. Sie wiegt ½ g und liegt im Türkensattel (Sella turcica) des Keilbeinkörpers.* Mit dem Boden der III. Hirnkammer ist sie durch einen *Stiel* verbunden. An ihm hängt der *Hinterlappen*, der zum Nervensystem gehört *(Neurohypophyse)*, während sich der drüsige *Vorderlappen (Adenohypophyse)* vom Darmrohr her durch Ausstülpung (Rathkesche Tasche) entwickelt (Abb. 164 und 178).

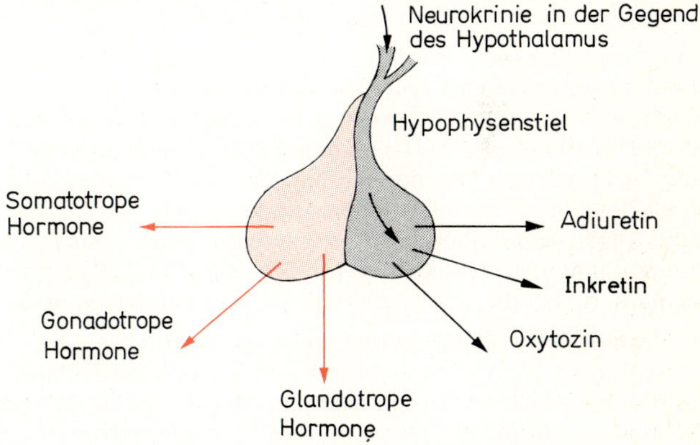

Abb. 164 **Hypophysenvorderlappen und -hinterlappen mit wichtigsten Hormonen.**

Vorderlappen

Bau des Vorderlappens: Die Adenohypophyse besteht aus Zellsträngen, die von verschiedenen Zelltypen gebildet werden. Die Hauptmasse bilden kleine, wenig färbbare *(chromophobe) Zellen.* Andere Zellen zeichnen sich durch ihre starke Färbbarkeit mit sauren oder basischen Farben aus: *azidophile und basophile Zellen.*

Hormone des Vorderlappens: Sie lassen sich in drei Gruppen zusammenfassen:

- *Somatotrope Hormone: Wachstumshormone (STH* = Somatotropic hormone) werden in den azidophilen Zellen gebildet: Sie steigern den Stoffumsatz und begünstigen das Wachstum.
- *Gonadotrope Hormone: Gonadostimuline* regeln die Tätigkeit der Geschlechtsdrüsen bei Mann und Frau. Sie werden in den basophilen Zellen gebildet.

  - *Follikelreifungshormone: Gonadostimulin A (FSH* = Follicle stimulating hormone) bewirkt im Eierstock Reifung eines Bläschenfollikels, im Hoden Entwicklung der Hodenkanälchen.
  - *Luteinisierungshormon: Gonadostimulin B (LH* = Luteinizing hormone) bewirkt bei der Frau den Umbau des gesprungenen Bläschenfollikels in einen Gelbkörper und bringt die Milchbildung in Gang. Beim Manne ist es auf die Hodenzwischenzellen wirksam *(ICSH* = Interstitial cell-stimulating hormone), die das männliche Geschlechtshormon bilden.
- *Glandotrope Hormone* wirken auf die der Hypophyse untergeordneten Hormondrüsen. Am besten bekannt sind das *thyrotrope Hormon (TSH* = Thyrostimulating hormone) und das *adrenokortikotrope Hormon (ACTH* = Adrenocorticotropic hormone). Das eine wirkt auf den Hormonhaushalt der Schilddrüse, das andere regelt denjenigen der Nebennierenrinde. ACTH wird in der Therapie wegen seines über die Nebennierenrinde wirksamen entzündungshemmenden Effektes verwendet. Wird ACTH gespritzt, so vermindert sich die Zahl der eosinophilen Leukozyten im Blut.

Releasing hormones (RH): Zu den „releasing hormones" gehören die Stoffe, welche die *Hormonausschüttung* im Hypophysenvorderlappen regulieren. Zwischen den hormonalen Drüsen, an denen die gonadotropen und glandotropen Hormone des Hypophysenvorderlappens zur Wirkung kommen, besteht über die Hypothalamuszentren eine *Rückkoppelung* zum Hypophysenvorderlappen. In der Regio hypothalamica werden diese „releasing hormones" gebildet und auf dem Blutweg zum Vorderlappen der Hypophyse gebracht, wo sie die erforderlichen Mengen gonadotroper und glandotroper Hormone freisetzen. Sobald die Hormonkonzentration groß genug ist, hört die Bildung solcher „releasing hormones" auf. Diese Rückkoppelung ist besonders für den Eierstock wichtig (Abb. 160). Man kennt solche *Regulierungsstoffe der Hormonausschüttung* für FSH und LH. Sie werden mit den Abkürzungen *FRH* und *LRH* bezeichnet. Es handelt sich um Polypeptide.

Unterfunktion der Adenohypophyse:

Wachstumsstörungen: Hypophysäre Zwerge sind gut proportioniert und meist intelligent.
Stoffwechselstörungen: Bei der *hypophysären Fettsucht* ist vor allem der Fettstoffwechsel verlangsamt.
Genitale Störungen: Bei der Dystrophia adiposogenitalis oder Fröhlichschen Erkrankung sind genitale Unterentwicklung und Fettsucht miteinander verbunden. Die Ursache ist eine Störung in der Adenohypophyse und im Zwischenhirn.

Überfunktion der Adenohypophyse:

Je nach dem Zeitpunkt der Überproduktion kommt es zu *hypophysärem Riesenwuchs* oder zu einem nachträglichen Wachstum der vorspringenden Körperpartien wie Kinn, Nase, Finger und Zehen: *Akromegalie*.

Hinterlappen

Bau des Hinterlappens: Das Gewebe des Hinterlappens steht in Verbindung mit den autonomen Zentren im Hypothalamusgebiet, wo durch Neurokrinie Hormone gebildet werden, die den Achsenzylindern entlang in den Hinterlappen abwandern.

Hormone des Hinterlappens:

- *Oxytozin:* Wirksam auf die glatte Muskulatur der Gebärmutter. Oxytozin wird zur Anregung von Wehen gegeben.
- *Adiuretin (Vasopressin, ADH):* Wirksam auf die glatte Muskulatur der kleinen Arterien und dadurch blutdrucksteigernd. Hauptfunktion ist die Regelung der Rückgewinnung von Wasser in den Nierenkanälchen. Das Adiuretin wird in Nervenzellen der Regio hypothalamica gebildet (Nucleus supraopticus) und im Hypophysenhinterlappen gespeichert.
- *Inkretin:* Umstritten. Vermutlich handelt es sich um ein Polypeptid, das die Bildung von Insulin in den B-Zellen der Pankreasinseln steuert.

Unterfunktion der Neurohypophyse: Beim *Diabetes insipidus,* der wohl zu unterscheiden ist vom Diabetes mellitus (Zucker im Urin), wird zuviel Wasser verloren.

Überfunktion der Neurohypophyse: Es kann zu starker Verminderung der Harnabgabe und zu Blutdrucksteigerung kommen.

Zirbeldrüse (Corpus pineale)

- *Die Zirbeldrüse sitzt hinten am Dach des Zwischenhirns* (Abb. 188). *Ihr Aufbau spricht für ein endokrines Organ.* Der Wirkstoff ist noch nicht bekannt. Bei Zirbeldrüsengeschwülsten kann es sowohl zu *sexueller Frühreife (Pubertas praecox)* wie zu Hemmung der Geschlechtsentwicklung kommen.

Schilddrüse (Glandula thyroidea)

- *Die Schilddrüse reguliert die Stoffwechselvorgänge, indem sie die Sauerstoffaufnahme der Zellen steigert.* Sie wirkt dadurch auf das Wachstum und die normale Entwicklung.

Form und Lage: Eine Schilddrüse besteht aus *zwei Lappen* und aus dem sie verbindenden *Isthmus.* Jeder Lappen hat einen oberen und einen unteren *Pol.* Die Schilddrüse liegt vor dem Kehlkopf und dem oberen Teil der Luftröhre und wird von den geraden Halsmuskeln bedeckt (Abb. 165).

- **Bau:** *Die Schilddrüse ist eine inkretorische Drüse von bläschenförmigem (vesikulärem) Bautyp.* Jedes Bläschen *(Follikel)* ist von einschichtigem Epithel ausgekleidet, dessen Höhe mit der Tätigkeit wechselt. In der *Stapelphase* wird Kolloid gebildet. Das Epithel ist niedrig. Wird die Schilddrüse zu vermehrter Tätigkeit angeregt, so wird das Epithel hoch. Das Kolloid, in welchem die Schilddrüsenhormone enthalten sind, zeigt randständige Hohlräume (Vakuolen). Es verflüssigt sich und wandert durch die Zellen in die Blutgefäße (Abb. 166).

- **Arterien und Nerven:** *Die arterielle Blutversorgung erfolgt durch vier größere Arterien: die beiden oberen und unteren Schilddrüsenarterien*

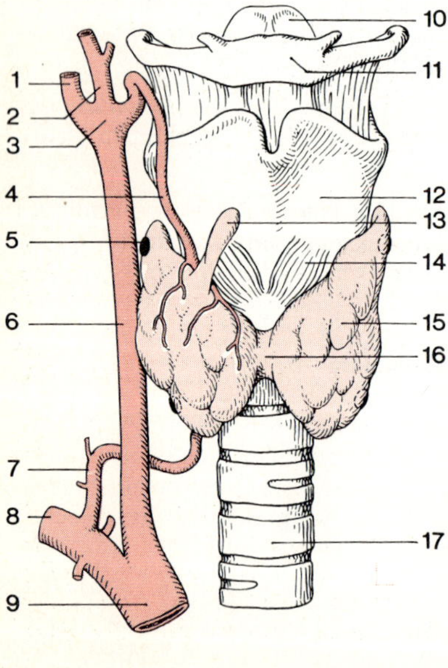

Abb. 165 **Schilddrüse, Nebenschilddrüsen, Kehlkopf und rechte Halsschlagader.** 1 Gehirnkarotis (A. carotis interna). 2 Gesichtskarotis (A. carotis externa). 3 Karotissinus. 4 Obere Schilddrüsenarterie (A. thyroidea superior). 5 Rechtes oberes Epithelkörperchen (Glandula parathyroidea superior). 6 Gemeinsame Halsschlagader (A. carotis communis). 7 Untere Schilddrüsenarterie (A. thyroidea inferior). 8 Rechte Unterschlüsselbeinarterie (A. subclavia dextra). 9 Gemeinsamer Stamm für Hals- und Armschlagader (Truncus brachiocephalicus). 10 Kehldeckel (Epiglottis). 11 Zungenbein (Os hyoideum). 12 Schildknorpel (Cartilago thyroidea). 13 Unregelmäßig vorkommender pyramidenförmiger Fortsatz (Processus pyramidalis). 14 Ringschildknorpelmuskel (M. cricothyroideus). 15 Linker Lappen der Schilddrüse. 16 Isthmus der Schilddrüse. 17 Knorpelspange der Luftröhre.

(Abb. 165). Pro Stunde fließen etwa 5 l Blut durch die Schilddrüse. Die Versorgung mit autonomen Nerven ist reichlich.

- **Schilddrüsenhormone:** *Für die Bildung von Schilddrüsenhormon ist Jod von größter Bedeutung.* 98 % des vom Körper mit der Nahrung aufgenommenen Jods wird von der Schilddrüse gespeichert. Die Schilddrüsenzellen vermögen Jod zu konzentrieren (Jodidpumpe). Die Tätigkeit der Schilddrüse wird vom Hypophysenvorderlappen aus durch das *thyrotrope Hormon* gesteuert (TTH). Dieses fördert die Jodaufnahme und entleert das gespeicherte Kolloid. Das wichtigste Inkret der Schilddrüse ist das Thyroxin, eine *jodhaltige Aminosäure.* Die Schilddrüsenzellen bilden zunächst eine *Stapelform,* das *Glukoproteid Thyroglobulin,* das im Kolloid gespeichert wird. Die in lebhafter Tätigkeit befindlichen Schilddrüsenzellen spalten das Thyroglobulin in *freies Thyroxin,* das in die Kapillaren übertritt, und den Trägerstoff. Während eines Tages werden ungefähr *80 µg Thyroxin freigesetzt,* die an Eiweiß gebunden im Blut zirkulieren. Thyroxin steigert den Grundumsatz und fördert das Wachstum sowie die Skelettreife.

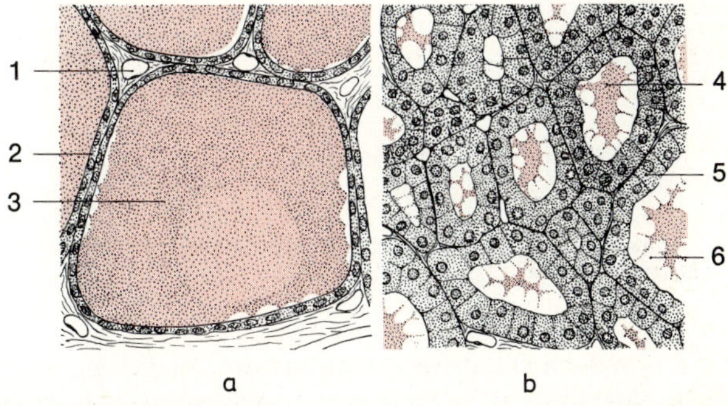

Abb. 166 **Schilddrüsenbläschen in verschiedenen Zuständen der Tätigkeit.** a **Stapelphase.** Das gebildete Kolloid wird aufgestapelt. Der Epithelbelag der Bläschen (Follikel) ist niedrig. b **Tätige Phase.** Das aufgespeicherte Kolloid wird verflüssigt und wandert durch das Follikelepithel in die Gefäße. Das Kolloid zeigt randständige Hohlräume (Vakuolen). Das Epithel der Follikel ist hoch. 1 Blutgefäß. 2 Niedriges Follikelepithel. 3 Gestapeltes Kolloid. 4 Verflüssigtes Kolloid. 5 Hohes aktives Follikelepithel. 6 Randvakuolen.

Im Gewebe *steigert* es die *Aufnahme von Sauerstoff* (kalorigene Wirkung). Mit der Erhöhung des Stoffwechsels kann es zum Abbau körpereigenen Eiweißes und zu erhöhter Ausscheidung von Stickstoff kommen. Thyroxin wirkt bremsend auf die Adenohypophyse. Die Schilddrüse bildet ein zweites Hormon, das (Thyro-)Kalzitonin (Abb. 167). Dieses hemmt den Knochenabbau und senkt den Blutkalziumspiegel. Dem chemischen Aufbau nach handelt es sich um ein Peptid-Hormon mit einer Kette von 32 Aminosäuren. Hersteller sind die neben den Follikeln liegenden C-Zellen, deren Anteil etwa 20 % aller Schilddrüsenzellen beträgt. Sie stammen aus dem ultimobrachialen Körper und werden beim menschlichen Embryo in die Schilddrüse und in den Thymus aufgenommen. Es erklärt dies, weshalb auch bei völliger Entfernung der Schilddrüse kein Kalzitonin-Mangelsyndrom auftritt. Kalzitonin soll die Durchlässigkeit der Zellmembran für Kalzium herabsetzen. Menschliches Kalzitonin kann künstlich aufgebaut werden. Das Hauptanwendungsgebiet ist die Pagetsche Knochenerkrankung (Osteodystrophia deformans) mit Knochenumbau im Bereich des Schädels, der Wirbelsäule und der Knochen der unteren Extremität.

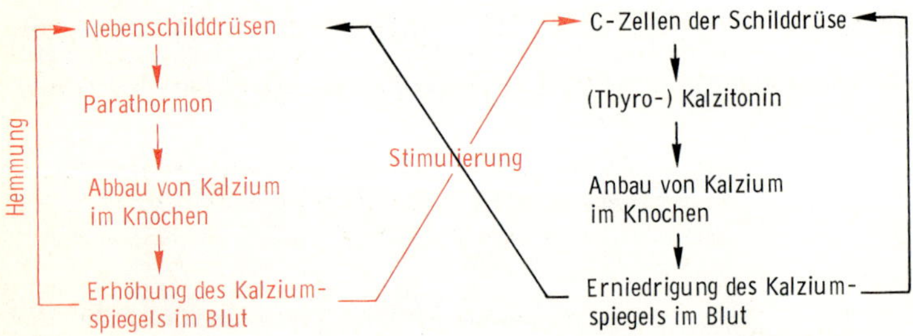

Abb. 167 **Vereinfachte Darstellung des Antagonismus von Parathormon und (Thyro)Kalzitonin.**

Unterfunktion der Schilddrüse (Hypothyrose): Ist die Funktion schon beim Fetus ungenügend, so kommt es zu *Kretinismus.* Unterfunktion nach der Geburt bedingt eine unregelmäßige Vergrößerung der Drüse, den *Kropf (Struma).* In beiden Fällen ist der Grundumsatz herabgesetzt. Die Haut fühlt sich trocken und aufgetrieben an *(Myxödem).* Kretinismus ist von schweren Intelligenzstörungen begleitet, die bis zu Debilität und Idiotie führen können. Der *Zwergwuchs* der Kretinen ist disproportioniert und zeigt meist eine *genitale Überentwicklung.*

Überfunktion der Schilddrüse (Hyperthyrose): Die Schilddrüse schwillt gleichmäßig an. Die Überproduktion von thyrotropem Hormon sowie von LATS (long acting thyroid stimulator) bewirkt die *Basedowsche Erkrankung.* Sie ist gekennzeichnet durch eine starke Erhöhung des Grundumsatzes, Magerkeit, Nervosität, Tachykardie und Verdauungsstörungen. Charakteristisch sind die Augensymptome:

Vortreten des Augapfels (Exophthalmus), weite Pupillen, feuchter Glanz des Auges, seltener Lidschlag.

Regulierung der Schilddrüsenfunktion: Die Hormonausschüttung der Schilddrüse wird über den Hypothalamus durch Thyrotropin releasing hormone = TRH von Peptidcharakter gesteuert. Daneben besteht eine innere Regulierung (Autoregulation): Eine hohe Jodidkonzentration in der Schilddrüse hemmt die Freisetzung der Hormone. Bei Jodmangel in der Schilddrüse nimmt der Jodidtransport ab, die Empfindlichkeit für TRH zu.

Thyrostatika: sind Substanzen, welche die Schilddrüsenfunktion hemmen. Klinisch von Bedeutung sind vor allem die Abkömmlinge von Thioharnstoff.

Nebenschilddrüsen (Glandulae parathyroideae)

- *Die Nebenschilddrüsen (Epithelkörperchen) bringen den Kalziumspiegel des Blutes zum Ansteigen.*
- **Form und Lage:** *Die Nebenschilddrüsen sind vier linsenförmige, kleine Körperchen an den Polen der Schilddrüse.* Ihre Lage ist wechselnd. Sie sind nur schwer von den Läppchen der Schilddrüse zu unterscheiden (Abb. 165).

Hormon der Epithelkörperchen: Das Hormon der Nebenschilddrüsen wird als *Parathormon* (Abb. 167) bezeichnet und hebt den Kalziumgehalt des Blutes. Es mobilisiert Phosphat aus den Knochen und steigert die Phosphatausscheidung der Nieren. Zusammen mit dem Vitamin D, das den Phosphorgehalt steuert, regeln die Epithelkörperchen die Bildung von Knochengewebe.

Unterfunktion der Epithelkörperchen: Werden die Epithelkörperchen bei Schilddrüsenoperationen entfernt, so kommt es zu einer Hypokalzämie und zu nervöser Übererregbarkeit mit Krämpfen der Muskeln *(Tetanie)*.

Überfunktion der Epithelkörperchen: *Geschwülste* der Nebenschilddrüsen führen zu einer Entkalkung der Knochen (Spontanfrakturen) und zu einem Ansteigen des Blutkalziums. Die Knochen können fibrös-zystisch entarten *(Recklinghausensche Erkrankung)*.

Nebennieren (Glandulae suprarenales)

- **Funktion:** *Die Nebennieren bestehen aus zwei hormonalen Organen von verschiedenem Ursprung und verschiedener Tätigkeit: Die Nebennierenrinde wirkt auf den Stoffwechsel, das Nebennierenmark bildet*

Adrenalin und Noradrenalin, Wirkstoffe, die auch an den sympathischen Nervenendigungen entstehen. Die Zerstörung von Rinde und Mark bedingt die *Addisonsche Bronzekrankheit* mit dunkler Färbung von Haut und Schleimhäuten und führt unter allgemeiner Schwäche zum Tode.

Form und Lage: Die beiden Nebennieren sitzen auf dem *oberen Pol der Niere.* Die rechte ist mehr *dreieckig,* weil sie sich an die untere Hohlvene anlegt, die linke mehr *halbmondförmig* (Abb. 139). Die Nebennieren besitzen ein eigenes *Geflecht vegetativer Nerven* (Plexus suprarenalis), das vom Bauchgeflecht (Abb. 203) ausgeht. Die arterielle Blutversorgung ist reich. Eine *große Vene* führt das Blut aus der Nebenniere rechts in die untere Hohlvene, links in die Nierenvene ab.

Nebennierenrinde

Bau: Die Nebennierenrinde zeigt einen geschichteten Aufbau (Abb. 168). Der Reichtum an Lipoidstoffen gibt ihr das goldgelbe Aussehen.

Hormone der Nebennierenrinde: Die Rindenhormone werden als *Kortikosteroide* bezeichnet. Es sind etwa 30 verschiedene solche Kortikosteroide bekannt. Als Steroide sind sie chemisch den Geschlechtshormonen nahe verwandt. Man gruppiert die Kortikosteroide in:

- *Mineralstoffwechselhormone (Mineralokortikoide),* deren Aufgabe es ist, das Gleichgewicht zwischen Natrium- und Kaliumsalzen im Körper zu sichern, indem sie Natriumsalze zurückhalten (Na-Retention). In der zwischenzelligen Flüssigkeit unseres Körpers verhalten sich normalerweise Natriumchlorid zu Kaliumchlorid wie 50:1.
- *Zuckerstoffwechselhormone (Glukokortikoide),* die auf den Glukosespiegel des Blutes wirken und den Blutzucker zum Ansteigen bringen, indem sie den Umbau von Eiweißen in Zucker fördern.
- *Männlich prägende Hormone (androgene Hormone),* die vermännlichend auf die sekundären Geschlechtsmerkmale wirken.
  Zu den wichtigsten Mineralokortikoiden gehören *Desoxykortikosteron (Kortexon)* und *Aldosteron.* Sie führen zu einer Bindegewebsvermehrung. Zu den wichtigsten Glukokortikoiden gehören *Kortison* und *Hydrokortison.* Sie wirken entzündungshemmend und bringen das Bindegewebe zum Schwinden.

Steuerung der Nebennierenrinde: Die Rinde der Nebenniere wird durch das adrenokortikotrope Hormon (ACTH) des Hypophysenvorderlappens gesteuert.

Unterfunktion der Nebennierenrinde: Die Nebennierenrinde ist lebensnotwendig. Bei Unterfunktion wird der *Mineralstoffwechsel* gestört und damit auch der *Wasserhaushalt*. Es wird Natrium im Überschuß ausgeschieden und Kalium zurückgehalten. Die Körpertemperatur sinkt. Es kommt zu Muskelschwäche (Asthenie), Abmagerung, Appetitverlust, Erbrechen und Durchfall. Der *Zuckerhaushalt* ist gestört. Der Blutzucker sinkt. Der Reststickstoff im Blut steigt.

Überfunktion der Nebennierenrinde: Rindengeschwülste oder Hypertrophie der Nebennierenrinde kann bei Frauen zu Vermännlichung *(Virilismus)* führen. Überfunktion bedingt eine *überschüssige Produktion von Kortison* und führt zum „Cushing-Syndrom": Fettsucht im Bereich des Rumpfes, erhöhter Blutdruck, Müdigkeit, geschwächte Genitalfunktion. Bei Kindern Wachstumshemmung.

Nebennierenmark

Bau: Das Mark ist von gleicher Herkunft wie das sympathische Nervensystem. Es ist von dunkler Farbe (Abb. 168) und von weicher Beschaffenheit.

Hormone des Nebennierenmarks: Die *drei natürlicherweise* im Nebennierenmark gebildeten *Katecholamine* (s. S. 293, 294) sind *Noradrenalin*, *Adrenalin* und *Dopamin*, wobei letzteres nur in sehr geringer Menge im Nebennierenmark (2 % des Katecholamin-Gehaltes)

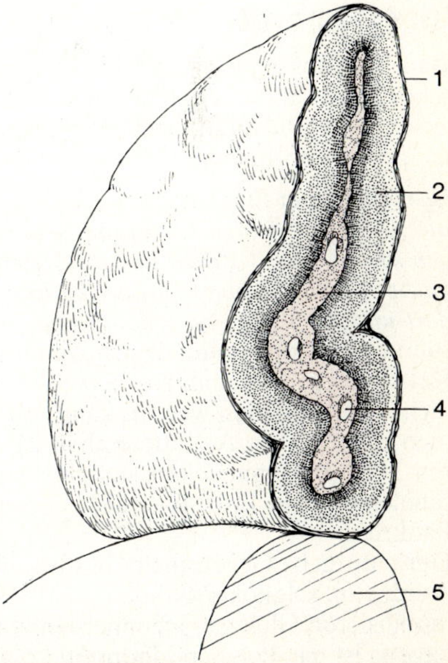

Abb. 168 **Schnitt durch eine Nebenniere (Glandula suprarenalis).** 1 Kapsel der Nebenniere. 2 Rindenschicht der Nebenniere (Cortex). 3 Markschicht der Nebenniere (Medulla). 4 Äste der Nebennierenvene. 5 Oberer Pol der Niere.

gebildet wird. *Adrenalin* und *Noradrenalin* sind Substanzen mit *Sympathikuswirkung* (s. Sympathicus, S. 344) (sympathikomimetische Substanzen), also antagonistisch zu Azetylcholin und zu Insulin. Durch Adrenalin und Noradrenalin wird das sympathische Nervensystem (s. Sympathicus, S. 349) in seiner Wirkung unterstützt. Noradrenalin bringt durch Kontraktion der glatten Muskulatur in den kleinen Arterien den Blutdruck zum Ansteigen. Adrenalin verändert den Blutdruck nur durch Steigerung des Minutenvolumens des Herzens und beschleunigt die Herztätigkeit *(Tachykardie)*. Die Glykogenvorräte werden in Traubenzucker umgewandelt; der *Blutzucker* steigt. Aus der Marksubstanz gelangen Noradrenalin und Adrenalin in die venöse Seite des Kreislaufes.
Noradrenalin bewirkt Blutdruckanstieg (s. Sympathicus, S. 349). Es kommt in größeren Mengen auch in der *Zirbeldrüse* (Corpus pineale, s. S. 283) und in den *Kernen des Hypothalamus* vor. Noradrenalin beeinflußt die Psyche im Sinne einer Hebung der Stimmungslage.

Unterfunktion des Nebennierenmarks: Unterfunktion vermindert den Blutzucker und führt zu ungenügendem Blutdruck.

Überfunktion des Nebennierenmarks: Die Folge ist eine Steigerung des Blutdruckes.

Inselapparat

Bau: Der Inselapparat des Pankreas setzt sich aus den *Langerhansschen Inseln* und aus den besonderen Zellen des Ausführgangepithels zusammen. Die Inseln stehen häufig mit dem Epithel der Ausführgänge des exokrinen Pankreas im Zusammenhang.

● **Inselhormone:** *Ein Teil der meist randständigen A-Zellen* (Abb. 169), *die A_2-Zellen, bilden Glukagon, welches den Blutzucker zum Ansteigen bringt. Die B-Zellen sind die Hersteller des Insulins, das den Blutzucker senkt, indem es die Speicherung von Glykogen in der Leber fördert und die Verwertung der Glukose in den Geweben verbessert.* Insulin ist ein Polypeptid, dessen Aminosäuren in einer A- und einer B-Kette angeordnet sind. Der Eiweißcharakter erklärt, weshalb Insulin nicht eingenommen werden kann. Es würde von den Pankreasenzymen zerstört. Die A-Kette enthält 21 Aminosäuren, die B-Kette deren 30. 6 Insulinmoleküle umschließen jeweils 2 Zinkionen (s. Spurenelemente, S. 110). Es erklärt dies den relativen Zinkreichtum des Pankreas.
Der natürliche Gegenspieler des Insulins ist das *Glukagon*, aber auch Adrenalin, Glukokortikoide und Wachstumshormon der Hypophyse mobilisieren Glukose. Hemmer (Inhibitor) des Insulins und des Glukagons ist das Polypeptidhormon „*Somatostatin*".

Unterfunktion des Inselapparates: Der Insulinmangel führt zu *Diabetes mellitus (Pankreasdiabetes)*. Die Zuckerverwertung in den Geweben ist herabgesetzt, das Glykogen wird zu Zucker abgebaut und neues Glykogen aus Eiweißen und Fetten gebildet (Glukoneogenese), wobei sich *Ketonkörper* anhäufen können (Gefahr der *Ketose* und *Azidose* des Blutes). Der Blutzucker steigt so stark an, daß die Hauptstücke der Nierenkanälchen ihn nicht mehr zurückgewinnen können. Es tritt *Zucker im Urin (Glykosurie)* auf. Die Anhäufung von Ketonkörpern kann zum *diabetischen Koma* mit Bewußtseinsverlust und Krämpfen führen.

Überfunktion des Inselapparates: Der Zuckerspiegel im Blut sinkt. Es kann zum *hypoglykämischen Schock* kommen.

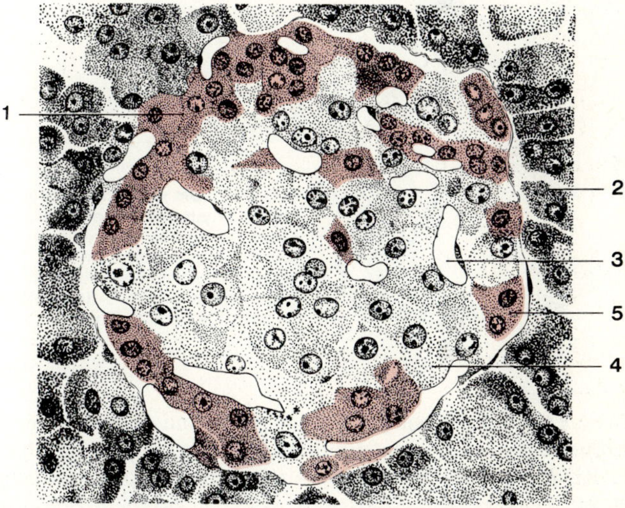

Abb. 169 **Langerhanssche Insel im Drüsengewebe des Pancreas.** 1 A-Zellen, die sich aus Drüsenzellen bilden. 2 Drüsenzelle. 3 Kapillare des Inselgewebes. 4 B-Zelle. 5 Randständige A-Zellen.

Geschlechtsdrüsen

Über die Geschlechtshormone siehe männlicher und weiblicher Geschlechtsapparat (S. 258 und 264).

Mutterkuchen (Placenta)

Über die Placentahormone siehe unter „Placenta" (S. 18).

Thymusdrüse

Die Thymusdrüse ist ein *lymphatisches Organ*, das besonders beim Neugeborenen gut entwickelt ist (Abb. 170). Mit eintretender Geschlechtsreife bildet sich der Thymus unter dem Einfluß der Geschlechtshormone zurück und wandelt sich in Fettgewebe um.

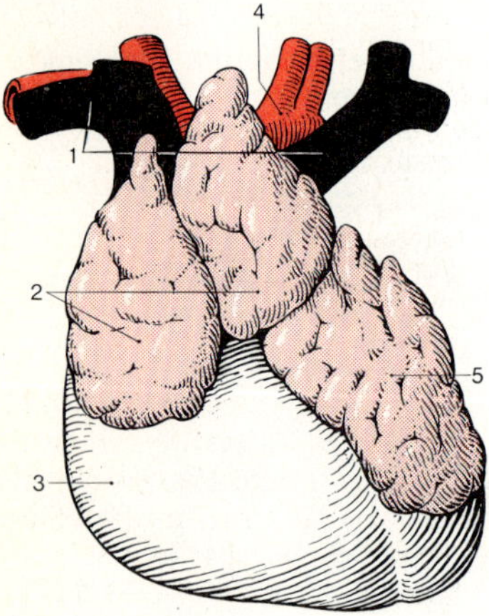

Abb. 170 **Die vor dem Herzbeutel liegende Thymusdrüse eines Neugeborenen.** 1 Große herznahe Venen. 2 Rechter Lappen des Thymus. 3 Herzbeutel. 4 Aortenbogen mit den daraus abgehenden großen Arterienstämmen. 5 Linker Lappen des Thymus.

Bau: Die Thymusläppchen zeigen eine *Rinde* und ein *Mark*. Die *Hasall-Körperchen* sind eine Art Epithelperlen, die sich im Mark bilden. In der Rinde sind die *Thymuslymphozythen* (T-Lymphozyten) eingelagert.

Funktion: Der Wirkstoff ist noch nicht bekannt. Die Thymusdrüse spielt für das Wachstum eine Rolle, hemmt die Geschlechtsorgane in ihrer Entwicklung und spielt eine zentrale Rolle in der immunologischen Überwachung des Körpers. Die Thymuslymphozyten (T-Lymphozyten) sind der wichtigste Teil des zellulären Abwehrsystems, das seinerseits das humorale Abwehrsystem kontrolliert (s. Abwehr, S. 161). Mit der altersbedingten Rückbildung des Thymus geht die Bildung von T-Lymphopzyten zurück. Die unspezifische zelluläre Abwehr wird mit zunehmendem Alter schwächer.

Thymushypertrophie: Beim *Status thymicolymphaticus* ist die Thymusdrüse vergrößert. Es kann zu plötzlichen Todesfällen kommen.

Hypothalamus

Gewisse *Gruppen von Nervenzellen des Hypothalamus* im Zwischenhirn bilden Hormone *(Neurosekretion* oder *Neurokrinie)*. Diese wandern in den *Achsenzylindern* von Nervenfasern entweder zum Hypophysenhinterlappen, um dort gespeichert zu werden, wie das *Adiuretin* (s. S. 283), oder auf dem Blutweg durch den Hypophysenstiel in den Vorderlappen, wie die *Releasing hormones der Geschlechtshormone* (s. Steuerung der Geschlechtsfunktion der Frau, S. 271) und der Thyrotropin releasing factor der Schilddrüsentätigkeit (s. S. 287). Die Releasing hormones (RH) sind einfach gebaute Inkrete von *Polypeptidcharakter*. Sie regeln die Hormonausschüttung bestimmter endokriner Drüsen. Ein weiteres wichtiges Polypeptidhormon der Regio hypothalamica ist das *Somatostatin*, welches das Wachstum hemmt und ein Hemmer des Glukagons und des Insulins ist (s. S. 290).

Hormonähnliche Wirkstoffe

Die hormonähnlichen Wirkstoffe gleichen den Hormonen: Sie sind ebenfalls in sehr geringen Mengen hochwirksam und greifen in den Zwischenstoffwechsel ein. Ihr Abbau erfolgt sehr rasch. Sie entfalten ihre Wirkung teils auf dem Nervenweg, teils auf dem Blutweg. Sie werden jedoch *nicht in spezifischen Organen* gebildet, sondern in zerstreut liegenden *spezifischen Zellen*.

Es lassen sich drei Gruppen unterscheiden:

- *neurale Übermittlersubstanzen*,
- *Hormone der Darmschleimhaut*,
- *Gewebshormone* oder *Lokalhormone*.

Neurale Übermittlersubstanzen

Zu dieser Gruppe gehören *Azetylcholin* und *Dopamin*, ferner *GABA* und *Serotonin*.

Azetylcholin

Die Übertragung der nervösen Impulse des N. vagus auf das Herz erfolgt durch Freisetzung der *Übermittlersubstanz Azetylcholin*, die deshalb als *Vagusstoff* bezeichnet wurde. Azetylcholin läßt sich nicht nur an den Endigungen des *N. vagus* nachweisen, sondern an fast allen *parasympathischen Nervenendigungen*, ferner an den Endigungen der parasympathischen und sympathischen *präganglionären Fasern* und schließlich an den *motorischen Endplatten der Skelettmuskeln*. Selbst die zum Nebennierenmark führenden Sympathikusfasern bilden Azetylcholin an ihren Endigungen. Im Zentralnervensystem sind *motorische Rinde* und *Thalamuskerne* besonders reich an Azetylcholin. Die Gesamtheit aller azetylcholinbildenden Nervenfasern wird unter dem Begriff *cholinergisches System* zusammengefaßt. Die Überträgersubstanz Azetylcholin wird in der präsynaptischen Membran in Form kleinster heller synaptischer Bläschen gespeichert. Auf Nervenreiz hin wird im synaptischen Spalt freies Azetylcholin nachweisbar. Dieses wird durch *spezifische oder unspezifische Esterasen* sehr rasch in Azetat und Cholin gespalten.

Physostigmin (Eserin) blockiert die Cholinesterase, so daß ein Vagusreiz verstärkt wird und sich „ausbreitet".
Atropin besetzt die cholinergischen Rezeptoren der Erfolgszellen, so daß das Azetylcholin sozusagen „verdrängt" worden ist und nicht zur Wirkung kommt.

Dopamin

Dopamin gehört wie Adrenalin und Noradrenalin (s. Hormone des Nebennierenmarks, S. 289) zu den *Katecholaminen*, welche Abkömmlinge der Aminosäure *Tyrosin* sind.
Dopamin ist ein wichtiger *Übermittlerstoff im Zentralnervensystem* (Neurotransmitter). Es wird von den Nervenzellen des *schwarzen Kerns* (Substantia nigra) des Mittelhirns (s. S. 322) gebildet und gelangt in besonderen Nervenfasern (nigrostriäre Bahnen) zur *Schale* (Putamen) des Linsenkerns (Nucleus lentiformis) und zum *Schwanzkern* (Nucleus caudatus). Es erfüllt eine wichtige Funktion im motorischen System, indem es den Muskeltonus steuert. Dopamin wirkt in geringen Mengen auf die β-Rezeptoren. In starker Dosis reizt es α- und β-Empfänger. Dopamin ist deshalb ein wichtiges Mittel der *Bekämpfung des Schocks,* bei welchem Kreislauffinsuffizienz im Vordergrund steht.

GABA

Gaba ist die Abkürzung von γ-*A*mino-*b*utiric-*a*cid (Buttersäure). Sie spielt als Übermittlerstoff an den Synapsen der Purkinje-Zellen des Kleinhirns eine wichtige Rolle (S. 319).

Serotonin

Serotonin wird aus der Aminosäure *Tryptophan* aufgebaut. Bildungsstätten im Körper sind die *enterochromaffinen Zellen* der Magen- und Darmschleimhaut, die sich mit Chromsalzen anfärben lassen (Name!), ferner das intramurale Geflecht der glatten Muskelhaut des Darmes *(Plexus myentericus).*

Durch das Alkaloid *Reserpin* werden die Serotoninspeicher entleert. Der Transport erfolgt in den Blutplättchen (s. S. 209). Monoaminooxydase (MAO-Substanzen) inaktivieren Serotonin. MAO-Hemmer erhöhen infolgedessen die Serotoninkonzentration.
Serotonin findet sich in verhältnismäßig hoher Konzentration in den *Kernen des Hypothalamus* und im autonomen *Seitenhorn* des Rückenmarks.

Serotonin steigert wie Histamin die Durchlässigkeit der Kapillaren und verengt die Blutadern. Man betrachtet das Serotonin als den *Überträgerstoff hemmender autonomer Neurone.* Es wirkt bei der *Herbeiführung des Schlafes* mit.

Hormonähnliche Stoffe der Darmschleimhaut

Während der Verdauung werden in der Wand des Magen-Darm-Kanals zahlreiche hormonähnliche Wirkstoffe gebildet, welche ins Blut gelangen und auf die Absonderung von Magenschleimhaut und Pancreas wirken:
Gastrin wird von den Zellen der Schleimhaut der Pförtnergegend gebildet, gelangt ins Blut und steigert die Produktion von Salzsäure, Pepsin und Intrinsic factor in der Magenschleimhaut.
Duodenalfaktor wird von den Zellen der Duodenalschleimhaut hergestellt, gelangt ins Blut und steigert die Produktion der Magenenzyme.
Enterogastron wird von Zellen der Duodenalschleimhaut aufgebaut, gelangt ins Blut und hemmt Magensaftsekretion und Magenperistaltik.

Pankreozymin wird von den Zellen der Duodenalschleimhaut gebildet, gelangt ins Blut und steigert die Bildung von enzymreichem Pankreassaft.
Cholezystokinin wird von Zellen der Duodenalschleimhaut hergestellt, gelangt ins Blut und bewirkt Ausschüttung von Blasengalle. Aktivierung durch Fettstoffe. Möglicherweise sind Pankreozymin und Cholezystokinin derselbe Stoff.
Sekretin wird von Zellen der Duodenalschleimhaut synthetisiert, gelangt ins Blut und steigert die Bildung von enzymarmem, bikarbonatreichem Pankreassaft. Aktivierung durch HCl und Galle.
Hepatokrinin wird von Zellen der Duodenalschleimhaut gebildet, gelangt ins Blut und steigert die Gallenbildung in den Leberzellen.
Villikinin wird von Zellen der Duodenalschleimhaut aufgebaut, gelangt ins Blut und steigert den Rhythmus der Zottenkontraktion im ganzen Dünndarm.

Gewebshormone oder Lokalhormone

Die Gewebshormone entfalten am Ort ihrer Bildung ihre spezifische Wirksamkeit. Es sind *lokale* Wirkstoffe.

Angiotensine

Das Angiotensin I kann durch Abspaltung von Aminosäuren in das wirksamere *Angiotensin II* umgewandelt werden. Letzteres *verengt die Gefäße* und führt zu erhöhtem Blutdruck. Man macht es für die *renale Form der Hypertonie* verantwortlich.

Kinine

1937 wurde festgestellt, daß ein Gemisch von Pankreas- oder Speicheldrüsenextrakt mit Blutserum glatte Muskulatur des Dickdarms zusammenzieht. Diese als *Kinine* bezeichneten hormonartigen Stoffe spielen seither eine zunehmend wichtige Rolle. Man unterscheidet einerseits die *Organkinine* in Bauchspeicheldrüse und Mundspeicheldrüsen, andererseits die *Kinine im Blutplasma und im Urin*. Chemisch bestehen die Kinine aus *Peptiden*.

Die Kinine bewirken Gefäßerweiterung und senken den Blutdruck. Sie verursachen von Schmerzen begleitete *Entzündungssymptome:* vermehrte Durchlässigkeit der Kapillaren sowie Durchtritt weißer Blutkörperchen aus der Blutbahn (Diapedese).

Die Kinine entstehen aus inaktiven Vorstufen, den *Kininogenen,* welche ihrerseits aus Globulinen abgespalten werden. Die Lebensdauer der Kinine beträgt in der Blutbahn kaum eine Minute. Sie werden von als *Kininasen* bezeichneten Enzymen sehr rasch abgebaut. Der bekannteste Vertreter der Kinine ist das *Bradykinin*.

Prostaglandine

Als *Prostaglandine* bezeichnet man Wirkstoffe in der Samenflüssigkeit, von denen man annahm, daß sie in der Prostata (s. Vorsteherdrüse, S. 262) gebildet würden. Die Prostaglandine werden jedoch vor allem in den *Bläschendrüsen* abgegeben, können auch in anderen Organen und in den verschiedensten Absonderungen des Körpers vorkommen. Sie greifen als hormonähnliche Wirkstoffe in die Steuerung des *Zellstoffwechsels* ein, spielen eine Rolle bei der *Zellteilung* und beherrschen Zusammenziehung sowie Erschlaffung der *glatten Muskulatur*. Ihre Wirkung ist kurzdauernd. Sie lösen die *Geburtswehen der Gebärmutter* aus und unterbrechen eine *Schwangerschaft* in jedem Zeitpunkt, indem sie auf den Gelbkörper des Eierstockes wirken (s. Gelbkörperhormon, S. 268).

Prostaglandine spielen eine wichtige Rolle bei der Blutgerinnung, Blutdruckerhöhung, Entzündung, Magengeschwüren und Asthma. Die einander oft widersprechenden Wirkungen hängen von der jeweiligen Ausgangslage ab. Sie spielen möglicherweise auch eine Rolle als Überträgersubstanzen in Hirnrinde, Kleinhirn und Rückenmark. Der Abbau erfolgt in Lunge, Leber und Nieren, die Ausscheidung im Urin. Chemisch werden sie vom Körper aus *Fettsäuren* mit langen Kohlenstoffketten (Linolsäure) gebildet. Von den 14 im Körper vorkommenden Prostaglandinen können einige bereits künstlich hergestellt werden. Als Ausgangsmaterial wird die „Seepeitsche", eine Koralle des Karibischen Meers, verwendet.

Histamin

Histamin entsteht aus der Aminosäure *Histidin* durch Abspaltung von CO_2 (Dekarboxylierung). Es wird durch das Enzym *Histaminase* oxydativ abgebaut.
Die *Mastzellen* enthalten neben Heparin auch Histamin. Durch Histaminreichtum zeichnen sich *Hypophyse, Magen-* sowie *Darmschleimhaut, Leber, Lunge, Milz* und *Skelettmuskulatur* aus. Histamin kommt an den *adrenergischen Nervenendigungen* vor. In den *Histiozyten der Lunge* wird Histamin gebildet. Auch bei *Antigen-Antikörper-Reaktion* entsteht Histamin.

Histamin regt die *Magensaftbildung* an, fördert die *Darmperistaltik* und *senkt den Blutdruck*. Es ist eine ausgesprochen *entzündungserregende Substanz:* Erweiterung der Haargefäße und Steigerung der Kapillardurchlässigkeit, Anlockung von weißen Blutkörperchen, Quaddelbildung und Juckreiz in der Haut, Verengerung der Venen.

Nervöse Steuerung

● *Der nervösen Steuerung dienen zwei verschiedene Systeme, das zerebrospinale Nervensystem und das autonome Nervensystem.*

Zerebrospinales Nervensystem

● *Es regelt die Beziehungen zur Umwelt (oikotropes Relationssystem), vermittelt Empfindung sowie Bewegung (animales Nervensystem) und ist willentlich beeinflußbar.* Die Sinnesorgane nehmen die Meldungen von der Außenwelt auf und führen sie zum nervösen Zentralorgan: Gehirn und Rückenmark. Die Antworten des zerebrospinalen Nervensystems sind motorischer Natur. Wir teilen der Umwelt mit Hilfe von Sprache und Schrift unsere Gedanken mit und wirken mit der Skelettmuskulatur auf sie ein.

Autonomes Nervensystem

● *Es steuert den eigenen Betrieb (idiotropes Regulationssystem), erhält die lebenswichtigen Organtätigkeiten aufrecht (vegetatives Nervensystem), innerviert vor allem die Eingeweide (viszerales Nervensystem)* und regelt Atmung, Kreislauf, Verdauung, Stoffwechsel, Sekretion und Exkretion sowie Fortpflanzung. Das autonome Nervensystem arbeitet *unabhängig* von direkter willentlicher Beeinflussung. Die Zentren liegen ebenfalls im Rückenmark und Gehirn, sind aber verhältnismäßig wenig auffällig.

Aufbau der nervösen Substanz

Sowohl das zerebrospinale wie auch das autonome Nervensystem haben *Zentren* und *periphere Bahnen*.

● **Nervöse Zentren:** *Beide Systeme haben als nervöse Zentren das Rükkenmark (Medulla spinalis) und das Gehirn (Cerebrum). Die Zentren bauen sich aus Nervenzellen* mit ihren *Fortsätzen* und aus einem speziellen Stütz- und Nährgewebe, der *Neuroglia*, auf.

● *Eine Nervenzelle mit der Gesamtheit ihrer Fortsätze wird als Neuron bezeichnet und stellt die Tätigkeits- und Baueinheit des Nervensystems dar* (Abb. 28).

Die Kontaktstellen, an welchen Erregungen von einem Neuron auf ein anderes übergehen, werden als *Synapsen* bezeichnet. Die Nervenzelle ist das ernährende *Zentrum* des Neurons. Ein von seiner Nervenzelle abgetrennter Fortsatz *degeneriert*.

● *Dort, wo Nervenzellen gehäuft auftreten, sprechen wir von grauer Substanz (Substantia grisea), während sich die weiße Substanz (Substantia alba) aus markhaltigen Fasern aufbaut.* Die Markscheiden reflektieren das Licht vollständig und erscheinen deshalb weiß.

Nerven: In beiden Systemen bestehen die peripheren Nerven aus Neuriten von Nervenzellen.

● *Erfolgt die Leitung vom Empfänger zum Zentrum, so sprechen wir von empfindungsleitenden (afferenten, zentripetalen oder sensiblen) Fasern. Geht die Leitung vom Zentrum zu ausführenden Organen, so sprechen wir von bewegungsauslösenden (efferenten, zentrifugalen oder motorischen) evtl. auch von Absonderung bewirkenden (sekretorischen) Fasern* (Abb. 171).

Afferente oder zentripetale Leitung		Efferente oder zentrifugale Leitung
Empfänger (Sinneszelle) →	Zentrum →	Ausführende Stelle (Muskelfaser oder Drüsenzelle)
sensible Bahn		motorische Bahn

Abb. 171 **Schema der Nervenleitung.**

Nerven sind von Bindegewebe umsponnene *Kabelbündel von Neuriten,* die markhaltig oder marklos sein können (Abb. 31).

Allgemeine Leistung des Zentralnervensystems (ZNS):
1. *Verschlüsselung* (Kodifizierung) der Reize, indem sie Veränderungen der Amplitude oder der Frequenz eines elektrischen Stroms bedingen.
2. *Weiterleitung* (Transduktion) der verschlüsselten Meldung.
3. *Zentrale Kontrolle, Verarbeitung und Speicherung* (processing) der Reize.
4. *Befehlsausgabe.*

Nervöse Störungen: Störungen können *zentral* oder *peripher* bedingt oder beides gleichzeitig sein. Es handelt sich um *sensible Störungen,* wenn afferente (zentripetale) Bahnen oder sensible Zellen geschädigt sind. Wird ein sensibler Nerv durchgetrennt, so fällt in seinem Ausbreitungsgebiet jede Empfindung aus. *Motorische,* resp. *sekretorische Störungen* treten auf, wenn efferente (zentrifugale) Bahnen oder motorische, resp. sekretorische Zellen betroffen sind. Motorische Störungen werden als Lähmungen bezeichnet. Unter *Paralyse* versteht man eine vollständige, unter *Parese* eine unvollständige Lähmung. *Periphere* Lähmungen sind schlaffe Lähmungen. *Zentrale* Lähmungen sind straff oder spastisch.

Zerebrospinales Nervensystem

Untersuchungsmethoden

Unsere Kenntnisse von der Tätigkeit des zentralen Nervensystems (ZNS) sind lückenhaft. Alle Untersuchungsmethoden können nur Teilansichten herausheben.

Vergleichende Hirnanatomie: Bau und Tätigkeit verschiedener Hirnteile werden bei verschiedenen Tierarten untersucht und verglichen.

Neuroanatomie: Histologische und elektronenmikroskopische Untersuchung von Bau und Anordnung der Nervenzellen *(Zytoarchitektonik)*, von der Anordnung der markhaltigen Fasern *(Myeloarchitektonik)* und von der Gefäßanordnung *(Angioarchitektonik)*. Eine wichtige Forschungsmethodik ist die *Markreifung:* Nicht alle Bahnen erhalten gleichzeitig ihre Markscheiden. Das Enzym *Peroxydase* wird bei Einspritzung in den Nerven *retrograd*, d.h. gegen den Leitungssinn weitergeleitet und gestattet die Darstellung der zu der Bahn gehörenden *Nervenzellen.*

Neurophysiologie: *Experimentelle Untersuchung* durch Reizung, Lähmung oder Zerstörung. Als besonders wichtig hat sich die Ableitung *elektrischer Ströme* erwiesen: *Elektroenzephalographie* (s. S. 333) und *Neuronographie* (wobei durch Strychninbehandlung die hemmenden Neurone ausgeschaltet werden und so eine Reizableitung von kleinen Nervenzellgruppen ermöglicht wird). Die *Mikroelektrophysiologie* gestattet den Nachweis *erregender* oder *hemmender Synapsen.* An die Stelle der klassischen Degenerationsmethoden ist die *Injektion radioaktiver Aminosäuren* getreten. Sie werden *anterograd*, d.h. im Sinne der Leitung weiterbefördert und gestatten mittels Autoradiographie die Darstellung der *Nervenendigungen.* Meist wird Tritium-Thymin verwendet, das schon nach einer Stunde in neues DNS eingebaut erscheint.

Pharmakologie: Zahlreiche Stoffe fördern oder hemmen bestimmte Nerventätigkeiten. Die für die Therapie wichtigen Stoffe werden als *Psychopharmaka* bezeichnet.

Neurologie und Psychiatrie: Die *klinische* Untersuchung von *Patienten* nach Erkrankung, Verletzung oder Operation des ZNS vermittelt wertvolle Kenntnisse.

Neuropathologie: Sie untersucht mit bloßem Auge, mit dem Mikroskop und dem Elektronenmikroskop *krankhaft veränderte nervöse* Organe. Ganz besondere Bedeutung kommt dem *Markscheidenzerfall* zu.

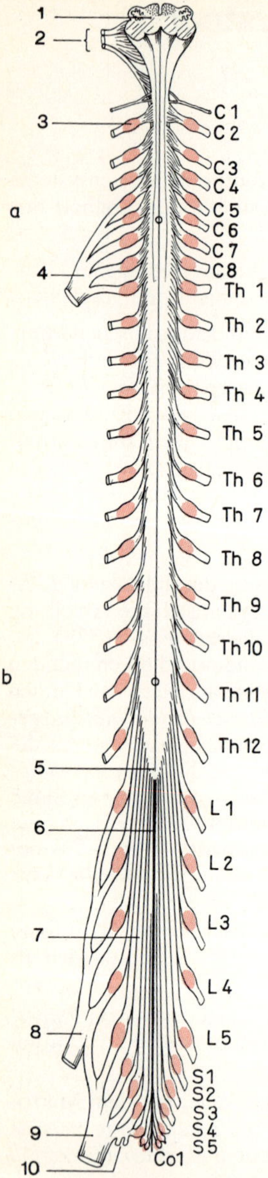

- **Psychologie:** Die Psychologie zeigt die innere Einheit der nervösen Tätigkeit.

Rückenmark

- *Das Rückenmark stellt das erste und primitive Zentrum sowohl für das zerebrospinale wie für das autonome Nervensystem dar.*

Abb. 172 **Rückenmark und die austretenden Rückenmarksnerven von hinten.** Die Spinalganglien sind rosa eingetragen. 1 Verlängertes Mark (Medulla oblongata). 2 Vagusgruppe (Hirnnerven IX, X und XI). 3 Spinalganglion. 4 Armgeflecht (Plexus brachialis). 5 Ende des Rückenmarks (Conus medullaris). 6 Endfaden des Rückenmarks (Filum terminale). 7 Wurzeln der untersten Rükkenmarksnerven (Cauda equina oder Pferdeschweif). 8 Lendengeflecht (Plexus lumbalis). 9 Kreuzbeingeflecht (Plexus sacralis). 10 Schamnerv (N. pudendus). a Hals-Arm-Anschwellung (Intumescentia cervicalis). b Lenden-Kreuzbein-Anschwellung (Intumescentia lumbosacralis). Beachte die Unterteilung der Hinterstränge im Halsteil.

Form: Das Rückenmark eines Erwachsenen hat je nach Körpergröße einen Durchmesser von etwa 1 cm und eine Länge von 40 bis 50 cm. ● *Entsprechend dem Ursprung der Rückenmarksnerven* (Abb. 172) *unterscheidet man einen Halsteil (Pars cervicalis), einen Brustteil (Pars thoracica), einen Lendenteil (Pars lumbalis) und einen Kreuzbeinteil (Pars sacralis).* Der Durchmesser ist nicht gleichmäßig. Die *Anschwellung (Intumescentia)* im Halsteil und im Lumbosakralteil ist durch die große Anzahl motorischer Nervenzellen bedingt, welche ihre langen Fortsätze zu den Muskeln der Gliedmaßen schicken. Die Oberfläche eines Rückenmarks zeigt *Längsfurchen:* vorn einen tiefen Graben (Fissura anterior), hinten eine wenig tiefe Furche (Sulcus posterior). Eine gliöse Scheidewand dringt in die Tiefe des Hinterstranges. Entsprechende seitliche Furchen bezeichnen den Eintritt der Hinterwurzeln (Radices dorsales) und den Austritt der Vorderwurzel (Radices ventrales) (Abb. 173). Die Wurzeln der oberen Rückenmarksnerven laufen mehr oder weniger waagrecht und sind kurz. Je weiter wir nach unten kommen, um so mehr erscheinen die Wurzeln schräg gestellt und um so länger werden sie. Die untersten Wurzeln werden als *Pferdeschweif (Cauda equina)* bezeichnet.

Lage und Hüllen:

- *Das Rückenmark liegt im Wirbelkanal und ist von besonderen Hüllen umgeben.*
- *Harte Rückenmarkshaut (Dura mater spinalis):* Sie bildet einen kräftigen Sack, der am Hinterhauptsloch und in den Wirbellöchern verankert ist (Abb. 173) und bis zum 2. Kreuzbeinwirbel hinunterreicht (Abb. 174).
- *Spinngewebehaut (Arachnoidea spinalis):* Sie liegt dem Duralsack verschieblich an und ist durch feine Bindegewebsbrücken mit der Pia mater spinalis verbunden. Der Raum zwischen Spinngewebehaut und weicher Rückenmarkshaut *(Subarachnoidealraum)* enthält *Gehirn-Rückenmarkflüssigkeit* (Liquor cerebrospinalis).
- *Weiche Rückenmarkshaut (Pia mater spinalis):* Sie überzieht die Oberfläche des Rückenmarks.

Gehirn-Rückenmarkflüssigkeit (Liquor cerebrospinalis): ● *Der Flüssigkeitsmantel im Subarachnoidealraum schützt das Rückenmark gegen Stoß und Schlag, aber auch gegen Wärmeschädigung.* Da ein eingetauchter Körper so viel an Gewicht verliert, als er Flüssigkeit verdrängt, ist das Rückenmark nahezu *schwerelos* im Duralsack untergebracht. Bei zu- oder abnehmender Blutfülle kommt der Gehirn-Rükkenmarkflüssigkeit eine Rolle zur Regelung des Rauminhaltes zu. Der *Glukosegehalt* (40–90 mg auf 100 ml) bedingt eine *ernährende*

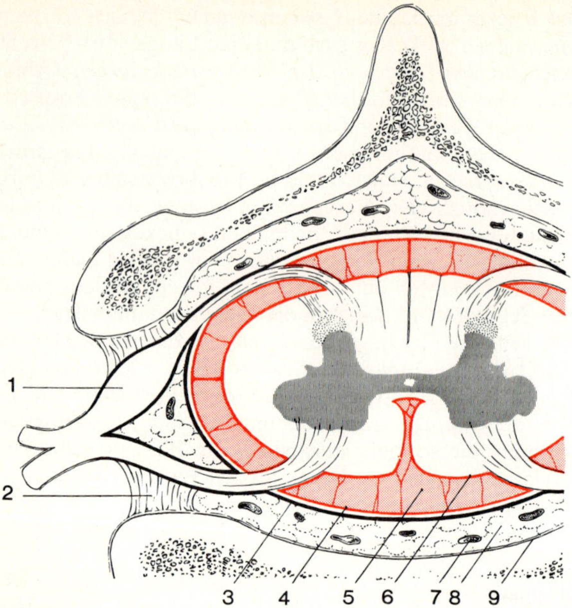

Abb. 173 **Querschnitt durch den Wirbelkanal mit Rückenmark und Rückenmarkshüllen.** 1 Spinalganglion. 2 Befestigung des Spinalnervs im Zwischenwirbelloch (Foramen intervertebrale). 3 Duralsack. 4 Spinngewebehaut (Arachnoidea). 5 Gehirn-Rückenmarkflüssigkeit im Subarachnoidealraum. 6 Piaüberzug der Oberfläche des Rückenmarks. 7 Vene des Venengeflechts im Epiduralgewebe. 8 Epiduralraum (Cavum epidurale). 9 Knochenhaut des Wirbelkörpers.

Funktion. Der normale Eiweißgehalt schwankt zwischen 25 und 40 mg pro 100 ml. 1 ml Liquor enthält 0–3 *Lymphozyten*. Die Gehirn-Rückenmarkflüssigkeit wird von den Adergeflechten (Plexus choroidei) der Hirnkammern gebildet. Sie durchfließt die Ventrikelräume und den Zentralkanal, aber auch den Subarachnoidealraum um Gehirn und Rückenmark. Der *normale Liquordruck bei liegendem Patienten beträgt 7–12 cm Wassersäule.*

Blut-Liquor-Schranke: Die Epithelzellen der Adergeflechte stellen eine Art Schranke für den Übertritt von Stoffen aus dem Blut in die Gehirn-Rückenmarkflüssigkeit dar. Sie ist wesentlich durchlässiger als die Blut-Hirn-Schranke (s. S. 335).

Lumbalpunktion: Durch Lumbalpunktion kann man Gehirn-Rükkenmarkflüssigkeit gewinnen (Abb. 174).

- *Diagnostische Bedeutung:*

  Kontrolle des normalen *Liquordruckes.*
  Auszählen der im Liquor befindlichen *Zellen.*
  Chemische Prüfung auf Zucker- und Eiweißgehalt.
  Bakteriologische Untersuchung (Meningitis!).
  Röntgenstopp durch Einbringen eines radioopaken Mittels in den Subarachnoidealraum, welches bei raumbehindernden Prozessen nicht weiter vordringen kann (Geschwülste!).

- *Therapeutische Bedeutung:*
  Entlastung bei zu hohem Liquordruck.
  Injektion von Medikamenten und Seren.

- *Lumbale Schmerzausschaltung:*
  Wird eine gewisse Menge Gehirn-Rückenmarkflüssigkeit abgelassen und durch ein örtliches Betäubungsmittel ersetzt, so werden die Hinterwurzeln und damit die *Schmerzleitung*, gleichzeitig aber auch die Vorderwurzeln *ausgeschaltet*, wodurch es zu *vorübergehender Unempfindlichkeit* und Lähmung im Bereich der entsprechenden Rückenmarknerven kommt.

- *Technik:*

  Man sticht zwischen den Dornfortsätzen der Lendenwirbel 3 und 4 ein (Abb. 174). Das Rückenmark endigt bereits zwischen Lumbalwirbel 1

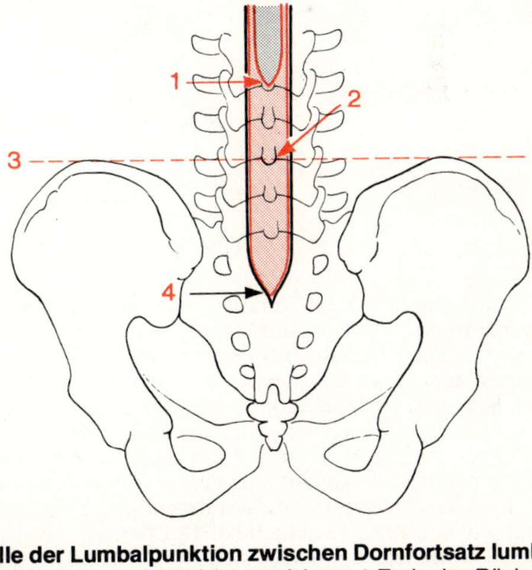

Abb. 174 **Stelle der Lumbalpunktion zwischen Dornfortsatz lumbal 3 und 4.** Der Pferdeschweif (Cauda equina) ist nicht gezeichnet. 1 Ende des Rückenmarks in Höhe von Lumbalwirbel 1 bis 2. 2 Einstichstelle für Lumpalpunktion. 3 Linie zwischen den höchsten Punkten des Darmbeinkammes (Crista iliaca). 4 Ende des Duralsackes in Höhe Sakralwirbel 2.

und 2. Auf diese Weise kann Liquor ohne Gefährdung des Rückenmarks gewonnen werden. Die langen Wurzeln des Pferdeschweifes (Cauda equina) (Abb. 172) können der eindringenden Nadel ausweichen.

● **Bau:** *Im Zentrum des Rückenmarks liegt graue Substanz. Sie wird außen von weißer Substanz umgeben* (Abb. 175).

Graue Substanz: Die *graue Substanz* ist reich an Nervenzellen. In ihrer Mitte befindet sich der kleine *Zentralkanal* (Canalis centralis). Auf einem Querschnitt zeigt die graue Substanz Hörner.

● *Die Vorderhörner enthalten motorische Zellen, auf welche die Bewegung auslösenden Antriebe umgeschaltet werden.* Die langen Fortsätze dieser Vorderhornzellen bilden die vorderen oder motorischen Wurzeln der Rückenmarknerven (Abb. 175). Als *motorische Einheit* bezeichnet man die motorische Nervenfaser und das von ihr innervierte Bündel von Muskelfasern. Im Vorderhorngebiet können dreierlei Arten von Motoneuronen unterschieden werden:

Große α_1-*Motoneurone,* welche die *gemeinsame Endstrecke* der Motorik darstellen. Sie vermitteln die *raschen Bewegungen* der Skelettmuskulatur.

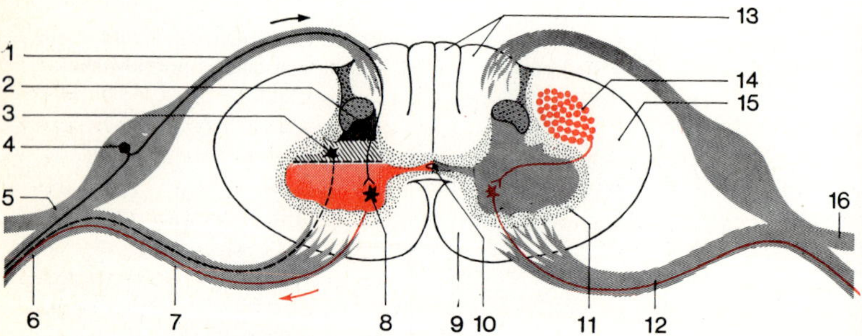

Abb. 175 **Querschnitt durch das Rückenmark, die hinteren und vorderen Wurzeln und den Spiralnerven.** 1 Hintere sensible Wurzel (Radix dorsalis). 2 Hinterhorn der grauen Substanz (Cornu posterius): Endigung und Schaltstelle der sensiblen Bahnen. 3 Seitenhorn der grauen Substanz (Cornu laterale): vegetatives Zentrum. 4 Spinalganglion mit eingetragener sensibler Nervenzelle. 5 Spinalnerv (N. spinalis). 6 Vorderer Ast (R. ventralis) des Spinalnerven mit sensibler, motorischer und vegetativer Faserung. 7 Vordere motorische Wurzel (Radix ventralis). 8 Vorderhorn der grauen Substanz (Cornu anterius): Ursprung motorischer Tätigkeit. 9 Vorderstrang der weißen Substanz (Funiculus anterior). 10 Zentralkanal (Canalis centralis). 11 Faserung des Eigenapparates (Apparatus proprius). 12 Efferente motorische Faser. 13 Hinterstrang der weißen Substanz (Funiculus posterior) mit gegen die Mittellinie liegendem Gollschen (Fasciculus gracilis) und daneben liegendem Burdachschen Strang (Fasciculus cuneatus). 4 Bahnfeld der Willkürmotorik (Pyramidenseitenstrangbahn). 15 Seitenstrang der weißen Substanz (Funiculus lateralis). 16 Hinterer Ast (R. dorsalis) des Spinalnerven.

Etwas kleinere α_2-*Motoneurone*, welche die Impulse für die *langsamen Bewegungen* der Haltefunktion geben (tonische Kontraktion).
Sehr *kleine γ-Motoneurone*, deren Neuriten als *Gammafasern* bezeichnet werden. Sie wirken auf die intrafusalen Muskelfasern der Muskelspindeln (s. S. 42) und beeinflussen so den Muskeltonus der Muskeln. Ihre Fasern machen ungefähr 30 % aller motorischen Fasern aus.

Vom intakten *Regelkreis der Gammaschleifen* hängen normaler Muskeltonus, normale Motilität und normale Reflexivität ab. In den anulospiraligen Endigungen der neuromuskulären Spindeln werden Dehnungsreflexe ausgelöst, die sich auf die Bahnung in den α-Motoneuronen auswirken. *Renshaw-Zellen* sind kleine Zwischenneurone, die rückläufig die α-Motoneurone aktiv *hemmen*.

- *Die Hinterhörner enthalten Gruppen von sensiblen Zellen.* Hier wird ein Teil der durch die hinteren oder sensiblen Wurzeln eintretenden Nervenfasern umgeschaltet.

- *Die Seitenhörner sind schmale Bezirke, deren Zellgruppen zum vegetativen Nervensystem gehören.* Im Brustmark und im oberen Lendenmark sind es vor allem sympathische (Nucleus intermediolateralis), im Kreuzbeinmark parasympathische Nervenzellen (Nucleus intermediomedialis des sakralen Parasympathicus).

Weiße Substanz: Die *weiße Substanz* des Rückenmarks umhüllt die graue Substanz und besteht vorwiegend aus markhaltigen Nervenfasern. Unmittelbar um die graue Substanz herum verlaufen die Fasern des *Eigenapparates des Rückenmarks.* Sie bleiben innerhalb des Rükkenmarks und dienen vor allem den *Rückenmarksreflexen.* Nach außen folgt die Faserschicht der *efferenten (motorischen) Bahnen*, die teils der *Willkürmotorik*, teils der unwillkürlichen Motorik: Tonus, Stellung und Haltung, reflektorische und automatisierte Bewegungsabläufe, Mitbewegungen, Ausdrucksbewegungen dienen. Die *afferenten (sensiblen) Bahnen* liegen ganz außen. Sie leiten Tastempfindung und Tiefenempfindung *zum Kleinhirn* (Tractus spinocerebellaris anterior und posterior) sowie Tastempfindung, Tiefenempfindung (lange Hinterstrangbahnen), Temperatur- und Schmerzempfindung (Tractus spinothalamicus) *zum Thalamus* als zur wichtigsten sensiblen Meldesammelstelle.

Rückenmarkreflexe

● *Ein Reflex ist die einfachste Form der Betätigung des Zentralnervensystems. Es handelt sich um eine motorische oder sekretorische Antwort auf einen sensiblen Reiz.*

Aufgabe der Reflexe: Die Reflexe bedingen eine *rasche und unbewußte Anpassung* des Organismus an die wechselnden Bedingungen der Umwelt. Die Reflexe sind besonders für die Kontrolle von *Muskelspannung* und *Gelenkstellung* wichtig. Sie koordinieren Körperbewegung und Körperhaltung.
Reflexbogen: Wir unterscheiden an einem *Reflexbogen Empfänger (Rezeptor), zuführende Leitung, Zentrum mit Schaltung (Synapse), wegführende Leitung* und *ausführendes Organ (Effektor).* Dazu braucht es mindestens *zwei Neurone.* Läuft der Reflex normal ab, so ist damit die normale Tätigkeit aller Anteile dieses Reflexbogens erwiesen. Kann der Reflex nicht mehr ausgelöst werden, so spricht dies, falls Rezeptor, Zuleitung und Wegleitung sowie Effektor in Ordnung sind, für eine *Störung im Zentrum,* wo der Reflex durchläuft. Als *Reflexzeit* bezeichnet man die Zeitspanne zwischen Reiz und Antwort. Mit Hilfe geeigneter Rückenmarkreflexe kann man sich ein Bild über den *Zustand* der verschiedenen Rückenmarkabschnitte machen.

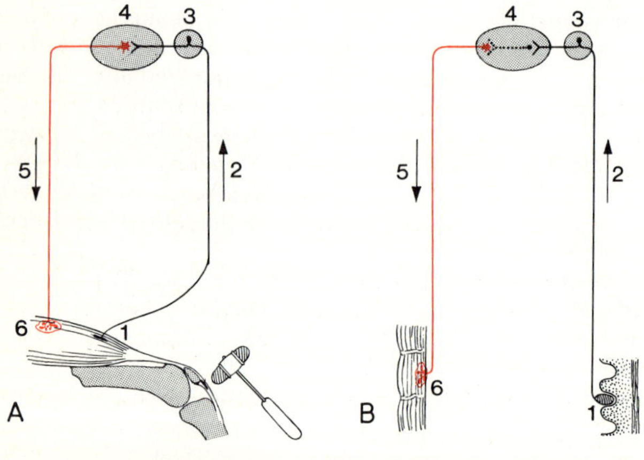

Abb. 176 A **Vereinfachte Zeichnung eines direkten Sehnenreflexes (Patellarsehnenreflex).** 1 Muskelspindel. 2 Afferente Bahn. 3 Spinalganglion mit sensibler Nervenzelle. 4 Zentrum (Lumbalabschnitt des Rückenmarks) mit Schaltstelle (Synapse). 5 Motorischer Nerv. 6 Motorische Endplatte. B **Vereinfachte Zeichnung eines indirekten Hautreflexes (Bauchdeckenreflex).** 1 Tastkörperchen der Bauchhaut. 2 Afferente Bahn. 3 Spinalganglion mit sensibler Nervenzelle. 4 Zentrum (Brustabschnitt des Rückenmarks) mit Schaltneuron. 5 Motorischer Nerv. 6 Gerader Bauchmuskel mit Zwischensehnen.

Direkte und indirekte Reflexe

Direkte Reflexe bestehen aus *zwei Neuronen.* Die sensible Faser endigt direkt an einer motorischen oder an einer sekretorischen Nervenzelle (Abb. 176 A). Beim *indirekten Reflex* sind ein oder mehrere *Schaltneurone* dazwischengeschaltet (Abb. 176 B und 177). Bei den direkten Reflexen besteht die Antwort in einer *Einzelzuckung* (kurzdauernde Kontraktion), bei indirekten in einer *Folge von Zuckungen* (länger dauernde Kontraktion).

Hautreflexe

Bei den *Haut- oder Fremdreflexen* wird die Haut gereizt, und es erfolgt als Antwort eine Muskelkontraktion:

- *Bauchdeckenreflex:* Die geraden Bauchmuskeln der Bauchdecke kontrahieren sich bei Reizung der Bauchhaut. Zur Auslösung streicht man mit der Nadel rasch von außen nach innen über die Bauchhaut: Kontrolle des Brustteils des Rückenmarks.
- *Kremasterreflex:* Der Hoden wird durch Kontraktion der Kremastermuskulatur angehoben, sobald man mit der Nadel über die Haut an der Innenseite des Oberschenkels streicht: Überprüfung des Lendenmarks.

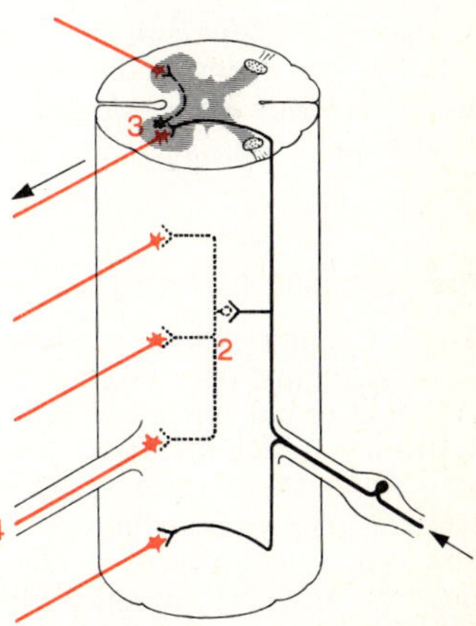

Abb. 177 **Vereinfachte Darstellung der Schaltmöglichkeiten im Rückenmark.** 1 Spinalganglion mit sensibler Nervenzelle. Die sensible Faser teilt sich in einen aufsteigenden und einen absteigenden Ast. 2 Zwischengeschaltete Verbindungszelle (Assoziationszelle). 3 Zelle zur Verbindung der beiden Hälften des Rückenmarks (Kommissurenzelle). 4 Motorische Faser.

- *Plantarreflex:* Streicht man mit der Nadel über die Fußsohle, so werden die Zehen gebeugt: Kontrolle des Kreuzbeinteils des Rückenmarks.

Sehnenreflexe

Bei den *Sehnenreflexen* oder *Eigenreflexen* liegen Empfänger (Muskelspindeln) wie ausführende Stelle (Muskelfasern) im *gleichen* Organ. Man dehnt den Muskel phasisch, indem man mit dem Reflexhammer kurz auf seine Sehne klopft, und erhält als Antwort eine Muskelkontraktion.

- *Bizeps- und Trizepsreflex:* Kontrolle des Halsmarks.
- *Patellarsehnenreflex:* wichtigster klinischer Reflex (Abb. 176 A). Beispiel eines *direkten* Reflexes mit monosynaptischem Reflexbogen. Man klopft auf das Kniescheibenband und erhält eine Zukkung des vierköpfigen Oberschenkelmuskels: Prüfung des Lendenmarks.
- *Achillessehnenreflex:* Man klopft auf die Achillessehne und erhält eine Muskelzuckung des dreiköpfigen Wadenmuskels: Überprüfen des Sakralmarks.

Angeborene und bedingte Reflexe

Angeborene (kongenitale) Reflexe sind solche, die wir von Geburt an besitzen. *Bedingte Reflexe* sind Reflexe, die durch *Verbindung (Assoziation)* mit andersgearteten Eindrücken verknüpft werden. Bedingte Reflexe setzen ein *Lernen* voraus: Zwei Dinge, die an sich nicht zusammengehören, werden durch häufige Assoziation miteinander verbunden. Bedingte Reflexe stellen eine wesentliche Vorbedingung für alle *Dressurleistungen* dar. Sie spielen für unsere Organfunktionen eine bedeutende Rolle. Verliert sich diese Verbindung, so verschwindet nach einiger Zeit auch der bedingte Reflex.

Bahnung und Hemmung

Reflexe können durch entsprechende Medikamentation in ihrem Ablauf erleichtert oder erschwert werden. Sie können vom Willen, dem sie nicht direkt unterstellt sind, beeinflußt werden.
Läuft ein Reflex mehrmals hintereinander ab, so wird der Ablauf beschleunigt, da es zu einer *Bahnung* der Wege kommt. Durch anderweitige Inanspruchnahme des ZNS kann ein Reflex gehemmt werden. Erst durch richtig verteilte *Hemmungen* wird eine geordnete Tätigkeit des Nervensystems möglich. Jeder Reflexbogen unterliegt fördernden oder hemmenden Einflüssen von seiten der Pyramidenbahn, welche die gemeinsame Endstrecke beeinflußt.

Störung von Reflexen

Sie kann sich äußern als:
1. *Fehlen* eines Reflexes.

2. *Steigerung* von Reflexen durch Wegfall der vom Gehirn ausgehenden Hemmung.
3. *Auftreten neuer krankhafter Reflexe.* Ein typisches Beispiel ist der *Babinski-Reflex.* Fährt man mit der Nadel rasch der Lateralseite des Fußes entlang, so erhält man normalerweise eine Beugung aller Zehen, bei Schädigung der Pyramidenbahn jedoch eine Streckung der Großzehe bei gleichzeitiger Spreizung der übrigen Zehen.

Hirnabschnitte

- *Das Gehirn (Cerebrum) liegt in der Schädelhöhle* (Abb. 178). *Es zeigt fünf Abschnitte,* die sich aus den *fünf Gehirnbläschen* des Embryos entwickelt haben.

  - *Verlängertes Mark (Myelencephalon = Medulla oblongata)* mit den beiden Pyramiden, den beiden Oliven und dem hinteren Abschnitt der Rautengrube.
  - *Hinterhirn (Metencephalon)* mit Brücke (Pons), mit vorderem Teil der Rautengrube und Kleinhirn (Cerebellum).
  - *Mittelhirn (Mesencephalon)* mit Vierhügelplatte (Lamina quadrigemina oder Tectum mesencephali), mit Haube (Tegmentum) und den beiden Hirnschenkeln (Crura cerebri).
  - *Zwischenhirn (Diencephalon)* mit Thalamus, Regio hypothalamica, Corpus pineale, Hypophysenhinterlappen und Mamillarkörpern (Corpora mamillaria).
  - *Endhirn (Telencephalon)* mit den Stammganglien, den durch den Balken (Corpus callosum) verbundenen beiden Großhirnhälften (Hemisphären) mit ihrer Rinde (Cortex) und dem Riechhirn (Rhinencephalon).

Hirnhöhlen (Hirnventrikel)

- *Zwei Seitenventrikel (Ventriculi laterales) in den Hemisphären des Telencephalon.*
  Dritter Ventrikel (Ventriculus tertius) im Diencephalon.
  Aquädukt im Mesencephalon.
  Vierter Ventrikel (Ventriculus quartus) im Met- und Myelencephalon (Abb. 187).
  Der Boden des IV. Ventrikels hat die Form einer Raute und wird deshalb *Rautengrube (Fossa rhomboidea)* genannt (Abb. 179). Im vorderen Teil gehört die Rautengrube zum Hinterhirn, im hinteren Teil zum verlängerten Mark. Im dünnen Dach des IV. und III. Ventrikels liegt ein *Adergeflecht (Plexus choroideus),* ebenso in den beiden Seitenventrikeln.

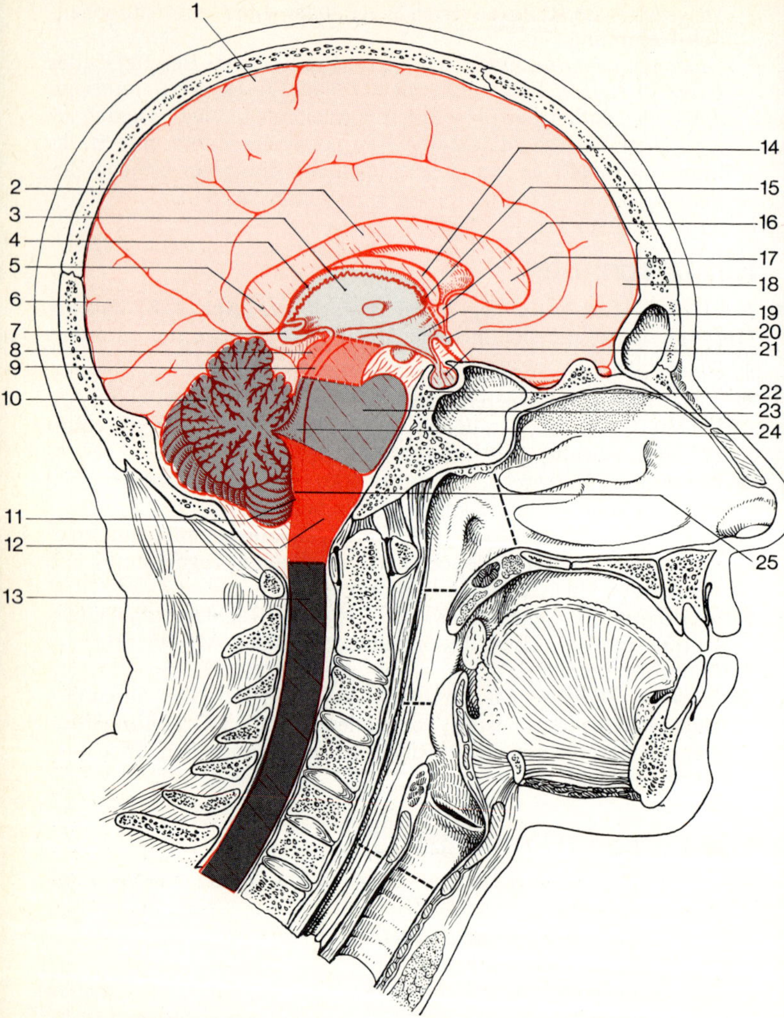

Abb. 178 **Mittelschnitt durch den Kopf eines erwachsenen Mannes.** 1 Scheitellappen (Lobus parietalis). 2 Balkenkörper (Truncus corporis callosi). 3 Thalamus. 4 Adergeflecht des dritten Ventrikels (Plexus choroideus ventriculi tertii). 5 Balkenwulst (Splenium corporis callosi). 6 Hinterhauptlappen (Lobus occipitalis). 7 Zirbeldrüse (Corpus pineale). 8 Vierhügelplatte (Lamina quadrigemina = Tectum mesencephali). 9 Aquaeductus. 10 Schnitt durch den Kleinhirnwurm (Vermis cerebelli) mit Lebensbaum (Arbor vitae). 11 Loch im Dach des vierten Ventrikels (Apertura mediana). 12 Verlängertes Mark (Medulla oblongata = Myelencephalon). 13 Rückenmark (Medulla

Verlängertes Mark (Myelencephalon)

- **Lage und Form:** *Das verlängerte Mark ist der an das Rückenmark anschließende Hirnabschnitt.* Es hat eine Länge von etwa 3 cm und zeigt an seiner Vorderseite, nahe der Mittellinie, die *beiden Pyramiden,* in welchen die Pyramidenbahn läuft.

Die Pyramidenkreuzung (Decussatio pyramidum) gibt die Grenze gegen das Rückenmark an. Hier erreicht die Pyramidenbahn die Gegenseite des Rückenmarks. Wird die Pyramidenbahn in der rechten Großhirnhälfte zerstört, so wird eine linksseitige Lähmung auftreten (Abb. 180).

Neben den Pyramiden liegt beiderseits die *Olive* (Abb. 181), ein gefalteter grauer Kern. Relais für Fasern aus dem Rückenmark, subkortikale und kortikale motorische Fasern; ausgiebige Verbindung *zur* Kleinhirnrinde der Gegenseite. Die Oberseite des Myelencephalon weist *vier Anschwellungen (Tubercula)* auf, welche die Schaltstellen für die sensiblen Bahnen des Hinterstranges darstellen, und bildet die *hintere Hälfte der Rautengrube* (Fossa rhomboidea).

Funktion:

- *Durchleitung der sensiblen und motorischen Bahnen, die zu höheren Hirnteilen ziehen oder von solchen herkommen.* Die meisten dieser langen Bahnen (Projektionsbahnen) kreuzen dabei auf die andere Seite hinüber.
- *Im Boden der Rautengrube liegen die Hirnnervenkerne des V. bis XII. Hirnnervenpaares,* von welchen die motorischen Fasern der Hirnnerven ausgehen (Nuclei originis) und an welchen die sensiblen Fasern der Hirnnerven enden (Nuclei terminationis).
- *Im Boden der Rautengrube befinden sich die parasympathischen Kerne für die Speichel- und Tränenabsonderung,* deren Fasern mit dem VII. und IX. Hirnnerven verlaufen, sowie der *Kern der Parasympathicusfasern des X. Hirnnerven,* dessen Fasern zu den Organen des Atemtraktes, zum Herzen und zu den großen Gefäßen ziehen und auch die Verdauungsorgane bis zur linken Dickdarmkrümmung versorgen.

◀ spinalis). 14 Gewölbe (Fornix). 15 Interventrikularloch (Foramen interventriculare). 16 Vordere Kommissur (Commissura anterior). 17 Balkenknie (Genu corporis callosi). 18 Stirnlappen (Lobus frontalis). 19 Regio hypothalamica. 20 Sehnervenkreuzung (Chiasma opticum). 21 Hypophysenvorderlappen (Adenohypophyse). 22 Hypophysengrube des Keilbeinkörpers. 23 Brücke (Pons). 24 Vierter Ventrikel (Ventriculus quartus). 25 Adergeflecht der vierten Hirnkammer (Plexus choroideus ventriculi quarti).

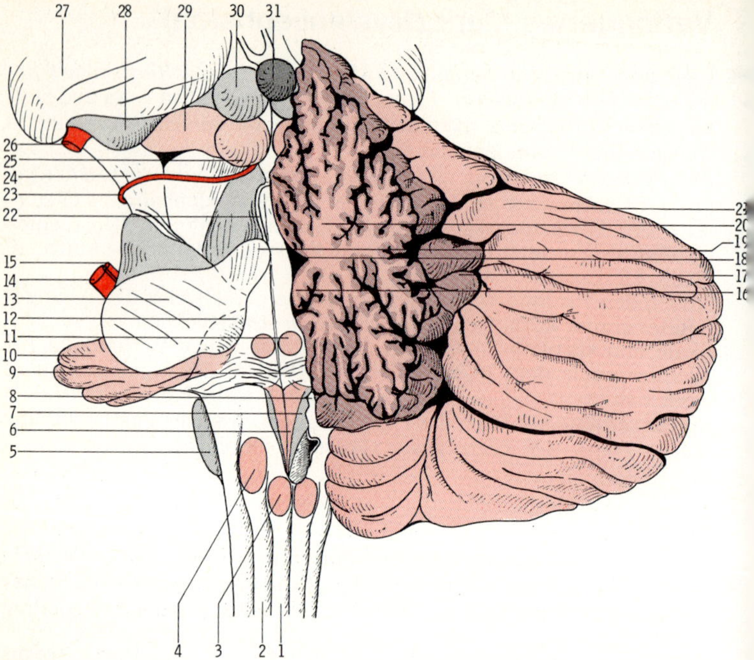

Abb. 179 **Verlängertes Mark, Rautengrube, rechte Hälfte des Kleinhirns, Dach des Mittelhirns und Zirbeldrüse.** Auf der linken Seite sind die 3 Kleinhirnstiele durchgeschnitten. 1 Lange Hinterstrangbahnen, von der unteren Körperhälfte Tastempfindung und Tiefensensibilität zum Thalamus des Zwischenhirns leitend. 2 Lange Hinterstrangbahnen, von der oberen Körperhälfte Tastempfindung und Tiefensensibilität zum Thalamus des Zwischenhirns leitend. 3 Grauer Kern (Nucleus gracilis), in welchem das 1. Neuron der langen Hinterstrangbahnen der unteren Körperhälfte auf das zweite Neuron geschaltet wird. 4 Grauer Kern (Nucleus cuneatus), in welchem das 1. Neuron der langen Hinterstrangbahnen der oberen Körperhälfte auf das zweite Neuron geschaltet wird. 5 Olive. 6 Trigonum n. hypoglossi: Kerngebiet des XII. Hirnnerven. 7 Trigonum n. vagi: Kerngebiet des X. Hirnnerven. 8 Dünnes Dach des IV. Hirnventrikels. 9 Markstreifen (Striae medullares). 10 Flocke (Flocculus) des Kleinhirns. 11 Hügel (Colliculus facialis), hervorgerufen durch das innere Knie der Faserung des N. facialis um den Kern des N. abducens herum. 12 Unterer Kleinhirnstiel (Pedunculus cerebellaris inferior): Verbindung zu verlängertem Mark und zu Rückenmark. 13 Mittlerer Kleinhirnstiel (Pedunculus cerebellaris medius): Verbindung zur Brücke. 14 N. vestibulocochlearis (VIII. Hirnnerv). 15 N. facialis (VII. Hirnnerv). 16 Nodulus des Kleinhirnwurms. 17 Kleinhirnwurm (Vermis cerebelli). 18 Zeltdach des IV. Hirnventrikels (Fastigium). 19 Oberer Kleinhirnstiel (Pedunculus cerebellaris superior): Verbindung zum Mittelhirn. 20 Weißes Marklager des Kleinhirns. 21 Kleinhirnhemisphäre. 22 Anschnitt der oberen Marklamelle (Velum medullare superius). 23 N. trochlearis (IV. Hirnnerv). 24 Hirnschenkel (Crus cerebri). 25 Linker unterer Hügel (Colliculus inferior): subkortikales Integrationszentrum der Hörreflexe. 26 Abgeschnittener Sehtrakt (Tractus opticus). 27 Hinterer Thalamuskern (Pulvinar thalami). 28 Lin-

- *Im Boden der Rautengrube sind wichtige Zentren vegetativer Funktionen, wie das Atemzentrum, das Kreislaufzentrum* (s. Formatio reticularis, S. 317), *lokalisiert,* – sowie Zentren des Stoffwechsels (Zuckerstich!) – Verletzung des Zentrums für den Kohlenhydratstoffwechsel führt zu Glykosurie.
- *Im Boden der Rautengrube laufen zahlreiche wichtige Reflexe ab: die Stellreflexe zur Orientierung des Kopfes im Raum* (s. Orientierung im Raum, S. 376), *Saugreflex, Schluckreflex sowie wichtige Schutzreflexe: Brechreflex, Niesreflex, Hustenreflex, Korneal- oder Lidschlußreflex.*
- *Die Olive ist* eine Schaltstelle für Fasern aus dem *Rückenmark* sowie für *subkortikale und kortikale motorische Fasern zum Cerebellum.*

Formatio reticularis

Bau: Unter *Formatio reticularis* versteht man eine *Durchflechtung* von weißer und grauer Substanz. Die Abgrenzung ist wenig genau. *Die Formatio reticularis zieht vom Myelencephalon durch den ganzen Hirnstamm bis zum Diencephalon* (Abb. 182). In der Haube des Mittelhirns ist sie am mächtigsten entwickelt (Abb. 184). Es lassen sich einzelne *Zentren* mit ganz bestimmten Aufgaben unterscheiden.

Funktion: Die Formatio reticularis vereinigt *motorische Teilfunktionen* zu komplizierten Gesamtleistungen. Sie beeinflußt *Kleinhirn, Thalamus* und *Großhirn.* Durch ihre *Weckwirkung* auf die Großhirnrinde bestimmt sie den Grad der *Bewußtseinshelligkeit.* Tritt derselbe Reiz mehrmals hintereinander auf, so erlahmt die Weckwirkung durch *Gewöhnung.*

Zentren: Als *Zentren der Formatio reticularis* bezeichnet man *umgrenzte* Gebiete mit *spontaner Tätigkeit* in Form von *rhythmischen* Erregungen und mit *Kontrollmöglichkeit* der ausgeübten Funktionen durch fortlaufenden Empfang von Rückmeldungen (sensible Reafferenz). Die Verbindung mit übergeordneten Zentren, die hemmend oder fördernd eingreifen, gewährleistet eine geordnete Zusammenarbeit.

◀ ker äußerer Kniekörper (Corpus geniculatum laterale): subkortikales Integrationszentrum des Sehens. 29 Linker innerer Kniekörper (Corpus geniculatum mediale): subkortikales Integrationszentrum der Hörreflexe. 30 Linker oberer Hügel (Colliculus superior): subkortikales Integrationszentrum der optischen Reflexe. 31 Zirbeldrüse (Corpus pineale).

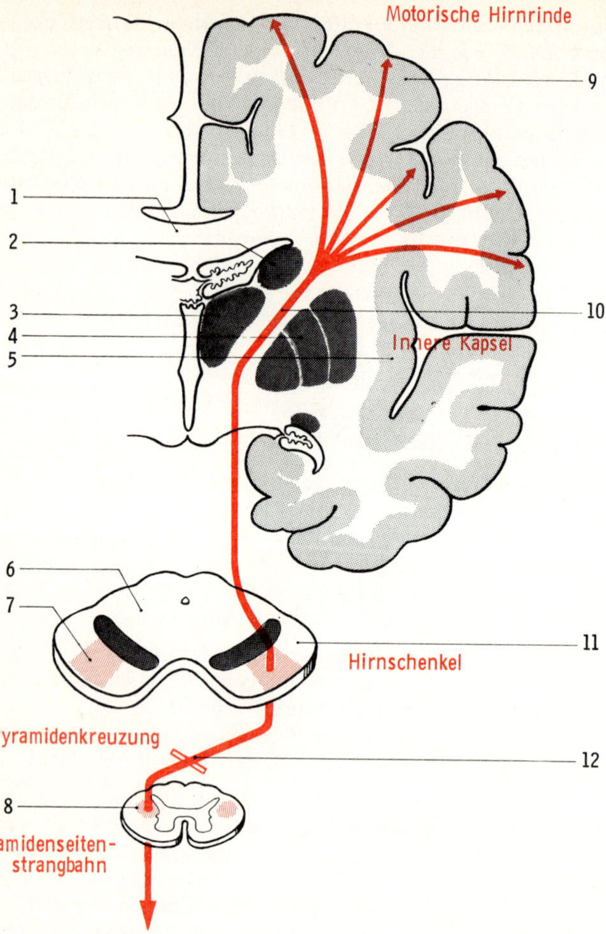

Abb. 180 **Vereinfachtes monosynaptisches Schaltschema des Verlaufes der Pyramidenbahn.** Monosynaptisch verlaufen nur **etwa 10%** der Pyramidenbahnfaserung! Bei den meisten Willkürbewegungen werden Stammganglien (s. S. 327) und Mittelhirnkerne miteingeschaltet, was ein viel komplizierteres Schema von Schaltungen ergibt. Die langen Fasern der Riesenpyramidenzellen der motorischen Hirnrinde ziehen durch die innere Kapsel (Capsula interna), wo sie auf engstem Raum zusammengedrängt sind (Hirnblutung!). Dann durchlaufen sie das mittlere Feld des Mittelhirnfußes (Crus cerebri) der gleichen Seite, ziehen in der Pyramidenkreuzung (Ducussatio pyramidum) größtenteils auf die Gegenseite, um im Seitenstrang der weißen Substanz des Rückenmarks als Pyramidenseitenstrangbahn (Tractus pyramidalis lateralis) abwärts zu laufen und an den motorischen Vorderhornzellen zu enden.

Atemzentrum: Das *Atemzentrum* ist ein ziemlich ausgedehntes Gebiet im Myel- und Metencephalon mit besonderen Zentren für *Ein- und Ausatmung*. Sie sind *doppelseitig* angelegt und stehen unter sich in Verbindung.
Das Atemzentrum zeigt weitgehende *Selbststeuerung (Autorhythmie)*. Diese erfolgt vor allem durch den *Kohlensäuredruck* im Blut. Der *Sauerstoffmangel* und die *Reaktion* des Blutes sowie die Meldungen über den *Dehnungszustand* der Lungenbläschen mittels Fasern des Vagus, die Meldungen der *Chemorezeptoren* im *Karotissinus* mittels des Sinusnerven und im *Aortenbogen* mittels des Depressornerven (Abb. 182) geben an das Atemzentrum weitere Meldungen. Die selbsttätige Rhythmik der Atmung kann willkürlich beeinflußt werden.

Kreislaufzentrum: Das *Kreislaufzentrum* stellt ein Gebiet von ähnlicher Ausdehnung wie das Atemzentrum dar. Es wird durch den *Kohlensäuredruck* und das *pH* des Blutes sowie durch Impulse vom *Karotissinus* und vom *Aortenbogen* gesteuert. Vom *Herzregulationszentrum* aus werden Häufigkeit des Herzschlags und Kontraktionskraft des Herzens gesteigert. Ein besonderes *Vasomotorenzentrum* regelt den Kontraktionszustand der Gefäßwände. Dadurch steigt der Blutdruck an, bis die *Druckempfänger (Pressorezeptoren)* durch Rückmeldung eine zentrale Hemmung auslösen.

Hinterhirn (Metencephalon)

Brücke

● *Die Brücke (Pons)* (Abb. 178 und 181) *befindet sich vor dem Myelencephalon und liegt auf dem Abhang (Clivus) der Schädelbasis. Seitlich ist sie durch einen Stiel (Pedunculus cerebellaris medius) mit dem Kleinhirn verbunden.* Die *Brückenkerne* (Nuclei pontis) sind die Schaltstationen der Bahnen, welche die Großhirnrinde mit der Kleinhirnrinde verbinden (Abb. 183).

Kleinhirn (Cerebellum)

Lage: Das Kleinhirn überdacht den vorderen Abschnitt der Rautengrube. Es liegt unter den beiden Hinterhauptpolen des Großhirns in

---

◀ 1 Balken (Corpus callosum). 2 Schwanzkern (Nucleus caudatus). 3 Thalamus. 4 Linsenkern (Nucleus lentiformis). 5 Rinde des Insellappens. 6 Mittelhirnquerschnitt (Mesencephalon). 7 Bahnfeld der Pyramidenbahn. 8 Bahnfeld der Pyramidenseitenstrangbahn des Rückenmarks. 9 Motorische Rinde des Großhirns. 10 Pyramidenbahn in der inneren Kapsel (Capsula interna). 11 Hirnschenkel des Mittelhirns (Crus cerebri). 12 Pyramidenkreuzung (Decussatio pyramidum).

entsprechenden Gruben der Hinterhauptschuppe und ist von ihnen durch eine Durastruktur, das *Kleinhirnzelt* (Tentorium cerebelli), geschieden. Das Kleinhirn hat beiderseits *drei Stiele:* der vordere verbindet es mit dem Mittelhirn, der mittlere mit der Brücke und der untere oder hintere mit dem verlängerten Mark.

- **Form:** *Der mittlere unpaare Teil wird als Kleinhirnwurm (Vermis) bezeichnet. Zu beiden Seiten liegen die Kleinhirnhemisphären.* Die Ober-

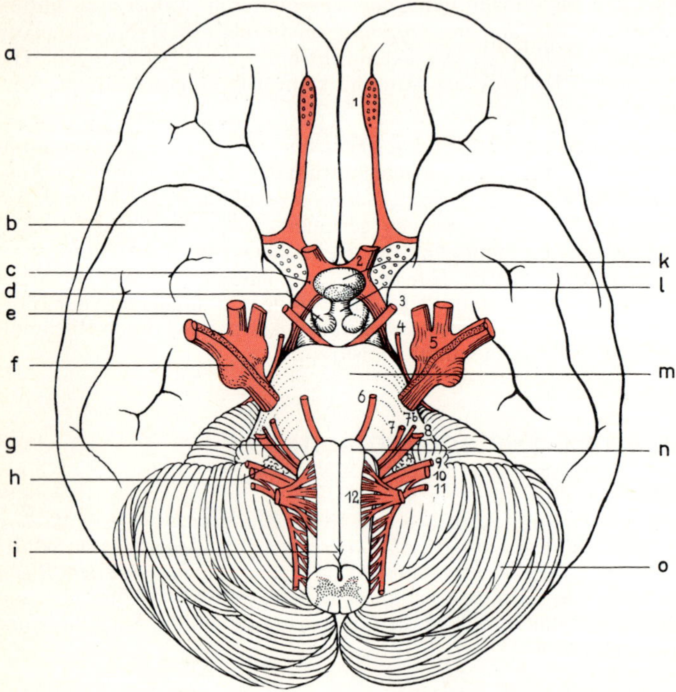

Abb. 181 **Hirnbasis mit austretenden Hirnnerven (1–12).** a Stirnlappen (Lobus frontalis). b Schläfenlappen (Lobus temporalis). c Sehnervenhalbkreuzung (Chiasma opticum). d Mamillarkörper (Corpus mamillare). e Motorischer Anteil des Trigeminus (Radix motoria). f Trigeminusganglion. g Olive. h Adergeflecht des IV. Ventrikels aus dem seitlichen Loch (Apertura lateralis) heraushängend (Plexus choroideus ventriculi quarti). i Pyramidenkreuzung (Decussatio pyramidum). k Hypophysenvorderlappen (Adenohypophyse). l Hypophysenstiel. m Brücke (Pons). n Pyramide. o Kleinhirnhemisphäre. 1 Riechkolben (Bulbus olfactorius) mit eintretenden Riechfäden (Nn. olfactorii). 2 Sehnerv (N. opticus). 3 N. oculomotorius. 4 N. trochlearis. 5 N. trigeminus. 6 N. abducens. 7 a N. facialis. 7 b N. intermedius. 8 N. vestibulocochlearis. 9 N. glossopharyngeus. 10 N. vagus. 11 N. accessorius. 12 N. hypoglossus (s. Hirnnerven, S. 341).

fläche von Wurm und Hemisphären zeigt zahlreiche schmale Windungen *(Gyri)* und Furchen *(Sulci)* zur Vergrößerung der Rindenoberfläche (Abb. 178 und 181).

Bau: Der Mittelschnitt durch den Wurm (Abb.178 und 179) zeigt den *Lebensbaum* (Arbor vitae). Die Zeichnung weist eine gewisse Ähnlichkeit mit dem Blatt einer Thuja auf, dem immergrünen Symbol des Lebens der römischen Friedhöfe. Außen zeigt das Kleinhirn eine *graue Rinde* (Cortex cerebelli), deren wichtigste Zellen die Purkinjezellen sind. Dann folgt ein *weißes Marklager,* das *graue Kerne* (Nuclei cerebellares) enthält. Der wichtigste dieser Kerne ist der *gezähnte Kern* (Nucleus dentatus), so genannt wegen seiner starken Faltung. Aus diesem Kern gehen wichtige Bahnverbindungen zum roten Kern (Nucleus ruber) des Mittelhirns und zum Thalamus des Zwischenhirns.

● **Funktion:** *Das Kleinhirn ist eine wichtige Meldesammelstelle (Integrationszentrum),* das heißt, in ihm werden Einzelmeldungen zu einem zusammenhängenden Bild zusammengefaßt. Es arbeitet als *Kontrollzentrum der Motorik.*

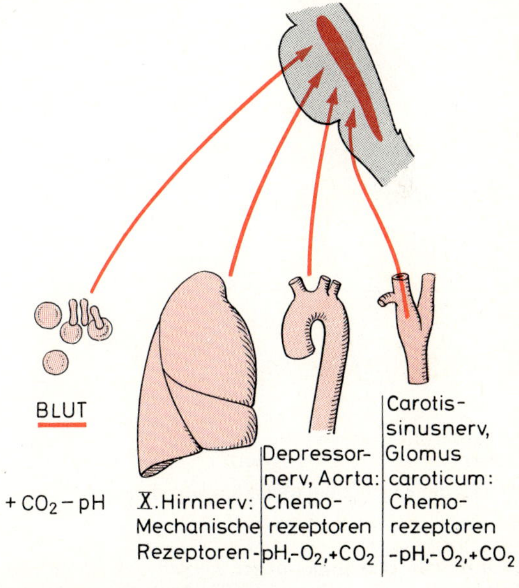

Abb. 182 **Selbststeuerung der Atmung:** Durch den Kohlensäuregehalt des Blutes, durch die Dehnung des Lungengewebes (X. Hirnnerv), durch den Depressornerven des Aortenbogens und den Karotissinusnerven. Atemzentrum der Formatio reticularis rot.

- *Sammelstelle der Meldungen, welche vom Labyrinth herkommen und die Orientierung im Raum ermöglichen.*
- *Meldesammelstelle für Tastsinn und Tiefensensibilität,* insofern sie vom Rückenmark zum Kleinhirn geleitet werden (Kleinhirnseitenstrangbahnen des Rückenmarks).
- *Überprüfungsstelle für die motorischen Funktionen wie Muskelspannung, Muskelkraft und Muskelkoordination:* Verbindungen vom gezähnten Kern der Kleinhirnhemisphären zum roten Kern des Mittelhirns und zur Olive des verlängerten Markes.
- *Wichtige Schaltstelle zur Großhirnrinde,* welche ihrerseits wiederum die Kleinhirnrinde beeinflussen kann.

Organisation: Je nach Herkunft der Meldungen weist das Kleinhirn verschieden organisierte Abschnitte auf:

1. *Labyrinthanteil oder vestibulärer Anteil* des Kleinhirns = ursprünglich organisierter Anteil.
2. *Rückenmarksanteil oder spinaler Anteil des Kleinhirns* = Altkleinhirn.
3. *Endhirnanteil oder telenzephaler Anteil* = Neukleinhirn.

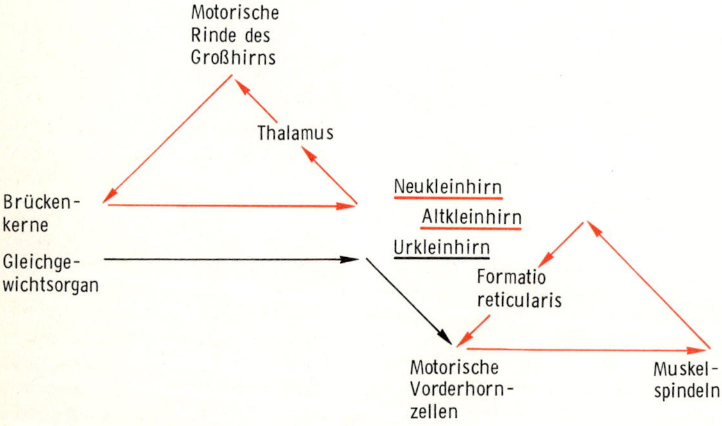

Abb. 183 **Schema der wichtigsten Kleinhirnverbindungen.**

Kleinhirnpathologie: Das *angeborene Fehlen des Kleinhirns* führt zu keinerlei Störungen; die entsprechenden Funktionen sind von anderen Hirnteilen übernommen worden. Zerstörung größerer Teile des Kleinhirns durch Verletzung, Abszeß oder Geschwulstbildung führen zu *zerebellärer Asynergie* = Koordinationsmangel:

Atonie: Mangel an normaler Muskelspannung (Tonus),
Asthenie: Mangel an Muskelkraft,
Astasie: Mangel an Muskelkoordination und *Intentionstremor*, der sich als Zittern im Beginn einer Bewegung äußert. Eines der typischen Astasiesymptome ist der Intentionstremor der Augenmuskeln, wobei die Augen zuckende Bewegungen zeigen. Echter Nystagmus kommt auch bei Störungen im Labyrinth des Innenohres vor (s. S. 377).
Bei Zerstörung der grauen *Rinde* des Kleinhirns werden vor allem die *statischen Funktionen*, wie Gleichgewicht und normaler Gang, gestört. Bei Schädigung der *Kleinhirnbahnen* der weißen Substanz treten *kinetische Störungen*, wie Koordinationsmangel und Zittern, auf.

Mittelhirn (Mesencephalon)

Lage: Das *Mittelhirn* liegt in der Mitte zwischen dem Hinterhirn und dem Zwischenhirn. Es wird vom *Aquädukt* durchzogen, welcher den III. mit dem IV. Ventrikel verbindet.

Bau: Man unterscheidet
- *Dach (Tectum = Lamina quadrigemina),*
- *Haube (Tegmentum),*
- *Fuß (Crura cerebri)* (Abb. 184).

Das Dach wird von den grauen Kernen der Vierhügelplatte gebildet.
● *Die vorderen zwei Hügel (Colliculi superiores) sind Meldesammelstellen des Sehens, die hinteren zwei Hügel (Colliculi inferiores) Meldesammelstelle des Hörens.* Von hier aus gehen Seh- und Hörreflexe zum Rückenmark.

● *Die Haube enthält wichtige Zentren der Bewegung: den roten Kern (Nucleus ruber) und den schwarzen Kern (Substantia nigra).* Bei Ausfall des schwarzen Kerns kommt es zu *Muskelstarre* („Zahnradbewegungen", die ruckweise ablaufen), zu *Schüttelbewegungen* der Hände, zu *Ausfall der Mitbewegungen* und zu *psychischen Störungen* (Antriebsmangel oder Triebhandlungen). Dem roten Kern sitzen die zum Thalamus ziehenden sensiblen Bahnen wie eine Zipfelkappe auf (mediale Schleife = Lemniscus medialis). Nahe beim Aquädukt liegen die *Kerne der Augenmuskelnerven III und IV* (Oculomotorius und Trochlearis). Das Kerngebiet des III. Hirnnerven hat *parasympathische Kerne* (Abb. 184) für die *Akkommodation* und die *Pupillenverengung (Miosis). Die Formatio reticularis* der Haube spielt eine bedeutende Rolle für die Stimmungslage *(vegetativ-affektives Verhalten).* Bei Überfunktion kommt es zu affektiven Spannungszuständen, bei Unterfunktion zu Erschöpfung und Depression.

In der Mitte des *Fußes* liegt die *Pyramidenbahn*. Sie ist zu beiden Seiten von jenen Bahnen umgeben, welche die Großhirnrinde über die Brücke mit der Kleinhirnrinde verbinden (Tractus corticopontini).

Übermittlungssubstanz im Mittelhirn: Die Nervenzellen im schwarzen Kern bilden eine für die Motorik wichtige Substanz, *Dopamin*, welche in den Achsenzylindern der Nervenfasern zur Schale des Linsenkerns und zum Schwanzkern wandert (nigrostriäre Bahnen). Bei zu geringem Dopamingehalt in diesen Kernen treten Bewegungsarmut und Muskelstarre auf (Parkinson-Erkrankung).

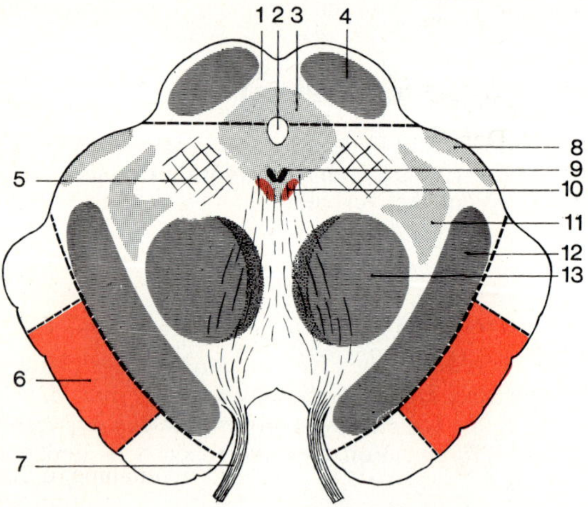

Abb. 184 **Querschnitt durch das Mittelhirn (Mesencephalon) mit Dach (Tectum), Haube (Tegmentum) und Hirnschenkeln (Crura cerebri).** 1 Mittelhirndach (Tectum). 2 Aquaeductus. 3 Zentrales Höhlengrau (Substantia grisea centralis). 4 Grauer Kern in einem der Vierhügel. 5 Mittelhirnhaube (Tegmentum) mit Formatio reticularis. 6 Bahn der Willkürmotorik (Pyramidenbahn). 7 Austritt des III. Hirnnervs (N. oculomotorius). 8 Hörschleife (Lemniscus lateralis). 9 Parasympathische Kerne des N. oculomotorius. 10 Motorischer Kern des N. oculomotorius. 11 Mediale Schleife (Lemniscus medialis). 12 Schwarzer Kern (Nucleus niger = Substantia nigra). 13 Roter Kern (Nucleus ruber).

Zwischenhirn (Diencephalon)

● **Lage:** *Das Zwischenhirn liegt um den III. Hirnventrikel herum.* Es ist zwischen die beiden Großhirnhälften (Abb. 185) eingelassen.

Bau: Das Dach des III. Ventrikels wird durch ein *Adergeflecht (Plexus choroideus)* gebildet.

● *Die Seitenwände werden beiderseits durch Thalamus und Regio hypothalamica dargestellt*, während wir im Boden vorne die *Sehnervenkreuzung (Chiasma opticum)* finden, dahinter den *Trichter (Infundibulum)* des Hypophysenstiels und noch weiter hinten die beiden *Mamillarhöcker (Corpora mamillaria).*

● **Thalamus:** *Er ist das wichtigste subkortikale, somit unbewußt arbeitende Integrationszentrum der allgemeinen Sensibilität:* Tastempfindung, Tiefensensibilität, Temperatur- und Schmerzempfindung sowie der *Seh- und Riechfunktion.* In ihm werden die Erregungssignale umgeschrieben (Umkodierung). Er ist eine wichtige Schaltstelle auf die Motorik: *Gemütsbetonung (Affektbetonung),* der Motorik in Gesichtsausdruck (Mimik) und Gebärden.
Der Thalamus steht durch den *Stabkranz* mit der *Hirnrinde* in Verbindung: Fasern führen vom Thalamus zur Rinde und von der Rinde zum Thalamus. Den *Projektionskernen* des Thalamus sind genau umschriebene Rindenstellen des Großhirns zugeordnet, zu welchen Erregungen hingeleitet werden. Die *Assoziationskerne* dagegen erhalten Erregungen von den Projektionskernen und vor allem von der Hirnrinde. Alles, was als Empfindung bewußt werden soll, muß zur Großhirnrinde geleitet werden. Als Epithalamus ist den grauen Kernen des Thalamus die Zirbeldrüse (Corpus pineale) (s. inkretorische Organe, S. 283) und die Zügel (Habenulae) angefügt.

Regio hypothalamica: *Um das zentrale Höhlengrau (Substantia grisea centralis) sind die obersten Befehlsstellen des autonomen Nervensystems angeordnet:* ein Zentrum des Wasserhaushaltes, der Steuerung der Körperwärme, des Kreislaufes, der Nahrungsaufnahme (durch Appetitsteigerung bedingte Fettsucht!), des Stoffwechsels und ein Wach-Schlaf-Zentrum (s. Schlaf, S. 333).
Die vorn gelegenen Zentren dienen mehr den parasympathischen Funktionen, die hinten gelegenen den sympathischen. Auf die *Absonderung von Adiuretin und von Oxytozin durch Nervenzellen (Neurosekretion)* haben wir bei den inkretorischen Organen hingewiesen (S. 333). Durch den Trichter und den Hypophysenstiel wird das Diencephalon zum wichtigsten Organ *gegenseitiger Beeinflussung der hormonalen und neuralen Steuerungen.*

Bleicher Körper *(Globus pallidus)* **des Linsenkerns** *(Nucleus lentiformis):* er ist ein *Zentrum* der Mitbewegungen.

Endhirn (Telencephalon)

● *Die Hemisphären mit der grauen Rinde und den Stammganglien sowie dem Riechhirn (Rhinencephalon) sind die wichtigsten Abschnitte des*

Endhirns. Man stellt es den übrigen als *Hirnstamm* bezeichneten Hirnabschnitten als *Hirnmantel (Pallium)* gegenüber. An die intakte Struktur des Endhirns sind die wichtigsten Funktionen wie Bewußtsein, Intelligenz, Wille und Gedächtnis geknüpft. Möglicherweise erfolgt die Gedächtnisspeicherung mit Hilfe von Ribonukleinsäuren.

Hemisphären

● *Die beiden Großhirnhälften sind durch eine große Kommissur, den Balken (Corpus callosum), miteinander verbunden.* Die Hemisphären-

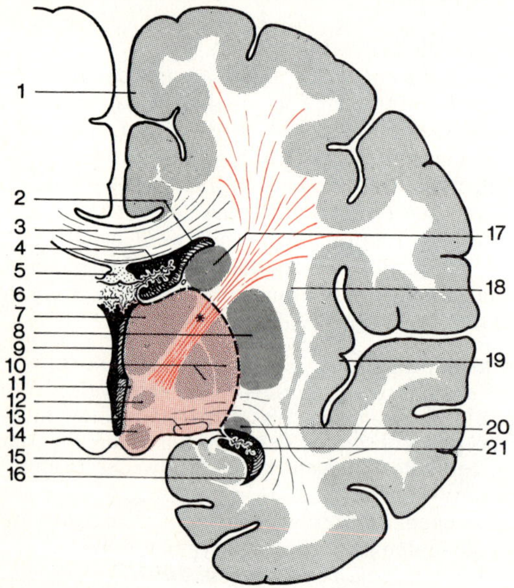

Abb. 185 **Hälfte eines Frontalschnittes durch Endhirn (Telencephalon) und Zwischenhirn (Diencephalon).** Grenze zwischen beiden Hirnabschnitten durch gestrichelte Linie angedeutet. 1 Großhirnrinde (Cortex telencephali). 2 Zentralteil (Pars centralis) des Seitenventrikels (Ventriculus lateralis). 3 Kommissurenfaserung des Balkens (Corpus callosum). 4 Adergeflecht (Plexus choroideus) des Seitenventrikels. 5 Gewölbe (Fornix). 6 Adergeflecht (Plexus choroideus) des dritten Ventrikels. 7 Thalamus. 8 Schale des Linsenkerns (Putamen des Nucleus lentiformis). 9 Dritter Ventrikel. 10 Bleicher Körper (Globus pallidus) des Linsenkerns. 11 Zentrales Höhlengrau der Regio hypothalamica (Substantia grisea centralis). 12 Nucleus subthalamicus. 13 Sehnerventrakt (Tractus opticus). 14 Grauer Kern im Mamillarkörper (Corpus mamillare). 15 Ammonshorn (Pes hippocampi). 16 Unterhorn (Cornu inferius) des Seitenventrikels. 17 Kopf (Caput) des Schwanzkerns (Nucleus caudatus). 18 Vormauer (Claustrum). 19 Inselrinde (Cortex insulae). 20 Schwanz (Cauda) des Schwanzkerns. 21 Adergeflecht (Plexus choroideus) des Seitenventrikels. * Innere Kapsel (Capsula interna).

oberfläche zeigt ein typisches Relief von *Windungen (Gyri)* und *Furchen (Sulci)*, welches die Oberfläche erheblich vergrößert. Zwischen den beiden Hemisphären liegt der *Längsspalt (Fissura longitudinalis cerebri)*, während ein *Querspalt (Fissura transversa)* das Großhirn vom Kleinhirn trennt. Im Längsspalt liegt die *Hirnsichel (Falx cerebri)*, eine Bildung der harten Hirnhaut; im Querspalt spannt sich das *Kleinhirnzelt (Tentorium cerebelli) aus.*

Hirnlappen

Jede Hemisphäre (Abb. 186) zeigt

- *Stirnlappen (Lobus frontalis)*,
- *Scheitellappen (Lobus parietalis)*,
- *Hinterhauptlappen (Lobus occipitalis)*,
- *Schläfenlappen (Lobus temporalis)*,
- *Insel (Insula)*.

Die beiden *Stirnlappen* mit den Frontalpolen liegen in den beiden vorderen Schädelgruben, die *Schläfenlappen* besetzen die mittleren Schädelgruben. Ihre Spitzen bilden die Temporalpole. Die *Hinterhauptlappen* mit den Hinterhauptpolen werden von den beiden oberen Gruben der Hinterhauptschuppe umfaßt.
Der *Scheitellappen* liegt beiderseits unter der Schädelwölbung. In der Tiefe der seitlichen Hirnfurche befindet sich die *Insel* (Abb. 185), die von Stirn-, Scheitel- und Schläfenlappen überwachsen ist. Die seitliche Hirnfurche (Sulcus lateralis) trennt Stirn- und Scheitellappen vom Schläfenlappen. Die *Zentralfurche (Sulcus centralis)* gibt die Grenze von Stirn- und Scheitellappen an, während die Scheitel-Hinterhauptfurche (Sulcus parietooccipitalis) Scheitel- und Hinterhauptlappen voneinander trennt.

Seitenventrikel

- *In den beiden Großhirnhemisphären liegen die Seitenventrikel (Ventriculi laterales), welche ein Adergeflecht (Plexus choroideus) enthalten. Die Adergeflechte sondern die Gehirn-Rückenmarkflüssigkeit (Liquor cerebrospinalis) ab.* Durch das Ventrikelloch *(Foramen interventriculare)* hängen die Seitenventrikel mit dem III. Ventrikel zusammen. Jeder Seitenventrikel zeigt ein *Vorderhorn (Cornu anterius)*, einen *Zentralteil (Pars centralis)*, ein *Hinterhorn (Cornu posterius)* und ein *Unterhorn (Cornu inferius)* (Abb. 187).

Durch teilweise Luftfüllung können beim Patienten im Röntgenbild die Ventrikel sichtbar gemacht werden. Das *Ventrikulogramm* orientiert über die Größe der Ventrikel (Hydrocephalus internus = Wasserkopf durch Erweiterung der Ventrikel) und die Symmetrie der Gehirnteile (Geschwülste!).

Weißes Marklager

Die weiße Substanz jeder Großhirnhälfte (Centrum semiovale) besteht aus markhaltigen Fasern:

- *Projektionsbahnen sind lange Bahnen* teils sensibler, teils motorischer Natur (z.B. Pyramidenbahn).
- *Kommissurenfasern dienen zur Verbindung beider Seiten.* Die größte Endhirnkommissur ist der Balken (Corpus callosum).
- *Assoziationsfasern setzen verschiedene Stellen der Hirnrinde miteinander in Beziehung.*

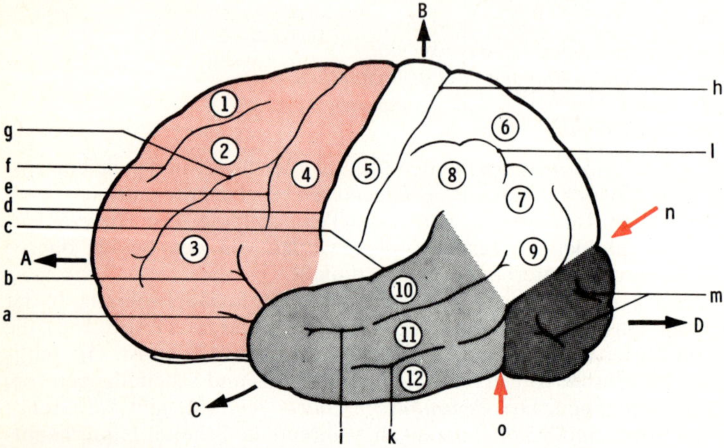

Abb. 186 **Pole, Lappen, Furchen und Windungen an der Außenseite der Großhirnhemisphäre.** Rosa: Stirnlappen (Lobus frontalis) mit Stirnpol (Polus frontalis) A. Weiß: Scheitellappen (Lobus parietalis) B. Hellgrau: Schläfenlappen (Lobus temporalis) mit Schläfenpol (Polus temporalis) C. Dunkelgrau: Hinterhauptlappen (Lobus occipitalis) mit Hinterhauptpol (Polus occipitalis) D. a Vorderer Ast (R. anterior). b Aufsteigender Ast (R. ascendens). c Hinterer Ast (R. posterior) der seitlichen Hirnfurche (Sulcus cerebri lateralis). d Zentralfurche (Sulcus centralis). e Präzentrale Furche (Sulcus praecentralis). f Obere Stirnfurche (Sulcus frontalis superior). g Untere Stirnfurche (Sulcus frontalis inferior). h Postzentrale Furche (Sulcus postcentralis). i Obere Schläfenfurche (Sulcus temporalis superior). k Untere Schläfenfurche (Sulcus temporalis inferior). l Waagrechte Scheitelfurche (Sulcus intraparietalis). m Seitliche Hinterhauptfurchen (Sulci occipitales). n Einschnitt der Scheitel-Hinterhauptfurche (Sulcus parietooccipitalis). o Einschnitt vor dem Hinterhauptlappen (Insicura praeoccipitalis). 1 Obere Stirnwindung (Gyrus frontalis superior). 2 Mittlere Stirnwindung (Gyrus frontalis medius). 3 Untere Stirnwindung (Gyrus frontalis inferior). 4 Vordere Zentralwindung (Gyrus praecentralis). 5 Hintere Zentralwindung (Gyrus postcentralis). 6 Oberes Scheitelläppchen (Lobulus parietalis superior). 7 Unteres Scheitelläppchen (Lobulus parietalis inferior). 8 Supramarginalwindung (Gyrus supramarginalis). 9 Angularwindung (Gyrus angularis). 10 Obere Schläfenwindung (Gyrus temporalis superior). 11 Mittlere Schläfenwindung (Gyrus temporalis medius). 12 Untere Schläfenwindung (Gyrus temporalis inferior).

Stammganglien

● *Die wichtigsten grauen Kerne des Endhirns sind der Schwanzkern (Nucleus caudatus) und die Schale (Putamen) des Linsenkerns (Nucleus lentiformis). Sie bilden zusammen den Streifenkörper (Corpus striatum)*, weil graue Brücken sie miteinander verbinden. Schwanzkern und Schale des Linsenkerns regeln die *Muskelspannung (Muskeltonus)*. Bei ihrer Zerstörung kommt es zu einem atonisch-hyperkinetischen Zustandsbild (Veitstanz). Die Zerstörung des bleichen Körpers führt zum Fehlen der Mitbewegungen und zu übersteigerter Muskelspannung: hypertonisch-akinetisches Zustandsbild (Maskengesicht bei Parkinsonismus). Vom Streifenkörper, wie übrigens auch vom Kleinhirn, gehen *Hemmungsbahnen* der Motorik aus.

Innere Kapsel

● *Zwischen Schwanzkern und Thalamus einerseits und Linsenkern andererseits zieht die Faserung der inneren Kapsel (Capsula interna) durch*

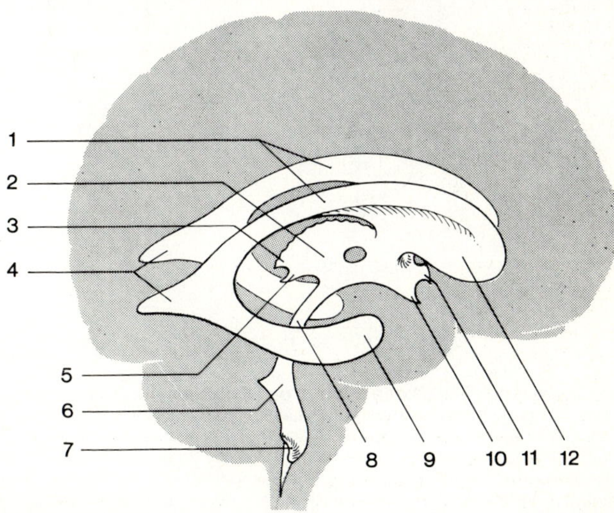

Abb. 187 **Hirnkammern.** Eingetragen in den Gehirnumriß. 1 Zentralteil der Seitenventrikel (Pars centralis). 2 Hohlraum des dritten Ventrikels (Ventriculus tertius). 3 Ausbuchtung oberhalb der Zirbeldrüse (Recessus suprapinealis). 4 Hinterhorn der Seitenventrikel (Cornu posterius). 5 Ausbuchtung in Höhe der Zirbeldrüse (Recessus pinealis). 6 Hohlraum des vierten Ventrikels (Ventriculus quartus). 7 Seitliche Ausbuchtung des vierten Ventrikels (Recessus lateralis). 8 Aquaeductus. 9 Unterhorn des Seitenventrikels (Cornu inferius). 10 Ausbuchtung des Hirnanhanges (Recessus hypophyseos). 11 Ausbuchtung der Sehnervenkreuzung (Recessus chiasmatis). 12 Vorderhorn des Seitenventrikels (Cornu anterius).

(Abb. 185 und 188). Auf Horizontalschnitten zeigt die innere Kapsel einen vorderen und einen hinteren Schenkel mit einem Knie dazwischen. Die *Pyramidenbahnfasern* für die motorischen Hirnnervenkerne liegen am Knie, dahinter folgen die *Fasern für die motorischen Vorderhornzellen zur Nervenversorgung der oberen Extremität,* des

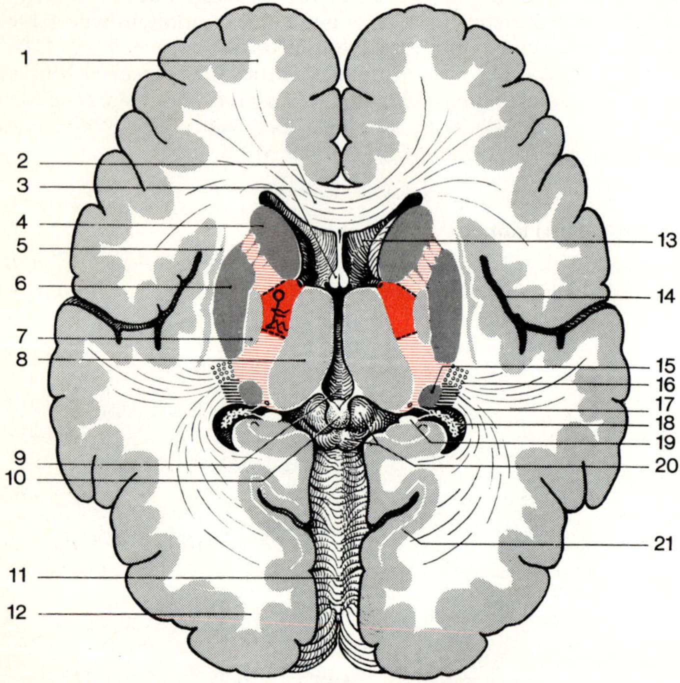

Abb. 188 **Horizontalschnitt durch Endhirn und Zwischenhirn.** 1 Stirnlappen (Lobus frontalis). 2 Balkenknie (Genu corporis callosi). 3 Säulen des Gewölbes (Columnae fornicis). 4 Kopf des Schwanzkerns (Caput nuclei caudati). 5 Vormauer (Claustrum). 6 Schale des Linsenkerns (Putamen des Nucleus lentiformis). 7 Bleicher Körper des Linsenkerns (Globus pallidus des Nucleus lentiformis). 8 Thalamus. 9 Hohlraum des dritten Ventrikels (Ventriculus tertius); das Adergeflecht ist weggenommen. 10 Zirbeldrüse (Corpus pineale). 11 Wurm des Kleinhirns (Vermis cerebelli). 12 Hinterhauptlappen (Lobus occipitalis). 13 Scheidewand (Septum pellucidum). 14 Insel (Insula) in der Tiefe der seitlichen Hirnspalte (Sulcus lateralis). 15 Schwanz des Schwanzkerns (Cauda des Nucleus caudatus). 16 Hörstrahlung (Radiatio acustica). 17 Sehstrahlung (Radiatio optica). 18 Adergeflecht des Seitenventrikels (Plexus choroideus). 19 Einer der beiden Schenkel des Gewölbes (Crus fornicis). 20 Vierhügelplatte (Lamina tecti). 21 Weißer Markstreifen der Sehrinde.
Rot: Knie der inneren Kapsel (Capsula interna). Rosa: Vorderer und hinterer Schenkel der inneren Kapsel. Pyramidenbahnanteile durch ein eingezeichnetes Männlein symbolisiert.

Rumpfes und der unteren Extremität. Eine Blutung im Gebiet der inneren Kapsel von der Größe einer Haselnuß kann eine ganze Körperseite lähmen *(Hemiplegie).* Liegt der Herd in der rechten inneren Kapsel, so ist wegen der Kreuzung der Pyramidenbahnfasern die linke Seite gelähmt (Abb.180).

Willkürmotorik: Die Willkürmotorik hängt sowohl von der Pyramidenbahn wie auch von extrapyramidalen Bahnen ab. *Stammganglien und Mittelhirnkerne sind ebenso sehr beteiligt wie die motorische Rinde.* Von 1 Million Pyramidenbahnfasern erreichen nur ein Drittel das Rückenmark und höchstens 10 % verbinden monosynaptisch motorische Rinde und Vorderhornzellen (rasche Befehlsübermittlung).

Hirnrinde

Die $1^1/_2$ bis 5 mm dicke, aus *sechs Zellschichten* aufgebaute Hirnrinde (Cortex cerebri) läßt, ihrem Bau entsprechend, über 200 *Rindenfelder* erkennen. Einige lassen sich ganz bestimmten Tätigkeiten zuordnen (Abb. 189).

● **Lokalisationen:** *Im Gebiet des Frontallappens liegt unmittelbar vor der Zentralfurche die motorische Rinde (Regio motoria), von welcher die Bewegungsabläufe der Muskelgruppen ausgelöst werden.*

Die linke Seite des Gehirns beherrscht dabei die Gegenseite des Körpers. Die Lage entspricht von unten nach oben den Muskelgruppen des Kopfes, der Hand, der oberen Gliedmaße, des Rumpfes und der unteren Extremität. Bei ausgedehnter Zerstörung der motorischen Rinde kommt es auf der Gegenseite zu einer *straffen (spastischen) Lähmung,* im Gegensatz zur *peripheren oder schlaffen Lähmung.* Von rund 1 Million Pyramidenbahnfasern gehen nur etwa 30 000 von der motorischen Rinde aus.
Beim Rechtshänder befindet sich links, dem Zentrum der Kopfmuskulatur vorgelagert, das *motorische Sprachzentrum (Brocasches Zentrum),* in welchem die für das Sprechen wichtigen Bewegungsabläufe vertreten sind. Es entspricht der Area 44 nach Brodmann. In unmittelbarer Nachbarschaft des motorischen Zentrums der Handbewegungen liegt das *Schreibzentrum.* In ihm erfolgt die Planung der für das Schreiben notwendigen Bewegungen.
Hinter der Zentralfurche folgt der *Körperfühlbereich* der bewußten Empfindung allgemeiner Sensibilität (Taktilität, Tiefensensibilität, Wärme, Kälte und Schmerz). Die Anordnung der Körperregionen (Somatotopie) ist die gleiche wie bei der motorischen Rinde. Die zuleitenden Bahnen laufen ebenfalls gekreuzt. Um die Sehfurche (Sulcus calcarinus) herum liegt die *Sehrinde* für das bewußte Sehen. (Eine vereinfachte Darstellung der Sehbahn gibt Abb. 210). Sie wird von einer Zone *optischer Erinnerungen* (optische Assoziationen) umgeben. In der oberen Schläfenwindung gegen die Insel zu stoßen wir auf

die *Hörrinde,* die von der Zone der *Hörerinnerungen* umrandet wird. Mit besonderen Höreindrücken verbunden sind das *Zentrum des Sprachverständnisses (akustisches Sprachzentrum)* und das *Lesezentrum (optisches Sprachzentrum).* An der Spitze des Schläfenlappens ist das *Rindenzentrum des Riechens* untergebracht.

Den genannten Rindenfeldern sind *Zonen der Hemmung und des Antriebes* angelagert. In der Rinde des Stirnhirns liegen die Antriebszentren für die *persönlichen Handlungen.*

Agnosie: Fallen die assoziativen Erinnerungsbilder aus, so wird die *Deutung des Wahrgenommenen unmöglich (Agnosie).* Bei Schädigung der akustischen Erinnerung fällt die Deutung des Gehörten aus. Handelt es sich um akustische Erinnerungen sprachlicher Natur, so führt dies zu mangelndem Sprachverständnis und zu *sensorischer Aphasie:* Unmöglichkeit zu sprechen, weil die entsprechenden Erinnerungsbilder sprachlicher Natur fehlen. Bei Schädigung der optischen Erinnerung kommt es zu *optischer Agnosie:* Unfähigkeit, Gesehenes richtig zu deuten. *Tastagnosie (Stereoagnosie)* macht die Deutung des Getasteten unmöglich.

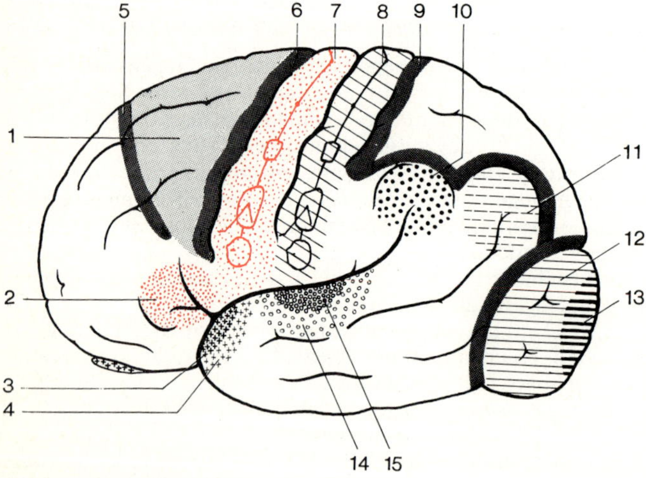

Abb. 189 **Vereinfachte Darstellung der wichtigsten Funktionsorte (Lokalisationen) im Gebiet der Hirnrinde.** 1 Antriebsfeld des Stirnlappens. 2 Motorisches Sprachzentrum von Broca. 3 Rindenzentrum des Riechens. 4 Feld der Riecherinnerungen. 5 Hemmungszone. 6 Hemmungszone der motorischen Rinde. 7 Motorische Rinde (Cortex der Regio motoria). 8 Körperfühlbereich (Cortex der Regio sensoria). 9 Hemmungszone des Körperfühlbereiches. 10 Akustisches Sprachzentrum. 11 Optisches Sprachzentrum oder Lesezentrum. 12 Feld der Seherinnerungen. 13 Rindenzentrum des Sehens. 14 Feld der Gehörerinnerungen. 15 Rindenzentrum des Hörens.

Apraxie ist die Unmöglichkeit zu sinnvollem Handeln bei kaum gestörter Bewegungsfähigkeit. Betrifft die Apraxie das motorische Sprachzentrum, so kommt es zu *motorischer Aphasie*, der Unmöglichkeit, geordnet zu sprechen.

Motorik

Das motorische System gestattet uns, eine Vielzahl von Muskeln nach einem uns unbewußten harmonischen Gesamtplan zu betätigen. Seine Zentren liegen teils im *Mittelhirn* (roter Kern und schwarzer Kern, s. S. 321), teils im *Zwischenhirn* (bleicher Körper, s. S. 323) und im *Endhirn* (Schale des Linsenkerns und Schwanzkern, s. S. 327). Alle extrapyramidalen Zentren erhalten Fasern von der *Hirnrinde*. Eine genaue Trennung zwischen pyramidaler Komponente und extrapyramidaler Komponente der Willkürmotorik ist in den meisten Fällen unmöglich. *Linsenkernschale und Schwanzkern regeln den Muskeltonus. Der bleiche Körper ist das Zentrum der Ausdrucksbewegungen* (Mimik, Gesten, Handschrift), *der Reaktions- und der Mitbewegungen,* die für einen Bewegungsablauf notwendig sind, sowie der *schematisierten Bewegungsabläufe* (Autofahren, Sport, Artistik, Tanz usw.). Zahlreiche Bahnen übermitteln ihre Signale den motorischen Vorderhornzellen und der gemeinsamen Endstrecke (s. S. 306) (Abb. 190).

Riechhirn

Das Riechhirn *(Rhinencephalon)* besteht aus *Riechkolben (Bulbus* und *Tractus olfactorius)* und aus besonders gebauten Rindenfeldern, die man als ursprünglich gebaute Rinde *(Archipallium)* dem 6-Schichten-Typ der Rinde (Neopallium) gegenüberstellt.

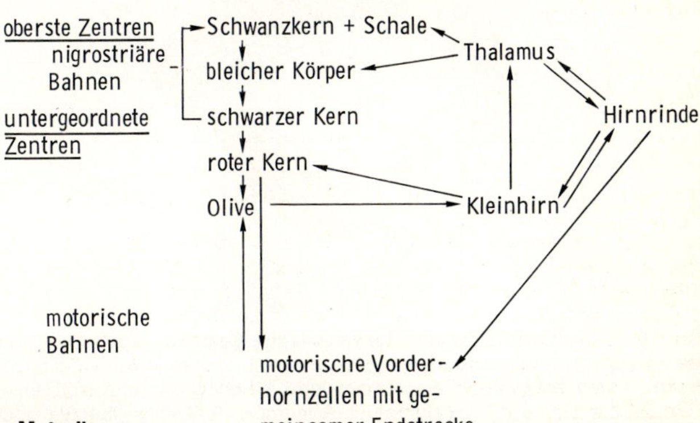

Abb. 190
Schema der Motorik.

Limbisches System

● *Das Randgebiet zwischen Hirnstamm und Großhirn wird als limbisches System („Viszeral"-Hirn) bezeichnet* (Abb. 191). Es umfaßt:
den *äußeren Ring:* Cingulum (Gürtel), Isthmus und Gyrus parahippocampalis (rot),
den *inneren Ring:* grauer Überzug, Gyrus fasciolaris und gezähnter Gyrus (Gyrus dentatus) (schwarz), sowie *graue Kerne:* Mandelkern und Hippokampusfuß (rosa).
Eine besonders wichtige ausführende Bahn läuft im *Gewölbe (Fornix)* (Abb. 188 und 191) zu den Mamillarkörpern.
Das limbische System hat Verbindungen zur hypothalamischen Region, zum Thalamus, zu den Stammganglien und zur Formatio reticularis des Hirnstamms. Aufgabe des limbischen Systems ist die *Selbsterhaltung* (Ernährung, Verteidigung, Angriff) und die *Arterhaltung* (Sexualität im engeren und weiteren Sinn).

● *Vom limbischen System gehen Gemütsbetonung und gemütsbedingte Antriebe aus,* auch werden die *vegetative Innervation der inneren Organe* und die *hormonalen Steuerungen* beeinflußt. Das limbische System wirkt bei der *Gedächtnisspeicherung* und beim Lernen mit.

Verletzungen, Infektionen, Vergiftungen, aber auch Schmerz und Emotion wirken als „Stressoren" auf das limbische System ein und können so über vegetative und hormonale Regulationen die Gedächtnisspeicher beeinflussen.

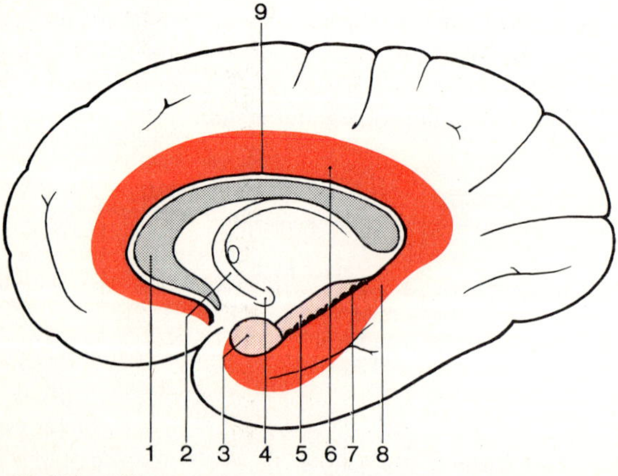

Abb. 191 **Großhirnhälfte von der Innenseite gesehen.** Limbisches System rot. 1 Balken (Corpus callosum). 2 Gewölbe (Fornix). 3 Mandelkern (Corpus amygdaloideum). 4 Mamillarkörper (Corpus mamillare). 5 Pes hippocampi. 6 Gürtel (Cingulum). 7 Gezähnter Gyrus (Gyrus dentatus). 8 Isthmus. 9 Grauer Überzug (Indusium griseum).

- *Störungen im limbischen System führen zu Angstgefühlen und Aggressivitätshandlungen.* Durch entsprechende Psychopharmaka können solche Spannungssituationen wirksam gedämpft werden.

Unter dem „*Papez*"-*Kreis* versteht man die *indirekte* Verbindung des limbischen Systems über den Thalamus zur Großhirnrinde hin und von der Großhirnrinde her.

Elektroenzephalogramm (EEG)

Die Tätigkeit der Hirnrinde bedingt *rhythmische Stromschwankungen* in der Größenordnung von 10 bis einige 100 Mikrovolt (1 Mikrovolt = 0,000 001 Volt), deren Zusammenspiel mittels an die Kopfhaut angelegter Elektroden abgeleitet werden kann. Auch bei völliger Ruhe treten *rhythmische Spontanschwankungen* auf, deren Entstehung noch nicht vollständig geklärt ist.

Man unterscheidet verhältnismäßig regelmäßige Wellen von *mittlerer* Frequenz, die *Alphawellen* (etwa 8–12/s). Die *Betawellen* sind eher unregelmäßige kleine Wellen von *höherer* Frequenz (etwa 15–35/s). Die *Deltawellen* sind hohe, langsame Wellen *geringer* Frequenz (1½ bis 4/s). Als *Thetawellen* gelten regelmäßige, *niedrigfrequente* Wellen (4–7/s). Unter einer *Spindel* versteht man einen intermittierend auftretenden Wellenkomplex mit einer Frequenz zwischen 10 und 14/s. Die Spindeln werden auch als Sigmawellen bezeichnet.

Die Deutung (Analyse) des Elektroenzophalogramms hat eine ständig steigende Bedeutung für die Neurophysiologie und die Psychiatrie. Über Abszessen oder Geschwülsten sind die Stromschwankungen geringer als über normalem Nervengewebe. Das EEG gestattet eine Unterscheidung der verschiedenen Epilepsieformen.

Schlaf

Schlaf ist unsere zweite Existenz, für die wir ein *Drittel unseres Lebens* aufwenden.

- *Es handelt sich beim Schlaf um einen regelmäßig wiederkehrenden Zustand verminderter Organfunktion, in welchem wir uns mehr oder weniger von der Umwelt abschließen und auf normale Sinnesreize nicht mehr ansprechen.* Das *Bewußtsein* ist entweder *erloschen* oder im *Traumzustand* verändert. Die Augen sind geschlossen, die Pupillen verengt, Puls und Atmung verlangsamt, der Grundumsatz (s. S. 117) herabgesetzt. Die spinalen Reflexe (s. S. 308) sind aktiv gehemmt. Die *Hirndurchblutung* steigt auf den *doppelten* Wert.

Die wichtigsten Auskünfte über den Schlaf liefert das *Hirnstrombild (Elektroenzephalogramm = EEG, s. S. 333), das in Form von Kurven aufgeschrieben werden kann. Ruhiges Wachsein mit geschlossenen Augen drückt sich in mittelfrequenten Alphawellen aus. Die Phase I* des Schlafes läßt 4 Stadien erkennen: Im Stadium 1 (Floating oder Entschweben) *verschwinden die Alphawellen* und machen höherfrequenten *Betawellen* Platz. Im Stadium 2 geht das Bewußtsein verloren. Das Hirnstrombild zeigt Betawellen, die von intermittierenden spindelförmigen Wellenkomplexen *(Spindeln)* unterbrochen werden. Das Stadium 3 ist von niederfrequenten *Deltawellen* mit dazwischentretenden Spindeln gekennzeichnet. Im Stadium 4 findet man nur mehr hohe, sehr langsame Deltawellen. Die ersten drei Stadien dauern ungefähr eine halbe Stunde, ebenso das Stadium 4. Anschließend werden erneut die Stadien 3 und 2 durchlaufen. Es kommt zu einer typischen *Phase II, der REM-Phase,* welche dem Stadium 1 sehr gleicht und verschieden benannt worden ist: „Emerging stage", aktivierter oder *paradoxer Schlaf.* Die in dieser Phase auftretenden zuckenden Augenbewegungen haben zur Benennung REM-Phase geführt (**r**apid **e**ye **m**ovements). In dieser Phase träumen wir. Die REM-Phase dauert einige Minuten bis zu einer halben Stunde. Dann kommt es entweder zum Erwachen, oder es beginnt eine neue Schlafphase I. Diese wird im Gegensatz zur REM-Phase NREM-Phase (Non-REM-Phase) genannt. Eine Subperiode, bestehend aus REM und NREM, braucht beim Menschen etwa 90 Minuten. Nach längerem Schlafentzug wird vor allem mit REM-Schlaf aufgeholt.

Dieser Verlauf deutet auf ein *kompliziertes aktives Hemmsystem.* Schlaf wird vom Gehirn aktiv induziert. An diesem Hemmsystem beteiligen sich bestimmte Bezirke der *Großhirnrinde,* des *limbischen Systems* (s. S. 332), der grauen Massen im *Zwischenhirn* sowie des *Hirnstamms* (retikulo-thalamo-kortikales Hemmsystem). Für den normalen Schlaf scheint das biogene Amin *Serotonin* (s. hormonartige Wirkstoffe, S. 294) von größter Wichtigkeit zu sein. Beim Menschen bewirkt es vor allem REM-Schlaf. Wird die Bildung von Serotonin unterdrückt, so tritt eine lang dauernde Schlaflosigkeit ein. Der Gegenspieler des Serotonins ist das *Noradrenalin,* welches als Wecksubstanz wirkt.

Das Funktionsziel des Schlafes ist *trophotroper* Natur (s. Parasympathicus, S. 343). Es gestattet die Erneuerung der Reserven und schützt vor Erschöpfung. Zum guten Schlaf gehört ganz wesentlich das Gefühl der *Entmüdung.* Die meisten Schlafstörungen sind subjektiver Natur (Stress des Berufslebens). Schwere Schlafstörungen treten bei Mißbrauch von Medikamenten auf oder sind Begleiterscheinungen einer psychischen Erkrankung (Depression).

Stoffwechsel des Zentralnervensystems

Traubenzucker ist praktisch der alleinige Energielieferant der Nervenzellen. 10 % des vom Blut angebotenen Traubenzuckers werden vom Gehirn laufend verbraucht. In einem Tag beträgt der Bedarf des Zentralnervensystems zwischen *75 und 80 g Glukose.* Vom Glukosestoffwechsel hängen die Leistungen von Gehirn und Rückenmark ab.

Blut-Hirn-Schranke

Die Stoffe, welche aus dem Blut zu den Neuronen des Gehirns transportiert werden, müssen ein besonderes Hindernis überwinden: die *Blut-Hirn-Schranke.* Sie wird vom porenlosen Endothel der Haarge-

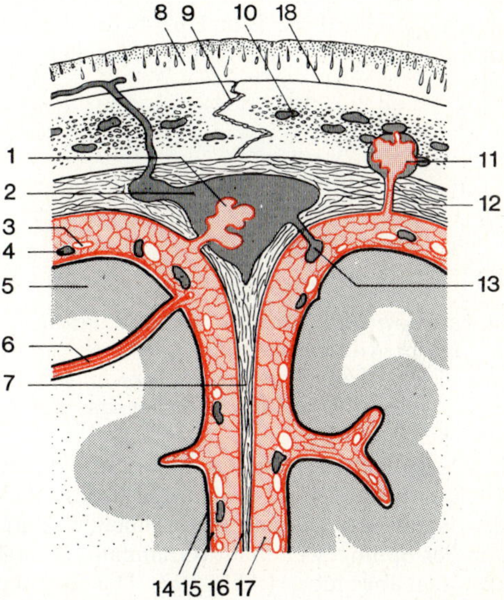

Abb. 192 **Frontaler Schnitt durch Schädeldecke, Hirnhäute und Gehirn.** 1 Granulation der Spinngewebehaut (Granulatio arachnoidealis). 2 Oberer mittlerer Blutleiter (Sinus sagittalis superior). 3 Oberflächliche Gehirnarterie. 4 Oberflächliche Gehirnvene. 5 Hirnrinde (Cortex). 6 In die Hirnsubstanz eindringender Arterienast. 7 Hirnsichel (Falx cerebri). 8 Schädelschwarte. 9 Pfeilnaht (Sutura sagittalis). 10 Vene der Schädelspongiosa (V. diploica). 11 Vorstülpung der Spinngewebehaut (Granulatio arachnoidealis) in einer Vertiefung des Knochens (Foveola granularis). 12 Innere Knochenhaut und harte Hirnhaut. 13 In den oberen mittleren Blutleiter mündende oberflächliche Hirnvene. 14 Grenzhaut der nervösen Substanz (Membrana limitans gliae). 15 Gewebe der Pia mater. 16 Spinngewebehaut (Arachnoidea). 17 Subarachnoidealraum (Cavum subarachnoideale). 18 Schädelperiost.

fäße im Gehirn und von einem geschlossenen Mantel von Gliaausläufern um die Haargefäße gebildet. Einen besonderen Spaltraum um die Gefäße gibt es im Gehirn in der Regel nicht. Damit fällt ein Stoffaustausch mit dem zwischenzelligen Raum weg. *Fettlösliche Stoffe* treten ungehindert durch die Blut-Hirn-Schranke, während die Aufnahme von *Kohlenhydraten* (Glukose!) und von *Eiweißen* an eine besondere Arbeitsleistung der Endothelzellen und der Gliazellen gebunden ist. Das Gehirn ernährt sich wie eine einzige große, von einer Membran umgebene Zelle. Die Blut-Hirn-Schranke arbeitet wie eine das ganze Hirn umschließende Zellmembran, welche gleichzeitig Sperre und Vermittler des Stoffaustausches ist. Bei der Arteriosklerose der Gehirngefäße sind wohl auch Blut- und Sauerstoffversorgung des Gehirns vermindert; weitaus am meisten ist jedoch die Versorgung mit Glukose betroffen. Bei Sauerstoffmangel, bei Verletzungen und bei gewissen Vergiftungen wird die Blut-Hirn-Schranke abnorm durchlässig. Es kommt zu einer Schwellung der Gliazellen und damit zum *Hirnödem*.

Hirnhäute

- *Wie beim Rückenmark unterscheiden wir eine weiche Haut (Pia mater), einen mit Gehirn-Rückenmarksflüssigkeit erfüllten Raum (Cavum subarachnoideale), eine Spinngewebehaut (Arachnoidea) und eine harte Haut (Dura mater), die mit der Knochenhaut der Innenseite des Schädels fest verwachsen ist.*

  Der von den Adergeflechten gebildete Liquor durchfließt die Ventrikelräume, tritt durch die Öffnungen im Dach des IV. Ventrikels in den Subarachnoidealraum aus und wird schließlich durch besondere Vorstülpungen der Spinngewebehaut (Granulationes arachnoideales) an das Venensystem abgegeben (Abb. 192). Die Aufgabe dieses Flüssigkeitsmantels sind dieselben wie beim Rückenmark.

  Die vorspringenden Stellen der Hirnoberfläche werden von den *Zisternen*, verbreiterten Stellen des Subarachnoidealraumes, ausgeebnet. Gehirn-Rückenmarksflüssigkeit kann man nicht nur durch *Lumbalpunktion* (S. 304), sondern auch durch *Subokzipitalpunktion* (Abb. 193) oder durch *Ventrikelpunktion* gewinnen.

- *Die harte Hirnhaut bildet zwei für die Festigkeit des Schädels wichtige Strukturen: die Hirnsichel (Falx cerebri) und das Kleinhirnzelt (Tentorium cerebelli).* Sie fangen während der Geburt die Beanspruchung des kindlichen Schädels auf Druck auf.

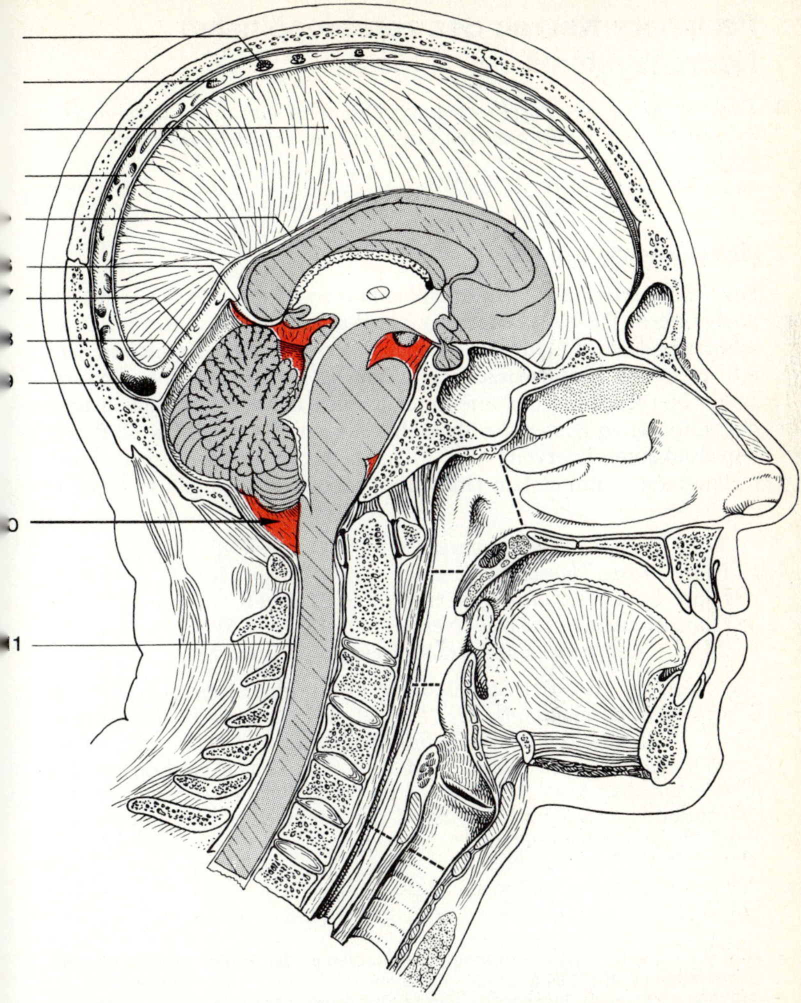

Abb. 193 **Mittelschnitt durch den Kopf eines erwachsenen Mannes.** Zisternenräume rot. 1 Vorstülpungen der Spinngewebehaut (Granulationes arachnoideales) im oberen mittleren Blutleiter (Sinus sagittalis superior). 2 Einmündende oberflächliche Hirnvene. 3 Hirnsichel (Falx cerebri). 4 Oberer mittlerer Blutleiter (Sinus sagittalis superior). 5 Unterer mittlerer Blutleiter (Sinus sagittalis inferior). 6 Große Hirnvene (V. cerebri magna). 7 Gerader Blutleiter (Sinus rectus). 8 Innenfläche des Kleinhirnzeltes (Tentorium cerebelli). 9 Zusammenfluß der Blutleiter (Confluens sinuum). 10 Zisterne zwischen Kleinhirn und verlängertem Mark (Cisterna cerebellomedullaris): Subokzipitalpunktion! 11 Durasack des Rückenmarks.

Periphere Nerven des zerebrospinalen Nervensystems

- *Die Peripherie des Zerebrospinalsystems wird von den Rückenmarknerven (Nn. spinales) und den Gehirn- oder Schädelnerven (Nn. craniales) gebildet.*

Rückenmarknerven

Die *Rückenmarknerven* oder Spinalnerven bilden sich aus *vorderer und hinterer Wurzel* (Abb. 175). Der kurze *Spinalnerv* liegt im *Zwischenwirbelloch*. Er teilt sich in einen *hinteren und einen vorderen Ast*. Auf Höhe der Hinterwurzel liegt das *Spinalganglion*, welches die sensiblen Nervenzellen der afferenten Fasern des zerebrospinalen und des autonomen Systems enthält. Im ganzen gibt es 31 bis 32 Paare von Rückenmarknerven (Abb. 172). Da das erste Paar zwischen Hinterhauptsbein und erstem Halswirbel (Atlas) austritt, gibt es *8 Paare Halsnerven*.

8 Paare Hals-(Zervikal-)Nerven	(C 1 – C 8)
12 Paare *Brust-(Thorakal-)Nerven*	(Th 1 – Th 12)
5 Paare *Lenden-(Lumbal-)Nerven*	(L 1 – L 5)
5 Paare *Kreuzbein-(Sakral-)Nerven*	(S 1 – S 5)
1–2 Paare *Steißbein-(Kokzygeal-)Nerven*	(Co 1 und 2)

Die *vorderen* Äste der Spinalnerven bilden im Halsbereich und im Lumbosakralbereich *Geflechte (Plexen):* das *Halsgeflecht (Plexus cervicalis):* C 1–C 4, das *Armgeflecht (Plexus brachialis):* C 5 – Th 1, das *Lendengeflecht (Plexus lumbalis):* L 1–L 4 und das *Kreuzbeingeflecht (Plexus sacralis):* L 4–S 3. Aus S 2 bis S 4 bildet sich der Schamnerv (N. pudendus). S 4 und S 5 lassen den Steißbeinnerven (N. coccygeus) aus sich hervorgehen.

Abb. 194 a und b **Verlauf der langen Armnerven an der Vorderseite der oberen Gliedmaße.** In Abb. 194 a ist der Ellennerv (N. ulnaris) nicht eingezeichnet. In Abb. 194 b ist nur der Ellennerv (N. ulnaris) dargestellt. 1 Muskelhautnerv (N. musculocutaneus). 2 Daumenseitiger Hautnerv des Vorderarmes (N. cutaneus antebrachii lateralis). 3 Gemeinsame Fingernerven der Hohlhand (Nn. digitalis palmares communes). 4 Fingernerven der Hohlhandseite (Nn. digitalis palmares proprii). 5 Medialer Hautnerv des Oberarmes (N. cutaneus brachii medialis). 6 Mittelnerv (N. medianus). 7 Kleinfingerseitiger Hautnerv des Vorderarmes (N. cutaneus antebrachii medialis). 8 Ulnarnerv (N. ulnaris). 9 Handrückenast des Ulnarnerven (R. dorsalis des N. ulnaris). 10 Tiefer Ast des Ulnarnerven (R. profundus des N. ulnaris). 11 Oberflächlicher Ast des Ulnarnerven (R. superficialis des N. ulnaris). (aus H. FENEIS: Anatomisches Bildwörterbuch, 4. Aufl., Thieme, Stuttgart 1974). ▶

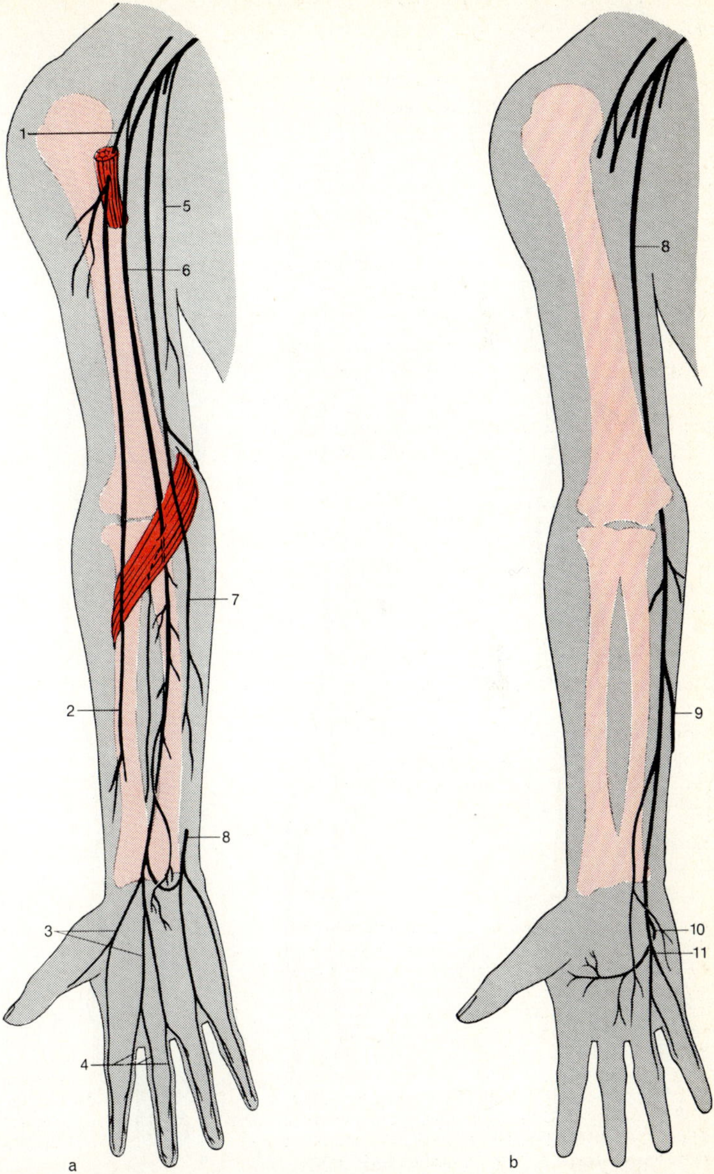
1
5
6
7
2
8
3
4
a
8
9
10
11
b

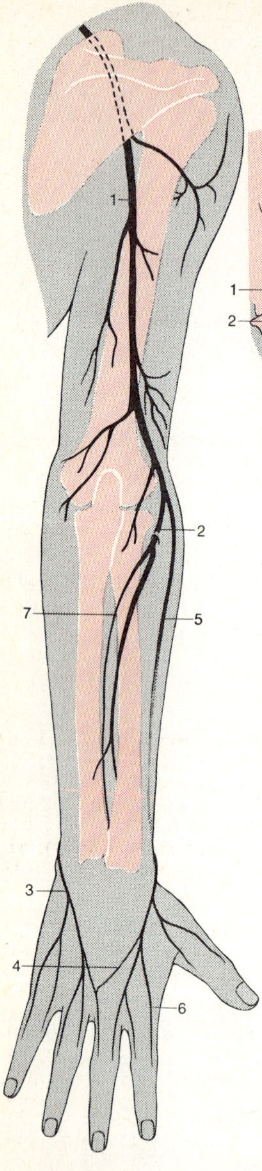

Abb. 195

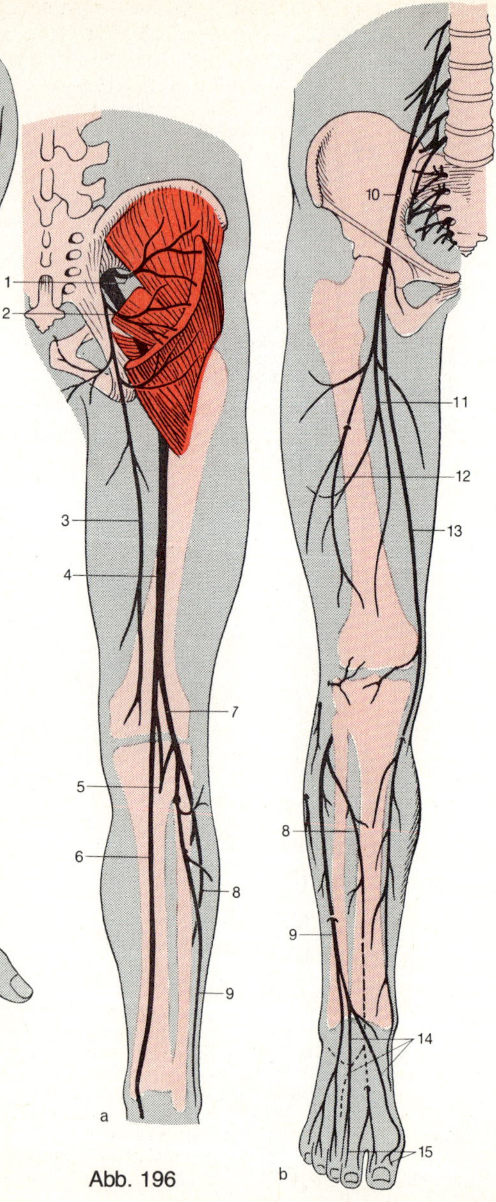

Abb. 196

Aus den großen Geflechten gehen die bedeutendsten Körpernerven hervor: Der wichtigste motorische Nerv des Halsgeflechtes ist der *Zwerchfellnerv (N. phrenicus)*. Aus dem Armgeflecht entspringen als wichtigste Nervenstämme die *großen Armnerven* (Abb. 194 und 195). Der bedeutendste Nerv des Lendengeflechtes ist der *Schenkelnerv (N. femoralis)*. Der mächtigste Nerv unseres Körpers ist der *Ischiasnerv*, Hauptnerv aus dem Kreuzbeingeflecht (Abb. 196 a).

Hirnnerven

● *Die Hirn- oder Schädelnerven* (Abb. 181) *werden so benannt, weil sie aus dem Gehirn austreten und durch besondere Lücken oder Kanäle des knöchernen Schädels ziehen.* Die Hirnnerven werden mit Nummern von I bis XII bezeichnet, wobei I und II eigentlich Hirnteile sind.

I. *Bulbus und Tractus olfactorius:* Riechhirn.

II. *Sehnerv* (N. opticus): bildet mit der Netzhaut zusammen das Sehhirn.

III. *Oculomotorius:* Nerv aller äußeren Augenmuskeln, mit Ausnahme des oberen schrägen und des äußeren geraden Augenmuskels. Er führt Parasympathikusfasern für die Anpassung des Auges auf die jeweilige Entfernung (Akkommodation) und für die Pupillenverengerung.

◀ Abb. 195 **Verlauf der langen Armnerven an der Rückseite der oberen Gliedmaße.** 1 Radialnerv (N. radialis). 2 Tiefer Ast des Radialnerven (R. profundus des N. radialis). 3 Handrückenast des Ulnarnerven (R. dorsalis des N. ulnaris). 4 Verbindungsast vom Ulnarnerven zum Radialnerven (R. communicans ulnarnis). 5 Oberflächlicher Ast des Radialnerven (R. superficialis des N. radialis). 6 Fingernerven des Handrückens (Nn. digitales dorsales). 7 Hinterer Zwischenknochennerv (N. interosseus posterior) (aus H. FENEIS: Anatomisches Bildwörterbuch, 4. Aufl., Thieme, Stuttgart 1974).

Abb. 196 a und b **Verlauf der wichtigsten Beinnerven an der Rückseite (a) und an der Vorderseite (b) der unteren Extremität.** 1 Oberer Gesäßnerv (N. glutaeus superior). 2 Unterer Gesäßnerv (N. glutaeus inferior). 3 Hautnerv der Rückseite des Oberschenkels (N. cutaneus femoris posterior). 4 Ischiasnerv (N. ischiadicus). 5 Beginn des Wadennerven (N. suralis). 6 Schienbeinnerv (N. tibialis). 7 Gemeinsamer Wadenbeinnerv (N. peronaeus communis). 8 Tiefer Ast des Wadenbeinnerven (R. profundus n. peronaei). 9 Oberflächlicher Ast des Wadenbeinnerven (R. superficialis n. peronaei). 10 Oberschenkelnerv (N. femoralis). 11 Muskeläste des N. femoralis. 12 Hautäste des Oberschenkelnerven (Rr. cutanei anteriores des N. femoralis). 13 Hautnerv der Innenseite des Ober- und Unterschenkels (N. saphenus). 14 Hautnerven des Fußrückens (Nn. cutanei dorsales pedis). 15 Zehennerven des Fußrückens (Nn. digitales dorsales) (aus H. FENEIS: Anatomisches Bildwörterbuch, 4. Aufl., Thieme, Stuttgart 1974).

IV. *Trochlearis:* Nerv des oberen schrägen Augenmuskels.

V. *Trigeminus:* Nerv für die Sensibilität der Gesichtshaut, der Nasenhöhle, des Gaumens, der Mundhöhle und der Zunge. Innervation der Kaumuskulatur und der Mundbodenmuskulatur. Nerv des 1. Schlundbogens.

VI. *Abducens:* Nerv des äußeren geraden Augenmuskels.

VII. *Facialis:* Mimische Gesichtsmuskulatur. Geschmacksempfindung auf den vorderen zwei Dritteln der Zunge. Er führt Parasympathikusfasern für Tränendrüse, Unterkiefer- und Unterzungenspeicheldrüse. Nerv des 2. Schlundbogens.

VIII. *Vestibulocochlearis:* Sinnesnerv des Gleichgewichtsorgans und der Gehörschnecke.

IX. *Glossopharyngeus:* Hauptgeschmacksnerv der Zunge. Nerv für Empfindlichkeit und Beweglichkeit des Schlundes. Er führt Parasympathikusfasern für die Ohrspeicheldrüse. Nerv des 3. Schlundbogens.

X. *Vagus:* Nerv für die Kehlkopfmuskulatur. Eingeweidenerv für Atemorgane, für Herz und Verdauungstrakt bis zur linken Dickdarmkrümmung. Nerv des 4. und der folgenden Schlundbogen.

XI. *Accessorius:* Ergänzung des X. Nerven. Nerv für den trapezförmigen Muskel und den Kopfdreher (M. sternocleidomastoideus).

XII. *Hypoglossus:* Nerv für die Zungenmuskulatur.

Vegetatives Nervensystem

Nervenzentren

- *Die obersten Befehlsstellen sind in der hypothalamischen Region. Untergeordnete Zentren finden sich im Mittelhirn, im verlängerten Mark und in den Seitenhörnern des Rückenmarks.*

Nervenbahnen

- *Die ausführenden (efferente oder zentrifugale) Bahnen bedienen entweder glatte Muskelzellen oder Drüsenzellen.*
- *Im Gegensatz zum zerebrospinalen Nervensystem ist die efferente Leitung des vegetativen Nervensystems stets durch eine Schaltstelle gekennzeichnet* (Abb. 197 b), in welcher die zum Nervenknoten (Ganglion) hinführenden (präganglionären) Fasern auf solche geschaltet werden, die vom Nervenknoten wegführen (postganglionäre Fasern).

Die zuführenden Bahnen (afferente oder zentripetale Bahnen) leiten die *Sensibilität der Eingeweide.* Diese Empfindungen des Unbehagens oder des Schmerzes sind örtlich immer schlecht bestimmbar. Die viszerale Sensibilität kann auf die Hautsensibilität einen Einfluß ausüben und zu bandartigen schmerzhaften Hautzonen *(Head-Zonen)* führen, die für Erkrankungen im Bereich gewisser innerer Organe eigentümlich sind. Andererseits können sich Hautreize auf die Durchblutung innerer Organe auswirken. Der Grund dafür ist wohl darin zu suchen, daß die Spinalganglien die sensiblen Zellen sowohl des zerebrospinalen wie auch des vegetativen Nervensystems in enger Nachbarschaft enthalten.

Chemismus

- *Die Endverzweigungen des Parasympathicus bilden Azetylcholin,* einen Ester der Cholinessigsäure. Man bezeichnet deshalb den Parasympathicus auch als *cholinergisches* System. Er arbeitet *trophotrop oder histotrop,* das heißt, er dient der Erholung der Organe.
- *Die Endigungen des Sympathicus bilden Adrenalin und Noradrenalin.* Man bezeichnet deshalb den Sympathicus auch als *adrenergisches* System. Er arbeitet *ergotrop,* das heißt, er ist auf augenblickliche Höchstleistung eingestellt.

Gewisse Medikamente haben Parasympathikus- oder Sympathikuswirkung. Man nennt sie deshalb *parasympathikomimetisch* oder *sympathikomimetisch*.

Parasympathikomimetisch wirken Azetylcholin, Pilokarpin und Physostigmin. *Sympathikomimetisch* wirken Adrenalin, Noradrenalin und Ephedrin.
Substanzen, welche die Wirkung der einen oder anderen autonomen Komponente aufheben, werden als *parasympathikolytisch* oder *sympathikolytisch* bezeichnet.
Parasympathikolytisch wirken das Gift der Tollkirsche, Atropin, ferner Homatropin und Skopolamin. *Sympathikolytisch* wirken die Alkaloide des Mutterkornes.

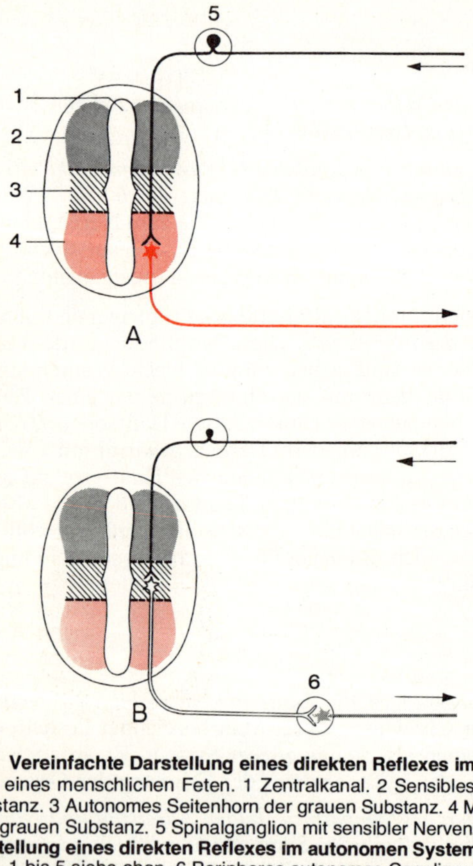

Abb. 197 A **Vereinfachte Darstellung eines direkten Reflexes im zerebrospinalen System** eines menschlichen Feten. 1 Zentralkanal. 2 Sensibles Hinterhorn der grauen Substanz. 3 Autonomes Seitenhorn der grauen Substanz. 4 Motorisches Vorderhorn der grauen Substanz. 5 Spinalganglion mit sensibler Nervenzelle. B **Vereinfachte Darstellung eines direkten Reflexes im autonomen System** eines menschlichen Feten. 1 bis 5 siehe oben. 6 Peripheres autonomes Ganglion: Schaltstelle der präganglionären weißen auf eine postganglionäre graue Faser.

Ganglienblocker unterbrechen die Synapsen in den autonomen Ganglien. *Nikotin* wirkt zunächst erregend, dann lähmend auf die autonomen Synapsen.

Vegetatives Gleichgewicht

Die harmonische Tätigkeit der Eingeweide setzt ein *vegetatives Gleichgewicht* zwischen Parasympathicus und Sympathicus voraus (Abb. 199), die als Antagonisten arbeiten. Ausnahme: Genitalfunktion, wo sie sich ergänzen. Die Erektion ist parasympathisch, die Ejakulation sympathisch gesteuert. Bei *neurovegetativer Dystonie* ist das Gleichgewicht der autonomen Steuerungen gestört.

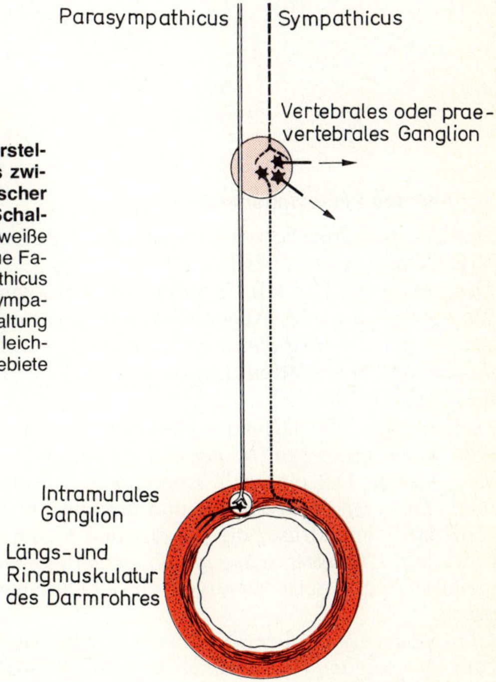

Abb. 198 **Einfache Darstellung des Unterschiedes zwischen parasympathischer und sympathischer Schaltung.** Präganglionäre weiße und postganglionäre graue Fasern. Der Parasympathicus wirkt gezielter als der Sympathicus, bei dem die Schaltung frühzeitig erfolgt, deshalb leichter in benachbarte Gebiete ausstrahlt.

Parasympathicus

- *Der Parasympathicus ist anatomisch gesehen ein kraniosakrales* System. Seine nervösen Steuerungen arbeiten *gezielter* als die des Sympathicus (Abb. 198).

Die meisten parasympathischen Ganglien sind entweder *organnahe* oder in die Wand des Organs eingelagert *(intramurale Ganglien)*.

- *Die Zentren liegen teils im Gehirn (kranialer Parasympathicus), teils im Kreuzbeinmark (sakraler Parasympathicus)* (Abb. 200).

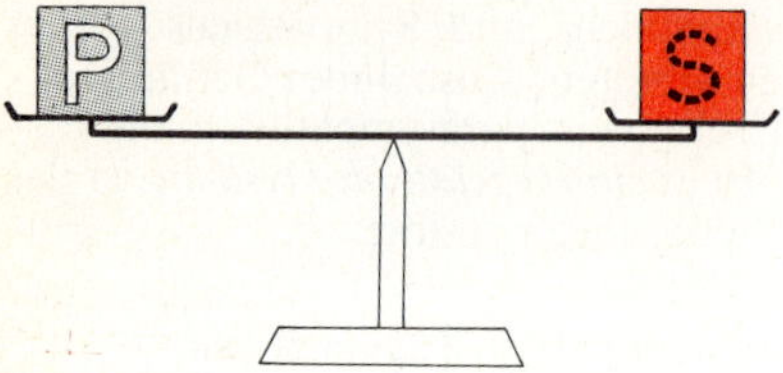

Abb. 199 **Bild des vegetativen Gleichgewichtes.** Parasympatikus- und Sympathikuseinfluß halten sich die Waage. Verminderung oder Vermehrung des einen oder des anderen wird zu einer Störung des vegetativen Gleichgewichtes (vegetative Dystonie) führen.

Kopfteil des Parasympathicus

Die Zentren sind die parasympathischen Kerne der Hirnnerven III, VII, IX und X (Abb. 201).

Oculomotorius: Der III. Hirnnerv führt parasympathische Fasern zum *Ziliarganglion* in der Augenhöhle. Die postganglionären Fasern ziehen zur glatten *Muskulatur im Strahlenkörper (M. ciliaris): Akkommodation*, und zum glatten *Ringmuskel der Regenbogenhaut (M. sphincter pupillae):* Miosis.

Facialis: Der VII. Hirnnerv gibt zwei parasympathische Nerven ab: den *Felsenbeinnerven (N. petrosus major)* und die *Paukensaite (Chorda tympani)*. Der eine geht zum *Ganglion in der Flügelgaumengrube (Ganglion pterygopalatinum)* und erreicht mit postganglionären Fasern die Tränendrüse, die Nasen- und Gaumendrüsen; die andere führt zum *Unterkieferganglion (Ganglion submandibulare)*. Die postganglionären Fasern versorgen die Unterzungen- und Unterkieferdrüse.

Glossopharyngeus: Der IX. Hirnnerv gibt parasympathische Fasern zum *Ohrganglion (Ganglion oticum)* ab, von wo die postganglionären Fasern die Ohrspeicheldrüse erreichen.

- *Vagus: Der X. Hirnnerv ist der wichtigste Anteil des kranialen Parasympathicus.* Seine Fasern bilden ein *Geflecht* für die *Speiseröhre*, für die *Lungen*, für das *Herz* und für den *Magen*. Seine Fasern treten in das *Bauchgeflecht* ein und erreichen so den Verdauungstrakt bis zur linken Dickdarmkrümmung.

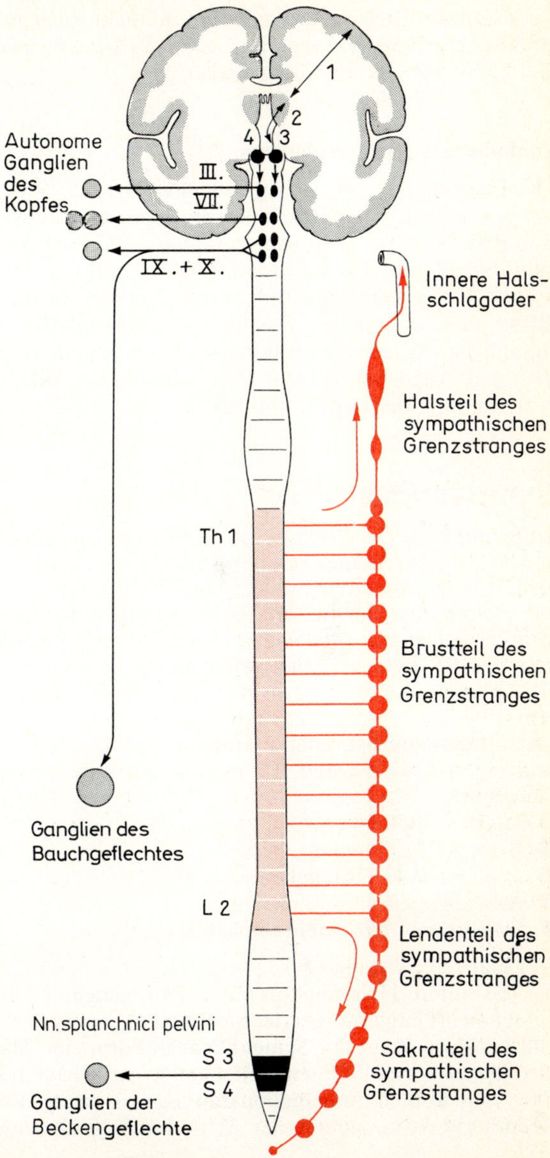

Abb. 200 **Vereinfachte Darstellung des autonomen Nervensystems.** Parasympathicus schwarz, Symphaticus rot. 1 Verbindung von Thalamus und Großhirnrinde. 2 Verbindung von Thalamus und Hypothalamus. 3 Oberste vegetative Zentren im hypothalamischen Gebiet. 4 Mamillarkörper (Corpora mamillaria) mit Verbindung zu den parasympathischen Hirnnervenkernen III, VII, IX und X.

Sakraler Parasympathicus

Die Fasern des sakralen Parasympathicus (Nn. splanchnici pelvini) verlassen das Rückenmark mit dem sakralen Rückenmarksnerven III und IV. Die Zentren liegen im *Gebiet des Seitenhorns* der grauen Substanz (Nucleus intermediomedialis).

Funktion des Parasympathicus

Der Parasympathicus *verlangsamt den Rhythmus des Herzschlags und der Atmung*. Die Kranzgefäße verengen sich, die glatte Muskulatur der Bronchialäste zieht sich zusammen *(Asthma bronchiale!)*. Drüsentätigkeit und Darmbewegung (Peristaltik) werden in Gang gebracht. Unter Parasympathikuseinfluß kommt es zur Entleerung der Blase und des Rectum. *Trophotrope Wirkung!* Die Aufrichtung des männlichen Gliedes (Erektion) ist ebenfalls parasympathisch gesteuert. Am Auge bewirkt der Parasympathicus Akkommodation und Verengerung der Pupille (Miosis).

Sympathicus

- **Lage und Bau:** *Der Sympathicus hat seinen Ursprung in den Seitenhörnern der grauen Substanz des Brustmarks und des oberen Lendenmarks* (Nucleus intermediolateralis) (Abb. 200). *Er ist anatomisch gesehen ein thorakolumbales* System. Seine nervösen Steuerungen sind ausstrahlend. Die *präganglionären* Fasern verlassen mit den Vorderwurzeln das Rückenmark und treten durch die *weißen Verbindungsäste (Rr. communicantes albi)* in den *Grenzstrang (Truncus sympathicus)* ein.

Der Grenzstang hat einen *Halsteil*, einen *Brustteil*, einen *Lendenteil* und einen *Kreuzbeinteil*. Er besteht aus miteinander verbundenen Ganglien:

- *Halsteil* 3 Ganglien,
- *Brustteil* 12 Ganglien,
- *Lendenteil* 4–5 Ganglien,
- *Kreuzbeinteil* 4–5 Ganglien,
- *Steißbeinteil* mit einem unpaaren Ganglion.

Der Halsteil weist ein *oberes*, *mittleres* und *unteres Ganglion* auf, wobei das untere Halsganglion mit 1. Brustganglion zum *sternförmigen Ganglion* (Ganglion cervicothoracicum) verwächst. Vom oberen Halsganglion steigt der Sympathicus in Form eines die Äste der Gehirnkarotis umspinnenden Geflechtes in die Schädelhöhle. Die Schaltung der weißen präganglionären Fasern erfolgt entweder in der Grenzstrangkette neben der Wirbelsäule *(prävertebrale Ganglien)* oder erst weiter weg *(paravertebrale Ganglien)* (Abb. 202). Die grauen, postganglionären Fasern ziehen als *graue Verbindungsäste* (Rr. communicantes grisei) zu den Rückenmarksnerven und zu den vegetativen Geflechten.

Funktion des Sympathicus: Der Sympathicus *beschleunigt Herzschlag und Atmung*. Die Kranzgefäße werden erweitert, ebenso die Bronchialäste. Die Muskulatur der kleinen Arterien zieht sich zusammen: Der Blutdruck steigt. Drüsentätigkeit und Darmbewegung sowie Blasen- und Darmentleerung werden gehemmt. *Ergotrope Wirkung!* Das Ausstoßen des Samens (Ejakulation) ist ebenfalls sympathisch gesteuert. Am Auge kommt es zu Pupillenerweiterung (Mydriasis).

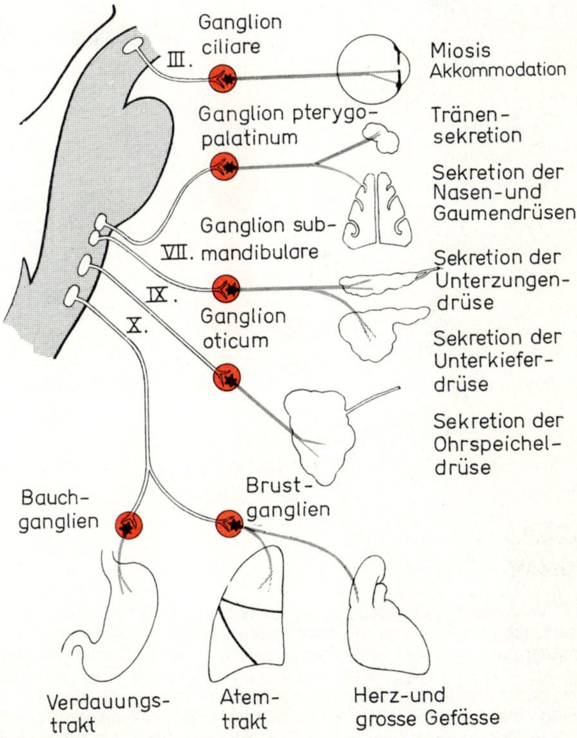

Abb. 201 **Kranialer Parasympathicus in den Hirnnerven III, VII, IX und X.** Schaltung der präganglionären auf die postganglionären Fasern, vor allem in den parasympathischen Kopfganglien.

Man nimmt an, daß das sympathische Nervensystem *zwei verschiedene Typen von Empfängern (Rezeptoren)* aufweist. Die α-Rezeptoren werden durch *Noradrenalin* gereizt: Es kommt zu Gefäßverengerung und Blutdruckanstieg. Reizung der β-Rezeptoren dagegen führt zu Gefäßerweiterung und Beschleunigung des Herzschlages. *Adrenalin* reizt gleichmäßig α- und β-Rezeptoren.

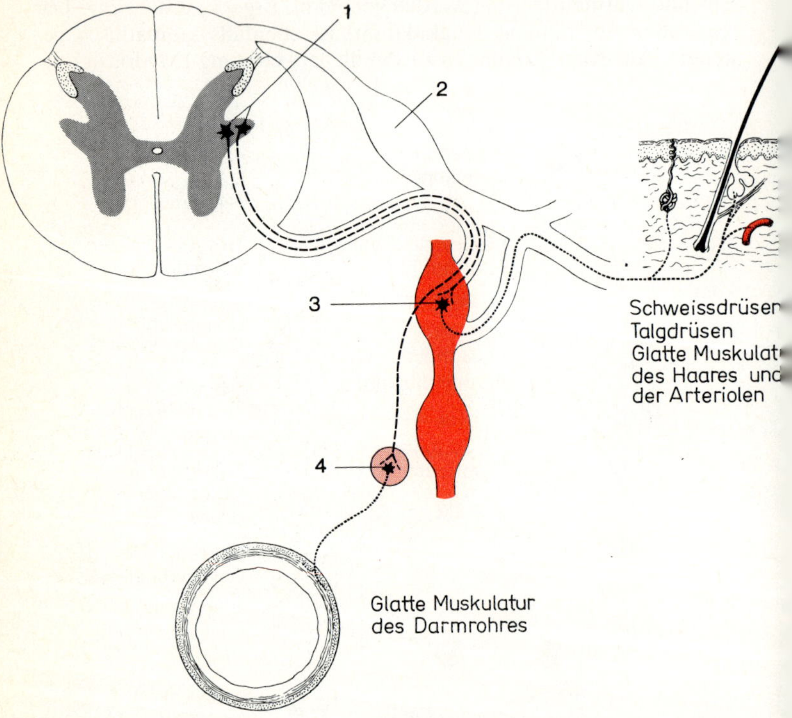

Abb. 202 **Vereinfachte Darstellung der Schaltung im Sympathicus.** Präganglionäre Fasern gestrichelt. Postganglionäre Fasern punktiert. 1 Sympathische Nervenzellen im Ursprungskern des Seitenhorns (Nucleus intermediolateralis) der grauen Substanz des Rückenmarks. Die markhaltige präganglionäre Faser läuft in der Vorderwurzel (Radix ventralis) zum Rückenmarksnerven und verläßt ihn wiederum durch einen weißen Verbindungsast (R. communicans albus). 2 Spinalganglion (Ganglion spinale). 3 Erfolgt die Schaltung in den Grenzstrangganglien, so kann die postganglionäre marklose Faser durch einen grauen Verbindungsast (R. communicans griseus) wieder zum Rückenmarksnerven zurückkehren und in seinen Ästen weiterlaufen. 4 Eine weiße präganglionäre Faser kann aber auch ungeschaltet durch den Grenzstrang durchlaufen und erst prävertebral in einem Ganglion geschaltet werden.

Ganz allgemein gesprochen übermitteln die α-*Rezeptoren* die *erregende* Wirkung des Sympathicus, die β-Rezeptoren dagegen die hemmende. Eine Ausnahme machen das *Herz*, wo die β-*Rezeptoren erregend* wirken, und der *Darm*, wo α- und β-*Rezeptoren hemmende Wirkungen haben.*

Die β-Rezeptoren werden meist in β_1- und β_2-Rezeptoren unterteilt: Die β_1Rezeptoren stimulieren das Herz, den Abbau der Fette (Lipolyse) und führen zu Erschlaffung der Darmmuskulatur; die β_2-Rezeptoren verursachen Er-

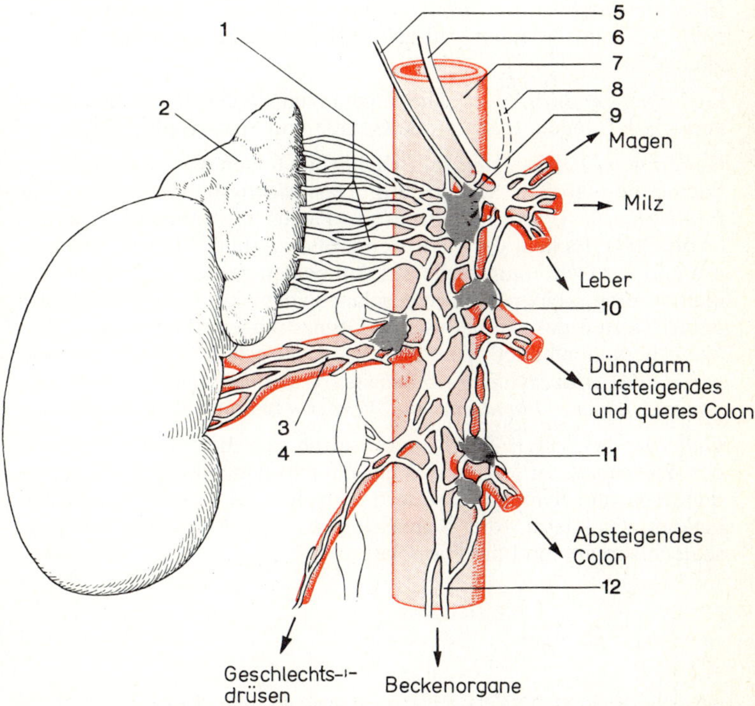

Abb. 203 **Die vegetativen Geflechte im Bauchraum.** Sie folgen den großen Schlagadern. 1 Nebennierengeflecht (Plexus suprarenalis). 2 Nebenniere (Glandula suprarenalis). 3 Nierengeflecht (Plexus renalis). 4 Sympathischer Grenzstrang (Truncus sympathicus). 5 Der kleine Eingeweidenerv aus dem Brustteil des sympathischen Grenzstranges (N. splanchnicus minor). 6 Der große Eingeweidenerv aus dem Brustteil des sympathischen Grenzstranges (N. splanchnicus major). 7 Bauchaorta. 8 Vagusnerv. 9 Ganglien des Plexus coeliacus. 10 Ganglien des oberen Darmgeflechtes (Plexus mesentericus superior). 11 Ganglien des unteren Darmgeflechtes (Plexus mesentericus inferior). 12 Unterbauchgeflecht (Plexus hypogastricus).

weiterung der Bronchen, Erschlaffung der glatten Muskulatur der Gefäße und der Gebärmutter sowie Abbau von Glykogen (Glykogenolyse). Die pharmazeutische Industrie ist bestrebt, β-Blocker zu finden, die nur herzwirksam sind (kardioselektive Substanzen).

Vegetative Geflechte von Brust, Bauch und Becken

● *Vegetative Geflechte finden sich im Brust-, Bauch- und Beckengebiet. In ihnen durchflechten sich parasympathische und sympathische Nervenfasern* und befinden sich zahlreiche kleinere und größere Ganglien.

Geflechte im Brustgebiet: Die vegetativen Geflechte im Brustraum versorgen Lungen, Herz, große Gefäße und Speiseröhre.

Geflechte im Bauchgebiet: Im Bauchgebiet folgen die vegetativen Geflechte den großen Schlagadern. Das wichtigste Geflecht ist das *Bauchgeflecht* (Plexus coeliacus + Plexus mesentericus superior) (Abb. 203). Es liegt um die ersten großen Äste der Bauchaorta herum und wird zur Hauptsache aus den beiden großen und den beiden kleinen Eingeweidenerven (Nn. splanchnici majores und minores) aus dem Brustteil des sympathischen Grenzstranges sowie vom rechten Vagusnerven gebildet. Vom Bauchgeflecht gehen Geflechte zu *Magen, Leber, Milz, Bauchspeicheldrüse, Nebennierenrinde, Nieren, Geschlechtsdrüsen, Dünndarm und Dickdarm* bis zur linken Krümmung.

Geflechte im Becken: Nach unten setzen sich die Bauchgeflechte in das *Beckengeflecht* fort, in welches die parasympathischen Eingeweidenerven und Sympathikusfasern eintreten. Es versorgt den absteigenden Dickdarm, die Sigmaschlinge, den Mastdarm, die Geschlechtsorgane und die Harnblase.

Sinnesorgane

● *Die Sinnesorgane sind die Reizempfänger des zerebrospinalen Nervensystems. Sie verarbeiten die Reize und führen sie dem zentralen Nervensystem als Meldungen zu, um es über das Verhalten der Umwelt zu unterrichten.* Während in der Haut die Empfänger (Rezeptoren) verhältnismäßig einfach gebaut sind, ist ihr Aufbau in den Sinnesorganen wesentlich verwickelter.

Rezeptoren

Die *exterozeptiven* Rezeptoren leiten dem Zentralnervensystem Meldungen aus der uns umgebenden Umwelt zu. Die *interozeptiven* Rezeptoren geben Meldungen über unser eigenes inneres Milieu. Die Empfänger des Gesichtssinnes sowie des Gleichgewichts- und Gehörapparates sind *Telerezeptoren,* die auf Entfernung Eindrücke aufnehmen. Die anderen Empfänger sind *Kontaktrezeptoren,* wobei die Berührung mechanisch oder chemisch ausgewertet wird. Die wärmeempfindlichen Nervenendapparate können durch Wärmestrahlung auch auf Entfernung gereizt werden. Jeder Rezeptor kann auf Reizung hin nur seine ihm eigentümliche Empfindung hervorbringen: *Gesetz der spezifischen Sinnesenergien.*
Neben der normalen *(adäquaten)* Reizbarkeit hat jedes Sinnesorgan auch eine Reizbarkeit für inadäquate Reizung. Die Netzhaut beispielsweise wird auf Lichtreiz, elektrischen oder mechanischen Reiz immer mit einer Lichtempfindung reagieren. Die Empfänger passen sich einer Beanspruchung mehr oder weniger an: Im allgemeinen *ermüden* sie verhältnismäßig rasch. Äußere Reize, Verarbeitung im Sinnesorgan, Erregungsleitung und Bewußtwerden im Gehirn bedingen die Sinnesempfindung.

Sinnesreiz

Die Empfänger sprechen nur auf *bestimmte Energieformen* an. Die *Stärke (Intensität)* des Reizes muß eine bestimmte *Schwelle* überschreiten, und die Einwirkung muß genügend lange *Zeit* dauern. Die *Unterschiedsschwelle* gibt die Grenzen an, innerhalb welcher ein Sinnesorgan zwei Reize unterschiedlicher Stärke noch unterscheiden kann.

Der Mensch hat durch die *Mittel der Technik* die Möglichkeit der Reizaufnahme gewaltig erweitert. Wir empfinden eine Temperaturdifferenz von $^1/_{10}$ °C nicht, können sie aber mit Hilfe des Thermometers messen. Wir sehen Bakterien nicht, können sie aber mit Hilfe des Mikroskopes wahrnehmen. Wir können ein Virus nicht sehen, aber wir können im Elektronenmikroskop seine Form und Struktur sichtbar machen. Die Röntgenstrahlen werden von unserem Auge nicht festgestellt; wir können sie nur mit Hilfe des Fluoreszenz oder des fotografischen Films wahrnehmen.

Gesichtssinn

Vorbemerkungen zur Optik

Fast die Hälfte aller Sinneseindrücke sind Sehempfindungen, obwohl wir nur den kleinen Ausschnitt der *elektromagnetischen Wellen* zwischen 400 und 760 nm als Licht wahrnehmen, (1 Nanometer = 0,000 000 001 mm). *Weißes Licht entsteht als Mischung aus den Spektralfarben*, die man getrennt erhalten kann, wenn man weißes Licht mittels eines Glasprisma in Rot, Orange, Gelb, Grün und Blauviolett zerlegt.
Mit Hilfe des Gesichtssinnes erfassen wir *Form, Größe, Oberflächenbeschaffenheit* und *Farbe* sowie *Abstand* der Dinge. Werden die optischen Empfänger gereizt, so wirkt der Reiz während $^1/_{20}$ *bis* $^1/_{50}$ *Sekunde* weiter. Folgen die Reize in rascher Reihenfolge, so können sie nicht mehr getrennt wahrgenommen werden (Kinofilm!).

Augapfel und Sehvorgang

● *Der Sehapparat besteht aus dem Augapfel (Bulbus oculi), seinem Halteapparat, seinem Bewegungsapparat, dem Berieselungsapparat für die Hornhaut und dem Schutzapparat für das Auge.*

Lage: Der Augapfel (Bulbus) liegt im *Fettgewebe* (Corpus adiposum) der *Augenhöhle* (Orbita). Mit Hilfe eines besonderen *Bindegewebslagers* (Vagina bulbi) ist er wie ein Kugelgelenk durch den Zug der *Augenmuskeln* beweglich.

Bau: Der Augapfel zeigt drei Augenhäute (Abb. 204)

- *Lederhaut (Sclera)*,
- *Aderhaut (Choroidea)*,
- *Netzhaut (Retina)*.

Lederhaut: Die *Sclera* ist von *sehnigem Bau*. Sie fängt den *Binnendruck* des Auges auf und schützt den Augapfel vor mechanischer Beschädigung durch Stoß oder Schlag. Der normale Binnendruck des Auges beträgt zwichen 15 und 18 mm Quecksilbersäule. Bei *Netzhautablösung* (Ablatio retinae) sinkt der Binnendruck unter seinen Normalwert; steigt der Binnendruck über den Normalwert, so liegt das Krankheitsbild des *grünen Stars* (Glaukom) vor.

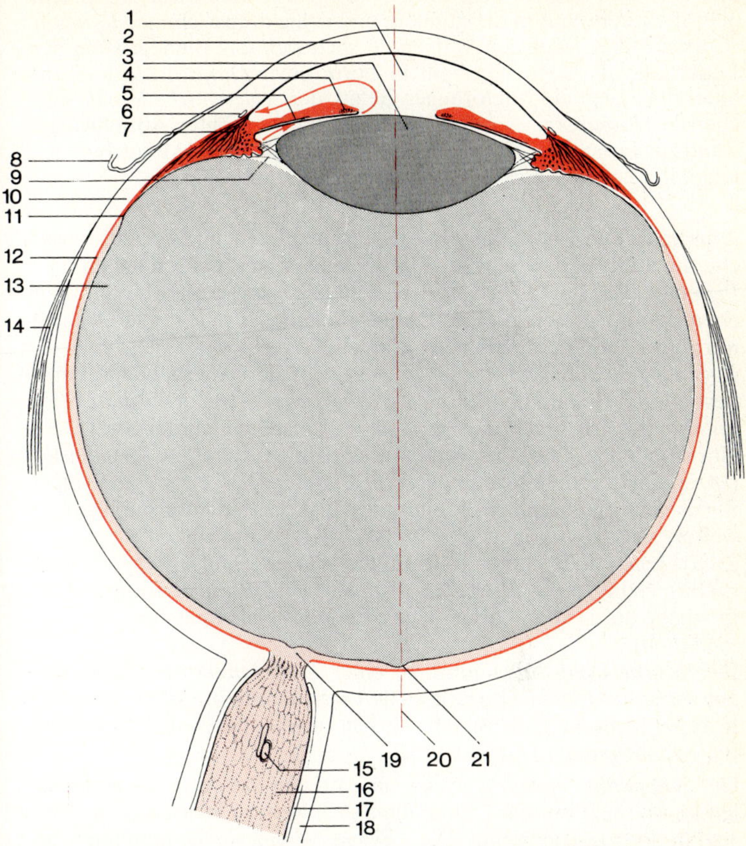

Abb. 204 **Horizontalschnitt durch ein rechtes menschliches Auge.** 1 Vordere Augenkammer mit Kammerwasser (Camera anterior bulbi). 2 Hornhaut (Cornea). 3 Linse (Lens). 4 Ringmuskel (M. sphincter pupillae) der Regenbogenhaut (Iris). 5 Pupillenerweiternder Muskel (M. dilator pupillae) der Regenbogenhaut. 6 Schlemmscher Kanal (Sinus venosus sclerae). 7 Glatte Muskulatur des Strahlenkörpers (Corpus ciliare). 8 Übergang der Bindehaut (Conjunctiva) vom Augapfel auf das Augenlid (Palpebra). 9 Hintere Augenkammer mit Fasern des Aufhängeapparates der Linse (Zonula ciliaris). 10 Lederhaut (Sclera). 11 Übergang des lichtempfindlichen Teils der Netzhaut (Pars optica retinae) in den blinden Teil der Netzhaut (Pars caeca retina). 12 Aderhaut (Choroidea). 13 Glaskörper (Corpus vitreum). 14 Innerer gerader Augenmuskel (M. rectus medialis). 15 Zentralarterie (A. centralis retinae). 16 Sehnerv (N. opticus). 17 Flüssigkeitsmantel des Sehnerven. 18 Durascheide des Sehnerven. 19 Sehnervenpapille (Discus n. optici). 20 Sehachse des Auges. 21 Gelber Fleck (Macula lutea) mit Zentralgrube (Fovea centralis).

Im vorderen Abschnitt, der etwa 1/6 der ganzen Oberfläche ausmacht, geht die Lederhaut in die dünnere und völlig durchsichtige *Hornhaut (Cornea)* über. Auf den Sehnerven setzt sich das Bindegewebe der Lederhaut als harte Hirnhaut in Form einer *Durascheide* fort. Im Skleralfalz liegt ein ringförmiges Gefäß, der *Schlemmsche Kanal*, welcher das *Kammerwasser* ableitet. Meist führt erhöhter Abflußwiderstand zur Druckerhöhung (primäres Glaukom). In der Minute werden ungefähr 2 mm^3 Kammerwasser gebildet und abgeleitet.

Aderhaut: Die Choroidea ist sehr reich an Gefäßen (Abb. 205), welche die anliegenden Schichten der Netzhaut zu ernähren haben. Die *Pigmentzellen* der Aderhaut geben ihr die schwarze Farbe und machen den Augapfel zu einer Dunkelkammer, in welche die Strahlen nur durch die Pupille einfallen können.

Regenbogenhaut: Der vorderste Abschnitt der Aderhaut hat einen besonderen Bau und bildet die *Regenbogenhaut (Iris)*. Die *glatte Muskulatur* der Iris regelt das *Pupillenspiel* entsprechend der Stärke des einfallenden Lichtes. Der von Parasympathicus versorgte Ringmuskel (M. sphincter pupillae) verengert die Pupille: *Miosis;* der vom Sympathicus versorgte pupillenerweiternde Muskel (M. dilator pupillae) erweitert sie: *Mydriasis.*

Ziliarkörper: Nach hinten folgt auf die Iris der *Strahlenkörper (Corpus ciliare)*. Seine *glatte Muskulatur* ist *parasympathisch* versorgt und ermöglicht durch ihre Zusammenziehung die Nahanpassung *(Akkommodation)*.

Die *Muskelkontraktion* führt zu einer *Entspannung des Aufhängeapparates der Linse* (Abb. 206). Die Linse nimmt ihre stärker gewölbte Eigenform an. Ihre Brechkraft hat zugenommen; das Auge sieht die naheliegenden Dinge deutlich.

Der *Nahpunkt (Punctum proximum)*, auf den das Auge noch einstellen kann, rückt mit dem Alter allmählich weiter hinaus, weil die Elastizität der Linse abnimmt. Die *Akkommodationsbreite* nimmt mit zunehmendem Alter ab. sie beträgt beim Jugenlichen bis zu 14 Dioptrien. Mit 10 Jahren liegt der *Nahpunkt*, auf den wir noch einstellen können, bei 8 cm, mit 70 Jahren ist die Akkommodationsfähigkeit praktisch Null.

Ist der Ziliarmuskel entspannt, so wirken die elastischen Kräfte der Augenhäute und ziehen am Aufhängeapparat der Linse. Diese plattet sich ab. Das Auge sieht deutlich, was in der Ferne liegt.

Die *Ziliarfortsätze (Processus ciliares)* haben eine sehr reiche Gefäßversorgung; sie sondern das *Kammerwasser* (Humor aquosus) ab. Dieses strömt zunächst aus der hinteren Augenkammer zwischen Linse und Iris in die vordere Augenkammer (Abb. 204), wo es in den Schlemmschen Kanal übertritt und ins Venenblut gelangt.

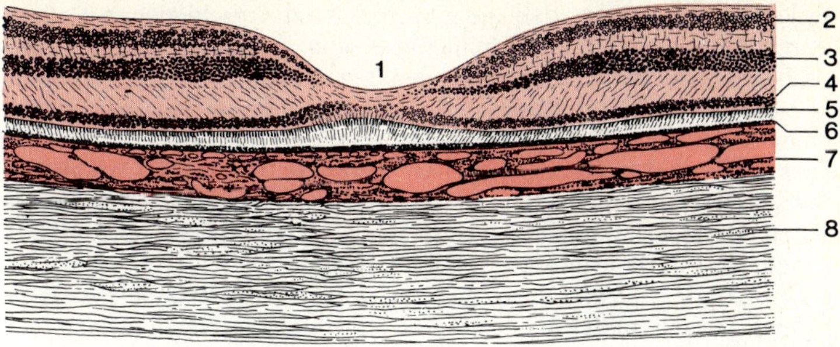

Abb. 205 **Schnitt durch den gelben Fleck (Macula lutea) eines menschlichen Auges.** 1 Zentrale Grube (Fovea centralis). 2 Kerne der Ganglienzellen der Netzhaut. 3 Kerne der Schicht der bipolaren Zellen (Nervenzellen mit zwei Fortsätzen, s. Abb. 12 D). 4 Kerne der Stäbchen- und Zapfenzellen. 6 Pigmentepithel. 7 Aderhaut (Choroidea). 8 Lederhaut (Sclera) mit vereinzelten Pigmentzellen.

Netzhaut: Die *Retina* ist die innerste der Augenhäute. Sie liegt dem mit der Aderhaut verwachsenen Pigmentepithel an. Festgeheftet ist sie nur beim Austritt des Sehnerven (Discus n. optici) und in der Nachbarschaft des Strahlenkörpers (Ora serrata).

● *Die arterielle Versorgung der Netzhaut erfolgt duch die Zentralarterie (A. centralis retinae),* die im Sehnerv in das Auge eintritt (Abb. 207). Die Ableitung des Blutes besorgt die *Zentralvene (V. centralis retinae).*

Stäbchen und Zapfen: Die lichtempfindlichen Empfänger (s. Abb. 12 D) liegen in der äußersten Schicht der Netzhaut. Etwa *drei bis sechs Millionen Zapfenzellen* dienen dem *Farbensehen,* während die *Schwarzweißempfindung (skototopisches Sehen)* durch *75 bis 125 Millionen Stäbchenzellen* vermittelt wird.

Die Empfänger enthalten den *Sehpurpur,* der unter dem Einfluß der Belichtung abgebaut wird und sich im Dunkeln wieder erneuert. Für den Aufbau von *Rhodopsin* in den Stäbchen und von *Jodopsin* in den Zapfen ist *Vitamin A* wichtig. Die sich von ihm ableitenden *Retinene* verbinden sich in den Außengliedern der Stäbchen und Zapfen mit Eiweißen zu den eigentlich lichtempfindlichen Stoffen. Bei Belichtung lassen sich langandauernde, schwer zu deutende *Stromschwankungen* ableiten, die aus mindestens 3 Teilenergien entstanden sind (Elektroretinogramm = ERG). Es handelt sich um schwache Aktionsströme, die von den lichtempfindlichen Empfängern und den bipolaren Zellen der Netzhaut ausgehen. Sie können mit einer auf der Hornhaut aufliegenden Elektrode abgeleitet werden.

Farbensehen: Die Farbe eines Gegenstandes hängt von der Wellenlänge der Strahlen ab, welche er aussendet oder zurückwirft. Die Phy-

siologie kann zeigen, daß die Eindrücke der verschiedenen Farben durch entsprechendes Zusammenspiel von *drei* verschiedenen Empfängern erhalten werden. Man denkt sich die Zapfen der Netzhaut als *Rot-, Grün- und Blauviolettempfänger: Theorie des trichromatischen Sehens von Young-Helmholtz*.
Farbenblindheit (Daltonismus): An Verminderung oder Unfähigkeit der Unterscheidung bestimmter Farbtöne leiden etwa 8 % aller Menschen. Beim Erkennen der Farben von Verkehrslichtern spielen Störungen des Farbensinns eine wichtige Rolle.
Gelber Fleck (Macula lutea): Der gelbe Fleck ist die *Stelle schärfsten Sehens*. Er liegt in der Sehachse. Die Schichten der Netzhaut sind hier auf die Zapfenzellen beschränkt (Abb. 205).

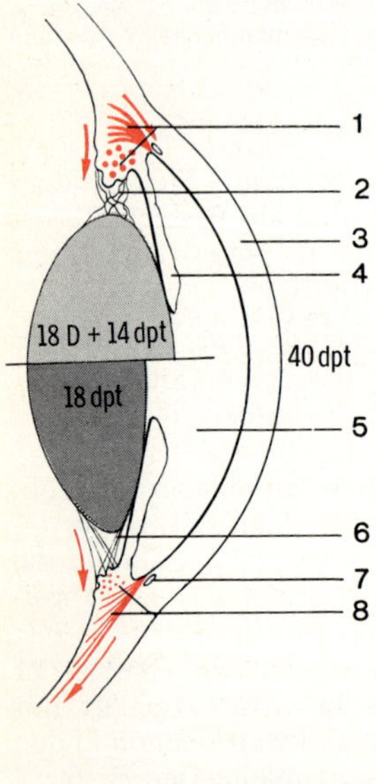

Abb. 206 **Vereinfachte Darstellung des Akkommodationsvorganges.** Obere Hälfte Naheinstellung, untere Hälfte Ferneinstellung. 1 Kontraktion des Muskels im Strahlenkörper (M. ciliaris). 2 Entspannter Aufhängeapparat der Linse. 3 Hornhaut (Cornea). 4 Regenbogenhaut (Iris). 5 Vordere Augenkammer. 6 Gespannter Aufhängeapparat der Linse (Zonula ciliaris). 7 Schlemmscher Kanal (Sinus venosus sclerae). 8 Erschlaffter Muskel des Strahlenkörpers. Er wird durch die elastischen Kräfte der Augenhäute nach außen und nach hinten gezogen.

Gesichtsfeld: Die Gesichtsfeldgrenzen werden mit Hilfe eines *Perimeters* bestimmt. Prüft man die Empfindlichkeit für Farben, so zeigt sich, daß das Randgebiet der Netzhaut *farbuntüchtig* ist. Die Gesichtsfelder beider Augen entsprechen weitgehend dem Verkehrsraum, den wir mit beiden Händen beherrschen können.
Sehnervenpapille (Discus n. optici): Die Austrittstelle der Nervenfasern aus dem Augapfel wird als *blinder Fleck* bezeichnet, weil hier optische Empfänger fehlen. Der blinde Fleck ist bei Sehen mit einem Auge leicht nachweisbar: Visiert man über einen mit ausgestrecktem Arm gehaltenen Bleistift einen Punkt in der Ferne an, so verschwin-

det die Bleistiftspitze, sobald man den Arm in der Waagerechten um etwa 12 Grad nach außen bewegt, und taucht beim Weiterbewegen wiederum auf. In 1 m Entfernung stellt der blinde Fleck einen Kreis von ca. 10 cm Durchmesser dar. Er stört uns jedoch nicht, weil wir in der Regel mit beiden Augen sehen.

Normaler Augenhintergund: Mit dem *Augenspiegel (Ophthalmoskop)* kann beim Lebenden der Augenhintergrund und dabei das Verhalten von Aderhaut, Netzhaut, Netzhautgefäßen und Sehnervenpapille beobachtet werden (Abb. 207). Die wichtigste Stelle für die ophthalmoskopische Untersuchung ist die Papille (Discus n. optici). Sie ist ein:

- *Anzeiger des intraokulären Druckes:* Die normale Papille zeigt eine physiologische Aushöhlung, durch welche die Gefäße der Netzhaut ein- und austreten. Bei erhöhtem Augendruck (Glaukom) kann die Aushöhlung schließlich bis zum Rand reichen, weil erhöhter Augendruck zu allmählichem Schwund (Atrophie) der markhaltigen Nervenfasern führt.
- *Anzeiger des Blutdruckes:* Die Zentralarterie der Netzhaut mit ihren Ästen gestattet bei Wechsel der Wandspannung die Beobachtung von Lichtreflexen.
- *Anzeiger des Druckes der Gehirnrückenmarkflüssigkeit:* Bei steigendem Hirndruck drückt der Flüssigkeitsmantel den Sehnerven zusammen. Es kommt zu *venösen Stauungserscheinungen*, weil der Abfluß behindert ist (Ödem des Discus). Ursache dazu kann eine Hirngeschwulst sein.

Optische Medien

- *Die Lichtstrahlen durchsetzen Hornhaut, vordere Augenkammer, Linse und Glaskörper.* Die Brechungsverhältnisse in diesem System hängen ab von der *Lichtbrechung* der Gewebe, von der *Krümmung* der Flächen und vom *Abstand* der gekrümmten Flächen. Alle Teile des Systems sind genau auf eine gemeinsame Achse bezogen.

Hornhaut (Cornea): Die *gefäßlose* Cornea ist in feuchtem Zustand glasklar. Verdunstet die Flüssigkeit, so trübt sich die Hornhaut (brechendes Auge). Ihre starke Krümmung (Krümmungsradius 7,8 mm) bedingt, daß sie den *Hauptanteil der Brechkraft* stellt. Ist die Krümmung unregelmäßig, so wird dadurch die Abbildung eines Punktes strichförmig verzerrt *(Astigmatismus)*.

Vordere Augenkammer: Sie ist mit klarem *Kammerwasser* gefüllt. Bei entzündlichen Veränderungen im Bereich der Regenbogenhaut und des Strahlenkörpers kann die Flüssigkeit durch Zellen getrübt werden.

Linse (Lens): Die Linse liegt *hinter der Regenbogenhaut* und *vor dem Glaskörper* (Abb. 204 und 206). Sie ist *beiderseits gewölbt (bikonvex)* und zeigt Verformbarkeit, die mit dem Alter abnimmt. Sie besteht aus kernlosen *Linsenfasern*, deren Anordnung einen Linsenstern entstehen läßt.
In die *Linsenkapsel* strahlen die feinen Fäserchen des *Aufhängeapparates* (Zonula ciliaris) ein, die von der Oberfläche des Strahlenkörpers ausgehen. Von der Linsenform hängt die *Akkommodation* ab: Bei entspanntem Ziliarmuskel wirkt der elastische Zug der Augenhäute auf die Linse. Sie wird abgeplattet. Bei ruhendem Auge sehen wir die über 60 m entfernten Dinge scharf.

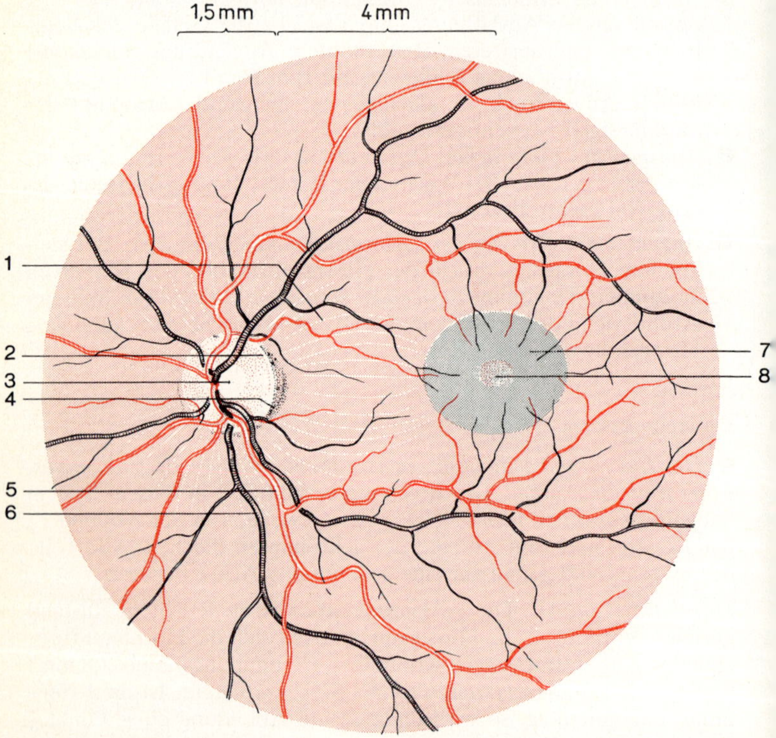

Abb. 207 **Normaler Augenhintergrund.** 1 Makulopapilläres Faserbündel. 2 Skleralring der Sehnervenpapille. 3 Physiologische Aushöhlung der Sehnervenpapille (Discus n. optici). 4 Pigmentring der Sehnervenpapille. 5 Ast der Zentralarterie (A. centralis retinae) mit Lichtreflex. 6 Ast der Zentralvene (V. centralis retinae). 7 Gelber Fleck (Macula lutea). 8 Zentrale Grube (Fovea centralis).

● *Die Abbildung auf der Netzhaut erfolgt umgedreht und seitenverkehrt.* Trotzdem entspricht unsere Gesichtsempfindung der Lage der Dinge in der Umwelt.

Glaskörper (Corpus vitreum): Er erfüllt als weiche, *gallertige Masse* den Raum des Augapfels hinter der Linse und der hinteren Augenkammer. Der Glaskörper ist durch Fasern mit der Netzhaut verbunden.

Optische Fehler des Auges: Kurzwelliges Licht wird im Auge stärker gebrochen als langwelliges. Der Strahlengang im Auge zeigt Farbabweichung *(chromatische Aberration).* Weil wir jedoch auf die hellsten Strahlen mittlerer Wellenlänge einstellen, stört uns das nicht.

Die stärkere Brechung der Randstrahlen (sphärische Aberration) wird durch die Regenbogenhaut größtenteils ausgeblendet.

Brechkraft des Auges

● *Je stärker eine Linse gewölbt ist, um so kräftiger bricht sie die Strahlen. Der Brennpunkt (Fokus) rückt näher (Brennweite). Je kürzer die Brennweite, um so größer ist die Brechkraft. Je weiter der Brennpunkt hinausrückt, um so geringer ist die Brechkraft. Als Maß der Brechkraft gilt die Dioptrie:*

● $$\text{dptr.} = \frac{1}{f}$$

dptr.: Dioptrienzahl

f: Brennweite in Metern

Eine Sammellinse hat *+Dioptrien*, eine Zerstreuungslinse *−Dioptrien.* Die Gesamtbrechkraft des Auges beträgt bei Ferneinstellung etwa *60 dptr.*, wovon 40 dptr. von der Hornhaut geliefert werden. Die Brechkraft der Linse beträgt etwa 18 dptr. Weitere 14 dptr. können durch bestmögliche Anpassung für das Nahesehen gewonnen werden.

Refraktionsanomalien

Astigmatismus: Eine unregelmäßige Krümmung der Hornhautoberfläche bildet einen Punkt nicht mehr als Punkt, sondern als Strich ab. Ausgleich mit *Zylindergläsern,* die in der entsprechenden Richtung gekrümmt sind.

Presbyopie: Bei der Alterssichtigkeit rückt der Nahpunkt infolge von *Elastizitätsverlust der Linse* immer weiter hinaus. Ausgleich durch Linsen mit +Dioptrien für Nahsicht.

Myopie: Die *Kurzsichtigkeit* läßt das Nahe deutlich erkennen; was in der Ferne liegt, wird verschwommen abgebildet, weil das Bild *vor* der Ebene der Netzhaut entsteht (Abb. 208). Das Auge ist verhältnismäßig zu lang. Ausgleich durch *Linsen mit −Dioptrien.*

Hyperopie oder Hypermetropie: Bei *Weitsichtigkeit* wird das Ferne deutlich, das Nahe verschwommen abgebildet. Die Anpassung der Linse reicht für das Nahesehen nicht aus, das Bild entsteht *hinter* der Ebene der Netzhaut. Das Auge ist relativ zu kurz. Ausgleich durch *Linsen mit +Dioptrien.*

- *Sehschärfe: Die Fähigkeit des Auges, in einer bestimmten Entfernung zwei benachbarte Punkte noch getrennt wahrzunehmen, wird als Auflösungsvermögen oder Sehschärfe bezeichnet.* Sie wird mit besonderen *Visustabellen* (Abb. 209) geprüft, die auf 5 m Entfernung angeben, welche Punkte noch getrennt wahrgenommen werden können.

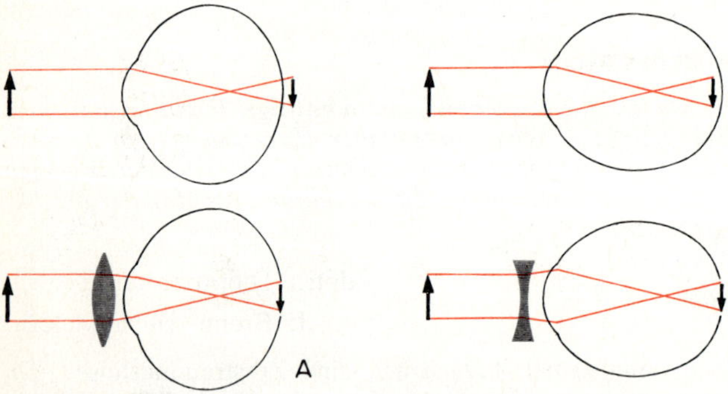

Abb. 208 A **Fernsichtiges (hypermetropes) Auge.** Zu kurzer Augapfel: Korrektur mit +Dioptrien. B **Kurzsichtiges (myopes) Auge.** Zu langer Augapfel: Korrektur durch −Dioptrien.

Pupillenreflex und Pathologie der Pupille

- *Bei Lichteinfall und bei Naheinstellung mit gleichzeitigem Zusammenlaufen (Konvergenz) der beiden Augenachsen kommt es zu einer selbsttätigen Verengerung der Pupille (Miosis).* Auch wenn nur einseitig belichtet wird, läuft der Reflex *beidseitig* ab (konsensuelle Pupillenreaktion).

Entrundung, ungleiche Größe (Anisokorie) und *Starre* der Pupillen sind krankhafte Erscheinungen. *Lichtstarre bei erhaltener Konvergenzreaktion (Argyll-Robertson-Phänomen)* ist ein wichtiges neurologisches Symptom.

Blendreflex: Verkleinerung der Pupille und gleichzeitiges *Schließen des Lidspaltes.*

Sehbahn

Der Nervenimpuls, welcher von den belichteten Stäbchen oder Zapfenzellen ausgeht, wird durch den *Sehnerven* abgeleitet, wobei die Fasern der *äußeren (temporalen) Netzhauthälften ungekreuzt*, diejenigen der *inneren (nasalen) Netzhauthälften gekreuzt* die *Halbkreuzung (Chiasma opticum)* durchlaufen. Sie enden in *subkortikalen Meldesammelstellen (Reflexzentralen)*. Die wichtigste Schaltstelle ist der *äußere Kniekörper (Corpus geniculatum laterale)* (Abb. 210). Von hier kann der Reiz auf weitere Neurone übergehen, welche die *Sehstrahlung (Radiatio optica)* bilden und zum *Rindenzentrum* des Sehens im Hinterhauptlappen führen (bewußtes Sehen). Abb. 210 zeigt in vereinfachter Art die Sehbahn und ermöglicht ein gewisses Verständnis für typische Störungen.

50	T	50	5
35	E P	35	2 7
25	L H V	25	9 4 8
20	O S T A	20	7 3 4 6
15	L C V E	15	6 2 5 8 3
10	F Z T H P	10	2 8 3 4 5 9
7,5	N L O S V H	7,5	6 1 7 3 2 5
5	O Z U F K L	5	7 5 6 4 2 3
4	T E P C L V O	4	3 1 5 2 7 9 4

Abb. 209 **Sehprobentafel.** Wird die Tabelle in Originalgröße in 5 m Entfernung aufgestellt, so ergibt sich die Sehschärfe (Visus), indem man die Zahl 5 durch diejenige Zahl teilt, welche die noch eben lesbare Zeile bezeichnet. z. B. 5/5 = 1,0 oder 5/25 = 0,2 (aus F. HOLLWICH: Augenheilkunde, 9. Aufl., Thieme, Stuttgart 1979).

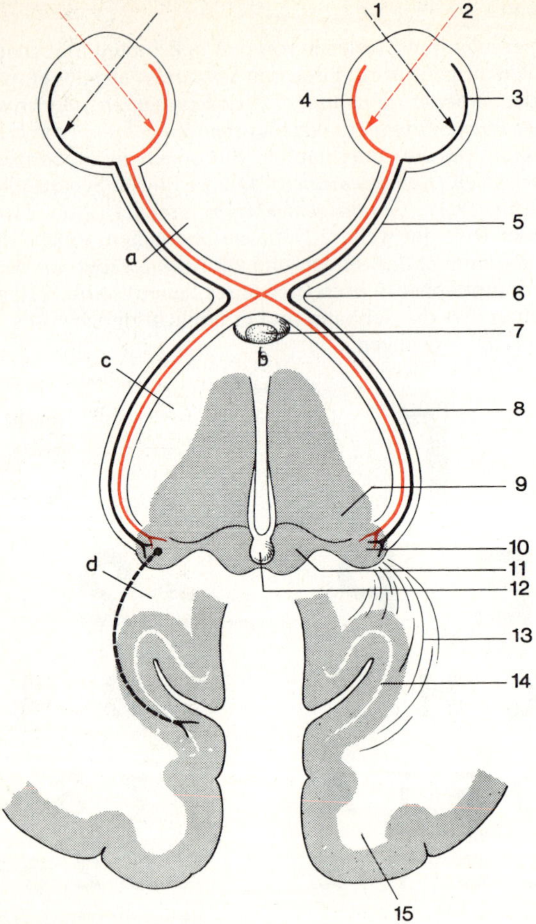

Abb. 210 **Sehbahn.** 1 Die innere (nasale) Gesichtsfeldhälfte bildet sich auf der äußeren (temporalen) Netzhauthälfte ab. 2 Die temporale Gesichtsfeldhälfte bildet sich auf der nasalen Netzhauthälfte ab. 3 Faserung aus der temporalen Netzhauthälfte (schwarz) läuft ungekreuzt. 4 Faserung aus der nasalen Netzhauthälfte (rot) läuft gekreuzt. 5 Sehnerv (N. opticus). 6 Sehnervenhalbkreuzung (Chiasma opticum). 7 Hypophyse. 8 Sehtrakt (Tractus opticus). 9 Thalamuskissen (Pulvinar thalami). 10 Äußerer Kniekörper (Corpus geniculatum laterale). 11 Vordere ,,Vierhügel'' (Colliculi superiores). 12 Zirbeldrüse (Corpus pineale). 13 Sehstrahlung (Radiatio optica). 14 Sehrinde mit Markstreifen (Gennari- oder Vicq-d'Azyr-Streifen). 15 Pol des Hinterhauptlappens. Verletzung bei a: Blindheit des Auges auf derselben Seite. Hypophysenge-

Wir brauchen die Augen, um zu sehen. Der eigentliche Sehvorgang spielt sich jedoch im Gehirn ab. Was in der Netzhaut abgebildet wird, ist für uns eine *Information*, die nach einem bestimmten *Kode* verschlüsselt zum Gehirn geleitet wird, um dort ausgewertet zu werden. Die Weiterleitung erfolgt nach dem im ganzen Nervensystem gültigen Prinzip, nach welchem die Stärke des Reizes in zunehmende Häufigkeit (Frequenz) von Signalen umgesetzt wird. Von der Kopfhaut über der Gegend der Sehrinde können *elektrische Ströme* abgeleitet werden. Da die Fasern der Sehbahn vorwiegend vom gelben Fleck herkommen, können solche Aktionsströme zur Prüfung seiner Funktion herangezogen werden.

Subjektive optische Empfindungen: Abb. 211 A, B und C sind Beispiele für *optische Täuschungen*. Das Urteil über den Verlauf einer Linie wird durch zahlreiche Begleitumstände mitbeeinflußt. Abb. 211 D gibt ein Beispiel für Gegensatzwirkung *(Kontrastwirkung)*. Unser Auge empfindet nicht absolute Werte, sondern Helligkeitsdifferenzen. Die Netzhautbilder beider Augen sind etwas verschieden. Ihre *Verschmelzung* in der Sehrinde ergibt ein räumliches Bild und gestattet, *Tiefe* und *Abstand* zu schätzen: *binokulares Tiefensehen (stereoskopisches Sehen)*. Der Verlust eines Auges beeinträchtigt das Tiefensehen sehr stark.

Die farblosen Lichteindrücke stufen wir von Weiß über Grau bis Schwarz ab. Da sich das Auge an verschiedene Helligkeit anpassen kann, ist ein Abschätzen *absoluter Helligkeit* nur annähernd möglich. Bei Farbempfindungen nehmen wir *Farbton, Sättigung* und *Stärke (Intensität)* wahr. Ein normales Auge kann bis 160 verschiedene Farbtöne unterscheiden. Je weniger Weiß einer Farbe beigemischt ist, um so größer die Sättigung. Die Intensität hängt von der Lichtstärke ab.

Jeder Lichteindruck überdauert kurzfristig den verursachenden Reiz in Form eines *positiven Nachbildes*, dem ein länger dauerndes *negatives Nachbild* folgt.

Hilfsapparate des Auges

Augenmuskeln: Jeder Augapfel wird von sechs äußeren Augenmuskeln bewegt:

- *oberer gerader Augenmuskel (M. rectus superior)*,
- *unterer gerader Augenmuskel (M. rectus inferior)*,

◀ schwulst bei b: Druck auf die gekreuzten Fasern: Ausfall der beiden äußeren Gesichtsfeldhälften (bitemporale Hemianopsie). Verletzung bei c: Ausfall der Gesichtsfeldhälften der Gegenseite (homonyme Hemianopsie). Verletzung bei d: Kein bewußtes Sehen mehr, optische Reflexe laufen normal ab.

- *innerer gerader Augenmuskel (M. rectus medialis),*
- *äußerer gerader Augenmuskel (M. rectus lateralis),*
- *oberer schräger Augenmuskel (M. obliquus superior),*
- *unterer schräger Augenmuskel (M. obliquus inferior).*

Ein *Heber des Oberlides (M. levator palpebrae superioris)* öffnet den Lidspalt. Seine Lähmung bedingt ein *Heruntersinken (Ptose) des Oberlides.* Ist der innere gerade Augenmuskel gelähmt, so kommt es zum *Auswärtsschielen (Strabismus divergens).* Ist der äußere gerade

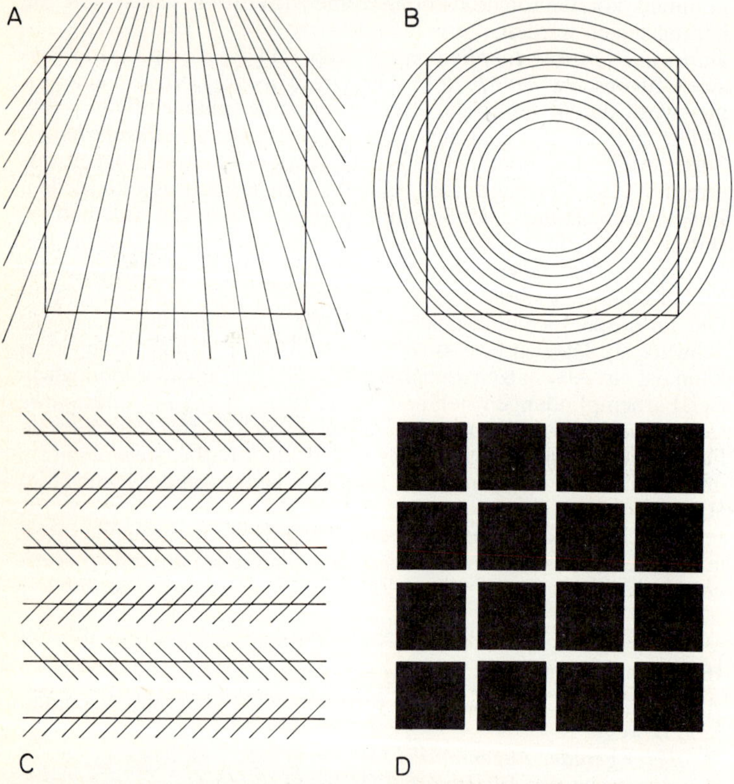

Abb. 211 **Beispiele für Sehtäuschungen.** Die Schätzung des Abstandes von zwei Linien und das Urteil über ihren parallelen Verlauf wird durch eine Reihe von Nebenumständen mitbeeinflußt. In A scheint die obere Seite länger zu sein. In B erscheinen die Seiten des Quadrates eingedellt. In C scheinen die Linien zusammenzulaufen.
Beispiel für eine Gegensatzwirkung. In D zeigen die hellen Straßen an den Kreuzungen graue Flecken, die beim genauen Betrachten verschwinden. Unser Auge spricht auf Helligkeitsunterschiede an.

Augenmuskel gelähmt, so kommt es zum *konvergierenden Schielen (Strabismus convergens).*

Der aktive Bewegungsapparat gestattet ein fein abgestuftes Zusammenlaufen *(Konvergenz)* beider Sehachsen, um einen bestimmten Punkt zu fixieren. Beide Augen sehen den Gegenstand unter einem leicht verschiedenen Winkel.

Wenn wir unseren Blick durch den Raum gehen lassen, so haben wir keineswegs die Empfindung, die Umwelt gleite an uns vorbei, wie eigentlich zu erwarten wäre. Wir ordnen die fixierten Stellen in einen als unverändert empfundenen Raum ein. Das Gehirn löscht während der willkürlichen Augenbewegung kurzfristig die Sehempfindung aus.

Halteapparat des Auges: Das Auge dreht sich wie ein Kugelgelenk in der bindegewebigen Gleithülle des Augapfels (Vagina bulbi) und im Fettpolster der Augenhöhle.

- *Berieselungsapparat: Die Tränendrüse (Glandula lacrimalis) liegt außen und oben vom Augapfel in der Augenhöhle.* Die Absonderung von Tränenflüssigkeit erfolgt unter dem Einfluß des *Parasympathicus.* Der Sympathicus hemmt die Tränensekretion.

- *Die Tränendrüse entläßt die Tränenflüssigkeit durch zahlreiche kleine Ausführgänge in den Bindehautsack (Saccus conjunctivae)* (Abb. 212). Durch den Lidschlag wird die Tränenflüssigkeit über die Hornhaut verteilt. Ihre Durchsichtigkeit hängt von einer genügenden Befeuchtung ab. Der Abflußweg beginnt am inneren Augenwinkel mit den *Tränenpünktchen (Puncta lacrimalia)* und erfolgt duch die *Tränenröhrchen (Canaliculi lacrimales)* in den *Tränensack (Saccus lacrimalis)* und durch den *Tränennasengang (Ductus lacrimonasalis)* in den *unteren Nasengang.*

Unter *psychischem Einfluß* kann die Tränensekretion so stark werden, daß der normale Abflußweg nicht mehr genügt: Die Tränen rollen über den Lidrand herunter.

Schutzapparat: Zum Schutzapparat rechnen wir die Augenlider und den Bindehautsack.

- *Die Augenlider (Palpebrae) sind bewegliche, muskulomembranöse Gebilde, die sich schützend vor den Augapfel und die Hornhaut schieben.* Sie werden durch einen besonderen Bindegewebskörper *(Tarsus)* versteift und enthalten verzweigte *Talgdrüsen,* welche den Lidrand einfetten.

- *Der Bindehautsack (Saccus conjunctivae) liegt teilweise auf der Lederhaut, teilweise auf den Augenlidern. Er öffnet sich nach vorn in der Lidspalte.* Der Lidschlag verteilt die Tränenflüssigkeit im Bindehautsack. Bei Reizung durch Fremdkörper wird die Bindehaut infolge starker Gefäßfüllung rot *(Konjunktivitis).* Bilirubineinlagerung in die Bindehaut läßt bei *Gelbsucht (Ikterus)* das Weiße des Auges gelb erscheinen.

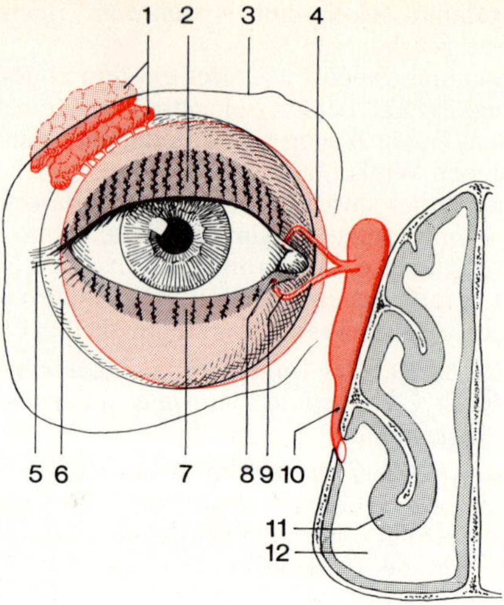

Abb. 212 **Berieselungs- und Schutzapparat des Auges.** 1 Tränendrüse (Glandula lacrimalis). 2 Oberlid (Palpebra superior) mit Meibomschen Talgdrüsen. 3 Umriß der Augenhöhle (Orbita). 4 Bindehautsack (Saccus conjunctivae). 5 Äußeres Lidband (Lig. palpebrale laterale). 6 Lederhaut (Sclera) des Augapfels. 7 Unterlid (Palpebra inferior). 8 Tränenpunkt (Punctum lacrimale) mit Öffnung des Tränenröhrchens. 9 Tränenröhrchen (Canalicus lacrimalis). 10 Tränensack (Saccus lacrimalis) mit Tränen-Nasen-Gang (Ductus lacrimonasalis), der unterhalb der unteren Nasenmuschel (Concha nasalis inferior) in die Nasenhöhle mündet. 11 Untere Nasenmuschel (Concha nasalis inferior). 12 Unterer Nasengang (Meatus nasi inferior).

Statoakustischer Apparat

● *Die Felsenbeinpyramide des Schläfenbeins (Os temporale) umschließt das Innenrohr, welches sich aus zwei verschiedenen Sinnesorganen aufbaut. Der Gleichgewichtsapparat (statischer Apparat) dient der Orientierung im Raum, während der Schneckenapparat (Cochlea) die Gehörsempfindungen vermittelt.* Beide Sinnesapparate werden vom *VIII. Hirnnerven (N. vestibulocochlearis)* versorgt.

Im häutigen Labyrinth befindet sich Flüssigkeit (Endolymphe). Schnecke und Gleichgewichtsapparat sind von perilymphatischen Räumen umgeben (Abb. 213).

Gehörapparat

Vorbemerkungen zur Akustik

Da das Gehör eine der wesentlichen Voraussetzungen für die *Entwicklung der Sprache ist*, trägt es zu zwischenmenschlichen Beziehungen mehr bei als der Gesichtssinn.

● *Töne, die wir hören, beruhen auf Schallwellen, d. h. regelmäßig wiederkehrenden (periodischen) Luftdruckschwankungen bestimmter Häufigkeit (Frequenz).* Die Einheit der Frequenz ist die *Schwingung pro Sekunde = 1 Hertz (Hz).* Mit steigender Frequenz nimmt die Tonhöhe zu. Töne gleicher Frequenz, die sich durch die *Wellenhöhe (Amplitude)* ihrer Schwingungen unterscheiden, haben verschiedene Reizstärke.
Klänge sind Tongemische, die durch zusammengesetzte, regelmäßige Druckschwankungen von ganz bestimmten Frequenzen hervorgerufen werden. Ihr *Zusammenklang (Konsonanz)* ist dem Ohr angenehm und wird von ihm als *Einheit* empfunden. Die *Klangfarbe* verschiedener Musikinstrumente wird durch Zahl und Art der mitschwingenden Obertöne bedingt. *Geräusche* entstehen durch einen *Vielzahl nicht regelmäßig* zusammenklingender Töne verschiedener Frequenz und Höhe.
Das *Gehörorgan nimmt die Schallwellen wahr,* die von der *Ohrmuschel zum äußeren Gehörgang geleitet* werden und das *Trommelfell (Membrana tympani)* in Schwingung versetzen. Da der Hammerstiel (Manubrium mallei) mit dem Trommelfell verwachsen ist (Abb. 213 und 214), werden die Schwingungen auf die Kette der *Gehörknöchelchen* übertragen und durch die Steigbügelplatte im *ovalen Fenster* der Flüssigkeit, die das häutige Labyrinth des Innenohrs umgibt (perilymphatisches System), mitgeteilt, wodurch das *Cortische Organ (Organum spirale) im Schneckenkanal* gereizt wird und der Gehörimpuls den Kernen des VIII. Hirnnervs in der Rautengrube zugeleitet wird.

Äußeres Ohr

● *Zum äußeren Ohr gehören Ohrmuschel und Gehörgang (Meatus acusticus externus).* Beim Erwachsenen hat der Gehörgang eine Länge von $2^1/_2$ bis $3^1/_2$ cm, weist zwei leichte Krümmungen in der Waagrechten auf und biegt mit dem inneren Ende leicht nach abwärts. Zieht man die Ohrmuschel nach hinten-oben, so gleichen sich diese Krümmungen weitgehend aus. Es spielt dies einen Rolle für die Ohrspülung und das Ohrenspiegeln. Beim Neugeborenen ist der Gehörgang sehr kurz. Vor dem äußeren Gehörgang liegen das Kiefergelenk und die Ohrspeicheldrüse, dahinter der Warzenfortsatz mit seinen von Schleimhaut ausgekleideten, luftgefüllten Räumen, welche mit dem Mittelohrraum zusammenhängen.

Die *Reusenhaare* des Gehörganges sind ein Schutz für das Trommelfell. Besonders gestaltete Schweißdrüsen sondern das *Ohrschmalz (Cerumen)* ab. Übermäßige Absonderung und Verhärtung kann zur Bildung eines *Ohrpfropfes* führen, der durch Ausspritzen entfernt werden muß. Ein Ohrpfropf kann vorübergehende Taubheit bedingen und durch Reizung des Trommelfells Schwindelerscheinungen auslösen.

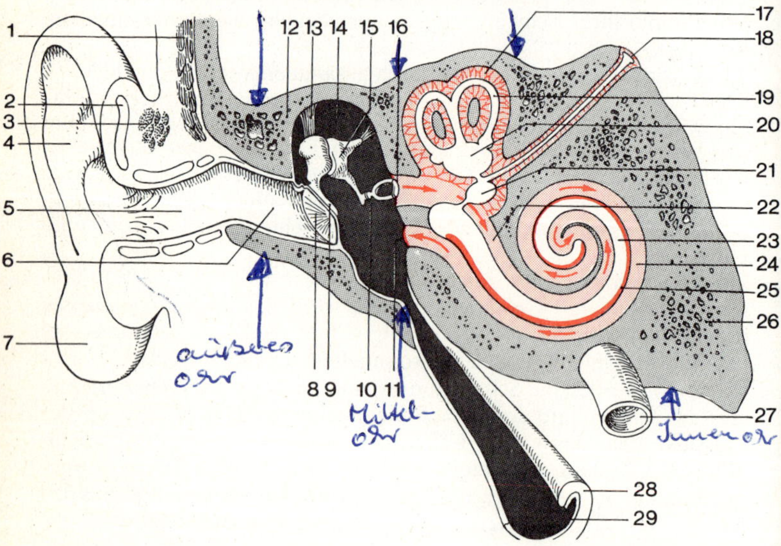

Abb. 213 **Übersicht über äußeres Ohr (hell), Mittelohr (dunkel) und Innenohr (hell und rosa).** 1 Schläfenmuskel (M. temporalis). 2 Ohrknorpel. 3 Ohrmuskel. 4 Ohrmuschel. 5 Knorpeliger Teil des äußeren Gehörganges. 6 Knöcherner Teil des äußeren Gehörganges. 7 Ohrläppchen (Lobulus). 8 Trommelfell (Membrana tympani). 9 Hammergriff (Manubrium mallei). 10 Steigbügel (Stapes). 11 Rundes Fenster (Fenestra cochleae). 12 Schläfenbein (Os temporale). 13 Oberes Band des Hammerkopfes (Lig. mallei superius). 14 Paukenhöhle (Cavum tympani). 15 Amboß (Incus). 16 Steigbügelplatte im ovalen Fenster (Fenestra vestibuli). 17 Perilymphatischer Raum. 18 Endolymphatischer Gang (Ductus endolymphaticus). 19 Häutiger Bogengang (Canalis semicircularis). 20 Großes Vorhofsäckchen (Utriculus). 21 Kleines Vorhofsäckchen (Sacculus). 22 Vorhoftreppe (Scala vestibuli). 23 Schneckenkanal (Ductus cochlearis). 24 Paukentreppe (Scala tympani). 25 Cortisches Organ (Organum spirale). 26 Markräume im Knochen. 27 Gehirnkarotis (A. carotis interna). 28 Knorpel der Ohrtrompete (Tuba auditiva). 29 Schleimhaut der Ohrtrompete.

Trommelfell (Membrana tympani)

Es bildet die Grenze zwischen äußerem Ohr und Mittelohr (Cavum tympani). Der Durchmesser beträgt etwa 1 cm. Durch die Verwachsung mit dem Hammergriff wird das Trommelfell *eingezogen* (Abb. 214). Die teils ringförmig, teils strahlenförmig verlaufenden Bindegewebsfasern sind im *Trommelfellring (Anulus tympanicus)* eingespannt. Die dem äußeren Gehörgang zugewendete Seite hat normalerweise *perlgraue Farbe* und ist von äußerem Epithel überzogen, während die dem Mittelohr zugekehrte Seite einen Schleimhautüberzug hat. Das Trommelfell ist ein *Druckempfänger,* welcher mit der ganzen Fläche um eine Achse schwingt, die durch den Oberrand läuft. Da die *Eigenfrequenz* bei etwa 1 400 Hz liegt, ist die Leistungsfähigkeit begrenzt und reicht höchstens bis 2 000 Hz. Für die Frequenzen der Sprache ist das Trommelfell hochempfindlich. Die *Dämpfung* ist ausgezeichnet. Neben periodischen Luftdruckschwankungen können geeignete mechanische Schwingungen durch *Knochenleitung* gehört werden, wie z.B. eine auf das Schädeldach oder auf die Zähne aufgesetzte schwingende Stimmgabel. Frequenzen über 2 000 Hz können nur durch Knochenleitung wahrgenommen werden. Bei *Entzündung der Schleimhaut des Mittelohrs (Otitis media)* erscheint das Trommelfell im otoskopischen Bild rot. *Ausfluß* aus dem Gehörgang weist gewöhnlich auf eine chronische Mittelohrentzündung mit Defekt im Trommelfell hin.

Mittelohr

Das Mittelohr (Auris media) wird auch als *Paukenhöhle (Cavum tympani)* bezeichnet. Es stellt einen Spalt von etwa 2 bis 5 mm Breite und

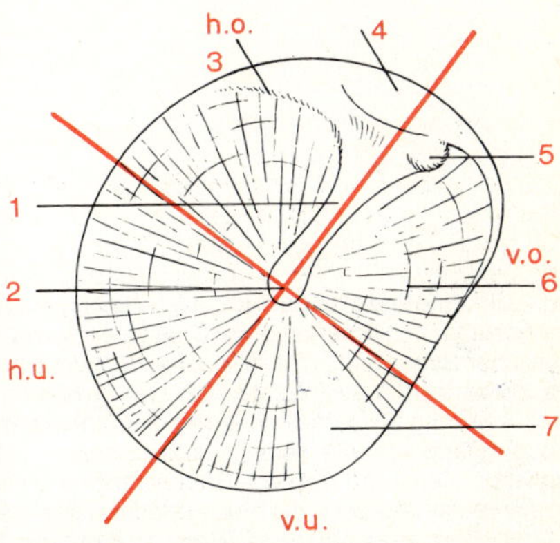

Abb. 214 **Aufsicht auf das rechte Trommelfell (Membrana tympani).** Ohrspiegelbild mit hinterem-oberem, hinterem-unterem, vorderem-oberem und vorderem-unterem Viertel (Quadrant). 1 Hammerstiel (Manubrium mallei). 2 Trommelfellnabel (Umbo). 3 Hintere Falte. 4 Schlaffer Teil des Trommelfells (Pars flaccida). 5 Seitlicher Hammerfortsatz (Processus lateralis mallei). 6 Radiäre und ringförmige Bindegewebsfaserung des straffen Teils (Pars tensa) des Trommelfells. 7 Lichtreflex der Ohrspiegelbeleuchtung.

7 bis 15 mm Höhe dar. *Oben* trennt eine dünne Knochenlamelle die Paukenhöhle von der mittleren Schädelgrube, in welcher der Schläfenlappen des Gehirns liegt. Unter dem *Boden* der Paukenhöhle befindet sich die große Drosselvene des Halses. Nach *hinten* geht der Raum in die Zellen des Warzenfortsatzes über. Nach *vorn* bildet der knöcherne Kanal der Gehirnkarotis und die Ohrtrompete die Begrenzung. Die *äußere Wand* wird teilweise vom Trommelfell gebildet, während die *innere Wand* der Außenseite der knöchernen Innenohr-

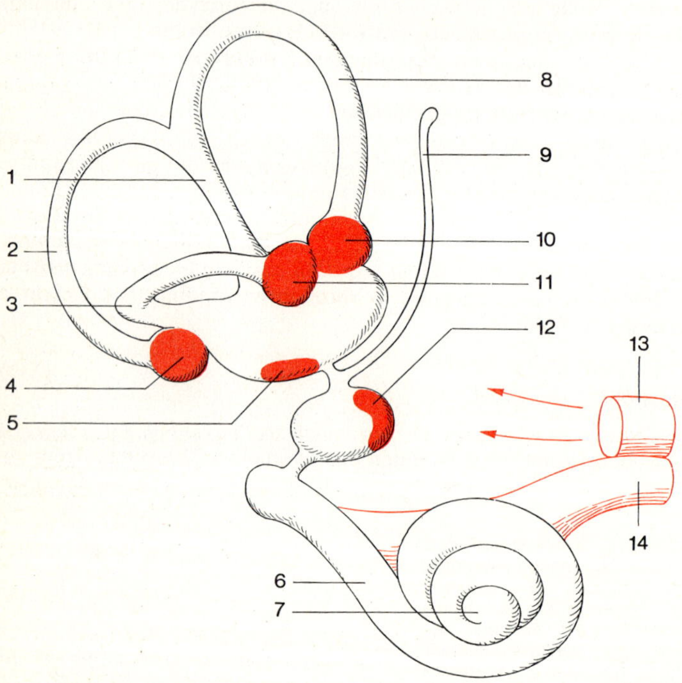

Abb. 215 **Häutiges Labyrinth der rechten Seite.** 1 Gemeinsamer Bogengangsschenkel (Crus commune). 2 Hinterer Bogengang (Canalis semicircularis posterior). 3 Seitlicher Bogengang (Canalis semicircularis lateralis). 4 Hintere Erweiterung (Ampulla posterior). 5 Fleck (Macula) des größeren Vorhofsäckchens (Utriculus). 6 Schneckengang (Ductus cochlearis). 7 Schneckenspitze (Cupula cochleae). 8 Vorderer Bogengang (Canalis semicircularis anterior). 9 Endolymphatischer Gang (Ductus endolymphaticus). 10 Vordere Erweiterung (Ampulla anterior). 11 Seitliche Erweiterung (Ampulla lateralis). 12 Fleck (Macula) des kleineren Vorhofsäckchens (Sacculus). 13 Gleichgewichtsnerv (Pars vestibularis des N. vestibulocochleaeis). 14 Schneckennerv (Pars cochlearis des N. vestibulocochlearis).

kapsel entspricht. Die unterste Windung der Schnecke bedingt einen Vorsprung *(Promontorium)*. Etwas weiter hinten liegt das *ovale Fenster (Fenestra vestibuli) mit der Steigbügelplatte*. Unter ihm, etwas versteckt, finden wir das *runde Fenster (Fenestra cochleae)* (Abb. 213).

● *Ohrtrompete: Das Mittelohr hängt mit dem oberen Rachenraum durch die Ohrtrompete (Tuba auditiva) zusammen* (Abb. 213). *Sie öffnet sich beim Schlucken und ermöglicht den Druckausgleich* für die beiden Seiten des Trommelfells. Ist der Druck auf beiden Seiten verschieden, so spüren wir ein unangenehmes Gefühl (Ein- und Ausfahrt eines Tunnels), das durch Schlucken beseitigt werden kann.
Die Verlegung der Lichtung der Ohrtrompete bei Schleimhautentzündung beeinträchtigt die Gehörfunktion.
● *Das Mittelohr setzt sich in die lufterfüllten Räume des Warzenfortsatzes (Processus mastoideus) fort*, welche bei Mittelohrentzündung mitbeteiligt sein können.

● *Gehörknöchelchen: Die Paukenhöhle wird von der Kette der Gehörknöchelchen durchzogen: Hammer (Malleus), Amboß (Incus) und Steigbügel (Stapes)* (Abb. 213).

● *Sie übertragen die Schwingungen vom Trommelfell auf die Flüssigkeit der Vorhoftreppe, da die Steigbügelplatte beweglich in das ovale Fenster eingefügt ist*. Bei der *Otosklerose* wird die Schwerhörigkeit durch knöcherne Verwachsung der Platte im Fenster verursacht.

Die Kette der Knöchelchen weist zwei *Sperrgelenke* auf und unterliegt dem Einfluß von zwei *Spannmuskeln:* dem *Spanner des Trommelfells (M. tensor tympani)* und dem *Steigbügelmuskel (M. stapedius)*. Wird die Spannung erhöht, so werden hohe Töne besser übertragen. Ist die Übertragung der Schallwellen durch die Gehörknöchelchen unterbrochen, so ist Hören durch *Leitung im Schädelknochen* noch möglich.

Innenohr

● *Das Organ der Gehörempfindung ist die Schnecke (Cochlea). Sie besteht beim Menschen aus 2½ Windungen, die um die Schneckenspindel (Modiolus) herumgelegt sind* (Abb. 215 und 216). *Der Schneckengang (Ductus cochlearis) enthält das Cortische Organ (Organum spirale)* (Abb. 217), welches auf einer straffen bindegewebigen Membran (Basilarmembran) aufsitzt, die von der knöchernen Spirallamelle bis zur gegenüberliegenden Wand reicht. Der Schneckengang enthält *Endolymphe*. Oben und unten liegen ihm die *perilymphatischen Räume* der *Vorhoftreppe (Scala vestibuli)* und der *Paukentreppe (Scala tympani)* an. Im Cortischen Organ sind etwa *16 000 Hörzellen* mit Sinneshaaren eingelassen (Abb. 217).

Hörvorgang

Die Steigbügelplatte im ovalen Fenster verursacht in der Perilymphe der Vorhoftreppe *Druckwellen*, die sich bis zur *Schneckenspitze* fortpflanzen, wo die Vorhoftreppe in die Paukentreppe übergeht (Helicotrema). Sie kommen durch die Paukentreppe wiederum zurück und erschüttern dabei die *Basilarmembran*.

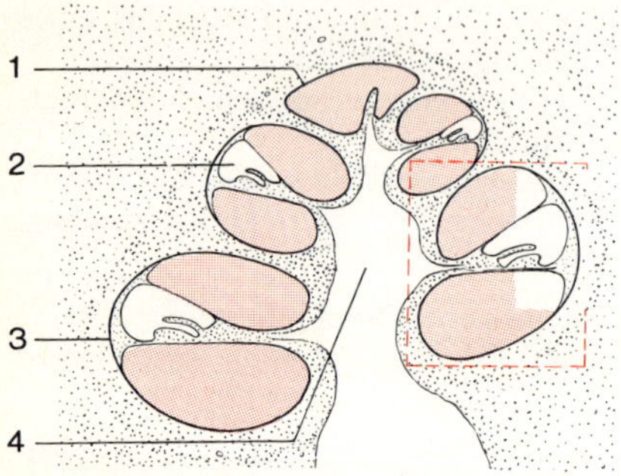

Abb. 216 **Mittelschnitt durch eine menschliche Schnecke.** 1 Schneckenspitze mit Übergang von Vorhof- in Paukentreppe (Helicotrema). 2 Schneckenkanal (Ductus cochlearis). 3 Basalwindung. 4 Schneckenspindel (Modiolus).

Die *Sinneszellen*, deren Härchen in die Deckplatte eingelassen sind und bei Schwingungen verbogen werden (vgl. das Verhalten der Sinneshaare in den Maculae und Cristae in Abb. 218 und 219), senden *Nervenimpulse* aus, die durch den *Schneckennerv (Pars cochlearis n. vestibulocochlearis)* den Kernen der Hörgegend in der Rautengrube zugeleitet werden. An der Schneckenbasis ist die Basilarmembran *schmal*. Hier werden *hohe* Töne gehört. Gegen die Schneckenspitze wird die Basilarmembran *breiter*. Hier werden *tiefe* Töne wahrgenommen. Durch verschiedene Frequenzen werden verschiedene Stellen des Cortischen Organs erregt. HELMHOLTZ dachte sich die Basilarmembran als eine Reihe gespannter Saiten, die bei bestimmten Schwingungszahlen in Mitschwingung geraten würden (Resonanztheorie). Tatsächlich ist die Basilarmembran eine biegungssteife Platte. Diese Vorstellung trägt der Schwingungsverteilung besser Rechnung: *Dispersionstheorie* (v. BÉKÉSY). Intensiver Lärm kann das Innenohr schädigen.

● *Die untere Hörgrenze des menschlichen Ohrs liegt bei 16 Hz; die obere ist altersabhängig und sinkt von 21 000 Hz allmählich auf 12 000 Hz, im Greisenalter sogar auf 5 000 Hz*. Die *Tonempfindlichkeit* hängt von der Schwingungsanzahl ab, und ist zwischen 2 000 und 4 000 Hz am größten. Der Unterschied (Unterschiedsschwelle) zwischen zwei verschiedenen Tönen muß im Bereich der hohen Töne um 0,1%, im Bereich der tiefen Töne um 1% betragen, damit dieselben noch getrennt wahrgenommen werden können. Die *Tonempfindlichkeit für Unterschiede der Lautstärke* ist bei leisen Tönen größer als bei lauten.

Die *akustische Raumerkennung* gestattet, eine Entfernung abzuschätzen. Dabei spielen neben Stärkeunterschieden vor allem Unterschiede im Frequenzspektrum eine Rolle. Für die *akustische Richtungswahrnehmung* sind *beide* Ohren notwendig, wobei der Zeitunterschied des ankommenden Schalls und der Schallschatten auf der abgewendeten Kopfseite wichtig sind.

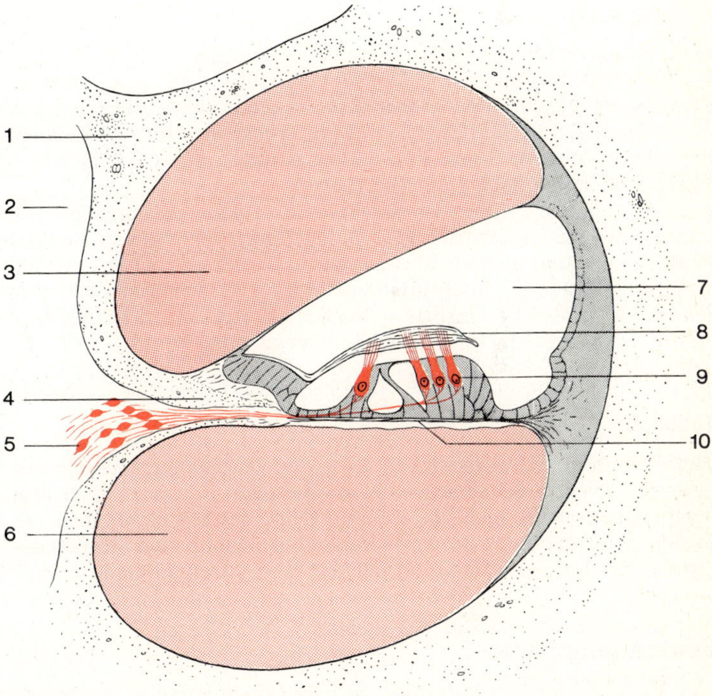

Abb. 217 **Vergrößerter Schnitt durch eine Schneckenwindung.** 1 Knochen des Felsenbeins. 2 Schneckenspindel (Modiolus). 3 Vorhoftreppe (Scala vestibuli). 4 Spiralleiste des Knochens (Lamina spiralis ossea). 5 Biopolare Nervenzellen des Schneckennerven (Pars cochlearis des N. vestibulocochlearis). 6 Paukentreppe (Scala tympani). 7 Schneckenkanal (Ductus cochlearis). 8 Deckplatte (Membrana tectoria). 9 Hörzellen mit Sinneshärchen. 10 Basilarmembran (Lamina basilaris).

Hörbahn

● *Die Nervenimpulse aus dem Cortischen Organ werden den Kernen in der Hörregion der Rautengrube (Nuclei cochleares ventralis und dorsalis) zugeleitet.* Durch die *Hörschleife (Lemniscus lateralis)* gelangen sie zu den subkortikalen Hörzentren der unteren *Vierhügel (Colliculi inferiores)* und der *inneren Kniekörper (Corpora geniculata medialia): Reflexzentren* des Hörens. Von da führt die Leitung durch die Hörstrahlung (Radiatio acustica) zum *Rindenzentrum* des Hörens in der oberen Schläfenwindung (Heschl-Querwindungen des Gyrus temporalis superior).

Gehörprüfung

Die einfachsten Prüfungen erfassen die subjektive Hörschwelle entsprechend den Angaben, welche der Patient macht. Eine einfache Prüfung erfolgt durch *geflüsterte Zahlen,* die normalerweise auf *6 m Entfernung* gehört werden sollen. Man drückt die Hörschärfe durch die Zahlen von 6 bis 1 aus, je nach dem Abstand, aus welchem die geflüsterten Zahlen noch gehört werden.
Eine eingehende Prüfung ist mit Hilfe der *Audiometrie* möglich. Die audiometrische Untersuchung stellt die Hörschwelle für verschiedene Prüftöne fest und untersucht die Lautstärke, bei welcher der Prüfton von einem Dauergeräusch überdeckt wird. Die Schallstärke wird in *Dezibel* gemessen (1 Dezibel = $^{1}/_{10}$ Bel); 1 Bel entspricht der Tonstärke bei Verzehnfachung der schallerzeugenden Kraft.

Taubheit

Taubheit oder Schwerhörigkeit kann auf *geschädigter Schalleitung* oder *geschädigter Schallwahrnehmung* beruhen. Im ersten Fall liegt der Schaden im Bereich des äußeren Ohrs, des Mittelohrs oder des ovalen Fensters. Im zweiten Fall handelt es sich um eine Störung des Innenohrs, der Gehörnervern oder der Hörzentren im Gehirn.

Vestibularapparat

● *Der Vestibularapparat ermöglicht uns die Orientierung im Raum und löst die Stellreflexe zur Normalhaltung des Kopfes aus. Zum Vestibularapparat gehören die drei Bogengänge (Ductus semicirculares), das große Vorhofsäckchen (Utriculus) und das kleine Vorhofsäckchen (Sacculus)* (Abb. 215). *Die entsprechenden Sinnesstellen sprechen auf Geschwindigkeitsänderungen an.* Eine gleichmäßige, wenn auch sehr große Geschwindigkeit kann nicht wahrgenommen werden.

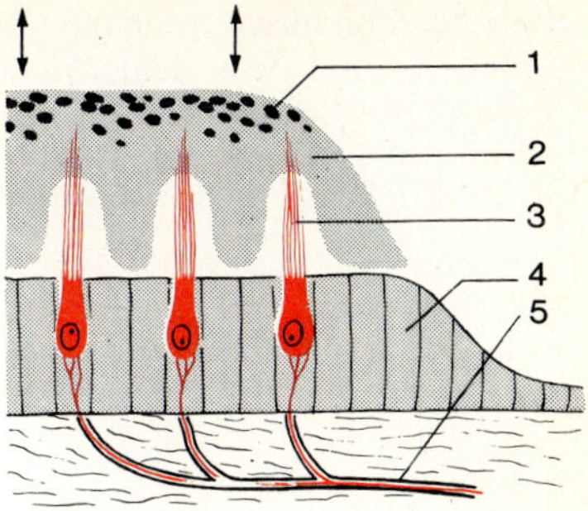

Abb. 218 **Vereinfachte Zeichnung eines Ausschnittes aus einem Sinnesfeld eines Vorhofsäckchens.** 1 Kalksteinchen (Statoconia). 2 Deckmembran (Membrana statoconiorum). 3 Sinneshaare. 4 Stützzellen. 5 Markhaltige Nervenfaser.

Sinnesfelder (Maculae)

● *Die Sinnesfelder im Utriculus und im Sacculus liegen in den drei Hauptebenen des Raumes* (Abb. 215) *und sprechen auf Änderungen einer in gerader Linie verlaufenden Geschwindigkeit an.* Jede Macula besteht aus Sinneszellen mit langen Schöpfen von Sinneshaaren und einer *gallertigen Deckplatte,* in welche kleine *Kalksteinchen (Statoconia)* eingelagert sind. Änderung der Geschwindigkeit führt dazu, daß diese Deckplatte entweder an den Sinneshaaren zieht oder auf sie drückt, was zu Nervenimpulsen führt (Abb. 218). Wenn ein rascher Lift anfährt, so hat man das Gefühl, in den Boden zu sinken. Wenn der Lift plötzlich stoppt, so hat man das Gefühl, sich noch etwas weiter aufwärts zu bewegen.

Cristae

● *Die Sinneszellen in den Erweiterungen (Ampullen) der Bogengänge tragen einen gallertigen Hut (Cupula), in welchen die Sinneshaare eingelassen sind. Bei Änderung einer Drehgeschwindigkeit gerät die Endolymphe in Strömung, und der Hut wird nach der Seite abgelenkt.* Der Zug der Sinneshaare löst entsprechende Nervenimpulse aus (Abb. 219). Die perilymphatischen Räume bilden einen schützenden Mantel von Flüssigkeit.

Störungen der Vestibularisfunktion

Sie äußern sich in zuckenden Augenbewegungen *(Nystagmus)* und in *Schwindelgefühl.*

Vestibularisbahn

Der Gleichgewichtsnerv des VIII. Hirnnervs leitet die Nervenimpulse den *Kernen der Vestibularisgegend (Nuclei vestibulares) in der Rauten-*

grube zu. Von hier werden die Impulse teils dem *Kleinhirn* und seinen grauen Kernen, teils dem *Rückenmark* zugeleitet: *Stellreflexe!* Die Impulse, welche von den Maculae und Cristae ausgehen, beeinflussen nicht nur die *Stellung der Augen und des Kopfes,* sondern halten auch die für das *Gleichgewicht* notwendige Muskelspannung aufrecht.

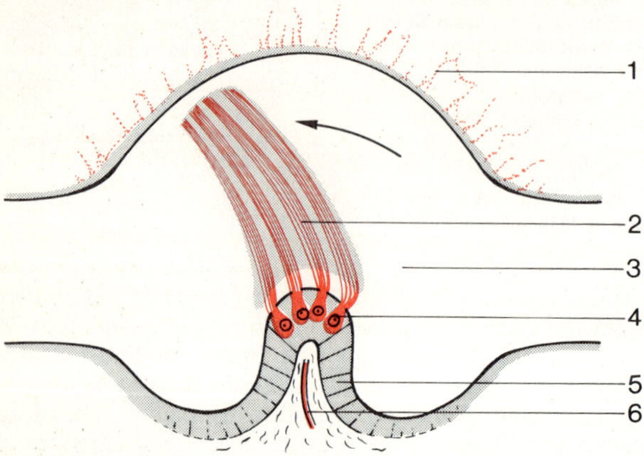

Abb. 219 **Vereinfacht gezeichneter Schnitt durch eine Erweiterung (Ampulla) mit Sinnesleiste (Crista).** 1 Perilymphatischer Raum. 2 Gallertmasse mit Sinneshaaren (Cupula). 3 Endolymphe. 4 Sinneszelle. 5 Stützzelle. 6 Markhaltige Nervenfaser.

Chemische Sinnesorgane

- *Die Geschmacksknopsen im Bereich der Mundhöhle sprechen auf Berührung mit chemischen Stoffen (chemische Kontaktorgane) an und prüfen in Wasser gelöste Substanzen. Im Bereich der Nasenhöhlen sind die Nervenzellen der Riechgegend (Regio olfactoria) ebenfalls chemische Kontaktorgane, welche die in der Atemluft befindlichen chemischen Teilchen feststellen.*

Geschmack

- **Geschmacksknospen:** *Sie sitzen vor allem auf den umwallten Papillen (Papillae vallatae) der V-förmigen Linie der Zunge* (Abb. 220), in geringerer Zahl auf den *Blätterpapillen (Papillae foliatae)* und auf den *pilzförmigen Papillen (Papillae fungiformes).* Sie können auch vereinzelt in der Mundhöhlenschleimhaut vorkommen. Die umwallten Papillen haben besondere *seröse Spüldrüsen* (Abb. 220). Der Hauptgeschmacksnerv, welcher die Knospen versorgt, ist der *IX. Hirnnerv (N. glossopharyngeus)*. Jede Knospe besteht aus Stützzellen und *Sinneszellen*, die kleine Stiftchen tragen und durch einen besonderen Geschmacksporus herausragen (Abb. 221).

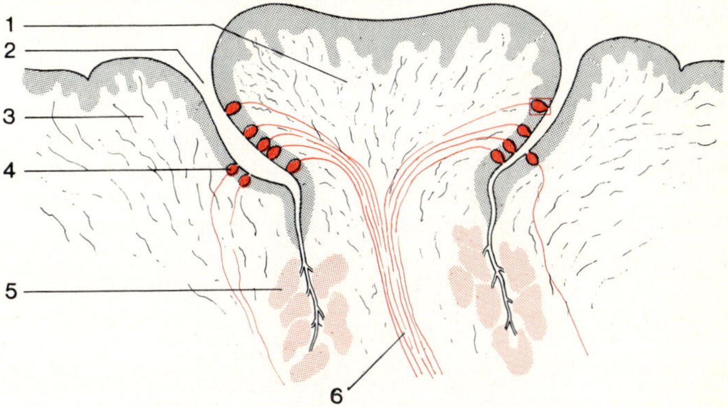

Abb. 220 **Vergrößerter Schnitt durch eine umwallte Geschmackspapille (Papilla vallata) der V-förmigen Linie der Zunge.** 1 Bindegewebiger Papillenstock. 2 Graben. 3 Wall. 4 Geschmacksknospe. 5 Seröse Spüldrüsen. 6 Nervenfasern des IX. Hirnnerven (N. glossopharyngeus).

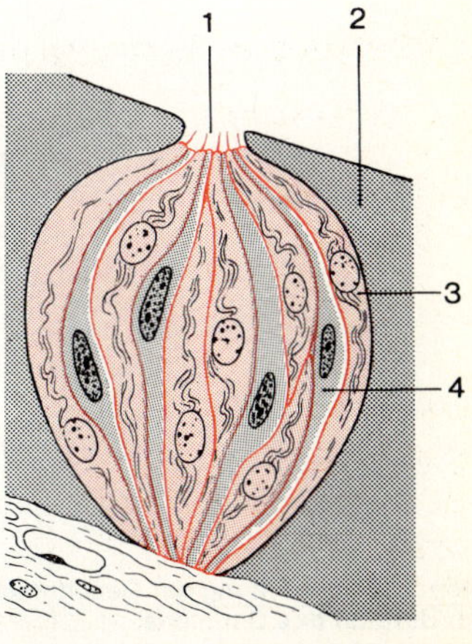

Abb. 221 **Vergrößerter Schnitt durch eine Geschmacksknopse.** 1 Geschmacksporus mit Stiftchen der Sinneszellen. 2 Epithel der Zungenoberfläche. 3 Sinneszelle. 4 Stützzelle.

● **Geschmacksqualitäten:** *Man unterscheidet vier Grundqualitäten: salzig, süß, sauer und bitter.* Jede Qualität hat ihre besonderen Empfänger. Süß und salzig werden besonders an der Zungenspitze wahrgenommen, sauer an den Zungenrändern. Bitter wird von den Geschmacksknospen des Zungengrundes empfunden (Abb. 222).
Die Geschmacksempfindungen wechseln *subjektiv* erheblich. Mit zunehmendem *Alter* werden sie abgestumpft. Hitze beeinträchtigt die Geschmacksempfindung. Ein Zusammenhang zwischen Geschmack und *chemischem Bau* der Stoffe ist nicht ersichtlich. Möglicherweise könnte die Molekülform einen Einfluß haben. Nur die Empfindung sauer ist eindeutig mit dem *pH* der Flüssigkeit verknüpft. Selbst eine intravaskuläre Injektion einer Substanz kann eine Geschmacksempfindung auslösen, wenn sie in genügender Konzentration an die Geschmacksknospen herangetragen wird. Durch die Geschmacksempfindung werden *Speichel-* und *Magensaftabsonderung* angeregt.

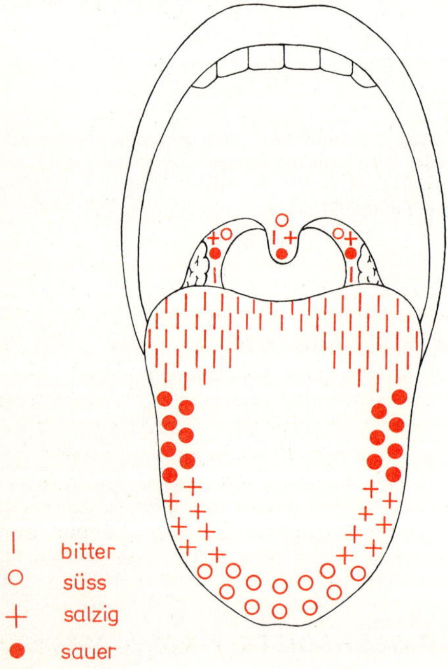

Abb. 222 **Verteilung der Geschmacksqualitäten auf der Zungenoberfläche und im Bereich des Gaumens.**

Geruch

- **Riechschleimhaut (Regio olfactoria):** *Sie liegt im obersten Nasengang. Zwischen stützenden Epithelzellen sitzen die Riechzellen, welche besondere Sinneshärchen aufweisen. Es handelt sich um Nervenzellen, deren Fortsätze die marklosen Riechfäden (Nn. olfactorii) bilden* (Abb. 223). Diese ziehen durch die Löchlein der *Siebbeinplatte* und erreichen den *Riechkolben (Bulbus olfactorius)*. Von hier zieht die Leitung auf verschiedenen Wegen zum Rindenzentrum des Riechens an der Spitze des Schläfenlappens.

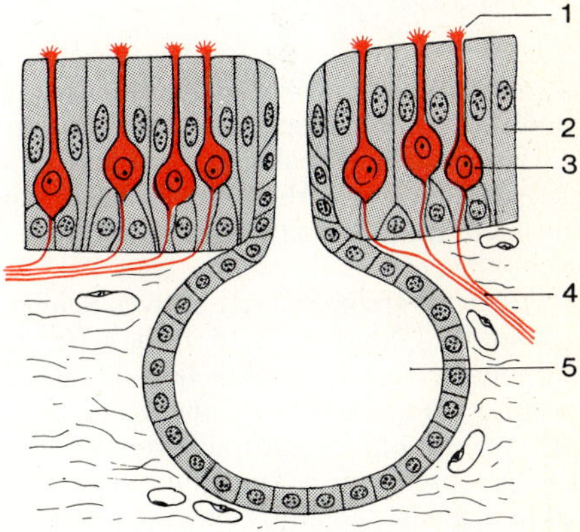

Abb. 223 **Vereinfachte Zeichnung eines Schnittes durch die Riechschleimhaut.** 1 Sinneshärchen der Riechzellen. 2 Stützzelle. 3 Riechzelle. 4 Marklose Nervenfasern der Riechfäden (Nn. olfactorii). 5 Drüse der Riechgegend (Regio olfactoria).

Riechfunktion: Die Riechfunktion hängt vom *Dampfdruck* der zu riechenden *Substanz* ab. Eine Abhängigkeit zwischen *chemischem Bau* der Stoffe und den Geruchseindrücken besteht nicht. Die Riechfunktion *schützt* die Atemorgane vor schädigenden Einflüssen. Die meisten giftigen Gase haben einen durchdringenden, unangenehmen Geruch. *Kohlenmonoxyd* ist geruchlos. Er verbindet sich mit dem Hämoglobin der roten Blutkörperchen und führt zu innerer Erstickung. Angenehme Gerüche lösen *Sekretionsreflexe* aus. Es besteht ein enger Zusammenhang zwischen Geruchsempfindung und *parasympathischem Nervensystem*. Schlechte Gerüche können den Brechreflex auslösen.

Haut und mechanische Kontaktorgane

- *Die unseren Körper umhüllende Haut (Cutis) stellt die Schranke zwischen außen und innen dar. Sie ist das Kontaktorgan, welches die Beziehung von Körpergeschehen und Umwelt regelt.*

Aufgaben der Haut: Die *Aufgaben der Haut* sind vielfältig.

- *Passives und aktives Schutzorgan* gegen schädliche Einflüsse von außen und gegen Wasserverlust des Körperinnern.
- Hauptsächlichstes Organ zur *Regelung des Wärmehaushaltes.*
- Beteiligung an der *Kreislaufregulation.*
- *Absonderung (Sekretion)* von *Talg.*
- Abgabe von *Schlackenstoffen (Exkretion)* durch die Schweißdrüsen.
- Wichtiges *Sinnesorgan.*
- *Atmungsorgan.*
- *Ausdrucksorgan.*

Passives Schutzorgan: Die Hornschicht der Haut schützt die Körpergewebe vor schädlichen Einflüssen von außen: Reibung, Zerrung, Druck, Stoß und Schlag, chemische Einflüsse, Hitze, Kälte und Strahlenschäden. Sie verhindert die allzu starke *Abdunstung von Wasser* aus dem Inneren und schafft damit die notwendigen Lebensbedingungen.
Aktives Schutzorgan: Als aktives Schutzorgan wirkt die Haut durch die in der Lederhaut befindlichen *Histiozyten,* welche phagozytieren können (s. Bindegewebszellen, S. 30), die aus der Blutbahn ausgewanderten *Granulozyten,* die sich in der Lederhaut ansammeln (Infiltration) und als Neutrophile durch Phagozytose die eingedrungenen Infektionserreger vernichten oder als *Eosinophile* bei allergischen Hautkrankheiten auftreten (s. Leukozyten, S. 208), die aus dem Blut stammenden *B-Leukozyten,* welche Träger von Antikörpern sind (s. Abwehrkräfte des Körpers, S. 161), und schließlich die *Mastzellen* (s. Leukozyten, S. 208), welche an der Bildung des *Entzündungsstoffes Histamin* beteiligt sind.
Wärmehaushalt: Die Haut sorgt für den *Wärmeausgleich* (Thermoregulation). Durch die mehr oder weniger starke *Durchblutung der Gefäßnetze* (Abb. 224) der Haut kann die Wärmeabgabe gesteigert oder vermindert werden. ● *Ungefähr drei Viertel der Wärmeabgabe erfolgt durch Wärmestrahlung oder Wärmeleitung. Die restliche Wärmeabgabe geschieht durch Wasserverdunstung,* teils *unmerklich* (Perspiratio insensibilis) durch Haut und Lungen, teils durch *Schwitzen.* Auch die Ausscheidung von Urin und Kot bedeutet Wärmeverlust. Die Verdunstung des Schweißes entzieht dem Körper die Kalorien, die notwendig sind, um eine Flüssigkeit in Dampf zu verwandeln. Die nicht sichtbare Wasserverdunstung macht etwa $1/3$ der Wasserabgabe durch die Haut aus. Die übrigen $2/3$ sind Schweiß, mit dem pro Tag ungefähr 1 l Wasser ausgeschieden wird.
Kreislaufregulation: Die ausgedehnten Gefäßnetze der Haut können Blut aufnehmen und wiederum abgeben.

Sekretion. Die Haut ist auch ein *Sekretionsorgan.* Bei den *Talgdrüsen* (Abb. 227) verwandeln sich die *Drüsenzellen selbst in Sekret (holokrine Sekretion).* ● *Der Talg* erhält Epidermis und Haare geschmeidig. *Der von den Talgdrüsen gebildete Talg kommt entlang den Haarfollikeln an die Oberfläche der Haut und bildet dort einen Hydrolipidfilm, welcher eine Emulsion von Öl und Wasser darstellt.* Die Zusammensetzung des Hydrolipidmantels wechselt von Individuum zu Individuum, ist aber für eine bestimmte Person weitgehend konstant. Der pH-Wert (Wasserstoffionen-Konzentration) ist sauer und beträgt beim Mann 5,0, bei der Frau 5,5.

Für diesen *Säuremantel* ist nicht nur der Talg, sondern auch Schweiß und abdiffundierendes Kohlendioxyd (CO_2) verantwortlich. Ein eigentliches *Puffersystem* von Milchsäure und Laktaten einerseits, Kohlensäure und Bikarbonaten andererseits sorgt für die Aufrechterhaltung der sauren Reaktion. Dieser Säuremantel und der Gehalt des Hydrolipidfilms an ungesättigten Fettsäuren hemmen den Bakterienstoffwechsel und damit das Bakterienwachstum. Bei Kälteeinwirkung wird vermehrt Talg abgesondert. Die Steuerung erfolgt über den Hirnanhang (s. Hypophyse, S. 280).

Exkretion: Die *apokrinen Schweißdrüsen* oder *Duftdrüsen* schnüren ihre Sekrettropfen von einer feinen Plasmahaut umgeben ab. Solche Drüsen kommen in der Achselhöhle, um die Brustwarze, im äußeren Gehörgang, in der Leistengegend, um die äußeren Geschlechtsorgane und um den After herum vor. Sie stehen in Beziehung zur Genitalfunktion. Reine Exkretionsorgane sind die *kleinen Schweißdrüsen,* die besonders zahlreich an Handflächen und Fußsohlen vorkommen. Etwa 200 Millionen kleiner (ekkriner) Schweißdrüsen münden an der Körperoberfläche. Es handelt sich um Knäueldrüsen. *98 % des ekkrinen Schweißes bestehen aus Wasser. Der hauptsächlichste anorganische Bestandteil ist Kochsalz* (NaCl). Daneben kommen auch Kalium-, Kalzium- und Magnesiumsalze zur Ausscheidung. Unter den organischen, stickstoffhaltigen Verbindungen im Schweiß befinden sich *Ammoniak, Harnstoff* und *Harnsäure,* ferner Kreatin und Aminosäuren. Unter den Medikamenten werden vor allem Salizylsäure, Jod und Arsen mit dem Schweiß ausgeschieden.

● *Sinnesfunktion: Die Hautsinnesorgane vermitteln die allgemeinen Sinnesqualitäten.* Die *Oberflächensensibilität* oder Berührungsempfindung wird durch die *Meissner-Tastkörperchen* (Abb. 224) und durch die *Nervennetze um die Haarzwiebeln* und Haarwurzeln vermittelt. Beim Neugeborenen ist die Tastempfindung an Lippen und Zunge am größten, beim Erwachsenen an den Fingerspitzen. Die Körperoberfläche verfügt über ungefähr eine halbe Million Meissner-Körperchen. Die *Temperaturempfindung* wird durch die *Krause-Körperchen* wahrgenommen. Die Körperoberfläche weist etwa *250 000 Kältepunkte* und nur etwa *30 000 Wärmepunkte* auf. Diese Nervenendapparate nehmen nicht so sehr Temperaturen als vielmehr Temperatur-

unterschiede wahr. Die Anpassungsfähigkeit ist erheblich. Je nach der Reizstärke wirkt die Empfindung angenehm oder unangenehm. Der *Schmerz* steht als Wächter über unserer Gesundheit. Die Schmerzempfindung ist an die *freien Nervenendigungen* gebunden.

Der Schmerz ist meistens *indirekt* durch im Gewebe sich anhäufende *Schmerzmediatoren* hervorgerufen, welche die freien Nervenendigungen reizen. Als solche wirken *Kinine, Prostaglandine* sowie die Amine *Azetylcholin, Serotonin, und Histamin* (s. hormonähnliche Wirkstoffe, S. 293 u. ff). Unterbrechung der Nervenleitung zum Gehirn verhindert eine Schmerzempfindung.
Die *Vater-Pacini-Lamellenkörperchen* (Abb. 224) werden meist als Empfänger der Tiefensensibilität gedeutet. Sie passen sich außerordentlich rasch an *Druckunterschiede* an. *Vibrationsempfindung* wird durch rhythmische Erregung der Empfänger für Oberflächen- und Tiefensensibilität hervorgerufen. Sie ist der Gehörempfindung verwandt und kann sie teilweise ersetzen.

Atemfunktion: Die Haut des Menschen bestreitet 1–2 % des gesamten Gaswechsels. Sauerstoff wird aufgenommen. Kohlensäure kann in beiden Richtungen durchtreten.

Ausdrucksfunktion: Das Körperrelief hängt weitgehend vom Bau der Haut und ihrer Qualität ab, sowie vom darunterliegenden subkutanen Fettgewebe.

Bau: Wir unterscheiden *Haut (Cutis)* und *Unterhautfettgewebe (Subcutis).* Die Haut weist außen ein *geschichtetes Plattenepithel* (Epidermis) mit mehr oder weniger starker *Hornschicht* auf. Da die Hornschüppchen abschilfern, müssen sich die darunterliegenden lebenden Epithelzellen teilen und so für Nachschub sorgen (Abb. 224). Die Verhornung geht von den in den Epidermiszellen reichlich vorhandenen *Tonofibrillen* aus, welche die Struktur des Keratohyalin-Moleküls bestimmen. Ihre SH-haltigen Verbindungen werden zu Stoffen mit Disulfidbrücken (S–S) oxydiert. Die Keratohyalinkörper der Körnerschicht (Stratum granulosum) scheinen lediglich ein Nebenprodukt zu sein. Die *Hornschicht* und der auf ihr liegende Hydrolipidfilm sind für Wasser undurchdringlich. In Wasser fein verteilte Lipoide (Emulsion) dringen dagegen verhältnismäßig leicht ein. Die Resorption kann durch Einmassieren gefördert werden. Ebenso wird die Aufnahme gefördert, wenn man mit Fettlösungsmitteln (Chloroform oder Benzin) den Hydrolipidfilm auflöst.

Abb. 224 **Schnitt durch die Fingerhaut.** In der rechten Hälfte sind die Gefäßnetze dargestellt. a Epithelschicht (Epidermis). b Lederhaut (Corium), Schicht der bindegewebigen Papillen (Stratum papillare). c Netzförmige Schicht der Lederhaut (Stratum ▶

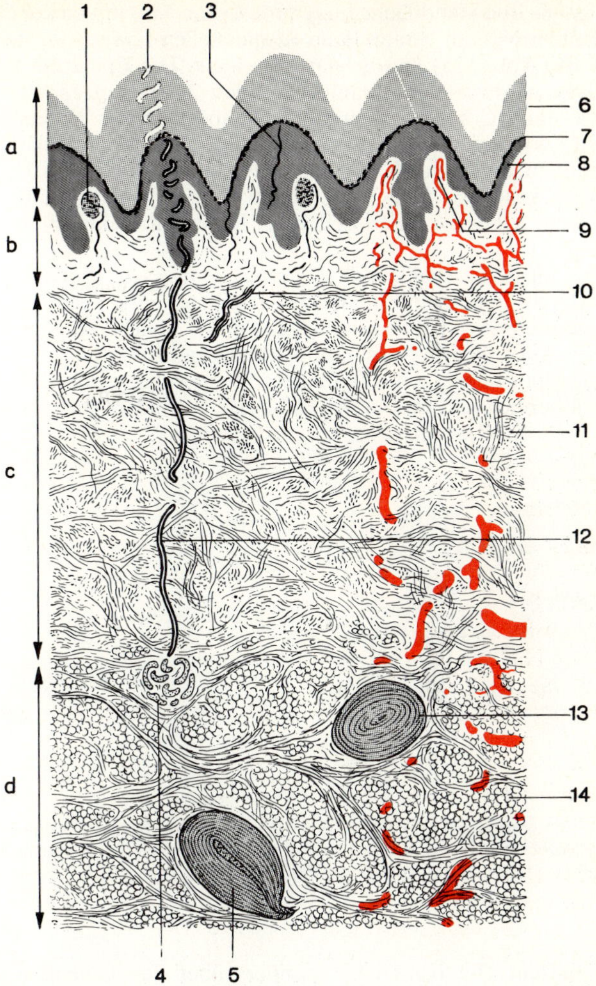

reticulare). d Unterhautfettgewebe. 1 Meissnersches Tastkörperchen. 2 Mündung einer Schweißdrüse auf einer Leiste. 3 Freie Nervenfaser. 4 Knäuel der Schweißdrüse. 5 Lamellenkörperchen (Vater-Pacini) im Längsschnitt. 6 Verhornte Schicht (Stratum corneum). 7 Verhornende Schicht (Stratum granulosum und Stratum lucidum). 8 Schicht der lebenden Epithelzellen (Stratum germinativum). 9 Kapillarschlingen in den bindegewebigen Papillen. 10 Anschnitt eines kleinen Nerven. 11 Durchflochtene Bindegewebsbündel der Lederhaut. 12 Ausführgang einer Schweißdrüse. 13 Querschnitt durch ein Lamellenkörperchen. 14 Fettgewebsläppchen.

An Fußsohle und Handfläche finden wir *Leistenhaut* mit dicker Oberhaut (Epidermis), an den anderen Körperstellen *Felderhaut,* die viel dünner ist (Abb. 225) und behaart sein kann. Die Epidermis ist gefäßfrei. Sie wird von den darunterliegenden *Vorstülpungen (Papillen)* der Lederhaut (Corium) aus ernährt. Die mechanische Widerstandsfähigkeit kommt der *durchflochtenen Schicht* (Stratum reticulare) der Lederhaut zu, die reichlich kollagene Faserbündel und elastische Netze enthält. Aus dieser Schicht wird beim Gerben von Tierhäuten Leder gemacht. Über die freien Zellen der Lederhaut siehe Schutzfunktion (S. 382).
Das uns vor *Kälte* schützende *Unterhautfettgewebe* (Subcutis) bestimmt durch seine unterschiedliche Verteilung weitgehend die *äußeren Formen* unseres Körpers (männliche und weibliche Prägung). Der Haut von Augenlidern, Nase, Ohrmuscheln und Hodensack fehlt jegliche Unterpolsterung mit subkutanem Fettgewebe, welches dagegen im Gesäßbereich und im Bereich der Ferse besonders gut entwickelt ist (Druckpolster!).

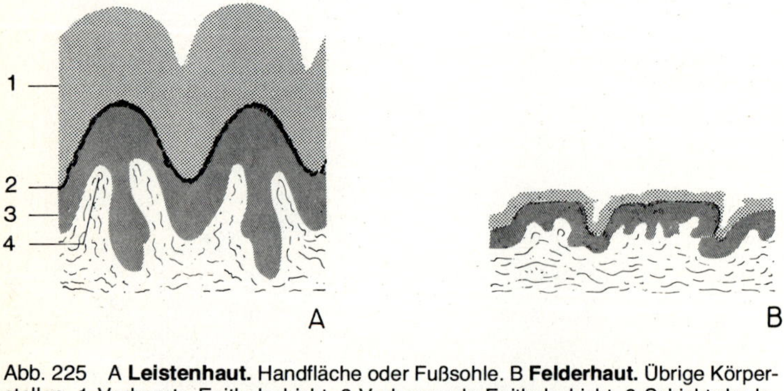

Abb. 225 A **Leistenhaut.** Handfläche oder Fußsohle. B **Felderhaut.** Übrige Körperstellen. 1 Verhornte Epithelschicht. 2 Verhornende Epithelschicht. 3 Schicht der lebenden Epithelzellen. 4 Bindegewebige Papille.

Eigenschaften: Die Haut ist, besonders über den Gelenken, sehr *dehnbar.* Die Absonderung der Talgdrüsen macht sie mehr oder weniger *undurchlässig.* Die Farbstoffkörper (Pigmente) der untersten Epithelzellen können der Haut eine besondere Farbe verleihen: Hautfarben der verschiedenen Rassen, Bräunung durch Sonnenbestrahlung. Das *Melaninpigment* entsteht über die DOPA-(**Di**o**x**y**p**henyl**a**lanin-)Stufe durch Polymerisierung aus der Aminosäure Tyrosin. Die Pigmentlosigkeit der *Albinos* beruht auf einem Enzymmangel an Tyrosinase. Die Pigmentbildung geht in den Epithelzellen der Keimschicht (Stratum germinativum) der Epidermis und in den gelappten Melanozyten oder Melanodendrozyten des Corium vor sich. Die Rosa- oder Rottönung hängt von der Füllung der Gefäßnetze ab. Die *Dicke* der Haut paßt sich der mechanischen Beanspruchung der verschiedenen Körperstellen an. Die Leistenhaut zeigt ein besonderes, erblich festgelegtes Muster von *Papillarleisten* (Abb. 226). Die Abdrücke der Finger- und Zehenbeeren sowie der Hand- und Fußballen gestatten die Identifizierung einer bestimmten Person *(Daktyloskopie)*.

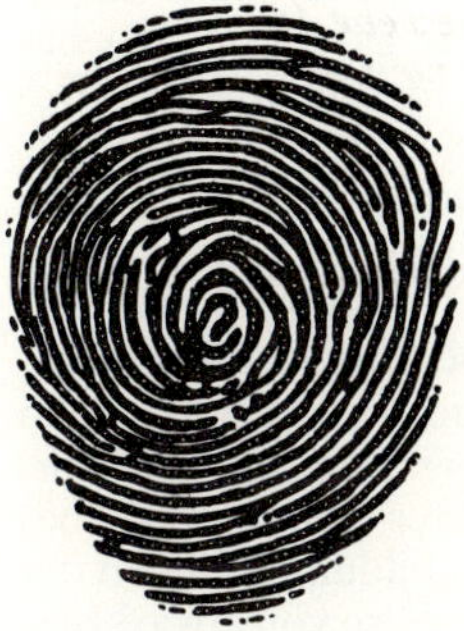

Abb. 226 **Vergrößerter Fingerabdruck.** Menschlicher Daumen mit Linien der Papillarleisten. Man erkennt als feine Pünktchen die Drüsenmündungen.

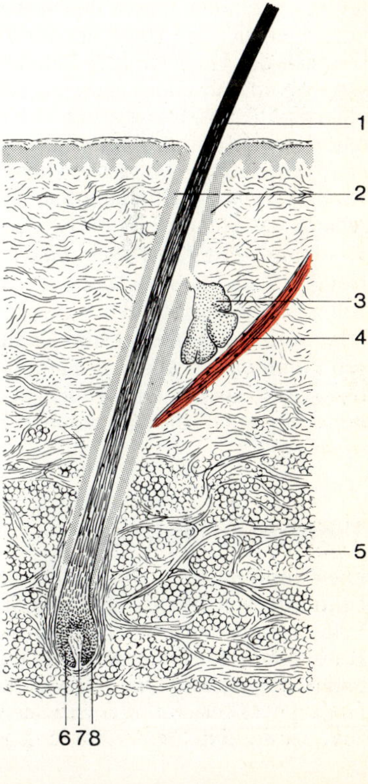

Abb. 227 **Schnitt durch Kopfhaut mit Haar.** Haarschaft. 2 Epitheliale Wurzelscheide. 3 Talgdrüse (Glandula sebacea). 4 Glatte Muskulatur des Haarsträubers (M. arrector pili). 5 Fettläppchen des Unterhautfettgewebes. 6 Haarzwiebel. 7 Papille des Haares. 8 Bindegewebshülle.

Anhangsorgane der Haut

● *Haare und Nägel werden von der Epidermis gebildet. Sie haben Schutz- und Tastfunktion.*
Nägel: Sie liegen als verhornte Platte dem *Nagelbett* auf und bilden sich durch fortschreitende Verhornung im Nagelfalz (Matrix). Wird die Matrrix zerstört, so wächst der Nagel nicht mehr nach. Als Widerlager für den Druck, der auf die Fingerbeeren wirkt, sind die Nägel wichtige Hilfseinrichtungen für das Tastgefühl.
Haare: Es handelt sich um lange Hornfäden, die über die Oberfläche der Haut hervorragen (Abb. 227) und aus lockerem *Mark* und darum herum aus einer sehr festen *Rinde* bestehen. Die Ernährung der das Haar bildenden Zellen erfolgt durch die Gefäße der *Haarpapille*. Das Haar wächst von der *Haarzwiebel* aus. Jedes Haar ist von einer epithelialen Wurzelscheide umgeben. In den Spaltraum zwischen Haar und Wurzelscheide entleert sich die Absonderung der Talgdrüsen. Besondere glatte Muskelzellen (Mm. arrectores pilorum) pressen die *Talgdrüsen (Glandulae sebaceae)* aus und können die Haare aufrichten (Gänsehaut). Durch die Nervennetze um die Haarzwiebel herum beteiligen sich die Haare an der Tastempfindung. Beim *Haarwechsel* löst sich das Haar von der Papille ab. Sein unteres Ende schwillt besenartig an und bildet den Haarkolben. Die Neubildung geht von der Haarpapille aus. Diese erholt sich in einer Ruhepause von etwa 3 Monaten. Ein Kopfhaar hat eine Lebensdauer von etwa 4 Jahren. Die *Haarfarbe* hängt von Farbe, Dichte und Verteilung des *Melanins* oder *Phäomelanins* (= Rhodanin) ab. Läßt die Pigmentbildung nach, so erscheint das Haar grau oder weiß.

Die Haut weist *Talgdrüsen, kleine Schweißdrüsen* und *Duftdrüsen* auf. Bei den *Talgdrüsen (Glandulae sebaceae)* verwandeln sich die Drüsenzellen selbst in das Sekret (holokrine Sekretion). Die *Schweißdrüsen (Glandulae sudoriferae)* sind Knäueldrüsen. Die kleinen Schweißdrüsen kommen vor allem an Handflächen und Fußsohlen reichlich vor. Die *Duftdrüsen* sind besonders gebaute, große Schweißdrüsen, zu denen wir auch die Ohrschmalzdrüsen des äußeren Gehörganges rechnen.

Tiefensensibilität

Die Empfindungen von Tiefensensibilität sind an die *Muskelspindeln* geknüpft, welche uns über den Spannungszustand von Muskeln und Sehnen und damit über die Gelenkstellungen Auskunft geben. Als Rezeptoren der Tiefensensibilität gelten auch die *Lamellenkörperchen von Vater-Pacini. Oberflächensensibilität, Tiefensensibilität und Reizung der Maculae und Cristae des Labyrinthes gestatten die Orientierung im Raum.*

Die viszerale Sensibilität gehört zum *autonomen Nervensystem.* Sie kann auf die Hautsensibilität einen Einfluß ausüben und zu bandartigen schmerzhaften Hautzonen führen *(Headsche Zonen),* die für die erkrankten inneren Organe typisch sind. Anderseits kann man durch *Hautreiz* auf die inneren Organe einwirken (Umschläge, Kataplasmen, Senfpackungen, Hydrotherapie).

Anatomische Biotypologie

Jede Person ist etwas *Einmaliges.* Das ist der Grund, weshalb es keine Wissenschaft vom Individuum geben kann. Wissenschaft beschäftigt sich mit dem *Allgemeinen,* in unserem Fall mit dem „Menschen" unter dem Gesichtspunkt der Biologie. Die *Konstitutionslehre* hat versucht, zwischen Individuum und Mensch Gruppen besonderer Typen herauszustellen.

Individuum – Konstitutionstyp – Mensch

● **Definition:** *Der Konstitutionstyp zeichnet sich durch bestimmte Verknüpfungen vererbter und erworbener Eigenschaften aus, die mit großer Regelmäßigkeit gekoppelt* auftreten.

Allgemeines: Die Häufigkeit der miteinander verbunden auftretenden Merkmale ist, wenn immer möglich, durch *statistische* Berechnung zu sichern. Je nach der fachlichen Ausrichtung des Untersuchers wird eine Typenlehre mehr auf die Verknüpfung morphologischer, funktioneller, pathologisch-klinischer oder psychologischer Merkmale hinstreben.
Es ist interessant festzustellen, daß die meisten morphologisch-funktionellen Typenlehren an die *Embryonalentwicklung* anknüpfen. Die Organanlagen gehen aus drei *Keimblättern* (s. S. 16) hervor: inneres Keimblatt (Endoderm), mittleres Keimblatt (Mesoderm), äußeres Keimblatt (Ektoderm).
Wie weit die Bemühungen, besondere Typen zu unterscheiden, zurückgehen, zeigen zwei Begriffe, die noch heute eine Rolle spielen: der *phthisische* Habitus, welcher auf *Hippokrates* zurückgeht, und der *apoplektische* Habitus, der von *Aristoteles* unterschieden wurde.

Typenlehre nach Sheldon

Sheldon hat nach dem jeweils vorherrschenden Keimblattanteil einen *endomorphen, mesomorphen* und *ektomorphen Typ* unterschieden.
Endomorpher Typ: Beim Endomorphen stehen die *Abkömmlinge des inneren Keimblattes* im Vordergrund: *Magen-Darm-Kanal* und seine Abkömmlinge. Man hat den Endomorphen auch als *Viszerotoniker* bezeichnet. Die Funktionen des Essens, Verdauens, Schlafens treten besonders hervor. Die Endomorphen sind *behagliche* Menschen, die ihre Gefühle leicht äußern, Geselligkeit lieben und sich leicht sozial einordnen.

Mesomorpher Typ: Beim Mesomorphen sind die *Abkömmlinge des mittleren Keimblattes* besonders betont: *Stützgewebe und Muskulatur.* Man nennt den Mesomorphen auch einen *Somatotoniker.* Solche Menschen haben ein kräftiges Knochengerüst und gut entwickelte Muskulatur. Sie sind energisch *aktiv* und ermüden wenig. Psychisch sind sie unkompliziert, gutmütig und neigen zur Vereinfachung aller Tatbestände.
Ektomorpher Typ: Beim Ektomorphen sind die *Abkömmlinge des äußeren Keimblattes* stark entwickelt: Sinnesorgane und *Nervensystems.* Man bezeichnet den Ektomorphen auch als *Zerebrotoniker.* Der Körperbau ist zierlich oder schwächlich. Psychisch handelt es sich um Menschen, die vielfachem Stimmungswechsel unterliegen, empfindliche *Einzelgänger* mit viel Interesse für alles Neue.

Typenlehre nach Kretschmer

● *Kretschmers Typen verbinden morphologische und psychologische Eigentümlichkeiten miteinander. Kretschmer unterscheidet einen pyknischen, athletischen und leptosomen Typ.* Die Gruppe der *Dysplastiker* zeigt innersekretorische Störungen.
Pykniker: Der rundliche Kopf neigt zur Glatze. Der Hals ist kurz und dick. Der Brustkorb hat Faßform. Der große Bauch ist vorspringend. Hände und Füße sind grob. Der Fettansatz ist schon in jungen Jahren bedeutend. Die psychische Reaktion ist *zykloid: Manisch-depressives* Irresein kommt bei Pyknikern häufig vor. Der pyknische Typ ist leicht ansprechbar, gefühlsmäßig naiv, gegenständlich und von Farben beeindruckt. Sein Denken ist objektiv und *synthetisch.* Die Krankheitsanfälligkeit betrifft vor allem die Kreislauforgane. Er neigt zu Blutfülle, endokrinen Störungen und Lungenblähung (Emphysem).
Athlet: Ausgeglichene Körperproportionen, kräftige Knochen und gut entwickelte Muskeln kennzeichnen den Athleten. Die Herzleistung ist gut. Die Ermüdbarkeit gering. Die neurovegetativen Steuerungen arbeiten rasch und sicher. Bei diesem Typ kommt Epilepsie häufiger vor als bei den anderen Typen. Die psychischen Reaktionen sind *zähflüssig (Viskosität).* Eine Umstellung erfolgt nur mit Mühe.
Leptosomer: Der *Astheniker (Stiller)* wird praktisch dem Leptosomen *(Kretschmer)* gleichgesetzt. Das Skelett ist feinknochig. Die Gelenke sind schmal. Die wenig entwickelten Muskeln sind schlaff und von geringer Leistungsfähigkeit bei großer Ermüdbarkeit. Die Wirbelsäule ist abgeflacht oder übermäßig gekrümmt. Der Brustkorb ist zylindrisch und eher flach. Der Brustumfang ist gering. Die Schulterblätter springen vor. X-Beine und Plattfüße sind häufig. Die Vitalkapazität ist gering. Das Herz zeigt Tropfenform. Meist ist der arterielle Blutdruck zu niedrig. Die sekundären Geschlechtsmerkmale sind schwach

ausgebildet. Schizophrenie kommt bei Leptosomen häufiger vor als bei den anderen Typen. Der Leptosome ist *analytisch* und abstraktiv. Seine Gedankengänge zeigen oft ungewöhnliche Gedankenverbindungen (Assoziationen). Er ist mehr durch Form als durch Farbe beeindruckbar. Die Gefühlsreaktion ist kühl. Eine besondere Krankheitsanfälligkeit betrifft die Atemorgane. Die Bindegewebs- und Muskelschwäche führen zu Hängebauch, Absinken der inneren Organe, Brüchen (Hernien), Krampfadern und Hämorrhoiden.

Typenlehre nach Pende

● *Pende achtet auf Langgliedrigkeit bei kurzem Rumpf und Kurzgliedrigkeit bei gut entwickeltem Rumpf.* Bei kurzem Rumpf sind die Eingeweide klein, bei stärker entwickeltem Rumpf groß. Ein *Langgliedriger (Makroskeler)* ist ein Mikrosplanchniker, ein *Kurzgliedriger (Mikroskeler)* ist ein Makrosplanchniker. Verbindet man diese beiden Gruppen mit *guter (sthenischer)* und mit *„schlechter" (asthenischer)* Gewebequalität, so erhält man 4 Typen, zu denen als 5. Typ ein *Mitteltyp* tritt (Abb. 228).

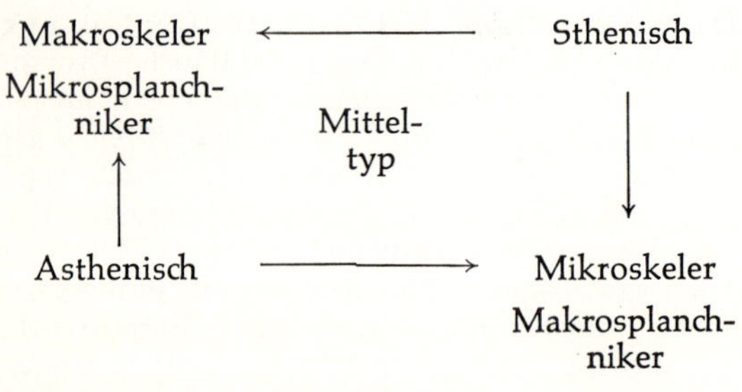

Abb. 228 **Schema der Typenlehre nach Pende.**

Langgliedriger mit schlechter Gewebequalität: Dieser Typ stimmt weitgehend mit dem Leptosomen oder Astheniker überein.
Langgliedriger mit guter Gewebequalität: Es handelt sich um schlanke, hagere, aber zähe Menschen. Die nicht besonders voluminöse Muskulatur ist kräftig. Dieser Typ zeigt große Ausdauer in Sport und körperlich anstrengenden Berufen.
Kurzgliedriger mit schlechter Gewebequalität: Dieser Typ entspricht dem Pykniker *Kretschmers.*
Kurzgliedriger mit guter Gewebequalität: Es handelt sich um stämmige, untersetzte Menschen, die oft außerordentliche Kraft entfalten.

Mitteltyp: Bei unterschiedlichen Proportionen entspricht er weitgehend dem Athleten *Kretschmers.*

- *Die anatomische Biotypologie möchte aufgrund einfacher Kennzeichen möglichst weittragende Schlüsse auf körperliches und geistiges Verhalten ermöglichen.* Darin liegt ja gerade ihre Bedeutung, aber auch ihre Schwäche, da die Verknüpfungen nur in einem mehr oder weniger großen Prozentsatz auftreten. Im Einzelfall darf man höchstens auf eine *wahrscheinliche Grundhaltung* schließen, niemals mit Sicherheit auf diesen oder jenen einzelnen Zug. Die Bedeutung der *Biotypologie* ist überall da groß, wo es sich um *Behandlung und Beurteilung* von Menschen handelt: *sportliches Training, Berufsberatung, Krankenpflege und Menschenführung.* Ihr Wert ist der einer allgemeinen *Orientierung.* Ihre Rechtfertigung liegt darin, daß der Mensch eine *psychosomatische Einheit* ist.

Einfache Fremdworterklärung

Abkürzungen

A	arabisch	K	Kunstwort
Ae	ägyptisch	L	lateinisch
D	deutsch	N	norwegisch
E	englisch	P	persisch
Ei	Eigenname	S	sanskritisch
F	französisch	Sp	spanisch
G	griechisch		

* Hinweis, gilt entweder für das ganze Wort oder für den **fettgedruckten** Teil des Wortes

Hinweis für Eigenschaftswörter sind in der Regel unter den entsprechenden Hauptwörtern zu suchen

A

Abasie (G): Unfähigkeit zu gehen.
Abducens (L): VI. Hirnnerv, der den äußeren geraden Augenmuskel versorgt.
Abduktion (L): Bewegung des Wegführens von der Mittelebene.
Aberration (L): Abweichung der Lichtstrahlen beim Durchgang durch eine Linse. Rotes Licht wird weniger stark gebrochen als blaues Licht (chromatische * Aberration). Randstrahlen werden stärker gebrochen als Zentralstrahlen (sphärische * Aberration).
Ablatio retinae (L): Abhebung der Netzhaut vom Pigmentepithel ** der Augenwand.
Absolut (L): Unbeschränkt. Gegensatz: relativ *.
Absorption (L):
1. Aufnahme von Strahlen durch irgendwelche Stoffe.
2. Lösung von Gasen in Flüssigkeiten.

Achillessehne (Ei, D): Ansatzsehne des dreiköpfigen Wadenmuskels. Benennung nach dem griechischen Helden Achill, der nur an der Ferse verwundbar war.
Acinus (L): Drüsenendstück von beerenförmiger Gestalt mit feiner Lichtung.
Adäquat (L): angemessen, entsprechend. Gegensatz: inadäquat.
Adaptation (L): Anpassung. Hell-Dunkel-Adaptation ist die Fähigkeit des Auges, sich der Beleuchtungsstärke anzupassen.
Addison (Ei): Thomas Addison, Arzt in London und Brighton (1793–1860). Nach ihm ist die Addisonsche Bronzekrankheit (Unter**funktion** * der Nebennierenrinde) benannt.
Adduktion (L): Bewegung des Heranführens zur Mittelebene.
Adduktor (L): heranführender Muskel.
Adenin (G): Abbauprodukt der Kernsäuren (Nukleinsäuren *), wichtiger Baubestandteil der Nukleoproteide *.
Adenohypophyse (G): drüsig gebauter Vorderlappen des Hirnanhanges des Zwischenhirns.
Adenosintriphosphat (G): Abkürzung ATP. Chemischer * Stoff, aufgebaut aus Adenin *, Zucker und Phosphor *.
Adermin (G): Bezeichnung für Vitamin * B_6. So genannt wegen seiner Wirkung, zusammen mit B_1 und B_2, als Schutzstoff der Haut.
Adhäsion (L): Anhaften durch Kräfte, die an der Berührungsfläche zweier Körper auftreten.
Adiposogenitalis (L): den Fettstoffwechsel und die Geschlechts**funktionen** * betreffend.
Adiuretin (G): Hormon * des Hinterlappens des Hirnanhanges des Zwischenhirns

mit der Aufgabe, die Wasserausscheidung im Urin * zu beschränken.
Adrenalin (L): Hormon * des Nebennierenmarks, das die Blutverteilung regelt. Wirkstoff, der an den Endigungen des sympathischen * Nerven**systems** * gebildet wird.
Adrenergisch (L, G): mittels Adrenalin * wirksam.
Adrenokortikotrop (L, G): auf die Nebennierenrinde wirkend.
Adsorption (L): Anreicherung von Molekülen * an einer Grenzfläche.
Adventitia (L): äußere, faserig gebaute Hüllschicht.
Aërob (G): zum Leben freien Sauerstoff benötigend.
Affekt (L): „Angetansein", Gemütsbewegung.
Afferent (L): zuleitend von der Peripherie * zum Zentralnervensystem.
Agammaglobulinämie (G, L, G): völliges oder teilweises Fehlen von Gammaglobulinen * im Blutplasma *. Beim Neugeborenen physiologisch
Agglutination (L): von bloßem Auge oder mit der Lupe erkennbare Zusammenballung von Zellen.
Agglutinine (L): vom Körper gebildete spezifische * Stoffe, welche die Zusammenballung von Zellen (Agglutination *) bewirken.
Agnosie (G): durch Störung im Zentralnervensystem bedingte Unfähigkeit des Erkennens.
Agraphie (G): Ausfall des Schreibvermögens nach Gehirnschäden.
Akkommodation (L): Anpassung des Auges auf verschiedene Entfernung.
Akromegalie (G): hormonale * Erkrankung mit starkem Wachstum der vorspringenden Knochenpartien.
Akromion (G): Schulterhöhe.
Aktin (G): Muskel**protein** *, das sich mit Myosin * verbindet.
Aktionspotential (L): elektrischer * Strom.
Aktionsstrom (L, D): von lebenden Zellen erzeugter elektrischer * Strom.
Aktiv (L): tätig. Gegensatz: passiv *
Aktivator (L): zur Tätigkeit anregender Stoff.
Akustik (G): Lehre vom Schall.
Akustisch (G): das Hören betreffend.
Akzeleration (L): Beschleunigung.
Akzessorisch (L): eine Nebenerscheinung darstellend.
Albinismus (L): angeborener vollständiger **Pigment**mangel *.
Albumine (L): „Eiweiß", Gruppe der einfachen Eiweiße, die in Wasser löslich sind und neutral * reagieren.
Alkalimetalle (A, L): „Leichtmetalle", die die 1. Gruppe im periodischen System * der Elemente * bilden und äußerst aktiv * sind. Die häufigsten Alkalimetalle sind Natrium * (Na) und Kalium * (K).
Alkalireserve (A, L): Menge der basischen * Substanzen * im Blut, welche zur Bindung von Kohlensäure zur Verfügung stehen.
Alkalisch (A): laugenartig. Gegensatz sauer. Träger der alkalischen * Reaktion * ist das negativ * geladene Hydroxyl *-Ion * (OH^-).
Allantois (G): embryonaler * Harnsack, dessen Gefäße den **Placenta**kreislauf * bilden.
Alphawellen (G, D): regelmäßige Wellen des Elektroenzephalogramms * von mittlerer Frequenz *.
Alveole (L):
1. bauchiges Drüsenstück mit weiter Lichtung.
2. Lungenbläschen.
3. Zahnfach der Kiefer.

Amin (Ae): organisch *-chemische * Verbindung, bei der Wasserstoffatome * durch Ammoniakreste * (NH_2-Gruppen) ersetzt sind.
Aminosäure (G, D): organische * Säure, bei der ein Wasserstoffatom * durch den **Ammoniak**rest * NH_2 ersetzt ist. Aminosäuren sind die Bausteine der Eiweißstoffe.
Amitose (G): direkte Kernteilung, ohne Bildung von Kernschleifen.
Ammoniak (Ae): stechend riechendes Gas, dessen Moleküle * Stickstoff und Wasserstoff enthalten.
Ammonshorn (Ae, D): Teil des limbischen * Systems * im Großhirn, in den Schläfenteil des Seiten**ventrikels** * vorspringend. Die Oberfläche zeigt das Relief eines Widderhorns. Der Widder war dem altägyptischen Gott Ammon heilig. Jetzt Pes hippocampi.
Amnion (G): dem Embryo * am nächsten liegende dünne Hülle.
Amphiarthrose (G): echtes Gelenk von geringer Beweglichkeit, das der Abfederung dient.
Amplitude (L): Wellenhöhe einer Schwingung.
Ampullär (L): bauchig erweitert, ampullenförmig.

Ampulle (L): erweiterte Partie eines Kanals.
Amylase (G): Enzym *, das Stärke zu Zucker abbaut.
Anabolismus (G): aufbauende Stoffwechselvorgänge.
Anaërob (G): zum Leben keinen freien Sauerstoff benötigend.
Anal (L): den After (Anus) betreffend.
Anämie (G): Erkrankung, bei welcher die Gesamtmenge des Hämoglobins * und der roten Blutkörperchen vermindert ist.
Anaphase (G): Abwanderung der Tochter**chromosomen** * zu den Polen * der Spindelfigur der sich teilenden Zelle.
Anastomose (G): Verbindung zwischen Gefäßen oder Nerven.
Anatomie (G): „Zergliederungskunst", Lehre vom Bau des Körpers und seiner Organe *.
Androgen (G): männlich prägend.
Aneurin (G): Bezeichnung für Vitamin * B_1.
Angioarchitektonik (G): durch den Gefäßverlauf bedingte Struktur * eines Organs *.
Ångström (Ei): Einheit der Licht- und Röntgenwellenlänge. Benennung nach dem schwedischen Physiker Andreas Ångström (1814–1874). 1 Å oder ÅE = 1 zehnmillionstel mm.
Anhydrid (G): durch Wasseraustritt entstandene Form einer chemischen * Verbindung: Auf diese Weise bildet Kohlensäure unter Wasseraustritt Kohlendioxyd * oder Kohlensäureanhydrid.
Animalisch (L): tierisch.
Anilin (S): organisch *-chemischer * Ausgangsstoff für die meisten Farben und Heilmittel.
Anion (G): Ion * mit negativer * elektrischer Ladung.
Anisokorie (G): Pupillendifferenz zwischen beiden Seiten.
Anisotrop (G): das Licht in zwei aufeinander senkrechten Richtungen verschieden durchlassend: doppelbrechend. Gegensatz isotrop *.
Anorganisch (G): die unbelebte Natur betreffend. Gegensatz: organisch *
Anoxie (G): völliger Sauerstoffmangel. Erstickung.
Antagonist (G): Gegenspieler.
Anterograd (L):
1. vorhergehend,
2. im Sinn der Leitung.
Anthropologie (G): Lehre vom Menschen.
Antibakteriell (G): gegen Bakterien wirksam.
Antidiuretisch (G): die Harnsekretion hemmend.
Antigen (G): spezifische * Substanz, die zur Antikörperbildung führt.
Antikörper (G, D): spezifische Substanz * als Reaktion * auf ein Antigen * zu dessen Unwirksammachung.
Antitoxin (G): Antikörper, welcher spezifisch * ein Gift unwirksam macht.
Anulospiralig (L): mit dem Aussehen eines Ringes oder einer Spirale.
Anulus (L): Ring.
Aorta (G): große Körperschlagader.
Apnoe (G): Atemstillstand.
Aponeurose (G): flächenhafte Sehne.
Apoplexie (G): „schlagartiges" Aussetzen der Funktion * eines wichtigen Organs * wie Gehirn oder Herz.
Apparat (L):
1. ein aus zahlreichen Einzelteilen bestehendes Gerät;
2. ein zahlreiche Organe * oder Organteile umfassendes Ganzes mit einheitlicher Funktion *.
Appendix (L): Anhang. Bezeichnung für den Wurmfortsatz des Blinddarms (Caecum *).
Appendizitis (L): Entzündung des Wurmfortsatzes.
Apraxie (G): Unfähigkeit, bei erhaltener Beweglichkeit zu handeln.
Archipallium (G, L): ursprünglich gebaute Rindenfelder.
Argyll-Robertson (Ei): Douglas Argyll-Robertson, Augenarzt in Edinburgh (1837–1909). Nach ihm ist das pathologische * Symptom der Lichtstarre der Pupillen bei erhaltener Konvergenzreaktion * benannt.
Arthritis (G): Entzündung eines Gelenkes.
Arthrose (G): degenerative * Veränderung eines Gelenkes.
Arterie (L): Schlagader, welche das Blut vom Herzen wegführt.
Arteriole (L): kleinste Schlagader, welche in das Netz der Haargefäße einmündet.
Arytänoid (G): dem Schnabel eines Gefäßes gleichend.
Askorbinsäure (G, N, D): chemische * Bezeichnung für Vitamin * C.
Asphyxie (G): Sauerstoffmangel im Blut.
Assimilation (L): „Angleichung", Aufbauvorgänge im Zwischenstoffwechsel des Körpers.

Assoziation (L): Verknüpfung.
Astasie (G): Unfähigkeit zu gehen.
Asthenie (G): Kraftlosigkeit, Schwäche.
Astheniker (G): Konstitutionstyp * von schlechter Gewebequalität.
Asthma (G): anfallsweise auftretende Atemstörung mit erschwerter Ausatmung.
Astigmatismus (G): Sehstörung durch unregelmäßige Krümmung der Hornhaut, wodurch ein Punkt als kleiner Strich abgebildet wird.
Asynergie (G): mangelndes Zusammenspiel der Muskelbewegungen.
Aszites (G): Wassersucht, Ansammlung von Flüssigkeit in der Bauchhöhle.
Athlet (G): kräftiger Konstitutionstyp * mit ausgeglichenen Körperproportionen.
Atlas (G): den Schädel tragender erster Halswirbel.
Atom (G): kleinstes in chemische * Reaktion * tretendes Stoffteilchen, das aus einem positiv * geladenen Kern und einer negativ * geladenen **Elektronen**hülle * besteht.
Atonie (G): Schlaffheit.
ATP (K): Abkürzung für Adenosintriphosphat * eine Energie * speichernde Substanz *.
Atrium (L): Vorhof.
Atrophie (G): Verminderung der normalen Größe eines Organs.
Audiologisch (L, G): das Gehör betreffend.
Audiometrie (L, G): Hörprüfung mit Hilfe eines elektro *-akustischen * Gerätes.
Auskultation (L): Abhören von Tönen oder Geräuschen mittels eines Hörrohres (Stethoskop *).
Automatismus (G):
1. selbsttätiger Ablauf einer Funktion.
2. Wiederholte Ausführung einer Tätigkeit.
3. Unbewußte Ausführung einer Tätigkeit.

Autonom (G): Unabhängig.
Autonomes Nervensystem (G): „eigengesetzliches“ Nervensystem, das die Funktionen * der inneren Organe * regelt.
Autorhythmie (G): sich selbst den Rhythmus * gebend.
Autosomen (G): Kernschleifen, die in beiden Geschlechtern übereinstimmen.
Avitaminose (G, L): Mangelkrankheit durch das Fehlen eines oder mehrerer Vitamine *.
Axerophthol (G): Bezeichnung für Vitamin * A.
Axis (L): „Achse“, zweiter Halswirbel, um dessen Zahn sich der Atlas * rotierend * bewegt.
Axon (G): Achsen**zylinder**fortsatz * einer Nervenzelle.
Azetessigsäure (L, D): zu den Ketonkörpern * gehörende organische * Verbindung, die bei Zuckerkrankheit im Blut und Urin * auftritt.
Azeton (L, G): bei Störungen des Fett- und **Aminosäuren**abbaues * im Blut und Urin * auftretendes saures Stoffwechselendprodukt.
Azetylcholin (L, G): Ester der **Cholin**essigsäure *. Hormonartiger * Stoff des parasympathischen * Nervensystems.
Azidität (L): Stärke einer Säure, meßbar durch Angabe der Konzentration freier Wasserstoff**ionen** * (pH).
Azidophil (L, G): Säure liebend; Zell- oder Gewebebestandteile, die basisch * reagieren, färben sich mit Eosin * und anderen sauren Farbstoffen.
Azidose (L, G): beträchtliche Verminderung der Alkali *-Reserve * des Blutes.
Azurophil (P, G): hellblauen Farbstoff aufnehmend.
Azygos (G): unpaarig.

B

Bartholin (Ei): Kaspar Bartholin junior, Arzt, Anatom * und Verwaltungsbeamter in Kopenhagen (1655–1738). Beschreibung der weiblichen Vorhofdrüsen (Glandulae vestibulares majores).
Basal (G): an der Grundfläche befindlich.
Base (G):
1. Fundament, Sockel.
2. Lauge, mit Säuren Salze bildender anorganischer * Stoff.

Basedow (Ei): Adolf von Basedow, Arzt in Merseburg (1799–1854). Beschreibung des Krankheitsbildes der Schilddrüsenüber**funktion** *.
Basisch (G): alkalisch * reagierend *.
Basophil (G): Basen * liebend. Zell- oder Gewebebestandteile, die saurer reagieren und sich mit basischen Farbstoffen anfärben.
Betawellen (G, D): unregelmäßige Wellen des Elektroenzephalogramms * von hoher Frequenz.
Biceps (L): zweiköpfiger Muskel.
Biermer (Ei): Anton Biermer, Internist * in Bern, Zürich und Breslau (1827–1892). Beschreibung der perniziösen * Anämie * (= bösartige Blutarmut).

Bikuspidal (L): zweizipflig.
Bilateral (L): beidseitig.
Bilirubin (L): rötlicher Gallenfarbstoff.
Biochemie (G): Lehre von den chemischen * Vorgängen in Lebewesen.
Biopsie (G): Untersuchung von Gewebe, welches dem lebenden Patienten entnommen wurde.
Biotypologie (G): Lehre von den Konstitutionstypen *.
Blastomere (G): Furchungszelle eines befruchteten Eies.
Blut-(B-)Lymphozyten (D, G): Lymphozyten * mit der Eigenschaft der **Antikörper**bildung *.
Bowman (Ei): Sir William Bowman, Anatom *, Physiolog * und Augenarzt in London (1816–1892). Beschreibung der Kapsel des Nierenkörperchens.
Brachial (L): den Arm (brachium) betreffend.
Broca (Ei): Paul Broca: Anthropologe * und Chirurg in Paris (1823–1880). Beschreibung des motorischen Sprachzentrums im Gehirn.
Bronchiolus (G): feiner Ast des Bronchialbaums, ohne Knorpel.
Bronchitis (G): Entzündung der Schleimhaut der baumartigen Verzweigungen der Luftröhre.
Bronchographie (G): röntgenologische Darstellung der Bronchen.
Bronchoskopie (G): direkte Betrachtung der Bronchialschleimhaut mittels eines eingeführten rohrförmigen Instruments (Bronchoskop).
Bronchus (G): Seitenast der Luftröhre.
Bukkal (L): die Mundhöhle (Cavum buccale) betreffend.
Bulbourethraldrüsen (L, D): erbsengroße Schleimdrüsen, die in den hinteren Teil der männlichen Harnsamenröhre münden.
Bulbus (L): Bezeichnung für ein zwiebelartig aufgetriebenes Gebilde.
Bursa (L): Tasche oder Beutel.
Bursitis (L, G): Schleimbeutelentzündung.

C

Caecum (L): blindendender Teil des aufsteigenden Dickdarms.
Calcaneus (L): Fersenbein.
Calciferol: s. Kalziferol.
Calcium: s. Kalzium.
Calvaria (L): Schädeldach.
Canalis (L): Gang, Kanal.
Caninus (L): Eckzahn oder Hundezahn.
Cartilago (L): Knorpel.
Caruncula (L): warzenförmige Erhebung.
Cauda equina (L): Pferdeschweif; Bezeichnung der Rückenmarkswurzeln im Lenden- und Kreuzbeinbereich.
Cavum (L): Hohlraum.
Cavum tympani (L, G): Paukenhöhle; Mittelohr.
Cerebellum (L): Kleinhirn.
Cerebrum (L): Großhirn.
Cerumen (L): Ohrschmalz.
Cervix (L): Hals, Halsteil.
Chemie (G): Lehre von den Grundstoffen (Elementen *) und ihren Verbindungen.
Chemorezeptoren (A, L): Empfänger, die chemische * Veränderungen feststellen.
Cheyne-Stokes (Ei): John Cheyne, Arzt in Dublin (1777–1836). William Stokes, Arzt in Dublin (1804–1878). Nach ihnen ist der Cheyne-Stokessche Atemtyp benannt.
Chiasma(G): Kreuzungsstelle.
Chinon (Sp, G): durch Oxydation * erhaltener Abkömmling des Anilins *.
Choane (G): hintere Nasenöffnung gegen den Rachen.
Cholezystokinin (G): Entleerung der Gallenblase bewirkender Stoff.
Cholin (G): Wirkstoff der Galle, der das Ausgangsprodukt für die Bildung von Azetylcholin * darstellt.
Chorda tendinea (L): Sehnenfaden, der das Zurückschlagen der Vorhofkammerklappen verhindert.
Chorda tympani (L): Paukensaite; Ast des VII. Hirnnerven (Facialis *), der durch die Paukenhöhle läuft.
Chorion (G): Zottenhaut des Embryos.
Choroidea (G): Aderhaut des Auges.
Chromatin (G): Desoxyribonukleinsäuren * enthaltender, kräftig färbbarer Kernanteil.
Chromatisch (G): farbig, färbbar.
Chromomeren (G): mikroskopisch * sichtbare Bau**elemente** * der Kernschleifen.
Chromophob (G): sich schlecht färbend.
Chromosomen (G): Träger der Vererbung in Form stark färbbarer Kernschleifen, die bei der indirekten Zellteilung sichtbar werden.
Chromozystoskopie (G): optische * Untersuchung des Binnenraumes der Harnblase bei gleichzeitiger Farbstoffausscheidung durch die Nieren.
Chylus (G): Inhalt der **Lymph**gefäße * des Darmes.

Chymus (G): mit Magensaft vermischter Speisebrei.
Cingulum (L): Gürtel.
Clavicula (L): Schlüsselbein.
Clearance (E): „Reinigung oder Klärung". Fähigkeit eines Organs *, eine bestimmte chemische Substanz aus dem Blut zu entfernen.
Clitoris (G): Kitzler.
Coccygeal: s. Kokzygeal.
Cochlea (G, L): Hörschnecke.
Collum (L): Hals, Halsteil.
Colon (G): Dickdarm.
Colostrum: s. Kolostrum.
Columna (L): Säule.
Communis (L): gemeinsam.
Concha (G, L): Muschel.
Condylus (G): Gelenkfortsatz.
Cor (L): Herz.
Cornea (L): Hornhaut des Auges.
Cornu (L): Horn.
Corpus (L): Körper; Plural: Corpora.
Cortex (L): Rinde.
Cortexon: s. Kortexon.
Corti (Ei): Marchese Alfonso de Corti, Anatom * in Wien, Würzburg, Pavia, Utrecht und Turin (1822–1876). Beschreibung der Hörpapille * in der Hörschnekke.
Corticosteroide: s. Kortikosteroide.
Cortison: s. Kortison.
Costa (L): Rippe.
Cowper (Ei): William Cowper, Anatom * und Chirurg in London (1666–1709). Beschreibung der Bulbourethraldrüsen * des Mannes.
Crista (L): Leiste, Kamm.
Crus (L): Schenkel, Unterschenkel.
Curvatura (L): Krümmung.
Cutis (L): Haut.

D

Daktyloskopie (G): Identifizierung eines Menschen mit Hilfe des Leistenmusters seiner Fingerbeeren.
Dale (Ei): Henry Hallet Dale, 1875–1968. Seit 1928 Direktor Nat. Institute for Medical Research. Arbeiten auf dem Gebiet der Physiologie und Pharmakologie.
Dalton (Ei): John Dalton, Physiker * in Manchester (1766–1844). Beschreibung der Farbenblindheit (Daltonismus).
Decussatio (L): Kreuzung.
Defäkation (L): Kotentleerung.
Defloration (L): Zerstörung des Jungfernhäutchens (Hymens *).
Degeneration (L):
1. Entartung des Erbgutes.
2. Abbau von Zellen oder Organen *.
Dehydrase (G): Wasserstoff abspaltendes Enzym *.
Deltaförmig (G, D): von der Form des griechischen Buchstaben D = Delta (Δ).
Deltawellen (G, D): hohe, langsame Wellen des Elektroenzephalogramms * von niedriger Frequenz.
Dendrit (G): bäumchenförmiger **Zytoplasma**fortsatz * einer Nervenzelle, welcher die Erregung zum Zellkörper leitet.
Dentin (L): Zahnbein; Hart**substanz** *, die den Zahnkörper bildet.
Desmolasen (G): intrazelluläre Enzyme, welche die Bindung zwischen 2 C-Atomen sprengen.
Desoxykortikosteron (L, G, L, G): Wirkstoff der Nebennierenrinde mit Wirkung auf das Gleichgewicht von Natrium *- und Kaliumsalzen *.
Desoxyribonukleinsäuren (L, G, A, L, D): durch Entfernung von Sauerstoff (Des-Oxydation *) entstandene zuckerhaltige Kernsäure (Nukleinsäure *). Kurzbezeichnung: DNS.
Dezibel (L, Ei): Einheit zur Messung einer Schallstärke. Benannt nach dem amerikanischen Physiker * Alexander Graham Bell (1847–1922).
Diabetes (G): Zuckerkrankheit. Der erhöhte Blutzuckerspiegel führt zur Zuckerausscheidung im Harn (Glykosurie *).
Diaphragma (G): Zwerchfell. Scheidewand zwischen Brust- und Bauchhöhle.
Diaphyse (G): Mittelstück eines langen Röhrenknochens.
Diarrhö (G): Durchfall.
Diarthrose (G): echtes Gelenk mit Gelenkspalt.
Diastole (G): Zustand der Erschlaffung der Herzwand. Gegensatz: Systole *.
Diathese (G): Bereitschaft zu einer bestimmten krankhaften Reaktion *.
Diencephalon (G): Zwischenhirn.
Differenzierung (L):
1. Feststellung verschiedenartiger Zellen in einem Blutausstich.
2. Ausbildung verschiedenartiger Gewebezellen.
3. Ausbildung charakteristischer Gewebezellen in einer Geschwulst.
Diffusion (L): spontane Vermischung zweier einander berührender Stoffe bis zum völligen Ausgleich.

Dioptrie (G): Maßeinheit der Brechkraft einer Linse.
Diploid (G): doppelt vorhanden.
Dioploidie (G): Kern mit ganzem Chromosomensatz.
Disaccharid (L, G): ein aus zwei einfachen Zuckern sich aufbauender Zuckerstoff.
Discus (G, L): aus Faserknorpel bestehende Gelenkscheibe.
Dispersion (L): Verteilungszustand.
Distal (L): rumpffern. Gegensatz: proximal *.
Distorsion (L): Verstauchung mit Zerrung der Gelenkbänder.
Diurese (G): Harnausscheidung.
Diuretika (G): harntreibende Stoffe.
DOPA (K): Abkürzung aus **Dio**xy**p**henyl**a**lanin. Substanz des Zwischenstoffwechsels zwischen der Aminosäure * Tyrosin und dem Pigmentstoff Melanin *.
DOPA-Reaktion (K, L): Einlagerung von Pigment * durch Oxydation * von **Dio**xy**p**henyl**a**lanin.
Douglas (Ei): James Douglas (1675–1742). Douglas-Raum. Anatom und Gynäkologe in London.
Ductulus (L): kleiner Gang, Kanälchen.
Ductus (L): Gang, Kanal.
Duodenum (L): Zwölffingerdarm, Anfangsstück des Dünndarms.
Duplikatur (L): doppeltes Blatt.
Dura mater (L): äußere solide Hülle des Rückenmarks und des Gehirns.
Dynamik (G): in der Physik die Lehre von den bewegenden Kräften und dem Verhalten bewegter Körper. Ganz allgemein: Schwung, Triebkraft.
Dynamisch (G): bewegt. Gegensatz: statisch *.
Dyspnoe (G): erschwerte Atmung.
Dystrophie (G): falsche Ernährung und die dadurch bedingte Entartung.

E

Efferent (L): vom Zentralnervensystem zur Peripherie * leitend.
Ejakulation (L): Ausstoßung der Samenflüssigkeit.
Ektoderm (G): äußeres Keimblatt des Embryo *.
Elektrizität (G, L): **Energie**form * geladener **Elementar**teilchen *.
Elektro- (G): mit elektrischem * Strom arbeitend oder mit elektrischen * Erscheinungen einhergehend.
Elektroenzephalogramm (G): Aufzeichnung der elektrischen * Erscheinungen am lebenden Gehirn.
Elektrokardiogramm (G): Aufzeichnung der elektrischen * Erscheinungen am lebenden Herzen.
Elektrolyt (G): den elektrischen * Strom leitende Flüssigkeit oder Schmelze, die sich dabei chemisch zersetzt.
Elektromyogramm (G): Aufzeichnung der elektrischen * Erscheinungen am lebenden Muskel.
Elektronen (G): **Elementar**teilchen * welche die äußere **Atom**hülle * bilden. Elektrische * Elementarquanten * mit negativer * Ladung.
Elektrophorese (G): Wanderung geladener **Kolloid**teilchen * im elektrischen * Feld.
Elektroretinogramm (G, L, G): Aufzeichnung der elektrischen * Erscheinungen am Auge bei Belichtung.
Element (L): Grundstoff, der durch chemische * Reaktionen * nicht weiter zerlegt werden kann.
Elementarquantum (L): kleinste, nicht weiter unterteilbare Menge der Energie *.
Embolie (G): Verstopfung eines Gefäßes durch ein mit dem Blutstrom verschlepptes Gerinnsel.
Embryo (G): Leibesfrucht bis zum Ende des 2. Schwangerschaftsmonats. Vom 3. Monat an spricht man von Fetus *. Embryo und Fetus werden jedoch häufig im gleichen Sinn gebraucht.
Embryoblast (G): **Embryo**nalknoten *, aus dem der embryonale * Körper, seine Anhangs**organe** * und die Schafhaut entstehen.
Embryologie (G): Lehre von der Entwicklung vom befruchteten Ei bis zum geburtsreifen Fetus *.
Emulsion (L): gleichmäßige Verteilung in Form feinster Kügelchen einer Flüssigkeit in einer andern.
Endoderm (G): inneres Keimblatt des Embryo *.
Endokard (G): Innenhaut des Herzens.
Endokarditis (G): entzündliche Veränderung der Herzinnenhaut, besonders der Herzklappen.
Endokrin (G): die Absonderung der **Hormon**drüsen * betreffend.
Endolymphe (G, L): Flüssigkeit im Innern des häutigen Labyrinthes * und des Schneckenkanals.
Endometrium (G): Schleimhaut der Gebärmutter.

Endoplasmatisches Reticulum (G, L): durch Zell**membranen** * begrenztes Hohlraum**system** * im Innern des Zytoplasmas *.
Endorotation (G, L): Raddrehung nach innen.
Energie (G): Fähigkeit, Arbeit zu leisten.
Enterogastron (G): Stoff in der Wand des Zwölffingerdarms, der auf dem Blutweg Magensaftabsonderung und Magenbewegung hemmt.
Enterokinase (G): vom Zwölffingerdarm in den Darmsaft abgeschiedener Stoff, welcher Trypsinogen * in Trypsin * verwandelt.
Enzym (G): von Zellen gebildete, komplexe * organische * Stoffe, die den Ablauf einer chemischen * Umsetzung beschleunigen.
Eosin (G): saurer histologischer * Farbstoff.
Eosinophil (G): sich mit Vorliebe mit dem sauren Farbstoff Eosin * anfärbend.
Epidermis (G): aus Epithel * bestehende Oberhaut.
Epididymis (G): Nebenhoden.
Epiglottis (G): Kehldeckel.
Epikard (G): seröse * Haut an der Oberfläche des Herzens.
Epineurium (G): den Nerven oberflächlich umhüllende Bindegewebsschicht.
Epipharynx (G): Nasen-Rachen-Raum.
Epiphyse (G): Gelenkende eines langen Röhrenknochens.
Epithel (G): geschlossener Zellverband, welcher eine äußere oder innere Oberfläche bekleidet.
Erdalkalimetalle (D, A, D): „Leichtmetalle", die die 2. Gruppe im System * der Elemente * bilden und sehr aktiv * sind. Die häufigsten Erdalkalimetalle sind Magnesium (Mg) * und Kalzium (Ca).
Erektion (L): Aufrichtung des männlichen Gliedes durch vermehrten arteriellen * Blutzustrom.
Erepsin (G): **Enzym**gemisch *, welches Polypeptide * in Aminosäuren * aufspaltet.
Ergastoplasma (G): mit Ribosomen * besetztes endoplasmatisches Reticulum *.
Erythropoiese (G): Bildung roter Blutkörperchen.
Erythrotin (G): Bezeichnung für den Anti**perniziosa**faktor * B_{12}.
Erythrozyt (G): rotes Blutkörperchen.
Ester (K): chemische Verbindung von Säuren mit Alkoholen.
Esterase (K): fettspaltendes Enzym.
Ethmoid (G): Siebbein.
Exkretion (L): Absonderung von Abfallstoffen.
Exokrin (G): nach außen absondernd.
Exorotation (G, L): Raddrehung nach außen.
Exspiration (L): Ausatmung.
Exsudat (L): infolge Entzündung aus den Gefäßen ins Gewebe oder in seröse * Höhlen ausgetretene Flüssigkeit.
Extension (L): Streckung.
Extrakt (L): Auszug, welcher das Wesentliche enthält.
Extrapyramidalmotorik (L, Ae, L): motorisches System *, welches nicht zur Willkürmotorik gehört.
Extrasystole (L, G): innerhalb einer normalen Schlagfolge vorzeitig auftretender Herzschlag.
Extremität (L): Gliedmaße.
Extrinsic (E, L): von außen kommend.

F

Facialis (L): das Gesicht betreffend. VII. Hirnnerv zur Innervation * der mimischen * Gesichtsmuskulatur.
Faktor (L): das Bewirkende.
Falx (L): Sichel.
Faszie (L): bindegewebige Muskelhülle.
Fäzes (L): Kot.
Feedback (E): Vorgang der Rückmeldung oder Rückkoppelung.
Femur (L): Oberschenkelknochen.
Fenestra (L): Fenster.
Ferritin (L): Ablagerungsform des Eisens im Körper.
Fetus (L): Leibesfrucht vom 3. Schwangerschaftsmonat an. Bis und mit dem 2. Monat spricht man von Embryo *. Fetus und Embryo werden jedoch häufig im gleichen Sinn gebraucht.
Fibrillär (L): die feinsten Fäserchen betreffend.
Fibrin (L): Faserstoff der Blutgerinnung, welcher zur Gruppe der Eiweißstoffe gehört.
Fibrinogen (L): im Blutplasma * enthaltene Vorstufe des Faserstoffes der Blutgerinnung.
Fibrinolyse (L, G): Auflösung des frisch gebildeten Faserstoffes der Blutgerinnung.
Fibrozyten (L, G): fixe Zellen des Bindegewebes.
Fibula (L): Wadenbein.

Filament (L): Faden.
Filariose (L, G): Fadenwurmkrankheit.
Filtration (L): Durchpassieren einer Flüssigkeit durch eine poröse * Substanz *, wobei Teilchen von einer bestimmten Größe zurückgehalten werden.
Filum (L): Faden.
Fimbria (L): Franse.
Fissura (L): Einschnitt.
Flack (Ei): Martin Flack, englischer Physiologe (1882–1931). Nach ihm ist der Sinusknoten * des Reizleitungssystems * des Herzens benannt.
Flexion (L): Beugung.
Follikel (L): Bläschen.
Follikelatresie (L, G): Rückbildung eines Eibläschens ohne Eisprung.
Follikelhormon (L, G): weibliches Geschlechts**hormon** *, das hauptsächlich im Eibläschen gebildet wird.
Follikulin (L): Follikelhormon *.
Fontanellen (L): häutige Stellen zwischen den Anlagen der Knochen des Schädeldaches.
Foramen (L): Loch.
Formatio (L): Bildung. Formatio reticularis * = netzartig von weißer Substanz * durchbrochene graue Substanz * des Gehirns.
Fornix (L): Gewölbe.
Fossa (L): Grube. Fossa rhomboidea = Rautengrube.
Fovea (L): Grube.
Foveola (L): Grübchen.
Frequenz (L): Häufigkeit.
Fröhlich (Ei): Alfred Fröhlich, Endokrinologe * und Neurologe * in Wien (1871–1953). Nach ihm ist die Dystrophia * adiposogenitalis * benannt.
Frontal (L): stirnseitig.
Fruktose (L): Fruchtzucker.
FSH (K): **f**ollicle * **s**timulating **h**ormone * des **Hypophysen**vorderlappens *.
Fundus (L): Grund, Boden.
Funktion (L): Verrichtung, Tätigkeit.

G

Galaktose (G): einfacher Zucker, der mit Glukose * zusammen Milchzucker (Laktose *) bildet.
Gameten (G): reife männliche oder weibliche Geschlechtszellen.
Gamma (G): dritter Buchstabe des griechischen Alphabets.
Gammaglobuline (G, L): Bluteiweiße von hohem Molekulargewicht, welche Träger von Antikörpern * sind.
Ganglion (G): aus einer Anhäufung von Nervenzellen bestehender Nervenknoten.
Gastrin (G): Magensaftabsonderung bewirkender Stoff.
Gastrocnemius (G): zweiköpfiger Wadenmuskel.
Gastrulation (G): Zellwanderung, die beim Keim die Bildung des mittleren Keimblattes bedingt.
Gelatine (L):
1. Gallerte.
2. Knochenleim.

Gen (G): Erbeinheit mit der Eigenschaft spezifischer * Verdoppelung (Reduplikation).
Gennari (Ei): Francesco Gennari (1752–1797). Anatom * in Parma. Gennarische Markstreifen in der Sehrinde.
Glandotrop (L, G): drüsenwirksam.
Glandula (L): Drüse.
Glans (L): Eichel.
Glaukom (G): grüner Star, verursacht durch Erhöhung des Innendruckes des Auges.
Glia (G): Stützgewebe des Zentralnervensystems.
Globulin (L):
1. Eiweißkörper des Blutplasmas * von hohem Molekular *gewicht.
2. Gewisse Eiweißstoffe des Muskels.
3. Jodbindendes Eiweiß (Thyroglobulin *) der Schilddrüse.

Globus (L): Kugel.
Globus pallidus (L): bleicher Körper des Linsenkerns.
Glomerulus (L): Nierenkörperchen.
Glossopharyngeus (G): IX. Hirnnerv, welcher Zunge und Schlund innerviert *: Hauptgeschmacksnerv.
Glukagon (G): den Blutzucker zum Ansteigen bringender Wirkstoff der Inseln * der Bauchspeicheldrüse.
Glukokortikoide (G, L): den Blutzucker zum Ansteigen bringende Wirkstoffe der Nebennierenrinde.
Glukoneogenese (G): Neubildung von Traubenzucker aus Fetten oder Eiweißen.
Glukoproteide (G): Zusammengesetzte Eiweiße, die außer Aminosäuren noch Kohlenhydrate enthalten.
Glukose (G): wichtigster einfacher Zucker des Organismus *: Traubenzucker.
Glykogen (G): tierische Stärke.
Glykoproteide (G): aus Eiweiß- und Kohlenhydraten * aufgebaute Stoffe.

Glykosurie (G): Ausscheidung von Zukker im Harn.
Glyzerin (G): dickflüssiger, wasseranziehender Alkohol von süßlichem Geschmack.
Golgi (Ei): Camillo Golgi, Anatom * in Siena und Pavia (1844–1926). Nach ihm ist der Golgi-Apparat oder das Golgi-Feld benannt, ein **Lamellensystem** ** des Zell**plasmas** *, an welchem die Sekretion * beginnt.
Gonadostimuline (G, L): Wirkstoffe des **Hypophysen**vorderlappens *, welche die Funktionen * der Geschlechtsdrüsen steuern.
Gonaden (G): Geschlechtsdrüsen.
Gonadotrop (G): auf die Geschlechtsdrüsen wirkend.
Granulationsgewebe (L, D): Neu gebildetes, gefäßreiches, körniges Gewebe, aus welchem das Narbengewebe hervorgeht.
Granulierung (L): Körnelung.
Granulozyten (L, G): weiße Blutkörperchen mit Granulierung * aus dem Knochenmark.
Gustatorisch (L): den Geschmackssinn betreffend.
Gyrus (G): Hirnwindung.

H

Halogene (G): „Salzbildner", die sehr leicht in **Ionen**form * übergehen: Zu dieser 7. Gruppe im System * der Elemente * gehören Fluor (F), Chlor (Cl), Brom (Br) und Jod (J).
Hämarthros (G): Bluterguß in einem Gelenk.
Hämatokrit (G): Feststellung des Verhältnisses von Blutzell**volumen** * und Blut**plasmavolumen** **.
Hämodynamik (G): Lehre von der Blutbewegung.
Hämoglobin (G, L): eisenenthaltender, sauerstoffbindender roter Blutfarbstoff.
Hämolyse (G): Austreten des roten Blutfarbstoffes aus den roten Blutkörperchen.
Hämophilie (G): Bluterkrankheit.
Hämorrhagisch (G): mit Blutaustritt aus den Gefäßen in das Gewebe verbunden.
Hämmorrhoiden (G): krampfaderartige Erweiterungen in der Schleimhaut des unteren Mastdarms.
Hämosiderin (G): eisenhaltiges Abbauprodukt des roten Blutfarbstoffes.
Haploid (G): einfach vorhanden.
Hassall (Ei): Arthur Hill Hassall, Arzt in London, auf der Insel Wight und in S. Remo (1817–1894). Nach ihm sind die Hassall-Körperchen im Mark des Thymus * benannt. Es handelt sich um **Epithel**perlen *.
Havers (Ei): Clopton Havers, Anatom * in London (1650–1702). Nach ihm sind die Haversschen Kanäle im lamellären * Knochen benannt.
Head (Ei): Henry Head, Neurologe * in London (1861–1944). Nach ihm sind die Headschen Zonen benannt. Es handelt sich um überempfindliche Hautzonen am Rumpf bei Erkrankungen innerer Organe *.
Helicotrema (G): Übergang von Vorhoftreppe in Paukentreppe an der Schnekkenspitze.
Helmholtz (Ei): Hermann Ludwig Ferdinand Helmholtz, Anatom * und Physiker * in Königsberg, Bonn, Heidelberg und Berlin (1821–1894). Nach ihm sind eine der Hörtheorien und eine Theorie des Farbsehens benannt. Erfinder des Augenspiegels.
Hemeralopie (G): Nachtblindheit, Sehstörung in der Dämmerung.
Hemiplegie (G): Halbseitenlähmung.
Hemisphäre (G): Halbkugel.
Henle (Ei): Friedrich Gustav Jakob Henle, Anatom * und Pathologe * in Zürich, Heidelberg und Göttingen (1864–1936). Nach ihm ist die Henlesche Schleife, der im Mark liegende Teil des Nephrons *, benannt.
Hepar (G): Leber.
Heparin (G): gerinnungshemmende Substanz *, die besonders in der Leber vorkommt.
Hepatokrinin (L, G): hormonähnlicher Stoff der Schleimhaut des Zwölffingerdarms, der die Gallenbildung in den Leberzellen anregt.
Hermaphrodit (G): Zwitter. Mischung von Merkmalen des männlichen Gottes Hermes und Merkmalen der weiblichen Göttin Aphrodite.
Hernie (G): Bruch.
Hertz (Ei): Nach dem deutschen Physiker H. Hertz benannte Maßeinheit der Frequenz: Schwingungszahl pro Sekunde.
Heterochromosomen (G): Geschlechtschromosomen *.
Heterotroph (G): sich von anderen Lebewesen ernährend.

Hilus (L): Stiel. Ein- und Austritt der peripheren * Bahnen.
Hippursäure (G, D): Säure, welche reichlich im Pferdeharn ausgeschieden wird.
His (Ei): Wilhelm His, Internist * in Göttingen und Berlin (1863–1934). Nach ihm ist das Hissche Bündel des Reizleitungs**systems** * im Herzen benannt.
Histamin (G): **hormon**ähnlicher * Wirkstoff der Gewebe, der aus der Aminosäure * Histidin durch Abspalten von Kohlensäure entsteht (Dekarboxylierung).
Histaminase (G, K): Histamin * abbauendes Enzym.
Histidin (G): Muttersubstanz des Histamins *.
Histiozyten (G): bewegliche Zellen des Bindegewebes.
Histologie (G): Gewebelehre.
Homeostase (G): inneres Gleichgewicht, Konstanz des inneren Milieus.
Hormone (G): Wirkstoffe von Drüsen mit innerer Sekretion *.
Humerus (L): Oberarmknochen.
Humoral (L): Körperflüssigkeiten betreffend.
Hyalin (G): glasartig durchscheinend.
Hydarthros (G): seröser * Gelenkerguß.
Hydramnion (G): übermäßige Ansammlung von Fruchtwasser.
Hydrokortison (G, L): entzündungshemmender Wirkstoff der Nebennierenrinde.
Hydrolase (G, K): Enzym *, welches durch Einbau von Wasser ein Molekül * sprengt.
Hydrolipidmantel (G, D): Emulsion * von Öl in Wasser an der Oberfläche der Haut.
Hydroxyl-Gruppe (G, D): einwertige OH-Gruppe: –O–H.
Hymen (G): Jungfernhäutchen.
Hyoid (G): Zungenbein.
Hyperglykämie (G): zu hoher Blutzuckerspiegel.
Hyper(metr)opie (G): Weitsichtigkeit.
Hypersekretion (G, L): übermäßige Absonderung. Gegensatz: Hyposekretion *.
Hyperthyrose (G): Krankheitsbild, bedingt durch Über**funktion** * der Schilddrüse.
Hypertonie (G):
1. Überspannung.
2. Hochdruckkrankheit.
Hypertrophie (G): **Volum**zunahme * von Zellen und ganzer Gewebe.
Hypervitaminose (G, L): krankhafte Störungen durch übermäßiges **Vitamin**angebot *.
Hypervolämie (G, L, G): zu große Gesamtblutmenge im Verhältnis zum Körpergewicht.
Hypochondrium (G): Region * unter dem Rippenbogen.
Hypochrom (G): ungenügend gefärbt; hypochrome * Anämie *: Blutarmut mit herabgesetztem **Hämoglobin**gehalt * der roten Blutkörperchen.
Hypoglossus (G): XII. Hirnnerv zur Versorgung der Unterzungenmuskulatur.
Hypophyse (G): Hirnanhang am Boden des Zwischenhirns.
Hyposekretion (G, L): ungenügende Absonderung. Gegensatz: Hypersekretion *.
Hypothalamus (G): Gegend des Zwischenhirns unterhalb des Thalamus *.
Hypothyrose (G): Krankheitsbild durch Unter**funktion** * der Schilddrüse.
Hypoxie (G): Sauerstoffmangel im Gewebe.

I

Idiotrop (G): dem eigenen Betrieb dienend.
Ikterus (G): Gelbsucht.
Ileum (L): zweiter Abschnitt des freien Dünndarms.
Immunität (L): Unempfindlichkeit gegenüber Krankheitserregern und ihren Giften.
Immunoglobuline (L): Globuline * mit Antikörper *-Eigenschaften. Abkürzung Ig.
Immunokomplex (L): aus der Verbindung von Antigen * und Antikörper * hervorgegangener zusammengesetzter Körper.
Implantation (L): Einpflanzung, Einnistung.
Impuls (L): plötzlicher und kurzfristiger Anstoß oder Anreiz.
Inadäquat (L): nicht entsprechend. Gegensatz: adäquat.
Incisivus (L): Schneidezahn.
Incus (L): Amboß.
Infektion (L): Ansteckung durch einen Krankheitserreger, der sich im Körper vermehren kann.
Infra (L): unterhalb.
Infundibulum (L): Trichter des Zwischenhirns, der in den **Hypophysen**stiel * übergeht.
Inguinal (L): zur Leistengegend gehörig.
Inhibitor (L): Hemmstoff.
Inkretin (L): Hormon * des Hypophy-

sen *-Hinterlappens zur Steuerung der Insulinbildung in den B-Zellen der Inseln *.
Innere Sekretion (D, L): Abgabe von Hormonen * an das Blut.
Innervation (L): Nervenversorgung eines Körperteils oder eines Organs *.
Inselapparat (L): hormonaler * Anteil der Bauchspeicheldrüse.
Insertion (L): Einpflanzung.
Inspiration (L): Einatmung.
Insufflation (L): Einblasung.
Insula (L): Insel; Stammlappen des Großhirns.
Insulin (L): blutzuckersenkendes Hormon * des Inselapparates * der Bauchspeicheldrüse.
Intensität (L): Stärke, Heftigkeit.
Intention (L): Absicht, Wollen.
Inter- (L): zwischen.
Interferon (L): Virus *-Abwehrstoff.
Interlobär (L): zwischen zwei Lappen liegend.
Intermediär (L): dazwischen liegend.
Interne Medizin (L): Teilgebiet der Heilkunde, das sich mit den Erkrankungen der inneren Organe * und deren Behandlung befaßt, insofern es sich nicht um operative Eingriffe handelt.
Interstitiell (L): im Zwischengewebe liegend.
Interzellularsubstanz (L): die meist unter der Beteiligung von Zellen gebildete, zwischen den Zellen liegende Körpersubstanz.
Intima (L): Innenhaut der Gefäße.
Intrafusal (L): sich im Innern einer Muskelspindel befindend.
Intrinsic factor (E): Stoff in der Wand des Magens und des Duodenums *, der zusammen mit dem Vitamin * B_{12} den Anti**perniziosa** *-Faktor bildet.
Involution (L): Rückbildung.
Ion (G): Atom * einer Atomgruppe, mit elektrischer * Ladung.
Iris (G): Regenbogenhaut des Auges.
Ischiasnerv (G, D): größter Nerv des Kreuzbeingeflechtes, der das Becken auf seiner Rückseite verläßt.
Isolation (L): Abschirmung.
Isometrisch (G): gleich lang bleibend.
Isotonisch (G):
1. die gleiche Spannung behaltend;
2. mit dem gleichen osmotischen * Druck.
Isotrop (G): in allen Richtungen sich optisch gleich verhaltend. Gegensatz: anisotrop *.
Isthmus (G): enge Stelle.

J

Jejunum (L): Leerdarm, erster Abschnitt des freien Dünndarms.
Jod (L): Element * der **Halogen**gruppe * oder Salzbildner; wird aus Meerespflanzen gewonnen.
Jodopsin (L, G): Sehstoff in den Zapfenzellen der Netzhaut.
Joule (dschaul) (Ei): Einheit der elektrischen * Energie * = 1 J. Benennung nach dem engl. Physiker James Prescott Joule (1818–1889).
Jugularis (L): Drossel**vene** *.
Junctura (L): Haft.

K

Kachexie (G): Kräfteverfall.
Kalium (A, L): Alkalimetall * mit dem **Element**symbol * K.
Kallus (L): neugebildeter Knochen an der Stelle eines Knochenbruches.
Kalorie (L): Einheitsmaß der Wärmemenge. 1 kcal = 4,1855 KJ oder Kilo-Joule *.
Kalorisch (L): den Brennwert betreffend.
Kalziferol (L): Bezeichnung für Vitamin * D_2.
Kalzium (L): Erdalkalimetall * mit dem Elementsymbol * Ca.
Kapazität (L): Fassungskraft.
Kapillare (L): Haargefäß.
Kasein (L): wichtigster Eiweißkörper der Milch.
Kastration (L): Entfernung oder vollständige Zerstörung beider Keimdrüsen.
Katabolismus (G): Abbauvorgang.
Katecholamine (G, K): Gruppe von einfachen Aminen *, zu denen Adrenalin *, Noradrenalin *, Dopamin *, Histamin * und Serotonin * gehören.
Kathepsin (G): die Eiweißverdauung einleitendes Enzym *, das in weißen Blutkörperchen und besonders im Magensaft vorkommt.
Katheter (G): röhrenförmiges Instrument zur Spülung oder zur Entleerung von Flüssigkeit in Körperhöhlen.
Keith (Ei): Arthur Keith, englischer Anatom (1866–1955). Nach ihm ist der Sinusknoten * des Reizleitungs**systems** * des Herzens benannt.
Keratomalazie (T): Hornhauterweichung.
Ketonkörper (L, D): bei Störungen des Kohlenhydratabbaues * im Blut und Urin * auftretende organische * Verbindungen.

Ketonurie (L, G): Auftreten von Ketonkörpern *, besonders von Azeton *, Azetessigsäure * und Buttersäure im Harn.
Kinetisch (G): Bewegung betreffend.
Klimakterium (G): Wechseljahre der Frau.
Koagulation (L): Gerinnung.
Kohlendioxyd (D, G): Anhydrid * der Kohlensäure, oft kurzweg als Kohlensäure bezeichnet. Gasförmiges Stoffwechselprodukt, das durch die Lungen ausgeschieden wird.
Kohlenhydrate (D, G): organische * Verbindungen, die sich aus Kohlenstoff (C), Wasserstoff (H) und Sauerstoff (O) aufbauen, wobei das Verhältnis von H und O wie bei Wasser (H_2O) 2:1 ist.
Kokzygeal (G, L): zum Steißbein gehörend.
Kollagen (G): Gerüsteiweiße, die beim Kochen Leim (Gelatine *) geben.
Kollateral (L): vom Hauptstamm abgehender Nebenast.
Kollateralkreislauf (L, D): Umgehungskreislauf.
Kolloid (G):
1. Stoff, dessen Verteilung im Lösungsmittel **Molekül**gruppen * umfaßt;
2. Inhalt der Schilddrüsenbläschen.

Kolostrum (L): Vormilch.
Koma (G): Zustand tiefster Bewußtlosigkeit.
Kommissur (L): Faserverbindung zwischen beiden Seiten.
Kompakt (L): fest gefügt. Gegensatz: spongiös * von schwammartigem Bau.
Komplementär (L): ergänzend.
Komplementfaktor (L): Bluteiweiße mit der Fähigkeit, unvollständige Antikörper * mit Antigenen * zur Reaktion * zu bringen.
Komplex (L):
1. aus verschiedenen Einzelteilen sich aufbauendes unübersichtliches Ganzes;
2. verdrängte **affekt**geladene Erinnerungen.

Kongenital (L): angeboren.
Konjunktivitis (L): Bindehautentzündung.
Konkrement (L): Zusammenhäufung zu einem festen Gebilde.
Konsonanz (L): harmonisches Zusammenklingen.
Konstitution (L): Gesamtzustand eines Menschen.
Konstitutionstyp (L, G): Gruppierung ererbter und erworbener Eigenschaften, die mit großer Regelmäßigkeit auftritt.
Kontakt (L): Berührung.
Kontraktil (L): mit Verkürzung einhergehend.
Kontraktion (L): Zusammenziehung, Verkürzung.
Kontraktur (L): Zustand dauernder Verkürzung.
Kontrast (L): Gegensatz.
Kontrastsubstanz (L): für Röntgenstrahlen undurchlässiger Stoff (Negativkontrast) oder besonders gut durchlässiger Stoff (Positivkontrast), der in Hohl**organe** * eingebracht wird, um sie im Röntgenbild sichtbar darzustellen.
Konvergenzreaktion (L): Zusammenstreben. Zusammenlaufen der Augenachsen auf den fixierten Punkt.
Koordination (L): geordnetes Zusammenspiel.
Koronargefäße (L, D): Kranzgefäße zur Versorgung der Herzwand.
Korrelation (L): Beziehung.
Kortexon (L): Name für Desoxykortikosteron *, wichtigstes Hormon * der Nebennierenrinde zur Regelung des Gleichgewichts Natrium */Kalium *.
Kortikal (L): mit der Rinde eines Organs * in Beziehung stehend.
Kortikosteroide (L, G): Wirkstoff der Nebennierenrinde.
Kortison (L): wichtiges Hormon * der Nebennierenrinde zur Regelung des Blutzuckerspiegels.
Kotyledon (G): Lappen des Mutterkuchens.
Kreatin (G): wichtige chemische * Substanz * des Muskels, die eine Rolle bei der Muskelarbeit spielt. Ausscheidung im Harn als Kreatinin * (= Anhydrid * des Kreatins).
Kreatinin (G): Ausscheidungsform des Kreatins * im Urin *.
Kremaster (G): Schleifen quergestreifter Muskulatur, die den Hoden anheben.
Kretinismus (F): durch Unter**funktion** * der Schilddrüse bedingter angeborener Schwachsinn.
Krikoid (G): ringförmiger Kehlkopfknorpel.
Kryptorchismus (G): Ausbleiben des Hinuntersteigens der Hoden aus der Bauchhöhle in den Hodensack.
Kupffer (Ei): Karl Wilhelm von Kupffer, Anatom * in Kiel, Königsberg und München (1829–1903). Nach ihm sind die phagozytierenden * Sternzellen der Leber benannt.

Kyphose (G): Vorbuckelung der Wirbelsäule nach hinten.

L

Lab (D): Enzym *, welches das Kasein * der Milch zum Gerinnen bringt.
Labil (L): unbeständig. Gegensatz: stabil *.
Labium (L): Lippe. Plural: Labia.
Labyrinth (G): kompliziertes Gangsystem *. Bezeichnung für den der Orientierung im Raum dienenden Abschnitt des Innenrohrs.
Laktase (L): Enzym * zur Spaltung von Milchzucker in die einfachen Zucker Glukose * und Galaktose *.
Laktoflavin (L): Bezeichnung der Vorstufe von Vitamin * B_2.
Laktose (L): Milchzucker.
Lakune (L): Hohlraum.
Lambda (G): Buchstabe L des griechischen Alphabets (Λ).
Lamelle (L): dünnes Blatt, dünne Schicht.
Lamina (L): Platte, Schicht.
Langerhans (Ei): Paul Langerhans, Pathologe * in Freiburg i. Br. (1847–1888). Nach ihm sind die Langerhansschen Inseln der Bauchspeicheldrüse benannt.
Lanugo (L): feine Wollhaare des menschlichen Fetus *.
Laryngitis (G): Entzündung der Kehlkopfschleimhaut.
Laryngoskopie (G): Besichtigung des Kehlkopfes mit Hilfe eines Spiegels.
Larynx (G): Kehlkopf.
Latenzzeit (L, D): Zeit scheinbarer Ruhe.
Lateral (L): weiter von der Mittelebene entfernt.
Läsion (L): Verletzung, **Funktions**störung *.
Lemniscus (L): Schleife.
Leptosomer (G): langwüchsiger Konstitutionstyp * von schlechter Gewebequalität.
Leukopenie (G): Herabsetzung der Gesamtzahl der weißen Blutkörperchen.
Leukozyt (G): weißes Blutkörperchen.
Leukozytose (G): erhöhte Gesamtzahl der weißen Blutzellen im strömenden Blut.
Leydig (Ei): Franz von Leydig, Physiolog * und vergleichender Anatom * in Würzburg und Bonn (1821–1908). Nach ihm sind die Leydigschen Zwischenzellen des Hodens benannt.
Lieberkühn (Ei): Johann Nathanael Lieberkühn, Arzt in Berlin (1711–1756). Nach ihm sind die röhrenförmigen Darmdrüsen benannt.
Ligament (L): Band, gebildet aus straffem Bindegewebe.
Limbisch (L): zum Limbus gehörig.
Limbus:
1. Saum.
2. Randgebiet zwischen Hirnstamm und Großhirn.

Lipämie (G): milchige Trübung des Blutplasma * nach reichlicher Fettaufnahme.
Lipoide (G): fettartige Stoffe.
Lipopigment (G, L): fettstoffähnliches, körniges Abnutzungsprodukt.
Liquor (L): Flüssigkeit.
Lobulus (L): Läppchen.
Lobus (L): Lappen.
Lordose (G): Krümmung der Wirbelsäule konvex nach vorn.
Lumbal (L): die Lendengegend betreffend.
Lumen (L): Lichtung.
Lutein (L): Gelbkörper**hormon** *.
Luteinisierungshormon (L, G): Wirkstoff des **Hypophysen**vorderlappens *, welcher den Umbau des geplatzten Eibläschens in einen Gelbkörper verursacht.
Luxation (L): Verrenkung.
Lymphadenitis (L, G): **Lymph**knotenentzündung *.
Lymphangitis (L, G): **Lymph**gefäßentzündung *.
Lymphatische Organe (L, G): Organe *, welche Lymphozyten * bilden.
Lymphe (L): Gewebeflüssigkeit.
Lymphfollikel (L): **Lymphozyten**ansammlung * im Gewebe.
Lymphozyt (L, G): weißes Blutkörperchen, das aus lymphatischen * Organen * herstammt.
Lysosom (G): Zell**organelle** *, die Enzyme * für den Abbau großer Moleküle * enthält.
Lysozym (G): Enzym *, welches die Schutzschicht der Zellen auflöst.

M

Macula (L): Fleck.
Major (L): größer.
Majortest (L): Hauptkreuzprobe zwischen Spender-**Erythrozyten** * und Empfänger-**Serum** *.
Makroimmunoglobuline (G, L): Immunoglobuline *, die mit Hilfe von Komplementfaktoren * artfremdes Eiweiß zerstören. Abkürzung: IgM.

Makrophagen (G): große Freßzellen: Retikuloendothelzellen und **Monozyten** *.
Makromolekularbiologie (G, L, G): Lehre vom Leben insofern sie sich mit den „großen" **Molekülen** * befaßt.
Makroskel (G): langgliedrig.
Makroskopisch (G): mit bloßem Auge sichtbar. Gegensatz: mikroskopisch, nur mit vergrößernden Instrumenten sichtbar.
Malleus (L): Hammer.
Maltase (L): Enzym *, welches Malzzukker in zwei Moleküle * Traubenzucker aufspaltet.
Maltose (L): Malzzucker, Disaccharid *, aus zwei Molekülen * Traubenzucker bestehend.
Mamma (L): Brustdrüse.
Mandibula (L): Unterkiefer.
Manometer (G): Apparat zur Druckmessung.
MAO (K): Abkürzung von **M**ono**a**mino**o**xydase. Abbauenzym der im Körper gebildeten Amine * wie z. B. Dopamin *, Serotonin *. MAO-Hemmer führen zu einer Anhäufung von Dopamin * und Serotonin *.
Mastzellen (D): basophile * Granulozyten * im Blut und Gewebe, deren grobe Körnelung sich mit sauren blauen Farbstoffen violett-rot färbt (Metachromasie *). Die Körnelung enthält den Entzündungsstoff Histamin * und den gerinnungshemmenden Stoff Heparin *.
Maxilla (L): Oberkiefer.
Maximus (L): der Größte.
Meatus (L): Gang.
Medial (L): näher der Mittellinie gelegen.
Median (L): in der Mitte liegend.
Mediastinum (L): Mittelfell.
Medulla (L): Mark.
Megakaryozyt (G): Knochenmarkriesenzelle. Mutterzelle der Blutplättchen.
Meiosis (G): Reduktionsteilung * bei der Reifung der Geschlechtszellen.
Meissner (Ei): Georg Meissner, Anatom *, Physiologe * und Zoologe * in Basel, Freiburg i. Br. und Göttingen (1829–1905). Nach ihm sind die Tastkörperchen in den Papillen * der Lederhaut benannt.
Melanin (G): dunkler **Pigment**stoff * der Aderhaut und der Iris * des Auges sowie der Melanozyten * der Haut.
Melanozyten (G): Zellen, welche dunkles Pigment * bilden.
Membran (L): dünne Haut, welche eine Grenzfläche bildet.
Menarche (G): Beginn der ersten Monatsblutung.
Meniscus (G): Faserknorpelring im Kniegelenk.
Menopause (G): Aufhören der Monatsblutung im Klimakterium.
Menstruation (L): Monatsblutung, Regelblutung oder Periode.
Mesencephalon (G): Mittelhirn.
Mesenterium (G): Bauchfell**duplikatur** * zur Aufhängung eines in der Bauchhöhle gelegenen Organs *.
Mesoderm (G): mittleres Keimblatt des Embryo *.
Metabolismus (G): Stoffwechsel.
Metalle (G, L): Gruppe von Elementen *, die sich durch gute Leitfähigkeit gegenüber Wärme und Elektrizität * auszeichnen, glänzend sind und große Dehnbarkeit aufweisen.
Metalloide (L): Elemente *, die nicht zu den Metallen * gehören, aber ähnliche Eigenschaften aufweisen: Kohlenstoff (C), Phosphor (P), Schwefel (S).
Metaphase (G): Phase der Zellteilung mit Lage der Kernschleifen im Äquator der Zelle.
Metastase (G): Tochtergeschwulst, entstanden durch Zellverschleppung.
Metencephalon (G): Hinterhirn.
Mikroelemente (G, L): Elemente *, die im menschlichen Körper nur in Spuren vorkommen.
Mikrogramm (G): der millionste Teil 1/1 000 000 eines Gramms (1μg).
Mikrophagen (G): kleine Freßzellen: **Neutrophile** *.
Millisekunde (L): der tausendste Teil 1/1000 einer Sekunde (msec).
Mikroskel (G): kurzgliedrig.
Mikroskop (G): optisches * Gerät zur Betrachtung kleiner Gegenstände bei starker (Lichtmikroskop) und stärkster (**Elektronen**mikroskop) * Vergrößerung.
Miktion (L): Vorgang des Harnlassens.
Mimisch (G): den Gesichtsausdruck betreffend.
Mineral (L): in der Natur vorkommender anorganischer * Stoff.
Mineralokortikoide (L): das Gleichgewicht zwischen Natrium * und Kaliumsalzen * regelnde Wirkstoffe der Nebennierenrinde.
Minimus (L): der Kleinste.
Minor (L): kleiner.
Miosis (G): Pupillenverengerung.
Mitochondrien (G): Fadenkörperchen,

Zell**organellen** *, welche Träger der Atem**enzyme** * sind.

Mitose (G): Zellteilung unter Bildung von Kernschleifen.

Mitralis (G): zweizipflig.

Modiolus (L): Schneckenspindel.

Molar (L): Mahl- oder Backenzahn.

Molekül (L): kleinstes Massenteilchen, das noch alle Eigenschaften der betreffenden Substanz zeigt.

Möller-Barlow (Ei): Julius Otto Ludwig Möller, Internist * in Königsberg (1819–1887). Thomas Barlow, Pädiater * in London (1845–1945). Nach ihnen ist der kindliche Skorbut * benannt.

Monozyt (G): großes, weißes Blutkörperchen mit nierenförmigem Kern und feinster Granulierung *.

Morbus (L): Krankheit.

Morula (L): Maulbeere. Keim nach Abschluß der Furchung.

Mukös (L): Schleim bereitend.

Mukopolysaccharide (L, G): mit Schleimstoffen verbundene Mehrfachzucker.

Mukus (L): Schleim.

Multipel (L): vielfach, an zahlreichen Stellen auftretend.

Mutation (L): sprunghafte Veränderung im Erbgefüge.

Muzin (L): schleimartige Substanz *.

Mydriasis (G): Pupillenerweiterung.

Myelencephalon (G): verlängertes Mark.

Myelin (G): Mark**substanz** * des Gehirns.

Myeloarchitektonik (G): Anordnung der markhaltigen Fasern.

Myofibrille (G, L): Baubestandteil der Muskelfaser, der sich zusammenziehen kann.

Myoglobin (G, L): roter Muskelfarbstoff, der dem Hämoglobin * verwandt ist.

Myokard (G): Herzmuskulatur.

Myometrium (G): Schichten glatter Muskulatur der Gebärmutter.

Myopie (G): Kurzsichtigkeit.

Myosin (G): Muskeleiweiß.

Myxödem (G): Verschleimung des Unterhautbindegewebes bei mangelnder Schilddrüsen**funktion** *.

N

Natrium (L): Alkalimetall * mit dem Elementsymbol * Na.

Natriumchlorid (NaCl) (L): Kochsalz.

Negativ (L):
1. verneinend;
2. ohne krankhaften Befund;
3. mit Überschuß an Elektronen;
4. Röntgenbild oder Film mit Umkehr der Schwarzweißkontraste *.

Nekrose (G): Absterben eines Organteils oder eines Organs * im lebenden Organismus *.

Nephritis (G): Nierenentzündung.

Nephron (G): Arbeitseinheit der Niere, bestehend aus Nierenkörperchen und Nierenkanälchen.

Nephroptose (G): Senk- oder Wanderniere.

Neurilemm (G): äußere Hülle der Nervenfaser.

Neurit (G): langer Fortsatz einer Nervenzelle.

Neurofibrillen (G): feinste leitende Fasern im Neuroplasma *.

Neuroglia (G): Stütz- und Nährgewebe des Zentralnervensystems.

Neurohistologie (G): Lehre vom Nervengewebe.

Neurohypophyse (G): Hinterlappen des zum Zwischenhirnboden gehörenden Hirnanhanges.

Neurokrinie (G): hormonale * Funktion * bestimmter Nervenzellen.

Neurologie (G): Lehre von den Krankheiten des Nervensystems.

Neuron (G): funktionelle * und trophische * Einheit des Nervengewebes.

Neuronographie (G): Aufzeichnung der elektrischen * Erscheinungen, die von einer einzigen Nervenzelle ausgehen.

Neuroplasma (G): Plasma * der Nervenzelle.

Neurosekretion (G, L): hormonale * Funktion * bestimmter Nervenzellen.

Neutral (L): „keines von beiden“:
1. weder sauer noch basisch *;
2. weder negativ * noch positiv *.

Neutrophile (L, G): weiße Blutkörperchen aus dem roten Knochenmark, die feine, neutral * sich verhaltende Körnchen enthalten.

Niacinamid (G): amerikanische Bezeichnung für das gegen Pellagra * schützende Vitamin * Nikotinamid *.

Nidation (L): Einnistung des in Entwicklung begriffenen Eies in die Gebärmutterschleimhaut.

Nikotinamid (G): gegen Pellagra * schützendes Vitamin *.

Nissl (Ei): Franz Nissl, Psychiater * und Neurohistologe * in Heidelberg (1860–1919). Nach ihm sind die Nissl-Schollen im Neuroplasma * benannt.

Nomenklatur (L): Bezeichnung durch Fachausdrücke.
Noradrenalin (L): mit dem Adrenalin * eng verwandter Wirkstoff des Nebennierenmarks. Im Gegensatz zum Adrenalin * wird das Gefäßgebiet ganz allgemein verengt.
Nucleolus (L): Kernkörperchen.
Nucleus (L):
1. Zellkern;
2. grauer Kern des Zentralnervensystems.
Nukleinsäuren (L, D): Kernsäuren, die sich aus Purinstoffen *, Zucker und Phosphorsäure * aufbauen.
Nukleoproteide (L, G): hochmolekulare *, aus Nukleinsäure * und Eiweiß aufgebaute Kernstoffe.
Nystagmus (G): zuckende Augenbewegung.

O

Obliteration (L): Verödung von Gefäßen, Kanälen oder Hohlorganen.
Obstipation (L): Verstopfung.
Ödem (G): Gewebeschwellung durch vermehrte zwischenzellige Flüssigkeit.
Oesophagus (G): Speiseröhre.
Oikotrop (G): der Umwelt zugewendet.
Okklusion (L): Verschluß.
Okzipital (L): mit dem Hinterhaupt in Beziehung stehend.
Olecranon (G): Ellbogen.
Oligovolämie (G, L, G): Verminderung des Gesamtblut**volumens** *.
Oligozythämie (G): Mangel an Blutzellen. Gegensatz: Polyzythämie *.
Oliva (L): Teil des verlängerten Markes, der die Gestalt und Größe einer Olive hat.
Omentum (L): Fetthaut, Netz.
Ontogenese (G): **Embryonal**entwicklung * des einzelnen Individuums.
Ophthalmisch (G): mit dem Auge zu tun haben.
Opposition (L): Gegenüberstellung. Gegensatz: Reposition *.
Optik (G): Physik * der sichtbaren Lichtstrahlen.
Optisch (G): die Lichtstrahlen betreffend.
Organ (G): aus verschiedenen Geweben sich aufbauende, gut abgrenzbare Einheit mit bestimmter Funktion * oder bestimmten Funktionen *.
Organelle (G): Bezeichnung für typische Fein**strukturen** * einer Zelle.
Organisch (G): die Lebewesen betreffend. Gegensatz: anorganisch nichtbelebt.
Organismus (G): sich selbst organisierendes und sich selbst regulierendes lebendiges System *.
Os (L): Knochen.
Osmose (G): Wanderung von Wasser durch eine halbdurchlässige Scheidewand oder Membran *, welche die gelösten Moleküle * oder elektrisch * geladenen Teilchen nicht durchtreten läßt.
Osmotischer Druck (G, D): durch Osmose * verursachter Druck.
Osteoblasten (G): Knochenbildungszellen.
Osteoklasten (G): Knochen**substanz** * zerstörende vielkernige Zellen.
Osteomalazie (G): Erweichung der Knochengrundsubstanz.
Ossifikation (L): Vorgang der Verknöcherung.
Osteologie (G): Lehre von den Knochen.
Osteon (G): Baueinheit des **Lamellen**knochens *.
Osteozyten (G): Knochenzellen.
Otosklerose (G): fortschreitende Mittelohrschwerhörigkeit durch knöcherne Fixierung der Steigbügelplatte im ovalen Fenster.
Otoskopie (G): Lebendbetrachtung des Trommelfells.
Ovar (L): Eierstock.
Ovulation (L): Eisprung oder **Follikel**sprung *.
Oxydation (G): Anlagerung von Sauerstoff oder Entzug von Wasserstoff.
Oxytozin (G): Wirkstoff des **Hypophysen**hinterlappens *, welcher die glatte Muskulatur der Gebärmutter in eine Dauer**kontraktion** * versetzt.

P

Pacini (Ei): Filippo Pacini (1812–1883). Prof. der Anatomie in Florenz. Vater-Pacini-Körperchen = Lamellenkörperchen.
Pädiatrie (G): Teilgebiet der Medizin, das sich mit den Krankheiten des Säuglings und des Kindes beschäftigt.
Palatum (L): Gaumen, Mundhöhlendach.
Pallium (L): Mantelteil des Großhirns.
Palpation (L): Untersuchung durch Abtasten.
Palpebra (L): Augenlid.
Pancreas (G): Bauchspeicheldrüse.
Pankreozymin (G): hormonnähnlicher Stoff der Schleimhaut des Zwölffingerdarms zur Anregung der Bildung **enzym**reichen * Pankreassafts.

Papez-Kreis (Ei, D): indirekte Verbindung des limbischen * Systems * von und zur Großhirnrinde via Thalamus *.
Papilla (L): warzenförmige Erhebung.
Papillarleisten (L, D): erblich festgelegtes Linienmuster der Handfläche und der Fußsohle.
Papillarmuskel (L, D): zylindrische * Muskeln im Innern der Herzkammern mit der Aufgabe, das Zurückschlagen der Vorhof-Kammerklappen zu verhindern.
Paralyse (G): vollständige motorische Lähmung.
Parametrium (G): Beckenbindegewebe in unmittelbarer Nachbarschaft der Gebärmutter.
Parasympathicus (G): Anteil des vegetativen * Nervensystems *, der der Erholungsphase der Organe * dient. Der parasympathische * Wirkstoff ist das Azetylcholin *.
Parasympathikolytisch (G): die Wirkung von Azetylcholin * abschwächend oder aufhebend.
Parasympathikomimetisch (G): Parasympathikuswirkung * entfaltend.
Parathormon (G): Hormon * der Nebenschilddrüsen, das den Kalkspiegel des Blutes reguliert.
Parese (G): unvollständige motorische Lähmung.
Parietal (L):
1. wandständig;
2. zur Gegend des Scheitelbeins gehörig;
3. zum Parietallappen des Gehirns gehörig.

Partikel (L): kleines Teilchen.
Passiv (L): leidend, ertragend. Gegensatz: aktiv *.
Patella (L): Kniescheibe.
Pathologie (G): Lehre von den krankhaften Veränderungen des Körpers und seiner Organe *.
Pawlow, eigentl. Pavlov (Ei): Ivan Petrovič (1849–1936). Prof. d. Physiologie in Petersburg. Lehre von den bedingten Reflexen. 1904 Nobelpreis der Medizin.
Pedunculus (L): Fuß, Stiel.
Pellagra (G): multiple * Avitaminose * des B-Komplexes * bei vorwiegend Mais essender Bevölkerung.
Pelvis (L): Becken.
Penis (L): männliches Glied.
Pepsin (G): Magen**enzym** * zur Anverdauung der Eiweiße.
Pepsinogen (G): Vorstufe des Pepsins *.
Peptide (G): Verbindungen, welche aus zwei (Dipeptide) oder mehreren (Polypeptide) Aminosäuren * zusammengesetzt sind. Die Bildung von Peptiden ist der wichtigste Schritt bei der Bildung von Eiweißen.
Perichondral (G): von der Knorpelhaut aus gebildet.
Perichondrium (G): Bindegewebshaut des Knorpels.
Perikard (G): Herzbeutel.
Perilymphe (G, L): Flüssigkeit zwischen knöchernem und häutigem Labyrinth * sowie in der Vorhof- und Paukentreppe der Hörschnecke.
Perimeter (G):
1. Kreisumfang;
2. Apparat * zur Bestimmung der Ausdehnung des Gesichtsfeldes.

Perimetrium (G): Bauchfellüberzug der Gebärmutter.
Perimysium (G): Bindegewebe um kleinere Muskelfaserbündel.
Perineurium (G): die einzelnen Nervenfaserbündel umhüllendes Bindegewebe.
Periodisch (G): regelmäßig wiederkehrend.
Periodontium (G): Wurzelhaut des Zahnes.
Periost (G): bindegewebige Knochenhaut.
Periostal (G): von der Knochenhaut aus gebildet.
Peripher (G): sich am Rande befindend, außen liegend. Gegensatz: zentral.
Peripherie (G): Umkreis, Umgebung.
Peristaltik (G): fortschreitende, rhythmische Kontraktion * von Hohlorganen *.
Peritoneum (G): Bauchfell.
Peritonitis (G): Bauchfellentzündung.
Perkussion (L): Untersuchung durch Beklopfung und Beurteilung des dabei auftretenden Schalles.
Permeabilität (L): Durchlässigkeit einer porenhaltigen Membran *.
Perniziös (L): bösartig.
Peyer (Ei): Johann Konrad Peyer, Stadtarzt in Schaffhausen (1653–1712). Nach ihm sind die Peyerschen Platten benannt. Anhäufungen von Lymphfollikeln * im Krummdarm (Ileum *).
pH (K): Kurzbezeichnung für die Wasserstoffionen *-Konzentration *: **P**otential von **H**ydrogenium.
Phagozytose (G): Aufnahme kleiner Teilchen in das Zytoplasma *.
Phalangen (G): Finger- oder Zehenknochen.
Pharmakologie (G): Lehre von Art, Wir-

kung und Anwendung der Heilmittel.
Pharyngitis (G): Entzündung der Rachenschleimhaut.
Pharynx (G): Rachen.
Phase (G): bestimmter Abschnitt eines Geschehens.
Phasisch (G): regelmäßig wiederkehrend.
Phimose (G): Vorhautverengung des männlichen Gliedes.
Phonokardiogramm (G): Aufzeichnung der Herztöne und der Herzgeräusche.
Phospholipide (G): fettähnliche Stoffe, die Phosphorsäure * enthalten.
Phosphor (G): Metalloid * mit dem Elementsymbol * P. Weil Phosphor sich sehr leicht mit Sauerstoff verbindet, kommt freier Phosphor in der Natur nicht vor.
Phrenicus (G): zum Zwerchfell hinziehender Nerv des Halsgeflechtes.
Phthisisch (G): schwindsüchtig.
Physik (G): Lehre von den nach Maß und Zahl bestimmbaren, gesetzmäßig ablaufenden Naturvorgängen.
Physiologisch (G): Lehre von den normalen Organfunktionen **.
Pia mater (L): weiche Hirnhaut, welche die Oberfläche des Zentralnervensystems unmittelbar umgibt.
Pigment (L): körniger Farbstoff.
Pituitrin (L): Wirkstoffgemisch des Hypophysenhinterlappens *.
Placenta (L): Mutterkuchen.
Plantar (L): die Fußsohle betreffend.
Plasma (G): gebildetes, Geformtes:
1. Protoplasma oder Zytoplasma: Lebensstoff der Zelle.
2. Blutplasma: Blutflüssigkeit.

Plasmalemm (G): Zellhaut.
Plasmazelle (G, D): Anti-Körper*-bildende Zelle mit Kern von Radspeichenstruktur.
Plastik (G):
1. Bildhauerkunst.
2. Wiederherstellungschirurgie.

Plastisch (G): verformbar, gestaltend.
Plastischer Tonus (G, L): Zustand der Verkürzung, welcher nicht an die Myofibrillen * geknüpft ist.
Pleura (G): Brust- oder Lungenfell.
Pleuritis (G):Brustfellentzündung.
Plexus (L): Geflecht.
Plica (L): Falte.
Pneumothorax (G): Gasfüllung des Pleuraraumes * mit Retraktion * der Lungen.
Pol (L):
1. Die auf der Achse einer Kugel voneinander am weitesten entfernt liegenden Punkte.
2. Anschlußstelle für elektrischen * Strom.

Polymerisierung (G): Aufbau von Makromolekülen aus vielen einfachen gleichen ungesättigten Molekülen.
Polypeptid (G): Eiweißbaustein, der aus zahlreichen Aminosäuren * besteht.
Polysaccharid (G): aus einer großen Zahl von einfachen Zuckern aufgebautes Kohlenhydrat *, z. B. Stärke oder Glykogen *.
Polyzythämie (G): Überschuß an Blutzellen. Gegensatz: Oligozythämie.
Pons (L): Brücke.
Porös (L): mit feinen Löchern durchsetzt, durchlässig.
Porta (L): Pforte.
Positiv (L):
1. bejahend;
2. für krankhaften Befund sprechend;
3. ohne Überschuß an Elektronen *;
4. Röntgenbild- oder Filmkopie.

Praeputium (L): Vorhaut des männlichen Gliedes.
Prämolaren (L): vor den Mahlzähnen liegende Zähne mit zwei Kauhöckern.
Presbyopie (G): Alterssichtigkeit.
Pressorezeptoren (L): druckregistrierende Empfänger.
Primärfollikel (L): Eibläschen im Beginn seiner Entwicklung.
Primitiventwicklung (L, D): embryonale * Frühentwicklung.
Processus (L): Fortsatz.
Projektionsbahn (L, D): aufsteigende oder absteigende lange Bahn im Zentralnervensystem.
Prolane (L): Bezeichnung für die die Keimdrüsen stimulierenden Hormone * (Gonadostimuline *) des Hypophysenvorderlappens *.
Proliferation (L): Wucherung.
Proliferationsphase (L, G): Aufbauphase der Gebärmutterschleimhaut.
Prolin (K): Eiweißbaustein mit basischer * Iminogruppe (= NH).
Pronation (L):
1. Drehen der Handfläche nach unten.
2. Heben der lateralen * Fußkante.

Gegensatz: Supination.
Prophase (G): Vorbereitungsphase zur Kernteilung.
Prophylaxe (G): Krankheitsvorbeugung.
Prosekret * (L): Vorstufe eines Sekretes *.
Prostata (G): Vorsteherdrüse.
Proteide (G): zusammengesetzte Eiweiße, die außer Aminosäuren * noch andere

Stoffgruppen enthalten.
Proteine (G): einfache Eiweißkörper, die nur aus Aminosäuren aufgebaut sind.
Prothese (G): künstlicher Einsatz eines Körperteils.
Prothrombin (G): Vorstufe des Enzyms * Thrombin *.
Protokollagen (G): Vorstufe von Kollagen *.
Proximal (L): rumpfnahe. Gegensatz: distal *.
Pseudohermaphrodit (G): Scheinzwitter, bei welchem die äußeren Geschlechtsorgane in ihrer Ausbildung nicht dem Geschlecht der Keimdrüsen entsprechen.
Psychiatrie (G): Lehre von den Geisteskrankheiten.
Psychologie (G): Lehre von den Erscheinungsweisen des Seelischen.
Psychopharmaka (G): Heilmittel, welche psychische * Reaktionen * beeinflussen.
Ptyalin (G): im Speichel enthaltenes, Stärke spaltendes Enzym *.
Pubertät (L): Beginn der Geschlechtsreife.
Pufferlösung (D): eine Lösung, die so zusammengesetzt ist, daß Zufuhr von Säure oder von Basen * die Reaktion * (pH) nicht ändert.
Pulpa (L): weiches Gewebe.
Purinstoffe (L, D): wichtige organische * Verbindungen, welche beim Abbau von Kernsäure entstehen und schließlich als Harnsäure im Urin * ausgeschieden werden.
Putamen (L): Schale, äußerer Teil des Linsenkerns.
Pyelogramm (G): Darstellung des Nierenbeckens mittels Kontrastsubstanz *.
Pykniker (G): massiger, kurzwüchsiger Konstitutionstypus *.
Pylorus (G): Magenpförtner.
Pyramidenbahn (Ae, D): von den Riesen**pyramiden**zellen * der motorischen Rinden**region** * ausgehende Bahn der Willkürmotorik.
Pyridoxin (G): chemische * Formel von Vitamin * B_6.

Q

Quadriceps (L): vierköpfiger Stecker des Kniegelenkes.
Quadrigeminus (L): vierfach.
Quotient (L): gegenseitiges Verhalten zweier Faktoren.

R

Rachitis (G): Vitamin *-D-Mangelkrankheit.
Radiatio (L): Strahlung.
Radiographie (L, G): Röntgenaufnahme.
Radioskopie (L, G): Durchleuchtung.
Radius (L): Speiche, Strahl.
Ramus (L): Ast.
Ranvier (Ei): Louis Antoine Ranvier, Histologe * in Paris (1835–1922). Nach ihm sind die Schnürringe der markhaltigen Nerven benannt.
Raphe (G): Nahtlinie.
Rathke (Ei): Martin Heinrich Rathke, Anatom * und Zoologe * in Dorpat und Königsberg (1793–1860). Nach ihm ist die taschenartige Anlage des **Hypophysen**vorderlappens * benannt.
Reafferenz (L): Kontrolle durch Rückmeldung.
Reaktion (L): ausgelöste Wirkung, Rückwirkung.
Recessus (L): Ausbuchtung, Grube.
Recklinghausen (Ei): Friedrich Daniel von Recklinghausen, Patholog * in Königsberg, Würzburg und Straßburg (1833–1910). Nach ihm ist eine durch Über**funktion** * der **Epithel**körperchen * bedingte Entkalkung des Skelettes benannt.
Rectum (L): Mastdarm.
Reduktion (L):

1. Wegnahme von Sauerstoff oder Anlagerung von Wasserstoff.
2. Verminderung der Kernschleifen auf die Hälfte.
3. Einrichten eines Knochenbruches.

Reduktionsteilung (L, D): Zellteilung, bei welcher die Zahl der Kernschleifen auf die Hälfte heruntergesetzt wird. Das Ergebnis ist eine haploide * Chromosomenzahl *.
Reflektorisch (L): selbsttätig, unwillkürlich.
Reflex (L): einfachste Betätigung des Zentralnervensystems, die automatisch * eine bestimmte Antwort auf einen Reiz ermöglicht.
Refraktär (L): unempfindlich, nicht beeinflußbar.
Refraktärperiode (L, G): Zeitspanne, in welcher ein neuer Reiz wirkunglos bleibt.
Refraktion (L): Brechung von Lichtstrahlen.
Region (L): Gegend, Gebiet.
Regulation (L): Steuerung.
Rekonstruktion (L): Wiederaufbau.

Relativ (L): bedingt, verhältnismäßig. Gegensatz: absolut *.
REM-Phase (K, G): Phase * des Schlafs mit zuckenden Augenbewegungen (**r**apid **e**ye **m**ovements).
Ren (L): Niere.
Renin (L): in der Niere vorkommender Stoff, der den Blutzucker erhöht.
Reposition (L): Zurückführung, Wiedereinrichtung. Gegensatz: Opposition *.
Reserve (L): Mittel, die für einen zusätzlichen Einsatz noch zur Verfügung stehen.
Resonanz (L): Mitschwingen.
Resorption (L): Aufsaugen.
Respiration (L): Atmung.
Retikuloendothel (L, G): **Retikulum**zellen * und Gefäßwandzellen mit der Fähigkeit der **Phagozytose** * und Speicherung.
Reticulum (L): Netzwerk.
Retikulozyten (L, G): jüngste rote Blutkörperchen im strömenden Blut.
Retina Netzhaut.
Retinol (L): Bezeichnung für Vitamin * A.
Retraktion (L): Verkürzung, Schrumpfung.
Retro- (L): rückwärts.
Retrograd (L): rückläufig.
Rezeptor (L): Empfänger.
Rhesus (G): mittelgroße Affenart aus Hinterindien.
Rhesusfaktor (G, L): Blutgruppenfaktor, welcher Beziehung zum Rhesusaffenblut hat.
Rhinencephalon (G): Riechhirn.
Rhodopsin (G): den Sehvorgang der Stäbchen ermöglichender Stoff.
Rhythmus (G): regelmäßige Bewegungsabfolge.
Riboflavin (L): Vorstufe von Vitamin * B_2.
Ribonukleinsäure (A, L, D): = RNS. **Ribose**zucker enthaltende Kernsäure.
Ribose (A, G): einfacher Zucker mit 5 C-Atomen *. Wichtiger Bestandteil de Ribonukleinsäuren *.
Ribosom (G): aus RNS und Eiweißen bestehende **submikroskopische** ** Körnchen im Zell**plasma** *.
Rigidität (L): übermäßige Muskelspannung.
Rotation (L): Raddrehung.
Rutin (L): Präparat mit Vitamin *-P-Wirkung.

S

Saccharose (L): Rüben- oder Rohrzucker, ein Disaccharid *, aus einem Molekül * Glukose * und einem Molekül * Fruchtzucker bestehend.
Sacculus (L): Säckchen.
Saccus (L): Sack.
Sagittal (L): in Richtung der Mittelebene liegend, die durch die Pfeilnaht (Sagittalnaht) geht.
Sakral (L): das Kreuzbein (Sacrum) betreffend.
Sarkolemm (G): Hülle der quergestreiften Muskelfaser.
Sarkoplasma (G): Proto**plasma** * der Muskelfaser.
Scala (L): Treppe.
Scapula (L): Schulterblatt.
Schlemm (Ei): Friedrich Schlemm, Anatom * in Berlin (1795–1858). Nach ihm ist der **Venen**ring * im Winkel zwischen Regenbogenhaut und Hornhaut benannt.
Schwann (Ei): Theodor Schwann, Anatom * und Physiologe * in Löwen und Lüttich (1810–1882). Nach ihm ist die äußerste Hülle der Nervenfasern benannt.
Sclera (G): Lederhaut des Auges.
Scrotum (L): Hodensack.
Segment (L): Abschnitt.
Sediment (L): Bodensatz.
Sekret (L): ein im Körper nützlich verwendeter Stoff.
Sekretin (L): in der Darmwand gebildeter hormonähnlicher Stoff, der auf dem Blutweg die Absonderung der Bauchspeicheldrüse anregt.
Sekretion (L): Absonderung eines im Körper nützlich verwendeten Stoffes.
Sekundär (L): an zweiter Stelle.
Sella (L): Sattel.
Semilunarklappe (L, D): halbmondförmige Taschenklappe.
Sensibel (L): empfindlich.
Septum (L): Scheidewand.
Serös (L): dünnflüssig.
Serotonin (L, G): Abkömmling der Aminosäure * Tryptophan. Gehört zu den Katecholaminen * wie Adrenalin * und Noradrenalin *.
Serum (L): Blutflüssigkeit nach Ausfällung des Fibrins * durch Gerinnung.
Sesambein (D): ein der Sesamfrucht gleichender Knochen in einer Sehne.
Sigma (G): griechischer Buchstabe S (Σ).
Sinus (L):
1. Ausbuchtung, erweiterte Stelle eines Kanals.

2. Nebenhöhle.
3. dünnwandige Vene.
4. starrer Blutleiter.

Sinusitis (L): Nebenhöhlenentzündung.

Sinusknoten (L, D): Knoten aus besonderem Muskelgewebe, welcher den Rhythmus des Herzschlages steuert.

Sklerose (G): Verhärtung.

Skoliose (G): seitliche Verkümmerung der Wirbelsäule.

Skorbut (N?): Vitamin *-C-Mangelkrankheit.

Skototopisch (G): schwarz-weiß.

Somatisch (G): körperlich.

Somatotrop (G): dem Körperwachstum dienend.

Spasmus (G, L): Krampf.

Spastisch (G, L): krampfartig.

Spektrum (L): bandförmig auseinandergezogene Anteile einer Strahlung.

Spermium (G): Samenfaden.

Spezifisch (L): kennzeichnend, eigentümlich. Gegensatz: unspezifisch *.

Sphärisch (G): kugelförmig.

Sphärische Aberration (G, L): Abweichung paralleler Strahlen im Randgebiet gewölbter Linsen.

Sphincter (G): Ringmuskel.

Spinal (L): zur Wirbelsäule oder zum Rückenmark gehörend.

Spirometer (L, G): Apparat * für die Bestimmung der Werte der Atemgrößen.

Splenektomie (G): Entfernung der Milz.

Splenoportographie (G, L, G): Röntgenkontrastdarstellung der Pfortader mittels Injektion von Kontrastmittel in die Milz.

Spongiös (G): von schwammartigem Bau. Gegensatz: kompakt *.

Spontan (L): von selbst, ohne äußere Einwirkung.

Spontanfraktur (L): Knochenbruch ohne wesentliche Einwirkung von außen.

Spurenelemente (D, L): **Mineral**stoffe *, die in kleinsten Mengen für den Körper notwendig sind.

Stabil (L): beständig. Gegensatz: labil *.

Squama (L): Schuppe.

Stapes (L): Steigbügel.

Statisch (G, L): mit dem Gleichgewicht zu tun haben. Unbewegt. Gegensatz: dynamisch *.

Statokonien (G): Kalk**konkremente** * zur Wahrnehmung einer gradlinigen Beschleunigung.

Stenose (G): Verengung eines Kanals oder einer Öffnung.

Stereoagnosie (G): Unmöglichkeit, einen Gegenstand durch Betasten zu erkennen.

Stereoskopisch (G): im Raum gesehen, dreidimensional gesehen.

Sterilisation (L):
1. Unfruchtbarmachung;
2. bakteriologische Entkeimung.

Sterkobilin (L): Abbauprodukt der Gallenfarbstoffe, das dem Kot die typische Färbung gibt.

Sternum (G): Brustbein.

Stethoskop (G): Hörrohr.

Stiller (Ei): Berthold Stiller (1837–1922). Arzt in Budapest. Stillerscher Habitus = Astheniker.

Strabismus (G): Schielen.

Stratum (L): Schicht.

Struktur (L): Form des inneren Aufbaues.

Struma (L): Kropf.

Styloid (G): griffelartig.

Sub- (L): unterhalb.

Subarachnoidealraum (L, G, D): mit Gehirn-Rückenmarkflüssigkeit erfüllter Spaltraum der weichen Hirnhäute.

Subkutan (L): unter der Haut liegend.

Submucosa (L): unterhalb der Schleimhaut liegende bindegewebige Verschiebeschicht.

Substanz (L): Stoff, Material.

Substrat (L): Grundlage, Nährboden.

Sulcus (L): Furche.

Super-, Supra- (L): darüber.

Supination (L):
1. Drehen der Handfläche nach oben;
2. Heben der medialen * Fußkante.
Gegensatz: Pronation *.

Suspension (L): Aufschwemmung.

Sutura (L): Naht.

Sympathikolytisch (G): **Sympathikus**reizung * abschwächend oder aufhebend.

Sympathikomimetisch (G): mit der gleichen Wirkung wie **Sympathikus**reizung *.

Sympathicus (G): auf kurzdauernde Maximalleistung eingestellter Anteil des autonomen * Nervensystems *.

Symphyse (G): Schamfuge.

Symptom (G): Krankheitszeichen.

Synapse (G): **Kontakt**stelle * zwischen einem Neuron * und einem benachbarten Neuron * oder einem Erfolgs**organ** *.

Synarthrose (G): Haft.

Synchondrose (G): Knorpelhaft.

Syndesmose (G): Bandhaft.

Syndrom (G): typische Kombination einer Gruppe von Krankheitszeichen.

Synergist (G): mit derselben Wirkung.

Syngam (G): im Augenblick der Befruchtung stattfindend.

Synostose (G): Knochenhaft.
Synovia (G, L): Gelenkschmiere. Kunstwort geprägt von Paracelsus.
System (G): Zusammenhängendes. Ganzes mit bestimmter oder bestimmten Funktionen *.
Systole (G): Zusammenziehung des Herzmuskels. Gegensatz: Systole *.

T

Tachykardie (G): Beschleunigung der Herzfrequenz über 100 pro Minute.
Taenia (L): Band.
Talus (L): Sprungbein.
Tectum (L): Dach.
Tegmentum (L): Haube.
Telencephalon (G): Endhirn.
Telerezeptoren (G, L): Empfänger, welche auf Distanz reagieren.
Temporal (L): zur Schläfe in Beziehung stehend.
Tendovaginitis (L): Sehnenscheidenentzündung.
Tentorium (L): Zelt.
Tertiär (L): an dritter Stelle stehend, das dritte Stadium betreffend.
Tertiärfollikel (L): reifes Eibläschen.
Testis (L): Hoden.
Testosteron (L, G): männliches Geschlechts**hormon** *.
Tetanie (G): Muskelkrämpfe infolge Erniedrigung des Kalkspiegels im Blut.
Tetanus (G):
1. normale Dauerverkürzung des Muskels;
2. Starrkrampf.
Thalamus (G): graue Kerne im oberen Gebiet des Zwischenhirns: wichtigste sensible * Meldesammelstelle.
Thenar (G): Daumenballen.
Theobromin (G): gefäßerweiternder Wirkstoff des Kakaos, der speziell auf die Nierengefäße wirkt.
Theophyllin (G): gefäßerweiternder Wirkstoff des Tees, der speziell auf die Nierengefäße wirkt.
Theorie (G): folgerichtig durchdachtes, zusammenhängendes System *, das aufgrund allgemein anerkannter Gesetzmäßigkeiten eine sehr wahrscheinliche Erklärung für zahlreiche bekannte Tatsachen gibt.
Thermoregulation (G, L): Steuerung des Wärmehaushaltes.
Thetawellen (G, D): regelmäßige Wellen des Elektroenzephalogramms * von niedriger Frequenz.
Thiamin (G): amerikanische Bezeichnung für Vitamin * B_1, die sich auf seinen Schwefelgehalt bezieht.
Thorakal (G): zur Brustgegend gehörend.
Thorax (G): Brustkorb.
Thrombin (G): Enzym *, das die Vorstufe des Blutfaserstoffes in Faserstoff (Fibrin *) umwandelt.
Thrombogen (G): Bezeichnung für Prothrombin *, Vorstufe des Enzyms *, das die Vorstufe des Blutfaserstoffes in Faserstoff (Fibrin *) umwandelt.
Thrombopenie (G): Mangel an Blutplättchen.
Thrombozyten (G): Blutplättchen.
Thrombus (G): innerhalb der Blutbahn gebildetes Blutgerinnsel.
Thymus (G): vor dem Herzbeutel gelegene innersekretorische * Drüse.
Thymus-Lymphozyten (G): siehe T-Lymphozyten *.
Thyroidea (G): Schilddrüse.
Thyrokalzitonin (G, L): Schilddrüsenhormon, welches den Knochenabbau hemmt und den Blutkalziumspiegel senkt.
Thyrotrop (G): auf die Schilddrüse einwirkendes Hormon * des **Hypophysen**vorderlappens *.
Thyroglobulin (G, L): Eiweißstoff der Schilddrüse, an welchen das Schilddrüsen**hormon** * Thyroxin * geknüpft ist.
Thyroxin (G): jodhaltiges Schilddrüsen**hormon** *.
Tibia (L): Schienbein.
Tiffeneau (Ei): Marc Tiffeneau 1873–1945. Französischer Pharmazeut und Mediziner. Habilitierte sich 1910 in Paris für Pharmakologie. Zunächst Professor der Chemie, dann der Pharmakologie an der Sorbonne. Tiffeneau-Test zur Bestimmung des Atemstoßes.
Tigroidsubstanz (D, L): Schollen von Ergastoplasma * in der Nervenzelle.
T-Lymphozyten (G): Lymphozyten * mit der Eigenschaft der unspezifischen Abwehr.
Tokopherol (G): Bezeichnung für Vitamin * E.
Tonsilla (L): Mandel.
Tonus (G): Grundspannung der Muskeln.
Toxisch (G): giftig.
Trachea (G): Luftröhre.
Tracheitis (G): Schleimhautentzündung der Luftröhre.
Tracheotomie (G): Luftröhrenschnitt.

Tractus (L): lange, aufsteigende oder absteigende Faserbahn in Gehirn oder Rükkenmark.
Transfusion (L): Übertragung von Flüssigkeiten, insbesondere von Blut, von einem Organismus * auf einen anderen.
Transsudat (L): aus den Gefäßen austretende eiweißarme Flüssigkeit nicht entzündlicher Herkunft.
Triceps (L): dreiköpfiger Muskel.
Trichromatisch (G): dreifarbig.
Tricuspidalis (L): Dreizipfelklappe.
Trigonum (G, L): Dreieck.
Trochanter (G): Rollhügel.
Trochlea (G): Rolle.
Trophisch (G): die Ernährung des Gewebes betreffend.
Trophotrop (G): der Erholung der Zellen und Gewebe dienend.
Truncus (L): Stamm.
Trypsin (G): eiweißspaltendes Enzym * im Saft der Bauchspeicheldrüse.
Trypsinogen (G): Vorstufe des in der Bauchspeicheldrüse hergestellten eiweißverdauenden Enzyms *.
Tuba (L): Trompete.
Tuba uterina (L): Eileiter.
Tuber (L): Höcker.
Tuberositas (L): Rauhigkeit eines Sehnenansatzes am Knochen.
Tympanitisch (G): tönend, widerhallend.
Typus (G): Grundform.
Tyrode (Ei): Maurice Vejux Tyrode, Pharmakologe * in Cambridge, Massachusetts (1878–1930). Nach ihm ist eine Salzlösung benannt, deren Zusammensetzung weitgehend der Blutflüssigkeit entspricht.

U

Ulcus (L): Geschwür.
Ulna (L): Elle.
Ultimobranchial (G): hinter dem letzten Schlundbogen liegend.
Ultrafiltration (L): Vorgang des Durchpassierens einer Flüssigkeit durch eine Substanz * mit kleinsten Löchlein, welche auch sehr kleine Partikel * zurückhalten kann.
Umbilicus (L): Nabel.
Umpolarisierung (D, L): Änderung der elektrischen * Ladung.
Unipolar (L): einpolig.
Unspezifisch (D, L): nicht charakteristisch.
Ureter (G): Harnleiter.
Urethra (G): Harnröhre.
Urin (L): Harn.
Urobilin (L): im Harn auftretendes Abbauprodukt der Gallenfarbstoffe.
Urochrom (L, G): normaler Harnfarbstoff, der beim Eiweißabbau gebildet wird.
Uterus (L): Gebärmutter.
Utriculus (L): Vorhofsäckchen des Labyrinthes *.
Uvula (L): Halszäpfchen.

V

Vagina (L): Scheide.
Vagus (L): Bezeichnung für den X. Hirnnerven: „Umherschweifend", weil er Äste in den Kopf-, Hals-, Brust- und Bauchbereich abgibt.
Vakuole (L): scharf begrenzter Hohlraum im Zellkern oder im Zell**plasma** *.
Varietät (L): Abart des Durchschnittstyps.
Vaskulär (L): das Gefäßsystem betreffend.
Vasomotoren (L): Gefäßnerven.
Vater (Ei): Abraham Vater (1684–1751). Prof. der Anatomie und Botanik in Wittenberg. Vatersche Lamellenkörperchen, Vatersche Papille im Zwölffingerdarm, Vatersche Ampulle: gemeinsames Endstück des galleführenden Ganges und des Pankreasganges.
Vegetabilisch (L): pflanzlich.
Vegetativ (L):
1. pflanzlich;
2. auf die Erhaltung der reinen Lebens**funktionen** * gerichtet.

Vena cava (L): Hohl**vene** *.
Vene (L): zum Herzen hinführendes Gefäß, Blutader.
Ventilebene (L, D): Ebene, in welcher alle vier Herzklappen liegen.
Ventral (L):
1. bauchseitig;
2. zum Bauch gehörig.

Ventrikel (L):
1. Herzkammer;
2. Hirnkammer;
3. Raum zwischen Taschenband und Stimmband.

Ventrikulogramm (L, G): Röntgenologische Darstellung der Hirnkammern mit Luft.
Venule (L): kleine Vene *.
Vermiformis (L): wurmförmig.
Vermis (L):
1. Wurm;

2. unpaarer Teil des Kleinhirns.
Vertebra (L): Wirbel.
Vesica fellea (L): Gallenblase.
Vesica urinaria (L): Harnblase.
Vestibulocochlearis (L): VIII. Hirnnerv, welcher die Organe * der Raumorientierung und die Gehörschnecke versorgt.
Vestibulum (L): Vorhof.
Vicq d'Azyr (Ei): Félix Vicq d'Azyr (1748–1794). Leibarzt der Königin Marie-Antoinette. Vicq d'Azyrscher Streifen in der Sehrinde.
Virilismus (L): Vermännlichung.
Virus (L): filtrierbares krankheitserregendes Elementarkörperchen.
Viskosität (L): Zähflüssigkeit einer kolloidalen * Lösung. Innere Reibung.
Visus (L): Sehschärfe.
Viszeral (L): mit Eingeweiden zu tun habend.
Vitalkapazität (L): Luftmenge, die wir nach vollständiger Einatmung gänzlich ausatmen können.
Vitamin (L): lebensnotwendige Substanzen *, deren Fehlen zu typischen Mangelkrankheiten (Avitaminosen *) führt.
Volhard (Ei): Franz Volhard, Internist * in Halle und Frankfurt a. M. (1872–1950). Nach ihm ist der „Wassertrinkversuch" oder „Wasserstoß" zur **Funktions**prüfung der Nieren benannt.
Volumen (L):
1. Rauminhalt eines festen, flüssigen oder gasförmigen Körpers;
2. Buch oder Band.
Vomer (L): Pflugscharbein.
Vulva (L): Gesamtheit der äußeren weiblichen Geschlechts**organe** *.

W

Wasserstoffionenkonzentration (D, G, L): die vorhandenen Wasserstoffionen * (H^+) bedingen den Säuregrad einer Lösung, die vorhandenen Hydroxylionen * (OH^-) bedingen die alkalische Reaktion einer Lösung. Reines Wasser (H_2O) ist neutral. Es sind ebenso viele H^+ und OH^- vorhanden.
Wellenspindel (D): von Zeit zu Zeit auftretende Komplexe * von Wellen des Elektroenzephalogramms *.

X

X-Chromosom (G): das in beiden Geschlechtern vorkommende Geschlechts- oder Heterochromosom *.

Y

Y-Chromosom (G): männlich bestimmendes Geschlechts- oder Heterochromosom *.
Young (Ei): Thomas Young, Arzt und Physiologe * in London (1773–1829). Nach ihm ist die Young-Helmholtzsche Farbentheorie banannt.

Z

Zentrifugal (L): vom Zentrum wegstrebend.
Zentripetal (L): zum Zentrum hinstrebend.
Zentrosom (L, G): Zentralkörperchen der Zelle.
Zentrum (L): Mitte.
Zerebrospinal (L): Gehirn und Rückenmark betreffend.
Zervikal (L):
1. die Halsgegend des Körpers betreffend *;
2. den Halsteil eines Organes * betreffend.
Ziliarkörper (L, D): Strahlenkörper des Auges, vorderer verdickter Anteil der mittleren Augenhaut.
Zilien (L): bewegliche Wimperhaare einer Zelle.
Zirkulation (L): Kreislauf.
Zirkumduktion (L): Kreiselung.
Zisterne (L): Flüssigkeitsbehälter.
Zoologie (G): Wissenschaft von Bau und Lebensweise der tierischen Lebewesen.
Zyanose (G): Blauverfärbung der Lippen und der Fingernägel infolge mangelnder Sauerstoffsättigung des Blutes.
Zyklus (G): in regelmäßigen Zeitabständen wiederkehrender Vorgang.
Zylinder (G): geometrischer Körper mit kreisförmiger Grundfläche, dessen Mantel überall denselben Durchmesser hat.
Zystoskop (G): Instrument zur Besichtigung des Blaseninnern.
Zytoarchitektonik (G): Anordnung der Zellen im Bauplan eines Organs *.
Zytologie (G): Lehre von den Zellen.
Zytoplasma (G): Lebensstoff der Zelle.

Übersichtstabelle von Vielfachen und Teilen der Maßeinheiten

T	Tera-	1 000 000 000 000	10^{12}
G	Giga-	1 000 000 000	10^{9}
M	Mega-	1 000 000	10^{6}
k	Kilo-	1 000	10^{3}
h	Hekto-	100	10^{2}
da	Deka-	10	10^{1}
d	Dezi-	0,1	10^{-1}
c	Zenti-	0,01	10^{-2}
m	Milli-	0,001	10^{-3}
µ	Mikro-	0,000 001	10^{-6}
n	Nano-	0,000 000 001	10^{-9}
p	Piko-	0,000 000 000 001	10^{-12}

Grundeinheiten des Systems: CGS = Zentimeter, Gramm, Sekunde

Erklärung:

Tera- griech. *τὸ τέρας* (to téras) das Ungeheuerliche.
Die Ungeheuere Zahl.

Giga- griech. *ὁ γίγας* (ho gígas) der Riese.
Die riesige Zahl.

Mega- griech. *μέγας* (mégas) groß.
Die große Zahl.

Kilo- griech. *χίλιοι* (chílioi) tausend.
Die tausendfache Zahl.

Hekto- griech. *ἑκατόν* (hekatón) hundert.
Die hundertfache Zahl.

Deka- griech. *δέκα* (déka) zehn.
Die zehnfache Zahl.

Dezi- lat. *decimus* der Zehnte.
Der zehnte Teil.

Zenti- lat. *centesimus* der Hundertste.
Der hundertste Teil.

Milli- lat. *millesimus* der Tausendste.
Der tausendste Teil.

Mikro- griech. *μικρός* (mikrós) klein, unbedeutend.
Der unbedeutende Teil.

Nano- griech *ὁ νᾶνος* (ho nános) der Zwerg.
Der zwerghaft kleine Teil.

Piko- ital. *pico* sehr klein.
Der sehr kleine Teil.

Sachverzeichnis

Notizen

Notizen

Notizen